分析方法开发、验证、转移和确认

王思寰　徐昕怡　曹　玲
李　睿　宋雪洁　王　玉　编著

中国健康传媒集团
中国医药科技出版社

内 容 提 要

本书聚焦药品理化分析方法的验证，将分析方法建立、验证、转移和确认中的要素汇集一起，并通过实例展开讨论，为分析方法全生命周期管理提供指导。

本书可供从事药品质量研究、质量标准制订和分析方法建立以及药物研发相关人员参考使用，也可供医药企业和药品检验、审评、核查及药物分析相关工作人员参考。

图书在版编目（CIP）数据

分析方法开发、验证、转移和确认 / 王思寰等编著 . — 北京：中国医药科技出版社，2024.4（2024.11 重印）. —ISBN 978-7-5214-4417-9

Ⅰ . ①分… Ⅱ . ①王… Ⅲ . ①药物分析—中国 Ⅳ . ① R917

中国国家版本馆 CIP 数据核字（2023）第 252462 号

责任编辑 曹化雨
美术编辑 陈君杞
版式设计 也 在

出版 **中国健康传媒集团** ｜ 中国医药科技出版社
地址 北京市海淀区文慧园北路甲 22 号
邮编 100082
电话 发行：010-62227427 邮购：010-62236938
网址 www.cmstp.com
规格 787 × 1092 mm $\frac{1}{16}$
印张 25 $\frac{1}{4}$
字数 519 千字
版次 2024 年 4 月第 1 版
印次 2024 年 11 月第 2 次印刷
印刷 天津市银博印刷集团有限公司
经销 全国各地新华书店
书号 ISBN 978-7-5214-4417-9
定价 **120.00** 元

获取新书信息、投稿、为图书纠错，请扫码联系我们。

前 言

任何分析检测的预期目的都是为了获得稳定、可靠和准确的数据。分析方法验证是对药品标准中拟采用的分析方法是否能达到预期目的而进行的科学实验证明的过程。本书的目的旨在聚焦于药品理化分析方法的验证，尝试将分析方法建立、验证、转移和确认中的要素汇集一起，并通过实例展开讨论，为分析方法全生命周期管理提供更全面的指导。

在第一章中，概述与方法验证、转移和确认相关的指导原则和分析方法全生命周期的概念。第二章以最常用的仪器为例，讨论分析仪器确认对分析结果的重要影响和如何开展仪器确认。第三章论述质量研究和分析方法建立中涉及的如何设置药品质量控制项目，如何建立或修订满足药品质量控制和分析应用目的的方法，以及如何通过随时验证对分析方法进行优化和改进。第四章基于法规指南，涉及的术语和定义、验证方案和报告，以 HPLC 法作为实例，讨论分析方法验证的基本概念。第五章介绍在方法验证中几个可用的统计学方法的基本原理及一些应用。第六章从实验设计和指标设置的角度讨论两个主题：方法耐用性验证和系统适用性试验。第七章从质量标准制订的角度阐述原料药和制剂应建立的可接受标准，以及如何避免和调查不符合质量标准结果的潜在来源和方法。第八章讨论不同分析试验项目与其相对应的验证指标和水平，以及一些特定的验证标准。第九章简述分析方法的转移。第十章简述分析方法确认，以及方法验证、转移和确认的异同点。第十一章介绍了尚未广泛应用但有应用前景的分析技术，如拉曼光谱法、激光诱导击穿光谱法、超临界流体色谱法、多维色谱法等。第十二章以一些实例深入讨论分析方法验证的实施和评价。最后，汇总出一些与分析方法验证相关的术语。

从立意编撰本书起，得到了诸多业界同仁的关心、帮助、支持和指导，为本书撰写提供了丰富的资料，提出了一些建设性的意见，国家药品监督管理局药品审评中心田洁老师审阅了全文并对有关内容提出了修改建议，安捷伦科技有限公司雷启福博士对文中与分析技术相关的内容提出很多建议并提供了一些应用实例和图谱，江苏省食品药品监督检验研究院陈民辉、严菲、黄朝瑜等，扬子江药业集团药物研究院的陈凤琴、李旦等，和我们的一些博士和硕士张锐、吴越、吴莉、张再平、李静等，以及周玉春先生都给予了大力协助，在此一并致谢。

　　编写中参考了诸多文献资料，特别是 Michael E. Swartz 和 Ira S. Krull 的 *HANDBOOK of ANALYTICAL VALIDATION*，J. Ermer 和 J. H. McB. Miller 的 *METHOD VALIDATION in PHARMACEUTICAL ANALYSIS* 是本书重要的参考书。

　　本书是为从事药品质量研究、质量标准制订和分析方法建立以及药物研发相关人员而编写的，对医药企业的质量管理、质量控制和药品检验机构的工作人员以及药品注册审评核查人员也有一定的参考价值，还可作为大专院校中药物分析专业师生的参考书。

　　本书付梓之际，恰逢 ICH Q2（R2）（分析方法验证指导原则）征求意见稿公示，使本书得以及时吸纳一些新的理念并融入其中。在本书编写过程中，虽不时关注国内外相关指南的修订变化可能对本书内容适时性的影响，坚持与时俱进，力求本书通俗、易懂、实用，但由于编者水平所限，挂一漏万、错误和不足之处也在所难免，咎责在于编者，恳请读者批评指正，以便再版时修正。

编　者

2023 年 4 月

目 录

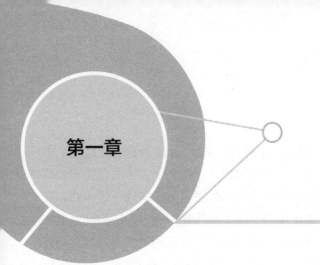

第一章

基本概念和要求

1.1 概述

本书聚焦于药品分析方法验证（简称方法验证），讨论与方法验证相关的分析方法开发（简称方法开发）、分析方法转移（简称方法转移）和分析方法确认（简称方法确认）以及它们之间的关系。

任何分析检测的目的都是为了获得稳定、可靠和准确的数据，分析方法能否适用于它所期望的应用目的，方法验证、转移和确认在其中起着极为重要的作用。

在深入讨论更多细节之前，有必要了解各国药品监管机构、各国药典和相关国际组织包括人用药品技术要求国际协调理事会（The International Council for Harmonisation of Technical Requirements for Pharmaceuticals for Human Use，简称 ICH）与方法验证、转移和确认相关的指导原则，认识分析方法在药品整个生命周期中的不同阶段的重要性；即除应了解如何对方法控制和规范外，还需要理解方法在设计、开发、验证、转移、确认、持续改进和确证的整个生命周期的概念。

1.2 药品研发过程

药品研发是一个耗费高、时间长的过程。药品生命周期是指药品从研发到退市所经历的所有过程，主要包括药品研发（Pharmaceutical Development）、技术转移（Technology Transfer）、商业化生产（Commercial Manufacturing）、产品退市（Product Discontinuation）四个阶段。药品生命周期质量管理是指药品管理者在上述四个阶段中，结合药品生产工艺的设计、变更、控制，对药品质量研究及质量控制进行科学管理，使药品质量满足"质量源于设计"的要求并能持续维持其预定性能，满足患者、医护人员、药品监管机构等的需求。

药品发现和开发的阶段已被很好地定义，可分为几个不同的阶段。在药物发现阶段，实验室主要从事药物表征研究、结构确证、溶解度、pK_a、光谱数据、稳定性、含量测定和纯度分析以及相关分析方法的开发。在早期阶段，方法验证的需求程度和验证频次非常有限。随着药物在筛选、细胞和组织分析中显示出更多的靶向性，更多的方法开发和验证工作也在持续之中。正如分析方法本身必须不断优化一样，方法验证也随之不断深入。因此，在药物开发早期，应具有在适当时间以最佳方式利用资源进行"良好科学实验"的平衡能力和不断实施变化的能力。事实上，在药物开发的早期，很多工作处于监管审查之外，是在非良好的药品生产质量管理规范（Good Manufacturing Practice of Medical Products，GMP）的环境和设施中进行的。

在临床前试验阶段，生物分析方法的开发和基于血清、组织或其他生物基质的方法验证常常随之而来，需要实施良好的药物非临床研究质量管理规范（Good Laboratory Practice, GLP）。在药物开发的临床前期阶段，分析方法开发的类型和方法验证研究主要用于支持药代动力学、毒代动力学和药物代谢学研究，兼用于支持药物的处方和药物的递送（如溶出度）研究。与生物分析方法研究相似，这些理化分析方法的研究一般是在GMP规范下进行的。正是在此时，临床前研究的申请将提交给药品监管机构审批。

临床研究包括Ⅰ～Ⅲ期安全性和有效性研究阶段，将进行人体药物动力学研究，由于可能涉及不同的基质，可能需要进行另外的分析方法开发和验证工作。在该阶段，即药品将上市前，需要重新准备并提交一份新药上市申请文件，根据方法的类型及新药预期用途，申请中应包括完整的方法验证内容。在此过程中，全面的验证工作可能还包括实验室间协作研究如共同验证，涉及多个实验室、分析人员、仪器和样本，并为方法转移做好一切准备。

方法验证的内容或程度应与药品研发不同阶段的要求相适应。用于药品生命周期的早期研究或临床前研究阶段的方法验证可能是不全面和不系统的，但随着药物研发过程逐渐深入并准备上市审批，方法验证的内容越来越丰富，程度或数量也会逐渐增加。

方法验证是一个不断完善的过程，在很大程度上取决于药物研发的不同阶段。分阶段或在适当阶段进行分析方法开发和验证可以节省时间和费用，因为无需提前太多执行不必要的验证。目的是尽可能地减少这些时间需求，从而减少所涉及的累积成本。

除了为了满足法规要求，经验证的分析方法可确保检测结果准确可靠，减少重复、昂贵的研究工作量。在分析方法整个生命周期内，药物上市后，随着对产品认知的深入、技术水平的提高和监管要求的增加，可能有必要、有理由建立更简单、更耐用、更重现、更快捷、更经济、更容易执行的分析方法。在这些情况下，只要是合理的、科学的，则应鼓励其不断完善和持续改进。变更修订后的分析方法可能需要部分或全部重新验证。科学和基于风险的评估原则用于证明给定的性能特征是否需要重新验证，重新验证的程度取决于分析性能特征受变更影响的程度。

1.3 我国药品监管机构

医药和生物技术产业是世界上规模最大、发展最快的两个产业之一。世界上一些生产效率高、利润高的公司大都是制药或生物技术公司。在国内外，它们的名字已经成为大公司的代名词。从最初的新药申请、仿制药申请、补充申请、申请的审评和批准、变更申请等，到药品及其标准在各国药典中的收载，其中包含了整个医药行业广大工作人员的辛勤劳动。制药行业可能是世界上监管最严格的行业，从事药品研发、生产、监管及其技术支撑的广大工作人员需要定期地、不断地了解和掌握国内外对药品审评、审批、质量控制和质量管理的新要求，寻求各种各样的政策法规和技术指导。

我国的药品监管机构是国家药品监督管理局，下设的部门、机构大多数和制订药品监管法规、发展规划，实施药品监管，负责药品审评、审批，或提供政策法例和技术支撑有关。基于技术层面的考虑，国家药品审评中心、国家药典委员会和中国食品药品检定研究院及各省级药品检验机构在法规遵从性和技术支撑方面起着重要作用。

1.3.1 国家药品监督管理局药品审评中心

主要职责如下：

（一）负责药物临床试验、药品上市许可申请的受理和技术审评。

（二）负责仿制药质量和疗效一致性评价的技术审评。

（三）承担再生医学与组织工程等新兴医疗产品涉及药品的技术审评。

（四）参与拟订药品注册管理相关法律法规和规范性文件，组织拟订药品审评规范和技术指导原则并组织实施。

（五）协调药品审评相关检查、检验等工作。

（六）开展药品审评相关理论、技术、发展趋势及法律问题研究。

（七）组织开展相关业务咨询服务及学术交流，开展药品审评相关的国际（地区）交流与合作。

（八）承担国家局国际人用药品注册技术协调会议（ICH）相关技术工作。

（九）承办国家局交办的其他事项。

1.3.2 国家药典委员会

主要职责如下：

（一）组织编制、修订和编译《中华人民共和国药典》（以下简称《中国药典》）及配套标准。

（二）组织制定修订国家药品标准。参与拟订有关药品标准管理制度和工作机制。

（三）组织《中国药典》收载品种的医学和药学遴选工作。负责药品通用名称命名。

（四）组织评估《中国药典》和国家药品标准执行情况。

（五）开展药品标准发展战略、管理政策和技术法规研究。承担药品标准信息化建设工作。

（六）开展药品标准国际（地区）协调和技术交流，参与国际（地区）间药品标准适用性认证合作工作。

（七）组织开展《中国药典》和国家药品标准宣传培训与技术咨询，负责《中国药品标准》等刊物编辑出版工作。

（八）负责药典委员会各专业委员会的组织协调及服务保障工作。

（九）承办国家局交办的其他事项。

1.3.3 中国食品药品检定研究院

主要职责如下：

（一）承担食品、药品、医疗器械、化妆品及有关药用辅料、包装材料与容器（以下统称为食品药品）的检验检测工作。组织开展药品、医疗器械、化妆品抽验和质量分析工作。负责相关复验、技术仲裁。组织开展进口药品注册检验以及上市后有关数据收集分析等工作。

（二）承担药品、医疗器械、化妆品质量标准、技术规范、技术要求、检验检测方法的制修订以及技术复核工作。组织开展检验检测新技术新方法新标准研究。承担相关产品严重不良反应、严重不良事件原因的实验研究工作。

（三）负责医疗器械标准管理相关工作。

（四）承担生物制品批签发相关工作。

（五）承担化妆品安全技术评价工作。

（六）组织开展有关国家标准物质的规划、计划、研究、制备、标定、分发和管理工作。

（七）负责生产用菌毒种、细胞株的检定工作。承担医用标准菌毒种、细胞株的收集、鉴定、保存、分发和管理工作。

（八）承担实验动物饲育、保种、供应和实验动物及相关产品的质量检测工作。

（九）承担食品药品检验检测机构实验室间比对以及能力验证、考核与评价等技术工作。

（十）负责研究生教育培养工作。组织开展对食品药品相关单位质量检验检测工作的培训和技术指导。

（十一）开展食品药品检验检测国际（地区）交流与合作。

（十二）完成国家局交办的其他事项。

1.3.4 省级药品检验机构

我国各省、自治区、直辖市的（食品）药品检验机构名称稍有不同，职责也不尽相同，但与药品检验有关的职责主要有但不限于：

（一）依法承担辖区内药品检验工作。

（二）承担药品质量标准、质量控制的研发、咨询、技术服务工作，开展药品检验技术科学研究。

（三）承担国家和省、直辖市或自治区药品监督管理局的药品抽验或评价性抽验工作。

（四）指导辖区内下级药品检验机构检验技术工作，协助解决检验技术疑难问题，培训有关技术人员。

（五）承担经进口药品的口岸检验（仅限有口岸药品检验资格的），完成国家药品监管机构委托的进口药品质量标准复核工作。

（六）承担国家和省药品标准的起草、修订任务或辖区有关药品、医院制剂的技术复核和检验工作。

（七）承担部分国家标准物质（包括对照品、对照药材、对照提取物）原料的初选和协作标定工作。

（八）承担辖区内药品、生物制品（如有或部分）企业药品检验人员的培训工作。

1.4 美国食品药品管理局

美国食品药品管理局（Food and Drug Administration，美国 FDA）是美国卫生与公众服务部（Department of Health and Human Services）的一个内设机构，负责对人用和兽用药品、生物制品、医疗器械、国家食品供应、化妆品和辐射产品的监管。

所有的制药公司，无论它们位于世界的哪个地方，在美国销售其药品之前，都必须获得美国 FDA 对初始临床研究、最终临床研究和新药申请（New Drug Application，NDAs）的批准。美国 FDA 由八个中心/办公室组成，从技术角度讨论遵从性和方法验证最重要的两个中心是生物制品评价与研究中心（CBER）和药物评价与研究中心（CDER）。CBER 规定用于疾病预防和治疗的生物产品本质上比化学合成药物更复杂；CDER 通过确保所有化学合成的处方药和非处方药都是安全、有效的，从而促进和保护健康。CDER 对所有上市销售前的新药进行评价，并作为已上市药物的消费者监督机构，确保它们继续达到最高标准。

美国 FDA 专家将对作为新药申请（NDAs）和简略申请（ANDAs）中一部分内容的分析方法进行审查。然而，尽管美国 FDA 提供了可遵循的指南，但其并不是一个能对已提交的分析方法进行改进或解决其疑难问题的研究机构。

1.5 人用药品技术要求国际协调理事会

多年来，世界上许多国家都有自己的监管体系来评价药品的质量、安全性和有效性。虽然各国监管机构对公众安全、健康的承诺基本上相同，但是详细的技术要求会随着时间的推移和地域的不同而产生分歧，以致于制药企业要在国际上销售他们的药品，就必须花费更多时间和经费重现这些药品的分析检测方法。

为适应日益增长的全球药物市场，协调各国的药品注册技术要求，使药品生产企业能够应用统一的注册资料，提高新药研发、注册、上市的效率，1990 年在布鲁塞尔欧洲制药工业和协会联合会（EFPIA）主办的一次会议上首次提出国际人用药品注册技术协调会（International Conference on Harmonization of Technical Requirements for Registration of Pharmaceuticals for Human Use，ICH），该会由欧盟、美国及日本发起，并由三方成员国的药品管理当局以及制药企业管理机构共同组成。1991 年召开第一届会议，现在每年召开 2 次大会。世界卫生组织各成员国以及加拿大和瑞典作为观察员的身份参加会议，开始遵循 ICH，以便这些国家和地区的卫生管理当局能够最终相互接受各自临床资料以用于人用药物的注册。在运作 25 年后，ICH 在 2015 年 10 月 23 日召开大会宣布对 ICH 进行改革，并更名为人用药品技术要求国际协调理事会（The International Council for Harmonisation of Technical Requirements for Pharmaceuticals for Human Use，ICH）。我国国家药品监督管理局也曾作为 ICH 观察员的身份参会，2017 年 6 月 2 日在加拿大蒙特利尔会议上，投票通过了中国成为正式的 ICH 成员国。

ICH 由最初的三个职责已被修改为：

①保持论坛，以使产品在欧盟、美国和日本注册时，监管部门和制药行业对技术要求中存在的实际和感知的差异进行建设性的对话，以确保能更及时引进新药产品，使患者可获得。

②监测和更新已协调一致的技术要求，使研究和开发数据能得到更广泛的相互认可。

③通过对由于治疗进展和药物生产新技术发展结果所需的选择论题的协调，来避免后续要求的分歧。

④推动新技术和新方法的应用，以更新或取代目前的方法，以便在保证安全性和有效性的前提下，更经济地利用受试患者、动物和其他资源。

⑤鼓励和促进已协调一致的指导原则（指南）的传播和交流，以执行和应用统一的标准。

ICH 一词原先是指与协调有关的国际会议，现在更多的与协调过程相联系。事实上，作为 ICH 过程的结果而制定的许多建议或指南已经得到执行，并且不断更新。

到目前为止，ICH 根据类别分为几个主要协调专题，每个专题都分配了 ICH 代码，分别对应每个专题派生出的指导原则（指南）。这些类别包括质量专题（"Q" – 与药物质量保证有关的主题）、安全专题（"S" – 与体外和体内临床前研究有关的主题）、疗效专题（"E" – 与人临床研究有关的主题）和多学科专题（"M" – 难以归类的主题）。

方法验证指南是质量专题中一个重要内容，即 Q2 "分析方法的验证"。

Q2A 协调的 ICH 文本：定义和术语，于 1994 年 10 月定稿（步骤 4）。该指南确定了分析方法所需验证的性能特征，还讨论了作为注册申请一部分时方法验证必须考虑的性能特征。

Q2B 协调的 ICH 文本：方法学，于 1996 年 11 月在步骤 4 定稿。Q2B 扩展了 Q2A，包括所需的实际实验数据以及用于方法验证的统计解释。

2005 年 11 月，Q2A 和 Q2B 被合并为一个指南 Q2（R1），并重新命名为"分析方法验证：正文和方法学"。至此，指南 Q2（R1）成了分析方法或操作步骤验证的基础，但 ICH 的其他一些指南也多多少少涉及一些方法验证的内容，这些总结在表 1.1 中。这些 ICH 指南对如何实施方法验证都有重要影响，应充分学习领会并用于指导方法验证工作，这些指南的精神已经或将融入各 ICH 成员国的药典中，并且经常被各成员国的监管机构引用。

表 1.1 与方法验证有关的 ICH 指南

ICH 指南	专题	标题
Q1A（R2）	稳定性	稳定性试验：新原料药和制剂的稳定性试验
Q1B	稳定性	稳定性试验：新原料药和制剂的光稳定性试验
Q1C	稳定性	稳定性试验：新剂型的稳定性试验
Q2（R2）	分析验证	分析方法验证：正文和方法学
Q3A（R2）	杂质	新原料药中的杂质
Q3B（R2）	杂质	新药制剂中的杂质
Q3C（R9）	杂质	残留溶剂
Q3D（R2）	杂质	元素杂质
Q6A	质量标准	质量标准：新原料药和新药制剂的检测方法和可接受标准：化学药物
Q6B	质量标准	质量标准：生物技术产品及生物制品的检测方法及可接受标准
Q12	质量管理	药品生命周期管理的技术和监管考虑
Q14	方法开发	分析方法开发

ICH 在 2018 年 6 月 22 日宣布开始制定两个 ICH 指导原则：Q13 Continuous Manufacturing（连续制造）和 Q14 Analytical Procedure Development（分析方法开发），并批准对指导原则 Q2（R1）Analytical Validation（分析方法验证）："正文和方法学"进行较长时间的修订，工作计划于 2018 年第 3 季度开始。增订的 Q14 和修订的 Q2（R2）已于 2023 年 11 月 1 日发布，并与 ICH Q8（R2），Q9，Q10，Q11 和 Q12 进行了桥接对应。

可以发现经协调的 ICH Q2（R2）较 ICH Q2（R1）作了以下但不限于以下几方面的修订：

（1）修改文本结构和框架变化，对验证的性能特征重新分类，列出测量的质量属性类型和验证的性能特征相对应的新表；

（2）引入诸多科学监管新理念，如分析方法生命周期等；

（3）增加相关术语及其定义，便于增强对分析方法验证的理解；

（4）明确系统适用性试验和耐用性考察在方法验证中的地位和作用；

（5）增加分析方法验证实验和标准的选择建议；

（6）增加对"多变量方法的考虑"；

（7）对专属性验证内容进行完善；

（8）扩大范围的定义，举例说明一些分析方法的建议可报告范围；

（9）对准确度验证内容进行完善；

（10）对精密度验证内容进行完善；

（11）提出准确度和精密度联合验证的概念；

（12）增加方法验证示例。

应该指出的是，ICH 不是一个监管机构，也不是复制指南的商业机构。ICH 与其他机构一起，仅为与药品注册申请相关的主题提供明确的指南。这种参与有助于确保通过一套单一的现行指南，和正常的管理程序加以维持。

1.6 与方法验证有关的其他指导原则

指导原则，或称为指南，通常是为药品监管机构工作人员和广大药学从业者编写的文件，其目的是制订政策，与监管机构的监管办法保持一致，并制订检查和执行政策的方法，为药品研发工作提供规范性指导。

1.6.1 国家药品审评中心的指导原则

截至 2024 年，国家药品审评中心网站"政策法规"档目中列有各类指导原则 537 个（少数指导原则因批准和颁布时间不同而重复列出），用检索词"质量"检索到其中与质量有关的指导原则词条 31 个（个别指导原则重复列出）；用检索词"方法"检索到其中与方法有关的指导原则（删去重复条）词条 5 个："基于药代动力学方法支持用于肿瘤治疗的抗 PD-1PD-L1 抗体可选给药方案的技术指导原则（20240110 颁布）""成人用药数据外推至儿科人群的定量方法学指导原则（试行）（20230412 颁布）""血液制品去除灭活病毒技术方法及验证指导原则（20080904 颁布）""生物制品质量控制分析方法验证技术一般原则（20070823 批准，20080904 颁布）"和"化学药物质量控制分析方法验证技术指导原则（20050318 颁布）"；用检索词"验证"检索到其中与验证有关的指导原则（删去重复条）词条 6 个："治疗用重组蛋白产品临床试验申请病毒清除工艺平台验证技术指导原则（试行）（20240116 颁布）""药品电子通用技术文档（eCTD）验证标准 V1.0（20211014 颁布）""化学药品注射剂灭菌和无菌工艺研究及验证指导原则（试行）（20201231 颁布）""血液制品去除灭活病毒技术方法及验证指导原则（20080904 颁布）""生物制品质量控制分析方法验证技术一般原则（20070823 批准，20080904 颁布）"和"化学药物质量控制分析方法验证技术指导原则（20050318 颁布）"。其中直接与分析方法验证相关的指导原则有："生物制品质量控制分析方法验证技术一般原则"和"化学药物质量控制分析方法验证技术指导原则"。

1.6.2《中国药典》中的相关指导原则

《中国药典》收载的指导原则是药品开发研究、质量研究、质量标准制订、质量控制和检验检测等工作的指导性文件，包括实施这些工作的规范性、准则性和纲领性的要求，以及应用某一技术或方法进行这些活动过程中应遵循的基本技术规范。

《中国药典》中的"药品质量标准分析方法验证指导原则"参照 ICH Q2（R1）制订，首次收载于《中国药典》2000 年版二部附录中，在《中国药典》2005 年版中，针对中药和化学药的特点，又制订了"中药质量标准分析方法验证指导原则"，这一新增的指导原则和原先的"药品质量标准分析方法验证指导原则"，分别收载于 2005 年版一部和二部的附录中。在 2005 年版基础上，《中国药典》2010 年版对这两个指导原则进行了文字修改，增强了它们的可读性。《中国药典》2015 年版在 2010 年版基础上，参照了 ICH Q2（R1）和美国官方分析化学家协会（AOAC）*Requirements for Single Laboratory Validation of Chemical Methods*，将一部、二部中的"中药质量标准分析方法验证指导原则"和"药品质量标准分析方法验证指导原则"整合，合并为一个通则（9101 药品质量标准分析方法验证指导原则）收载，并对相关内容和文字进一步完善。

《中国药典》2020 年版又对 2015 年版的 9101 药品质量标准分析方法验证指导原则进行修订并重新命名为 9101 分析方法验证指导原则，同时，参照美国药典（USP）<1224> *Transfer of Analytical Procedures* 分析方法转移和 <1226> *Verification of Compendial Procedures* 法定方法确认，在通则中增订了两个新的指导原则（9100 分析方法转移指导原则和 9099 分析方法确认指导原则）。和方法验证的目的一样，方法转移和方法确认的目的也是为了证明所采用的分析方法适合于相应检测要求和目的，被测样品质量可控，保证得到一致、可靠和准确的检验结果，同时也证明检验人员有能力操作分析方法。

参照 ICH Q2（R2），《中国药典》2025 年版将对 9101 分析方法验证指导原则作进一步修订，修订后的这一指导原则和 ICH Q2（R2）构成了分析方法验证的基础。

《中国药典》中收载的各类指导原则中，与方法验证相关的指导原则还有但不限于以下：

① 9001 原料药物与制剂稳定性试验指导原则

② 9011 药物制剂人体生物利用度和生物等效性试验指导原则

③ 9012 生物样品定量分析方法验证指导原则

④ 9015 药品晶型研究及晶型质量控制指导原则

⑤ 9102 药品杂质分析指导原则

1.6.3 美国 FDA 和美国药典的相关指导原则

1987 年，美国食品药品管理局发布了一份指导性文件，第一次正式提出"方法验证"这个名词，在当时现行版美国药典（USP）中规定了一些合法认可的指标以确定是否符合联邦食品、药物和化妆品法案。自 20 世纪 80 年代末以来，美国 FDA 已颁布了关于方法验证的指导原则，并不断在新资料基础上更新以前版本，从而提供更多的细节以便和 ICH 指导原则协调。例如，2000 年 8 月，美国 FDA 以草案形式更新了 1987 年的原始指导文件，以反映方法、技术的使用变化，并与 ICH Q2A 和 Q2B 保持一致。USP <1225> 关于分析方法验证的通则也不断更新，及时反映 ICH Q2（R1）的指导原则。表 1.2 列出了美国 FDA 和 USP 关于方法验证的一些指导原则。

表 1.2　与分析方法验证有关 USP/FDA 的指南

指南	主题 / 标题（文献）
USP <621>	*Chromatography* 色谱法
USP <1010>	*Analytical Data Interpretation and Treatment* 分析数据的解释和处理
USP <1058>	*Analytical Instrument Qualification* 分析仪器确证
USP <1092>	*The Dissolution Procedure: Development and Validation* 溶出（度）方法：建立和验证
USP <1210>	*Statistical Tools for Procedure Validation* 方法验证中的统计学工具
USP <1220>	*Analytical Procedure Life Cycle* 分析方法生命周期
USP <1224>	*Transfer of Analytical Procedures* 分析方法转移
USP <1225>	*Validation of Compendial Procedures* 法定方法验证
USP <1226>	*Verification of Compendial Procedures* 法定方法确认

指南	主题 / 标题（文献）
FDA1987	*Guideline for Submitting Samples and Analytical Data for Method Validation* 提交样品和分析数据用于方法验证的指导原则
FDA2000	*Draft Guidance for Industry: Analytical Procedure and Method Validation* 工业指南草案：分析方法和方法验证

美国 FDA 和 USP 的这些指导原则为在美国注册药品的注册申请人提供了关于提交分析方法、验证数据和样品的建议，以支持原料药和制剂产品的特性、含量、质量、纯度和药效的文件，旨在帮助申请人组织信息、提交样品和提供数据以支持分析方法。这些建议适用于 NDAs、ANDAs、生物制品许可申请（BLAs）、产品许可申请（PLAs）及其补充申请。指南是通用性的，也就是说，它们适用于任何分析方法、技术或在受控实验室中使用的技术（例如，气相色谱 GC，质谱 MS 和红外光谱 IR）。

2000 年，美国 FDA 指南草案强调了 ICH 对非药典（非法定）分析方法的建议，阐述了诸如分析方法类型、标准物质的确证和表征、在 NDAs 和 ANDAs 中提交分析方法的格式、非法定（Noncompendial）分析方法和法定（Compendial）分析方法的验证、验证内容和处理验证方案以及再验证等内容。从 2010 年开始，美国 FDA 又更新该指南草案，其中将方法或步骤分为三种类型：

①法定分析方法

②替代分析方法

③稳定性指示特性分析方法

法定分析方法是用于评价原料药或制剂产品特定特性的分析方法。例如，USP 中的分析方法。

替代分析方法是由申请人提出的分析方法，以代替法定分析方法。只有在证明替代分析方法的性能与法定分析方法相同或更好时，才应提交经过验证的替代分析方法。如要提交替代分析方法，申请人应提供包含该分析方法的理由，并确定其用途（例如，放行、稳定性测试）、验证数据和与法定分析方法的比较数据。

稳定性指示特性分析方法是一种经过验证的定量分析方法，可以检测原料药和制剂随时间变化的相关性质。其可准确测定活性成分，不受降解产物、工艺杂质、辅料或其他潜在杂质的干扰。有关稳定性指示性分析方法验证的附加信息可以在后续章节中找到。

1.7 药品标准物质

药品标准物质是执行药品标准时，用于测试药品的物理、化学和生物学性质，鉴别或给待测成分赋值，评价测量方法和校准设备等，具有确定的特性或量值的物质。方法验证、转移或确认是评价测量方法的重要内容之一。药品标准物质是实现正确检测和科学评价测量方法的必要条件，在药品研发、生产、监管、贸易及实验室质量保证体系中发挥着重要作用，是药品质量研究和质量控制必不可少的工具。

药品标准物质不同于一般的药品，是国家颁布的一种计量标准品。根据《中华人民共和国药品管理法》和《药品注册管理办法》，国务院药品监督管理部门设置或者指定的药品检验机构——中国食品药品检定研究院（中检院）为国家药品标准物质的合法提供单位，负责药品标准物质标定和供应。目前，中检院能提供的药品标准物质已达几千种，分为鉴别、检查和含量测定以及仪器校正用的各种级别，涉及中药、化学药品、生物制品、药用辅料和药包材等领域，覆盖容量法、光谱法和色谱法等各种方法。中检院严格按照国家药品标准的要求，参考、借鉴 WHO、USP 等技术规范，确保药品标准物质的准确性、稳定性、一致性和溯源性，不断扩大药品标准物质的品种和范围，不断提高药品标准物质的研发和标定水平，已基本满足国家药品监管工作、药品研究和生产的质量控制等对药品标准物质的需要。

国家药品标准物质可分成以下五类：

①标准品，指含有单一成分或混合组分，用于生物检定、抗生素或生化药品中效价、毒性或含量测定的药品标准物质。其生物学活性以国际单位（IU）、单位（U）或以重量单位（g，mg，μg）表示。

②对照品，指含有单一成分、组合成分或混合组分，用于化学药品、抗生素、部分生化药品、药用辅料、中药材（含饮片）、提取物、中成药、生物制品等的理化性质、鉴别、检查和含量测定等以及仪器校准用的药品标准物质。

③对照提取物，指经提取制备，含有多种主要有效成分或指标性成分，用于药材（含饮片）、提取物、中成药等的鉴别或含量测定用的药品标准物质。

④对照药材，指中药材粉末，用于药材（含饮片）、提取物、中成药等的鉴别用的药品标准物质。

⑤参考品，指用于微生物及其产物的定性鉴定或疾病诊断的生物试剂、生物材料或特异性抗血清；或指用于定量检测某些生物制品生物效价的参考物质，如用于麻疹活疫苗滴度或类毒素絮状单位测定的国家药品标准物质，其效价以特定活性单位表示。

在方法验证、转移和确认以及药品检验、质量控制中，如需要，应使用标准物质或其他经适当表征符合预期目的的物质进行试验，这些物质均应有鉴别、纯度或任何其他必要特性的证明文件，以保证标准物质的准确性、溯源性和可靠性。标准物质所需的纯度取决于预期的用途。对标准物质的定义、标定、管理和使用均应符合国家相关规定。在药品研发阶段，药品质量研究的分析方法建立、验证或转移过程中，在无法获得法定国家药品标准物质时，可以使用质量可信、有一定资质的机构提供的标准物质，或其他来源的或自行制备并经标定的工作用标准物质，或可溯源至国家药品标准物质的工作对照品、内部对照品等。必要时，可以向国家药品审评中心评审人员咨询有关标准物质替代来源的要求。

我国现行《药品注册管理办法》附件 2 规定在化学药品申报资料 11 中"提供标准品或者对照品"，并要求"提供的标准品或对照品应另附资料，说明其来源、理化常数、纯度、含量及其测定方法和数据"。我国于 2010 年发布的《化学药品 CTD 格式申报资料撰写要求》中也规定需要提供药品研制中使用的对照品信息，并规定"如使用药典对照品，应说明来源并提供说明书和批号；如使用自制对照品，应提供详细的含量和纯度标定过程"。在药品注册申报资料中，应详细阐述药品标准物质使用情况，使用国家药品标准物质的或（和）其他法定标准物质的，应附相应的标签；使用其他来源的如 USP、EP 标准物质或国内外有关试剂公司提供的标准物质的，应附相应的说明书和标定报告或分析证书；使用自行制备并自行标定标准物质的，应附工艺制备过程、结构确证和图谱等表征资料，标定记录和标定报告等，并在报送申请生产的申报资料的同时，向中检院报送制备标准物质的原材料及有关标准物质的研究资料和标定材料，进行备案。

非法定来源的标准物质分析证书（Certificate of Analysis，CoA）应附在药品质量研究、方法验证或药品标准和质量控制的相关注册申报资料中。CoA 应包括在标准物质执行检测的列表和所用检测方法中。每个检测项目的接受限度和结果可制成表格。在 CoA 上可查找的其他信息包括标定实验室、有效期和标准物质的批号（或其他标识号）等。每个 CoA 应该被唯一标识。

国家药品标准物质和其他官方来源的标准物质不需要进一步的表征。从非法定来源获得的标准物质，应具有尽可能高的纯度并充分全面地表征，以确保其特性、含量、质量、纯度和有效性。必须认识到，用于确定标准物质的定性和定量的分析方法往往与用于控制原料药 / 制剂产品本身的分析方法有所不同，而且范围更广。

用于表征标准物质的分析方法不应仅仅依赖于与先前指定的标准物质的比对检测。

一般来说，表征信息应该包括：

- 如果标准物质制备过程与药品的制造过程不同，则应简要描述该标准物质制备过程，制备过程中使用的任何其他净化步骤都应加以说明。
- 清晰的再现相关的光谱、色谱图、薄层色谱（TLC）图照片或重复制备以及其他适当的仪器记录。
- 建立纯度的数据。这些数据应该用适当的检测方法获得，例如，薄层色谱（TLC）、气相色谱（GC）或高效液相色谱（HPLC）。
- 适当的化学信息，如结构和经验公式、分子量、水分和反离子盐的种类和含量。确证结构的证据应包括适当的分析测试信息，如元素分析、红外光谱（IR）、拉曼光谱（Raman）、紫外光谱（UV）、核磁共振波谱（NMR）、质谱（MS）和 X 射线衍射谱（XRD），以及适用的官能团分析。

- 物理性质的描述，包括其颜色和物理形态，如晶型、水合物等。
- 适当的物理常数，如熔点及范围、沸点、折光率、离解常数（pK 值）和旋光度等。
- 用于表征标准物质的分析方法和操作步骤的详细描述。

虽然上述描述主要针对化学合成药物，但也适用于中药、生物制品的标准物质。然而，为评估中药、生物制品的标准物质的理化特性、结构特性、生物活性和免疫化学活性等，可能有额外和不同的测试要求。如对于中药用的对照药材，指纹图谱或多组分含量表征可能是必要的；如对于生物制品对照品，物理化学测定可能包括异构体、电泳、液相色谱模式以及光谱图，结构表征可能包括氨基酸序列、氨基酸组成、肽图和碳水化合物结构的测定，生物和免疫化学活性应使用与用于确定产品效价的相同分析方法进行评估，这些方法包括基于动物、细胞培养、生物化学或配体/受体结合检测等。

标准物质的自行制备、自行标定、备案管理和使用等更详细的内容，应以国家药品监督管理局、国家药品审评中心和国家药典委员会最新的相关规定为准。

1.8 药品标准申报和技术复核的要求

1.8.1 药品标准中的分析方法和操作步骤的格式和内容

药品注册申报资料应符合国家药品审评中心对药品注册申报资料的体例与整理规范要求。提交给国家药品审评中心或国家药典委员会的药品标准、生产过程控制使用的任何方法都应该有足够详细的描述，以使有能力的分析人员能够重现必要的实验条件，并获得与申报人相当的结果。作为一般的建议，申报的药品标准除应符合审评中心 CTD 格式要求外，提交一份和《中国药典》的体例格式一样的药品标准也是必要的，其中对分析方法的描述包括术语等和《中国药典》的描述应一致，使对操作步骤、结果判断、计算公式的理解不会引起歧义，在实际执行过程也只有一种可能的解释。应该描述方法中某些需要特别注意的部分，例如，在耐用性考察时观察到的问题，必要时应包括警示表述。应提供来自任何其他已发表来源的分析方法的说明，因为审评人员可能不便查阅所引用的来源。为便于理解、掌握、执行分析方法，应在标准操作规程（SOP）中详细描述与标准中的分析方法相一致的操作要点和注意事项，这也是一种常用的、可选择的方法。表 1.3 总结了分析方法描述中通常应包含的信息。

表 1.3　分析方法描述中包含的典型信息

层次内容	表述和解释	
方法原理	简述方法原理或方法的目的，采用的方法：如等度反相液相色谱法，拉曼光谱法	
样品	样品取样量和平行份数	
仪器和参数	列出所有仪器（种类、检测器和色谱柱）和参数（温度、流速和波长）	
试剂	列出试剂及其等级，如何制备，贮存条件，有效期和安全使用须知	
系统适用性试验	系统适用性试验参数和可接受的标准	
对照品制备	所有对照品（包括贮备液、工作对照品、内标）的制备步骤	
样品制备	详细描述样品制备，包括衍生化、固相萃取等特别的样品制备细节	
操作步骤	详细提供操作步骤每一个环节，包括进样顺序、起始参数和平衡时间等	
计算	代表性计算公式及公式中符号意义	
报告结果	通用：报告结果的格式（如标示量 %）	杂质测定：包括杂质名称和位置（如相对保留时间 RRT）、杂质种类，检测限、定量限等

申请注册检验时，注册申请人还需提供符合实施注册检验的药品检验机构对申报资料的要求的资料。

上述资料如有可能，应提交原件，有的可为加盖骑缝公章的复印件。不同药检机构对提交资料的要求可能稍有不同。

随着药品监管的科学化、现代化水平不断提高，对提交上述资料的要求将会不断更新，使其更为合理、简便，实践中应以新的要求为准。

1.8.2　方法验证方案的内容和方法

分析方法验证不是一个孤立的过程，是与分析方法开发过程相联系的、不可分割的一个整体。分析方法开发研究中获得的合适数据可作为替代的验证数据；如果有科学依据，可简化已建立的分析方法的验证。在实践中，为适当地评价验证试验结果，可以设计验证实验，以提供分析方法性能的完整信息，如专属性 / 选择性、范围、准确度和精密度等。在实施验证研究前，应将耐用性作为分析方法开发的一部分进行评估。除后述的验证方法外，在有适当科学依据的情况下，其他方法也可适用和被接受，分析方法验证应选择最适合与其产品性能相对应的验证方法和方案。

在实施验证研究之前，应制定验证方案。方案应包括分析方法的预期目的、需要验证的性能特征及其标准等相关信息。如使用不属于验证方案范围和利用先验知识（如来源于开发或前期验证）的其他研究，应该提供适当的合理性证明。

验证研究的实验设计应反映常规分析中使用的平行试验次数以产生可报告结果。如合理，可使用不同的平行次数实施一些验证试验，或者根据验证期间生成的数据调整分析方法中的平行试验次数。

分析方法建立的目的、适当的性能特征及其标准和适当的验证试验，包括那些未列入验证方案的试验，均应文件化呈现。验证研究的结果应在验证报告中进行总结。方法验证的理由、过程、数据、图表和结果等均应详细记录作为附件一并审核，以确定分析方法对预期用途的适用性。

申请提交的质量研究资料和申报的标准，应附有方法验证方案、验证资料和验证实验结果。验证方案通常包括与申报资料中相关部分的副本信息。为了有助于审评和后续的实施，副本应该保留与申报内容相对应的原始页码。表 1.4 列出了方法验证方案应包含的信息。

表 1.4 方法验证包中包含的典型信息

层次内容	表述和解释
申请表中所有样品	列表包括批次、鉴别、包装材料和尺寸、生产日期和含量
分析步骤	在提交标准中所列分析方法的每一步详细描述
验证数据	支持分析方法适当验证数据、个别数值和总结表。代表性仪器输出和应包括的原始数据以及来自强制降解试验的信息
结果	应提供拟申报样品的测定结果和分析日期，或可申报分析证书
组成	提交药物产品的组分或成分
标准	应包括原料药物或制剂标准指标
物质安全数据表	应包括所有样品、标准物质和试剂以及方法验证包中在分析过程所用其他物质安全数据表

1.8.3 注册检验的样品选择和包装

根据注册审评的要求，提交注册申请时应同时提交样品［原料药和（或）制剂］、国家药品标准物质或非国家药品标准物质（包括含量、杂质、降解产物）、空白和特殊试剂及其相关资料（包括内控标准），以便审评人员评价方法的适用性并通过药检机构的技术复核。

提交给药检机构技术复核的样品，应符合国家药品审评中心对注册批检验样品的要求。一般来说，应为商业规模生产的 3 个批次（特殊情况下，治疗罕见病的药品除外），每批样品的数量应为按标准进行全项检验或相关检验项目所需量的 3 倍，并有一定包装的要求。样品不可近效期或过效期，剩余有效期应不少于 2 个药品注册检验周期。提交样品时，应一并提供对应批次检验样品测试结果汇总。

提交的样品应当为原包装。散装物质（如原料药、杂质、辅料）应储存在不透明的无反应容器中。为防止在运输过程中破损，样品应包装在坚固的箱内。有时样品可以是简易包装，也可以是正式上市包装，但简易包装需保证直接接触药品的包装上有批号、品名、规格、生产厂家等基本样品信息。

进口注册检验除应提交上述资料和样品外，还应包含适当的海关表格，以减少交货延误。

如果需要采取特殊的储存措施（如冷冻、使用惰性气体覆盖层）来保护样品的完整性，应事先与检测实验室沟通，以便安排直接交付。如果样品有毒或有潜在危险，容器应显著标示有适当的警告和预防性处理说明。

同样，随着时代发展，对注册检验的样品及其包装的要求也将不断完善，应按具体注册审评的要求执行。

1.8.4 申请人的责任和义务

申请人有责任提供完整的联系方式、样品要求等。审评人员或审评专家对申请资料进行评价，并与承担注册检验的药检机构或实验室相关人员联系，以了解目前在药品注册检验中出现的情况。药检机构或实验室亦应及时将检测结果和意见告知药品审评中心。研究者或申请人有责任配合药检机构或实验室对注册检验中出现的偏差进行调查、分析和处理。

1.9 验证过程及其意义

方法验证是在受控环境下建立整个验证过程的一部分，是通过实验室研究证明分析方法性能特征满足预期的分析应用要求，为在正常使用条件下方法的可靠性提供保证，有时验证也被称为"提供方法用于什么目的文件证据的过程"。受控实验室对分析方法必须实施验证或确认，以符合药品监管机构和相关指导原则的要求，除了良好的科学研究，一个定义良好且有文件化的验证过程不仅可以提供分析系统和分析方法适合预期用途的证据，还可以有助于方法转移、确认和满足法规遵从性需求。

验证是实验室质量的基础，方法验证是包含质量控制和质量保证在内的监管质量体系的一部分。质量控制和质量保证这两个术语经常可以互换使用，但是在一个适当设计和管理的质量体系中，这两个术语有各自的含义和功能。质量保证（QA）可以被认为与过程质量有关，而质量控制（QC）则与产品质量有关。在特定的组织中，功能的名称并不重要，但是这两个活动的职责应该被明确定义。质量保证和质量控制构成质量单元，对产生高质量的符合适当规定的分析结果至关重要。

　　QC 是确定产品或计划产品的可接受性或不可接受性的过程，是通过将产品与产品存在前生产的原始标准进行比较来确定的。在一些组织中，QC 部门（小组）负责使用方法分析产品。与 QC 相关的其他任务可能包括文件化的评审、校准或其他可测量检测（抽样等）的形式，并且将比与质量保证相关的活动更频繁地重新出现。QC 通常要求直接与产品的研发、设计或生产相关的人员参与。例如，在实验室记录的同行评审过程中，QC 部门（小组）将检查或监视数据的质量，查找转录错误，检查计算，验证记录签名等。

　　QA 是由顶层的政策、方法、工作指示和政府法规决定的。在验证过程的一开始，QA 可以为验证方案和其他验证文件的建立或评审提供指导。在分析检验阶段，QA 的工作是确保使用正确的方法或操作步骤，同时使工作质量符合指南和法规要求。QA 可以被认为是确定质量控制工作的模板和模式的过程。与质量控制检查相反，质量保证报告更可能由质量经理、公司级别的管理人员或第三方评审员通过对质量体系、报告、文档、培训和工作人员的资格评审来实现。

　　根据相关的指导原则，方法验证只是整个验证过程的一部分，如图 1.1 所示，验证至少包括四个不同的步骤：①软件验证；②硬件（仪器）验证／确认；③方法验证；④系统适用性。使用经过培训合格的人员，整个验证过程以经验证的软件和经验证／确认的系统开始；然后使用合格的系统建立分析方法并进行方法验证；最后，在整个过程中将一直使用系统适用性试验。每一步对于整个过程的成功都是至关重要的。

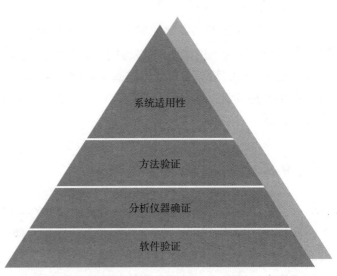

图 1.1　验证过程的基本步骤

1.9.1　软件验证

　　全面讨论软件验证（Software Validation）超出了本书的范围。然而，这是一个重要的主题，这里涉及的软件验证至少是因为现在每个现代实验室都使用计算机系统来生成和维持来自各种仪器的源数据和文档。这些数据必须符合与纸质记录相同的数据质量基本要素 –ALCOA（Attributable 可归属性、Legible 可辨认性、Contemporaneous 及时性、

Original 原始性和 Accurate 准确性），并且必须符合所有适用的法律和法规要求。美国 FDA 两个涉及软件验证主题的指导原则是重要的参考资料。1997 年 3 月，美国 FDA 颁布的 21 CFR 第 11 部分中规定了电子记录、电子签名和电子记录上的手写签名在一定条件下与纸质记录和手写签名具有同等的原始验收标准。然而，在 21 CFR 第 11 部分生效日期之后，美国 FDA 和制药行业均对第 11 部分的解释和实施表现出重大关切，因此，之后又对 21 CFR 第 11 部分进行了修订，新的范围和应用指南更明确地解释了第 11 部分的范围，并就第 11 部分的验证、审计跟踪、记录保留和记录复制的要求行使执法裁量权。美国 FDA 21 CFR 第 11 部分不仅是目前关于软件验证也是实施数据完整性可参照的重要指导原则之一。

我国在很早之前就已对药品研发、生产和质量控制中的数据完整性有明确规定和要求。《药品生产质量管理规范》（2010 年修订）对数据完整性作了进一步强化、明确的要求，尤其是随着其附录计算机化系统和 2018 年《药品数据管理规范》（征求意见稿）的颁布和实施，对涉及的药学研究、临床试验、药品生产、药品质量控制、药品检测直到药品使用等环节中的药品全生命周期的数据管理作出了全面的规定，从而对我国的药品研发公司、生产企业、医疗机构、药品监管部门及其技术支撑单位都产生了重要影响。

例如，2018 年《药品数据管理规范》（征求意见稿）的广度涉及药品质量管理体系的方方面面，其深度涉及数据归属、数据质量、数据追溯、数据及时性、完整性、真实性等多个层面；不仅对药品数据规范管理的机构和人员提出了要求，对管理和运用电子数据和使用计算机化系统数据作了规范，也对如何符合美国 FDA 21 CFR 第 11 部分或国内外相关法规要求的电子签名与审计追踪功能提供了指导。围绕符合药品数据完整性要求，为确保人民用药安全、有效，各医药研发公司、生产企业、医疗机构和药品检测机构已将对计算机化系统的验证提上议事日程，逐步受到重视。

1.9.2 分析仪器确证

在进行方法验证之前，有必要预先投入一些时间和精力，以确保分析系统本身是经过验证或确证的。仪器确证是验证过程的一个子集，它是仪器在规定的环境中放置后、使用前，对适当的模块和系统性能进行确认。2003 年 3 月，美国药学工作者协会（AAPS）、国际药物联合会（FIP）和国际药物工程学会（ISPE）联合主办了题为"分析仪器验证（Analytical Instrument Qualification，AIQ）的科学方法"的研讨会。在其他目标中，各方（活动吸引了不同的参与者：用户、质量保证专家、法规科学家、顾问和供应商）都同意过程应是"经验证的"，仪器是"经确证的"，最后保留了"Validation，验证"一词，用于包括分析方法 / 操作步骤和软件开发的过程。

AAPS 等委员会的会议记录现已成为 USP 关于分析仪器确证（AIQ）通则 <1058> 的基础，该通则详细介绍了 AIQ 流程、数据质量、作用和职责、软件验证、文件和仪器分类。

我国药典和与药品检验有关的部门暂时没有颁布分析仪器确证（AIQ）相关指导原则。关于 AIQ 的更多信息可详见第二章的讨论。

1.9.3 系统适用性

实际上，所有的方法如有必要且可能，均应设置一定的系统适用性（System Suitability）试验。对于色谱方法来讲，系统适用性试验更是评价方法是否可靠的一个重要组成部分。这些试验主要用于方法确认和日常使用中，例如，色谱系统的分离度和重现性试验。系统适用性试验基于这样一个概念，即仪器、电子设备、分析操作和样品构成一个整体系统，应作为一个整体进行评价。后续将在第六章进一步讨论系统适用性试验。

1.9.4 对人员的要求

在受控实验室，仪器必须是合格的、经过确证的，方法必须经过验证以适合其预期目的。然而，同样重要的是，人员必须受过一定的专业教育、经过必要的训练或培训，具有胜任从事建立、验证或使用分析方法的能力。

培训必须有针对性。培训是 GMP 的重要组成部分，具有药学或相关专业教育经历的人员，应通过一定或持续的培训教育。从规范的实验室工作职能的角度来看，最相关的两个领域是培训需求本身和与工作职能直接相关的培训。从 GMP 要求的角度来看，培训目标应该是使人员能够对相关指导原则做出决定和解释，或者是在工作环境中缺乏明确性的任何情况下能提出并解决适当的问题。对于与工作职能或任务直接相关的培训，目标是以有效的方式教授人员完成工作所需的知识。增加培训可能会给公司或实验室带来更大的压力，但是培训有助于满足 GMP 的要求和通过提高效率使实验室受益。因此，对培训的投资是一个积极的决策，能够使企业或实验室在兼容环境中满足运行的需求。

为达到合规目的而进行的实验室培训是确保接受培训的人员了解法规对实验室的影响，并能完成实验室的各种职能（如操作仪器）来实现的。

培训还要有持续性和多样性。例如，为帮助理解影响实验室的 GMP 法规，培训应该具体到个人的职能并聚焦在实验室。人员特别是新员工可能会认为根据先验经历，他们已经了解可接受的标准。然而，这种经历可能与新环境无关。同样正确的是，如果只把注意力集中在培训上，就更有可能造成问题的混乱或混淆。法规培训的重点应该是使人员能够有效地满足这些要求，并从公司和实验室的角度理解这些要求的含义。重点应该放在人员的日常需求上。

与此同时，应该有一个高层次的全局视角，持续培训并适当扩大培训内容以适应新的要求。需要接受完整的 GMP 培训要求以满足工作目标的人首先是实验室经理或公司实验室的质量授权签字人；他们可能是技术人员请教问题超出其知识范围或当前训练水平的人。因此，培训应与实验室中确定的职能有关，如操作仪器和签发已按要求执行的分析。重要的是，仅仅能按下操作按钮来实现仪表功能并遵循标准操作规程还是不够的，这要求实验室管理者和技术人员要了解实验室中使用的任何分析技术的背景或基础知识，并不断积累经验。这些分析技术用于评价产品的质量和确定是否符合放行标准的要求。应定期记录和审查不同实验室职能、所需的培训水平以及每个人的培训记录，并应根据要求提供审计。

在现今的环境中，培训已越来越多地着眼于知识的积累和能力的提高，而不是只接受出席培训记录作为培训。虽然这是朝着正确方向迈出的一步，但也应从费用和时间成本的角度加以考虑，应考量要达到的目标。还应从公司的立场及其哲学来理解，即在培训过程的所有阶段都应要求以能力为基础。

1.10 分析方法的生命周期

2017 年，USP 公示 <1220> 分析方法生命周期征求意见稿，其中的概念和方法与 ICH Q8（R2），Q9（R1），Q10 和 Q11 所述的质量源于设计的理念相一致，USP<1220> 于 2022 年 5 月正式颁布。

2019 年 11 月在新加坡召开的国际人用药品注册技术协调会上，ICH Q12（药品生命周期管理的技术和监管考虑，Technical and Regulatory Considerations for Pharmaceutical Product Lifecycle Management）及其附件在协调过程中的第四阶段获得监管成员（国）采纳。

ICH Q8（R2）（药物研发）、Q9（R1）（质量风险管理）、Q10（药物质量体系）和 Q11（化学原料药和生物技术/生物实体药物研发和生产）中提出的理念为药物研发和监管决策提供了基于科学和风险的方法，在整个产品生命周期中，这些指导原则是具有价值的，但它们主要关注产品生命周期的早期阶段（如产品开发、注册和上市）。ICH Q12 侧重于产品生命周期的商业阶段，特别是对 ICH Q8（R2）和 Q10 附件 1 中描述的针对批准后化学、生产和工艺控制（Chemistry，Manufacturing and Controls，CMC）变更的灵活监管方式的补充和增加。

ICH 期望药品上市许可持有人（MAH）在建立完整的药品质量管理体系，产品上市后获得较多产品知识的情况下，通过 Q12 提出的变更分类、既定条件、批准后变更管理方案、产品生命周期管理文件等工具，实现更有效、更适宜、更有预见性的变更管理及信息沟通，从而达成提升变更管理效率和创新发展的目标。

ICH Q14 和 ICH Q2（R2）共同描述用于药品质量评估的分析方法生命周期中建议的

开发和验证活动。

分析方法必须证明其适合于预期目的。在建立方法时考虑分析方法的整个生命周期是很有用的，即设计、开发、确认和持续确认。方法验证、确认和转移的概念强调的是方法生命周期的一个部分，但并没有采用全盘眼光来考虑。USP<1220>更加全面地说明了分析方法整个生命周期以及与其定义相关的、有用的概念。

分析方法生命周期的基本要素是制订一个目标说明对分析方法的性能要求。这些在分析目标概况（Analytical Target Profile，ATP）中描述的要求可以看作是类似于目标产品质量概况（Quality Target Product Profile，QTPP）。ATP是设计和开发阶段的基础。根据USP <1220>，ATP是总分析误差（Total Analytical Error，TAE）或目标测量不确定度（Target Measurement Uncertainty，TMU）对分析方法产生的可报告值所要求的质量，其中TMU是在保证适合预期目的的情况下，可报告结果的最大不确定度。

分析方法和技术的选择将考虑待测物的属性和ATP的要求。应考虑并进行风险评估，以了解不同分析方法变量对报告结果和必要控制措施的潜在影响。可以利用实验设计（Design of Experiments，DOE）研究来了解方法变量对报告结果的影响。

1.10.1 生命周期的三阶段概念

为了在分析方法的整个生命周期都能提供一个整体的方法，可以使用一个3阶段的概念，与目前工艺验证技术保持一致。

第1阶段：方法设计与开发

这一阶段主要活动包括知识收集、风险评估和控制、分析控制策略、知识管理、确证准备。

在方法开发即方法建立阶段，应当注意收集信息，主要从两个方面，一是从技术角度收集有助于方法开发的相关资料，如物料的物理化学属性、相关仪器信息等；二是需要收集相关方的需求，建立的分析方法不只是需要有技术上的合理性与可行性，还应当能满足相关方的特定需求，如QC实验室可能希望分析方法中较少使用对照品制备系统适用性溶液以减少对照品需求及管理的工作量。在分析方法开发阶段，需要重视相关方需求管理，从项目管理的角度来看，项目成功等于目标实现加相关方满意，二者缺一不可，分析方法开发也是如此。

在该阶段，应当对分析方法全生命周期可能存在的风险进行评估，将风险相对前移至方法开发阶段，尽可能减少后期发生不良事件的可能性，这也是QbD理念在分析方法中的体现。例如，为减少方法转移时因QC实验室与研发实验室设备型号的差别导致的转移失败，可以在方法开发阶段对至少两种仪器的检测结果的重现性进行研究；为避免日常监测中仪器状态与方法开发阶段不一致导致报告结果异常，在方法开发阶段可以对方法的耐用性与系统适用性进行充分的研究。在方法开发阶段，应积极主动进行风险管理，早期评估技术与管理方面可能存在的风险，进行相应的研究，制定必要的应对措施。

在设计和开发阶段结束时，应发布一份报告，确认分析方法的适用性与合理性，其中包括该方法如何满足 ATP 的要求以及这些关键分析方法变量所需的方法控制。根据USP <1220>，这样的报告应该是分析方法性能确证的先决条件，它将确保该方法生成的报告值符合 ATP 标准（在将使用该方法的环境中）。

第 2 阶段：分析方法性能确证

分析方法性能确证（Qualification）包括分析方法验证、转移和确认的全部过程。

如为新开发或修订的分析方法，应当按照相关指导原则进行方法验证；如使用法定分析方法包括药典方法，应确认或验证方法的适用性。

方法转移一般指的是经过验证的分析方法由研发实验室随产品一同转移至 QC 实验室的过程。并不是所有开发的分析方法都应经历方法转移的过程，如药典中通用检测方法，或者用于研究但未订入质量标准的检测项目的分析方法。执行方法转移，一般使用正式的形式，需要有经过批准的方案，并出具转移报告。方法转移过程中，应当进行严谨的风险评估，方法转移的方式应当与风险相适应。

如经过风险评估，认为需要确认 QC 实验室是否能够执行目标分析方法，可以在经过前期必要的培训后，通过检测结果比对等方式进行方法转移。关于方法转移更多内容将在后续章节详细讨论。

第 3 阶段：持续方法性能确认

这一阶段内容是指在分析方法日常使用中对其性能的持续监测和分析方法变更等。

日常监测

分析方法的日常监测，需要确认报告的数据是否适用于预期的目的。在此阶段，应当持续收集执行分析方法产生的数据，进行回顾性分析，对超出标准结果（Out of Specification，OOS）、超出趋势结果（Out of Trend，OOT）和系统适用性试验失败等情况进行原因调查，持续地对分析方法进行系统评估，为持续改进与方法变更提供支持性的数据。

方法变更

在药品的生命周期中，因为持续改进的需要或者环境的变化，生产工艺与分析方法都可能产生变更。方法变更活动因变更等级与程度不同而不同，如果变更的范围在方法研究中允许的范围内，如 HPLC 方法中流速、柱温的变更在耐用性验证中证明的允许范围内，这种变更已被确认无风险，无需验证即可直接执行。如变更的范围超过方法研究中允许的范围，需要进行风险评估，并进行必要的研究与重新验证。由此可知，应该改变原有的分析方法不能轻易改变的观念，需要对分析方法变更应当如何执行形成一个统一的意见。

同其他的变更一样，需要对分析方法变更进行控制，应当按照国家药品监督管理局的相关规定，参照技术指导原则，全面评估、确认方法变更对药品安全性、有效性和质量可控性的影响，进行相应的实验工作；必要时，对经重大变更的方法应重新进行方法学验证并办理补充申请。

在持续方法性能（包括日常监测、分析方法变更）阶段，应证明方法持续适合预期目的。这是通过例行监测和评估可能影响该方法的任何"变更"来确定的，无论是方法本身还是方法所支持的物料／工艺。

分析方法作为整个药品研发工作中药物分析研发环节的一个输出物，适用产品生命周期的理论，分析方法在不同的生命阶段应当采用与之相适应的管理策略。同 QbD 理念一样，ICH Q2（R2）和 Q12、Q14 以及 USP <1220> 中采用了很多在其他领域成熟的管理理念，如知识管理、风险评估、变更管理和持续改进等，使技术与管理的交叉融合得到了明显的体现。在分析方法生命周期管理过程中，不只是需要解决技术问题，还需要解决很多管理上的问题，例如应该如何分享研究过程中的知识、如何进行方法的持续改进以及方法的变更如何控制等。

ICH Q2（R2）和 Q12、Q14 以及 USP <1220> 借鉴其他领域成熟的管理理念，改变了对于分析方法的固有印象（即方法不能轻易更改，实验参数必须严格遵守规定等），将分析方法的管理趋同于药品生产工艺，引入了变更控制与持续改进的理念，这是一个巨大的进步与跨越。

1.10.2 生命周期的管理理念

分析方法在其生命周期全过程中，应当贯彻风险管理、知识管理与持续改进的理念。

1.10.2.1 风险管理

同药品的全生命周期过程中需要进行质量风险管理一样，分析方法在其生命周期的过程中也需要进行风险管理，且需要与质量风险管理保持一致。随着中国加入 ICH，ICH 相关指导原则将会逐步在中国实施，这意味着将来审评规范与监管存在相应的风险。例如，在药物元素杂质的质量控制中，现有的重金属检查法并不足以确认药品的质量符合 ICH Q3D（R2）的要求，在药品研发过程中，建议对药品中元素杂质的质量是否符合 ICH Q3D（R2）的要求进行研究，以规避将来相应注册与监管风险。

在分析方法的全生命周期中，需要持续对各种风险进行评估，包括技术进步导致的现有分析方法的替换、药品质量研究领域的突破性发现（如之前的基因毒杂质）、法律法规的修订、指南性文件的变化、相关物料的变化（如试剂改变供应商）等，明确对产品质量、质量控制策略以及分析方法的影响，进行与风险等级相适应的应对。

应制定正式的分析方法的风险管理制度，对风险范围、风险等级分类、风险评估与应对策略等做出规定。

1.10.2.2 知识管理

与分析方法相关的知识收集和传播应当整合入企业的知识管理系统。分析方法在其全生命周期中会产生大量的信息，这些信息如果能够收集，加以整合分析并在需要的范围内顺畅的传播，将极大地有助于分析方法的管理工作。如某分析方法操作中的特定注意事项，能从研发实验室顺畅地传播到 QC 实验室，就可以减少方法转移失败的几率。

1.10.2.3 持续改进

同药品的生命周期管理与 QbD 理念一样，分析方法在其生命周期中，也需要进行持续改进，并非一成不变。技术进步与监管要求的变化都有可能导致分析方法的变更。分析方法持续改进的理念要求企业与监管部门转变观念，以更加灵活、科学的基于风险管理的态度对待分析方法的变更。随着企业在分析技术上的提高，有可能越来越明确企业在分析方法变更中的主导责任制。

科学的发展日新月异并以加速度的方式改变着世界。这句话同样也适用于药物分析技术与理论的发展进步，要求药品行业以更加灵活的态度来面对它，无论是医药企业、监管部门还是相关从业人员都应该有所准备。

需要说明的是本文虽然引入 USP <1220> 分析方法生命周期的概念和部分内容，但暂不代表我国药品监管部门的要求，应以国家后续的相关规定为准。

1.11 补充说明

本书涉及的一些术语，由于中英文之间语义上的巨大差异，有些可能和国内其他行业的翻译不一致，有些很难用中文准确表述，例如，在国家标准和一些其他指南中"Validation"和"Verification"分别表述为"确认"和"验证"，而在《中国药典》中"Validation"和"Verification"则分别被译为"验证"和"确认"。这两种恰好反过来的翻译似乎不存在何者更准确、何者更合适的问题，因为"Validation"和"Verification"均含有相同的中文含义，均可翻译成"验证"或"确认"，熟悉药学研究和质量控制的大多数人已理解这两个术语所对应的内涵，并准确地运用于实际工作之中。需要记住的是，《中国药典》中所说的"验证"对应于英文"Validation"，"确认"对应于英文"Verification"。本书将遵从《中国药典》对这两个术语约定俗成的翻译。

读者还应恰当地理解本书对"分析方法生命周期"和"仪器确证"等内容中涉及的一些其他英文术语的翻译，辨析它们的中文译意和英文原意之间的对应关系，以免引起不必要的概念上的混淆。

此外，本文论及的原料药通常并不限定原料药物，有时泛指原辅料药物，后文将不予特别阐明或区分。

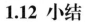

1.12 小结

在当今的全球市场上，药品研发尤其是全新药品的研发是一个漫长而耗资的过程，有可能涉及来自世界各地的政府、药品监管部门或批准机构的审评、审查和审批。定义良好且文件化的分析方法验证过程和验证结果为药品监管部门的审评提供了证据，证明系统（仪器、软件、方法和控制）适合于其预期用途。

参考文献

[1] Boudreau, S. P., McElvain, J. S., Martin, L. D., et al. Method validation by phase of development, an acceptable analytical practice [J]. Pharm Technol, 2004 (11): 54.

[2] 陈亚飞，李晓东，刘明理，等，药品标准物质基本特性与规范生产有关质量管理要求 [J]. 中国药事，2017, 31 (2): 134-138.

[3] 马玲云，刘明理，马双成. 国家药品标准物质的发展历程与现状 [J]. 中国药学杂志，2012, 47 (13): 1017-1021.

[4] 马玲云，宁保明，陈国庆，等. 国家药品标准物质研制技术要求的介绍 [J]. 药物分析杂志，2010, 30 (10): 1990-1992.

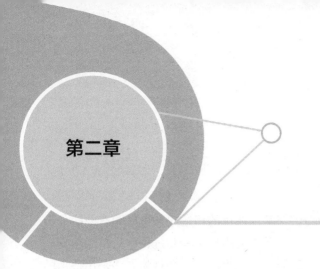

第二章

分析仪器确证

2.1 概述

从最一般的意义上说，验证系指至少由四个不同的要素或步骤组成的过程：即软件、仪器、方法（操作步骤）和系统适用性。仪器系统、软件和方法必须验证，并使用系统适用性来控制分析过程。但是，当整个过程被称为验证时，其中的一些步骤也被冠以相同的术语，以及其他一些术语，例如，"Qualification"和"Verification"。为与"Verification 确认"一词相区别，本书将"Qualification"译为"确证"，尽管在许多国内的指南或文献中，这个词被译成"确认"。

分析仪器确证（Analytical Instrument Qualification，AIQ）是验证过程的一个子集，是在仪器被在线放置在规定的环境之后和用于分析测量之前或使用之中，对其适当的模块和系统性能进行的确认。在理解和实施方法验证之前，有必要预先投入一些时间和精力对分析仪器进行确证，以确保整个分析系统本身是经过确证或合格的。

AAPS 等会议的记录最初作为立场文件发表，这些文件现已成为 USP ＜1058＞分析仪器确证（AIQ）的基础。该通则最初出现在 USP 论坛上，详细介绍了 AIQ 流程、数据质量、作用和职责、软件验证、文件化和仪器分类等。药品监管法规包括《中国药典》等目前尚未收载对分析仪器确证的相关通则或指导原则。本章将主要基于 USP ＜1058＞分析仪器确证进行阐述，并以目前在药品检测实验室中使用最为广泛的高效液相色谱仪（HPLC）和最为影响检测结果准确性的分析天平为例展开讨论；之后简单介绍欧洲官方药物控制实验室（Official Medicines Control Laboratories，OMCLs）的仪器确证的指南文件和中国合格评定国家认可委员会（China National Accreditation Service for Conformity Assessment，CNAS）的《仪器验证实施指南》。

2.2 数据质量要素

任何规范药品检测实验室的目标都是提供与其预期目的相适应的可靠和有效的分析检测数据。分析人员使用经过验证的方法，通过系统适用性试验和过程质量控制检查以确保所获得的数据是可靠的，并依据特定的指导原则、操作规范和具体方法采用适当的措施以确保法规遵从性。USP <1058> 分析仪器确证作为药品分析仪器确证（AIQ）的具体指导原则，明确何为 AIQ 以及如何实施 AIQ 应用的步骤。AIQ 只是数据质量的一个组成部分，它包括软件和方法验证、系统适用性试验和质量控制检查等诸多环节。一般来说，AIQ 和方法验证用于保证分析检测开始前的分析系统和方法质量；系统适用性试验和质量控制检测是确保样品分析开始直至分析结束时的分析结果质量。

虽然方法验证和系统适用性试验在后续章节中将有更详细的介绍，但是以下仍有必要简要讨论一下系统适用性和质量控制检查。系统适用性试验是对系统进行检查，以确保在分析供试样品之前或在此期间的系统性能。实际上，所有的方法都应设置系统适用性试验。在药品标准中，系统适用性试验已经是色谱方法的一个重要组成部分，用于确认色谱系统的分离度、重复性和灵敏度等是否适用于供试品的分析。系统适用性试验基于这样一个概念，即仪器设备、电子设备、分析操作和供试样品组成一个整体系统，也应作为一个整体进行评估。在分析系统适用性"试验样品"时，测量色谱系统的理论板数、拖尾因子、分离度、重复性或（和）灵敏度等参数，并与标准中的方法设置指标进行比较。化学药品的系统适用性"试验样品"通常是由主成分（API）和预期杂质的混合物制备而成。

质量控制检查样品的运行，是为了确保仪器系统已正确校准或标准化。仪器校准确保仪器响应与标准或对照物质的响应相关联。质量控制检查样品也经常被用来在使用过程中提供测试性能的保证。

2.3 AIQ 过程

AIQ 是按照一个逐步的过程进行的，该过程分为四个阶段：设计确证（Design Qualification，DQ）、安装确证（Installation Qualification，IQ）、运行确证（Operational Qualification，OQ）和性能确证（Performance Qualification，PQ），如表 2.1 所示。观察 AIQ 过程的方法有时被称为时间轴方法。

表 2.1　AIQ 每一阶段的时间点、适用性和活动

DQ	IQ	OQ	PQ
新仪器购置之前	仪器（新的、旧的或已不能确证）安装时	仪器安装后或主要维修后	仪器在一定时间间隔的周期内
活动			
确认供应商 确认仪器说明书的适当支持 仪器适用于实验室使用	系统描述 ** 仪器交付和安装 公用设施 / 设备 / 环境 网络数据和存储 装配和安装 安装确认	确定的参数 ** 安全的数据存储、备份和存档 仪器功能测试	预防性保养和维护 操作、校准、保养和变更控制的 SOP 操作测试

　　注：每个阶段的活动通常按表中所示执行。然而，在某些情况下，将给定的活动与另一个阶段的活动合并或分开可能更合适。对跨越一个以上阶段的活动用双星号 ** 表示

2.3.1　设计确证

　　AIQ 过程的时间表是从供应商现场的 DQ 阶段开始，在此阶段，根据药品非临床研究质量管理规范（GLP）、药品生产质量管理规范（GMP）或（和）ISO 9000 等标准规范，仪器是在经过验证的环境中开发、设计和生产的。用户选择适合其预期用途的仪器；制造商应遵循质量体系要求开发、制造和调试仪器，同时为用户的安装、服务和培训提供充分的支持；供应商提供的文件和用户对供应商的审计通常应能足以满足 DQ 要求。

2.3.2　安装确证

　　IQ 是通过有文件记录的形式证明已安装或更改的系统和仪器设备符合已批准的设计和制造商建议和（或）使用者的需要。安装确证就是根据使用者的需求说明和设计说明以及相关文件对安装的仪器设备进行确证，以证明安装的设备是否符合制造商（或供应商）指标和是否满足使用者的需要，这是一个资料收集并文件化且归档的过程。安装确证过程一般不作动力接通和运行测试，只有等安装确证核对完全无误后方能进行后续的确证工作。安装确证是证实仪器设备或系统中的主要部件安装正确以及和设计要求一致（例如：标准规定、采购单、合同、招标数据包），应存在相关支持文件以及仪器是否已经过校准。

　　在 IQ 阶段，在用户场所或实验室正确安装仪器（新的、曾经拥有的或现有的）的所有相关活动被真实地记录下来。应逐一确认系统的描述，包括制造商、型号、序列号等，对适当场所的要求，可接受安装所需的所有零部件、手册等。表 2.2 给出一个记录溶出度仪 IQ 示例表。在实际安装过程中，描述仪器和部件的文档、仪器如何安装、谁执行安装以及其他细节都应该被记录、签名并存档。在进行下一个阶段之前，应该执行一个确认安装是否成功的确认过程。

表 2.2　溶出仪安装确证报告简略示例表

公司名称		仪器型号	
所属部门		仪器序列号	
仪器位置		执行人员	

	序号	项目	要求	结论
安装环境检查	1	实验台检查	实验台应有足够空间、负载能力和水平度，仪器放置后应稳固，不能有晃动和明显的振动情况，仪器摆放到位后，台面四周应留有少许空隙，仪器的支撑脚全部落在台面范围内，不能有悬空	□通过□失败□说明
	2	电力检查	提供的电源应符合仪器标定的电压，功率应能满足仪器的使用，应有良好的接地	□通过□失败□说明
	3	安装环境洁净检查	仪器安装环境应保持干净整洁	□通过□失败□说明
仪器外观及配件检查	1	包装箱外观检查	外包装完好，没有损坏	□通过□失败□说明
	2	包装内部件检查	将包装内仪器及部件从包装箱内移至安装位置，检查仪器外观及各部件，不应有损坏，与发货清单对比清点仪器及各部件的数量，检查是否有缺失	□通过□失败□说明
安装及调试检查	1	水平调节脚及水浴池支撑检查	水平调节脚及水浴池支撑垫应在适当的位置，没有缺失	□通过□失败□说明
	2	水浴池检查	水浴池安装应该稳固，附件应该齐全	□通过□失败□说明
	3	水浴联接检查	水浴池与加热泵之间的管路连接应该正确，不漏水	□通过□失败□说明
	4	各部分电源线连接	电源线插在正确电压的插座上	□通过□失败□说明
	5	仪器水平检查	溶出杯平台水平面应该在可接受的水平范围内	□通过□失败□说明
	6	桨篮高度检查	桨篮应按操作手册要求调整好高度	□通过□失败□说明
	7	轴的固定环检查	固定环应该稳固，没有松动	□通过□失败□说明
	8	溶出杯检查	各溶出杯应没有破损并安装在确定的位置上，中心定位稳固，在实验状态下，溶出杯不能有晃动情况	□通过□失败□说明
	9	开机检查	接通电源后，开机，能进入登录界面；按操作手册要求能够登陆系统	□通过□失败□说明

续表

	序号	项目	要求	结论
安装及调试检查	10	加热检查	启动加热循环，检查是否正常加热	□通过□失败□说明
	11	搅拌检查	启动搅拌，检查是否转动平滑，是否有异常噪音	□通过□失败□说明
安装确证和签名	结论：□通过　可以进行下步确证； 　　　□失败　说明： 签名：　　　　　　　　　　　　　　　　日期：			

2.3.3 运行确证

一旦 IQ 阶段完成，就要进行测试以确认仪器或仪器模块是否可按照 OQ 阶段的预期运行。首先确定参数，如长度、重量、体积、温度、高度、电压输入、压力、流速等，根据仪器生产（或供应）商提供的指标进行确认或测量。由于某些参数在仪器的使用寿命内不会改变，所以通常只测量一次。之后，确认安全数据处理。最后，进行仪器功能测试，以确认仪器（或仪器模块）符合供应商和用户的指标。

OQ 是通过有文件记录的形式证明所安装或更改的系统和设备在其整个预期运行范围之内可按预期形式运行。运行确证是通过检查、检测等测试方式，用文件形式证明设备的运行状况符合设备出厂技术参数，能满足设备的用户需求说明和设计确证中的功能技术指标，是证明系统或设备各项技术参数能否达到设定要求的一系列活动。运行确证是证明可信范围，确证仪器设备，包括设施/公用设施在既定的限度和容许范围内能够正常运行。运行确证应使仪器或系统在规定的参数内运行，如温度、压力、流速等；运行确证的执行应包括检测参数，应根据仪器的用途和环境选择要测量的重要仪器参数。

2.3.3.1 高效液相色谱仪（HPLC）的运行确证

对于 HPLC，运行确证包括但不限于以下几种测试：

- 泵流量准确度
- 梯度准确度
- 检测器性能（波长准确度、线性等）
- 进样器准确性
- 柱温箱和自动进样器温度控制

（1）泵流量准确度

泵流量又称泵流速，其准确度通常在一个范围内确定。用于一般分析工作的流量为 0.5~5.0ml/min，用于质谱（MS）检测的流量有时更低（低至 0.2ml/min）。甲醇、乙腈、丙酮等是常用的流动相组成之一，使用前流动相应脱气完全。泵的出口连接有一段管道或其他流量限制装置，在测试流量时要提供 500~700psi 的背压。根据《中华人民共和国国家计量检定规程》JJG705—2014，泵流量准确度用流量设定值误差和稳定性的指标（表 2.3）表征。

表 2.3 　泵流量设定值误差和稳定性的指标要求

泵流量设定值（ml/min）	0.2~0.5	0.6~1.0	大于 1.0
测量次数	3	3	3
流动相收集时间（min）	20~10	10~5	5
泵流量设定值最大允许误差 S_S	± 5%	± 3%	± 2%
泵流量稳定性 S_k	3%	2%	2%

注：①最大流量的设定值可根据用户使用情况而定；②对特殊的、流量小的仪器，流量的设定可根据用户使用情况选大、中、小三个流量，流动相的收集时间则根据情况适当缩短或延长

按表 2.3 的要求设定流量、启动仪器，压力稳定后，用秒表计时，在流动相出口处用事先称量过的洁净容量瓶收集表 2.3 规定时间流出的流动相，在分析天平上称量，按公式（2-3）计算流量实测值 F_m，按公式（2-1）、公式（2-2）计算 S_S 和 S_K。每一设定流量重复测量 3 次。

$$S_S = \frac{F_m - F_S}{F_S} \times 100\% \qquad (2-1)$$

式中，S_S —泵流量设定值最大允许误差，%；

F_m —同一设定流量 3 次测量值的算术平均值，ml/min；

F_S —流量设定值，ml/min。

$$S_K = \frac{F_{\max} - F_{\min}}{F_m} \times 100\% \qquad (2-2)$$

式中，S_K —泵流量稳定性，%；

$F_{\max}$ —同一设定流量 3 次测量值的最大值，ml/min；

$F_{\min}$ —同一设定流量 3 次测量值的最小值，ml/min。

$$F_m = (W_2 - W_1) / (\rho_t \cdot t) \qquad (2-3)$$

式中，F_m —流量实测值，ml/min；

W_2 —容量瓶 + 流动相的质量，g；

W_1 —容量瓶的质量，g；

ρ_t —实验温度下流动相的密度，g/cm³，（不同温度下流动相的密度参见 JJG705—

2014 附录 C）；

t—收集流动相的时间，min。

（2）梯度准确度

目前使用的大多数高效液相色谱系统都能在色谱运行过程中随时间提供流动相组分或比例（如有机成分%）变化梯度。梯度泵通常是二元泵（能输送两种不同的溶剂）或四元泵（能输送多达四种不同的溶剂）。根据 JJG705—2014，梯度准确度用梯度误差表征如下：以纯水为流动相 A，0.1% 丙酮的水溶液为流动相 B；将输液泵和检测器连接（不接色谱柱），开机后以流动相 A 冲洗系统，基线平稳后，按表 2.4 进行梯度洗脱。流动相 B 经由 5 段阶梯从 0 变化至 100% 的梯度变化曲线如图 2.1 所示。

表 2.4　梯度误差试验洗脱程序

顺序	时间（min）	流动相 A（%）	流动相 B（%）
1	0~10	100	0
2	10~20	80	20
3	20~30	60	40
4	30~40	40	60
5	40~50	20	80
6	50~60	0	100
7	60~	100	0

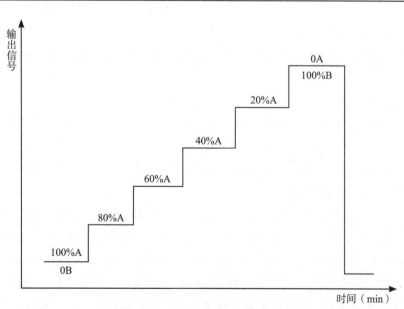

图 2.1　梯度检定误差示意图

求出由流动相 B 变化所产生的每一段阶梯对应的响应信号值的变化值 L_i；重复测量 2 次，按公式（2-4）计算每一段阶梯对应的响应信号的变化平均值 L_i；按公式（2-5）计算 5 段阶梯响应信号值的变化总平均值 L_T；按公式（2-6）计算每一段的梯度误差 G_i，取 G_i 最大者作为仪器的梯度误差。

$$L_i = \frac{(L_{1i} - L_{1(i-1)}) + (L_{2i} - L_{2(i-1)})}{2} \qquad (2-4)$$

式中，L_i——第 i 段阶梯响应信号值的变化平均值；

L_{1i}——第 i 段阶梯第 1 组响应信号值；

$L_{1(i-1)}$——第（$i-1$）段阶梯第 1 组响应信号值；

L_{2i}——第 i 段阶梯第 2 组响应信号值；

$L_{2(i-1)}$——第（$i-1$）段阶梯第 2 组响应信号值。

$$L_T = \frac{\displaystyle\sum_{i=1}^{n} L_i}{n} \qquad (2-5)$$

式中，L_T——5 段阶梯响应信号值的变化总平均值；

n——梯度的阶梯数，$n=5$。

$$G_i = \frac{L_i - L_T}{L_T} \times 100\% \qquad (2-6)$$

式中，G_i——第 i 段阶梯的梯度误差。

注：当 i 为 1（$i-1=0$）时，第（$i-1$）阶梯响应信号值为流动相 B 为 0% 时的响应信号值。

（3）检测器性能

液相色谱仪最常用的检测器是紫外－可见光检测器，包括二极管阵列检测器，其他常见的检测器有荧光检测器、蒸发光散射检测器、电雾式检测器、示差折光检测器、电化学检测器和质谱检测器等。评价紫外－可见光检测器的性能特征主要有：

①波长示值误差和重复性

波长示值误差和线性范围即为波长准确度。将检测器与数据处理系统连接，通电预热后，取纯水适量注入检测池冲洗后，充满检测池。待检测器示值稳定，在（233±5）nm、（257±5）nm、（315±5）nm 和（350±5）nm 波长下将示值回零，然后再取紫外分光光度溶液标准物质（参考波长 233nm、257nm、315nm 和 350nm）从检测器入口注入检测池中冲洗，并将检测池充满至示值稳定。将检测器波长调至低于参考波长 5nm 处（例如，检定 257nm 时，检测器波长先调至 252nm），改变检测器波长，每 5~10

秒改变 1nm，记录每个波长下的吸光值（吸光值变化见图 2.2），最大或最小吸光值对应的波长与参考波长之差为波长示值误差。每个波长重复测量 3 次，其中最大值与最小值之差为波长重复性。

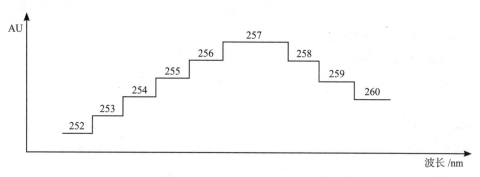

图 2.2　波长示值误差检定中吸光值变化示意图

可显示吸光值的检测器，改变波长时可直接读出吸光值，其最大（或最小）吸光值对应的波长与参考波长之差为波长示值误差。有波长扫描功能的仪器可绘出标准溶液的光谱曲线，其波峰（或波谷）对应的波长与参考波长之差为波长示值误差。对于有内置标准滤光片可进行自检的仪器可直接采用其测量数据。

对改变波长有自动回零功能的紫外 – 可见光检测器，可采用连续进样的方法检定波长示值误差，具体做法是：用一节空管代替色谱柱将液路连通，以水做流动相，流量为 0.5~1.0ml/min，采用步进进样方法，例如，检定 257nm 时，从 252nm 开始到 262nm，每 2min 改变 1nm，注入相同体积的紫外 – 分光光度计溶液标准物质，得到一组不同波长的色谱峰，最高（或最低）色谱峰对应的波长与参考波长之差，即为波长示值误差。

②基线噪声和基线漂移

用 C18 色谱柱，以 100% 甲醇为流动相，流量为 1.0ml/min，紫外检测器的波长设定为 254nm，检测灵敏度调到最灵敏挡。开机预热，待仪器稳定后记录基线 30min，选取基线中噪声最大峰 – 峰高对应的信号值，按公式（2-7）计算基线噪声，用检测器自身的物理量（AU）作单位表示。基线漂移用 30min 内基线偏离起始点最大信号值（AU/30min）表示。

$$N_d = KB \qquad (2-7)$$

式中：N_d——检测器基线噪声；

K——衰减倍数；

B——测得基线峰 – 峰高对应的信号值，AU。

③最小检测浓度

在前述的色谱条件下，由进样系统注入 10~20μl 的 1.00×10^{-7}g/ml 萘 – 甲醇溶液，记录色谱图，由色谱峰高和基线噪声峰高，按公式（2-8）计算最小检测浓度 C_L（按 20μl 进样量计算）。

$$C_L = \frac{2N_d\, cV}{20H} \qquad (2\text{-}8)$$

式中：C_L ——最小检测浓度，g/ml；

N_d ——检测器基线噪声；

c ——标准溶液浓度，g/ml；

V ——进样体积，μl；

H ——标准物质的峰高。

注：N_d 和 H 的单位应保证一致；式中分母中的 "20" 表示标准进样体积，其单位为微升（μl）。

④线性范围

将检测器和数据处理系统连接好，检测器波长设定为 254nm，通电稳定后，直接向检测池中注入 2% 异丙醇 - 水溶液，冲洗检测池至示值稳定后，记下此值。然后，同法向检测池中依次分别注入丙酮 -2% 异丙醇系列水溶液（丙酮含量分别为 0.1%、0.2%… 1.0%），并记下各溶液对应的稳定响应信号值，每个溶液重复测量 3 次，取算术平均值。以 5 个丙酮溶液浓度（0.1%、0.2%、0.3%、0.4%、0.5%）和对应的响应信号值制作标准曲线，在曲线上找出丙酮溶液浓度大于 0.5% 各点的读数，与相应各浓度点的测量值做比较，量值相差 5% 时的浓度作为检测上限 C_H。由前得到的最小检测浓度为检测下限 C_L 值，C_H/C_L 比值为线性范围。

（4）进样器准确度

进样器的准确度（体积）通常是通过进样一定数量的样品来操作的，在进样前和进样后分别称量样品瓶。平行进样不少于 5 次，以平均体积计。水通常用于这个测试，因为它的密度 20℃时为 0.99823g/ml，25℃时为 0.99707g/ml，当假定体积等于重量（g×1000=μl）时引入的误差应小于 0.3%。

（5）柱温箱和自动进样器温度控制

样品室或柱温箱的温度是通过放置温度计探头来测量的，这样它就不会与任何一个部件的表面接触。根据应用需求，温度设置在仪器设计、使用温度或环境温度以上或以下至少 5℃，在记录温度值之前，应有足够的时间使温度稳定下来。达到和稳定设置温度所需的时间取决于设置和环境温度之间的差异。

2.3.3.2 分析天平的运行确认

测定结果的准确性与称量准确性相关，称量必须准确。称量准确与否除与良好的称量操作规范（GWP）有关外，还取决于所使用分析天平的准确度。根据国际法制计量组织（OIML）R76《非自动衡量仪器》国际建议，天平按检定标尺分度值（e）和检定分度数（n），分为四个准确度级别（表2.5）：①特种准确度级（高精密天平），符号为Ⅰ；②高准确度级（精密天平），符号为Ⅱ；③中准确度级（商用天平），符号为Ⅲ；④普通准确度级（普通天平），符号为Ⅳ。

电子天平有许多不同于机械天平的重要技术术语，又称之为参数。这些参数的优劣高低决定了电子天平称量的准确性及其不确定度大小。这些参数包括但不限于以下：

- 可读性
- 灵敏度
- 线性
- 重复性
- 偏载
- 最小称量值

表2.5 天平的准确度级别与 e，n 的关系

准确度等级	检定分度值，e	检定分度数 $n=\max/e$		最小秤量*
		最小	最大	
特种准确度级（Ⅰ）	$1\mu g \leqslant e < 1mg$ $1mg \leqslant e$	可 < 50000 50000	不限制	$100e$
高准确度级（Ⅱ）	$1mg \leqslant e \leqslant 50mg$ $0.1g \leqslant e$	100 5000	100000 100000	$20e$ $50e$
中准确度级（Ⅲ）	$0.1g \leqslant e \leqslant 2g$ $5g \leqslant e$	100 500	10000 10000	$20e$ $20e$
普通准确度级（Ⅳ）	$5g \leqslant e$	100	1000	$10e$

*：最小秤量与最小称量值不同

（1）可读性

天平的可读性（Readabilities，RD）是指可在显示屏上读取的两个测量值的最小差别。当使用数字显示屏时，可读性指最小的数值增量，又称为"分度值"，不同等级天平的可读性不同（表2.6）。

表2.6 不同等级天平的标准可读性（Standard Readabilities）

天平等级	超微量天平	微量天平	半微量天平	分析天平	精密天平
可读性	$0.1\mu g$	$1\mu g$	$10\mu g$	$0.1mg$	$0.001\sim1g$
以 g 表示	0.0000001g	0.000001g	0.00001g	0.0001g	$0.001\sim1g$

可读性虽是天平的重要参数之一，但是并不反映天平的准确度。因为分度值又分为实际分度值 d 和检定分度值 e，实际分度值代表天平的可读性，检定分度值用于划分天平等级。可读性可通过电子手段被设置成任意值，如可以规定 e=10d，也可以规定 e=5d，甚至 e=2d。一般而言，天平的可读性是 0.001g（d），检定分度值 e 精确到 0.01g，即 e=10d，通常生产厂家会给出天平的 e 值。双量程（Dual Range）天平具有两种不同类型的可读性。

（2）灵敏度

灵敏度等于测量仪器的输出变量变化值除以相关输入变量变化值，对于天平而言，由公式（2-8），灵敏度 S 为称量值的变化值 ΔW 除以载荷变量 Δm。

$$S = \frac{\Delta W}{\Delta m} \qquad (2-8)$$

灵敏度是天平最为重要的技术参数之一，通常被理解为在标称范围内所测量的全局示值误差（斜率）。

天平的灵敏度与温度有关，可通过由环境的温度变化影响所产生的测量值可逆偏差确定。天平灵敏度与每摄氏度的显示质量（或样品质量）偏差百分比一致，用温度系数（TC）表示。例如，某天平的灵敏度的温度系数为 0.0001%/℃。即当温度变化 1℃ 时，灵敏度变化 0.0001% 或百万分之一。温度系数按公式（2-9）计算：

$$TC = \frac{\Delta S}{\Delta T} = \frac{\dfrac{\Delta R}{m}}{\Delta T} = \frac{\Delta R}{m \Delta T} \qquad (2-9)$$

式中，ΔS 为灵敏度变化值，ΔT 为温度变化值。灵敏度变化值 ΔS 等于测量结果变化值 ΔR 除以加载值或者去皮重后的样品质量 m。利用这一信息，重排公式（2-9），一定温度变化条件下测量结果的变化值 ΔR 可按公式（2-10）计算。

$$\Delta R = (TC \Delta T) m \qquad (2-10)$$

如在分析天平上对 100 克的加载值（样品质量）进行称量，并且实验室的环境温度自上一次校准之后变化 5℃，则在最差的情况下可得出以下最大结果变化值 ΔR 为 0.5mg（取温度系数为 0.0001%/℃），如加载值仅为 100mg，即减小 1000 倍，则最大偏差同样会相应减小，为 0.5μg。

（3）线性（非线性，NL）

线性表示天平在遵循载重 m 与显示值 W（示值误差）之间线性关系方面的能力。通常假定理想的称重曲线为一条位于零与最大荷重之间的直线。相反，非线性定义的是测量值与理想曲线出现正负偏差所在频带的宽度。

但是，斜率与线性还是有区别的，斜率一般是指两个称量点之间质量值的连线，这条线应为直线，两个称量点一般选零点与最大称量点。而线性则是多个称量点之间质量值的连线，可以是中间的几个点，这条线一般情况下应为折线（曲线），很少情况下为直线。

（4）重复性

重复性是指在相同的测量条件下，相同测量变量的测量值之间的近似程度，即天平在对一个载荷以及相同载荷进行反复称量时提供相同结果能力的基准。必须由同一名操作人员使用相同的称量方法在相同秤盘上的相同位置、相同的安装位置、恒定的环境条件下不中断的进行一系列测量。一系列测量的标准偏差是表达重复性的测量方式。

需要注意的是在使用高分辨率天平时，重复性好坏不仅仅取决于天平性能，还受环境条件（通风、温度变化、振动等）与样品的影响，以及进行称量操作的人员技能的影响。表 2.7 为在可读性为 0.01mg 的半微量天平上所进行的一系列测量数据，用贝赛尔公式求算出标准偏差，进而确定测量结果与重复性。

表 2.7　天平重复性考察数据（g）

x_1	x_2	x_3	x_4	x_5	平均值 27.51467
27.51464	27.51466	27.51468	27.51466	27.51465	
x_6	x_7	x_8	x_9	x_{10}	标准偏差 1.43×10^{-5}
27.51467	27.51467	27.51466	27.51469	27.51467	

视为正态分布，取包含因子 $k=3$，则测量结果的扩展不确定度 U=ks（s 是标准偏差）=0.0429mg，称量结果应表示为 =27.51467g ± 0.00004g。因此，表明天平预测该载荷最小测量值为 27.51463g，最大测量值为 27.51471g。

（5）偏载（EC）

通过偏离中心（偏心）的加载所得到的测量值的偏差。如果将相同的加载量放置在秤盘的不同部位时显示值依然保持一致，则表明此天平无偏载误差；如果在不同部位时显示值不同，则偏载误差等于不同部位的最大显示值减去最小显示值。鉴于此，使用高精度的天平时，务必确保样品始终准确位于中间位置。

（6）最小称量值

实际称量值如果低于此值，测量结果的相对偏差将会过大，满足不了称量准确度要求，需要使用可读性或准确度更好的天平。目前，已有许多型号的天平可提供最先进的称量技术，成功应用于极少样品的称量。

实施分析仪器运行确证时，无论对于何种仪器或设备，分析人员将首先确认系统中所有单独模块是否都成功地执行了启动诊断例程，然后根据预先确定的指标对每个模块分别进行测试。当仪器进行重大维修或修改时，系统中每个模块的相关 OQ 测试应重复进行。

2.3.4 性能确证

一旦 IQ 和 OQ 被运行，之后就应该进行 PQ 测试。PQ 测试应在预期工作范围内的实际运行条件下进行，应定期重复测试；PQ 重复运行的频率取决于仪器的重现性、使用的临界性和使用频率。定期进行 PQ 测试也可以用来记录仪器的性能历史。

在实践中，使用已知的方法，按照已知预先确定的指标，用于确证所有模块都在一起执行是否达到其预期的目的。其中，OQ 和 PQ 经常作为一个整体的方法混合在一起，特别在检测器线性和精密度（重复性）测试中，这可以在系统水平较容易地进行。

对于 HPLC，PQ 测试应该使用表征良好的分析物混合物、色谱柱和流动相。图 2.3 展示了一个 HPLC 的 PQ 测试方法的例子，该方法结合了整体 OQ 和 PQ 测试的精华。实际 PQ 测试应按《中国药典》通则 0512 进行系统适用性试验，以证明在实际使用条件下的适用性。

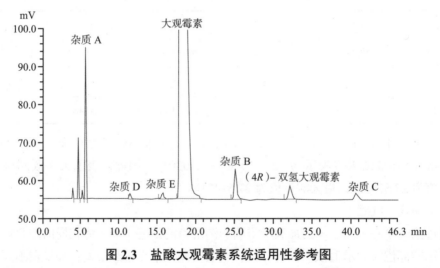

图 2.3　盐酸大观霉素系统适用性参考图

系统适用性溶液：取大观霉素适量，加水溶解并稀释制成每 1ml 中约含大观霉素 3.5mg 的溶液。色谱条件：十八烷基硅烷键合硅胶为填充剂（pH 值范围 0.8~8.0）；以 0.lmol/L 三氟醋酸溶液为流动相；流速为每分钟 0.6ml；蒸发光散射检测器；进样体积 20μl（引自《中国药典》2020 年版二部 p1050~1051）

2.3.5 仪器的维护和维修

仪器在实验室安装并上线后，可能需要进行维修（如果不符合 PQ 测试规范）或定期不定期的预防性维护，然后进行校准和标准化。当零部件因小修或日常维修或正常维修而被更换时，虽然没有必要对仪器进行重新校准，但应进行某种形式的检测以评价修理或更换的影响。然而，当进行重大维修时，重新确证某个子集是必要的。表 2.8 列出了 HPLC 典型的重要维修和次要维修。

表 2.8　HPLC 重要和次要维修的示例表

部件	重要维修	次要维修
泵	CPU/控制板、驱动电路板、马达（电动机）、传动装置、铸件、梯度比例阀、泵控制模块、皮通（Piton）驱动器、自动梯度控制器	前板、电源、止回阀/墨盒、柱塞、密封圈、压力传感器、风扇、保险丝
进样器	CPU/控制板、驱动电路板、进样装置、阀装置（Alve Asseblies）、流体包（Packs）	前板、电源、样品定位驱动器、压力传感器、密封包装和针、阀密封、风扇、保险丝
数据系统	数据采集和控制板、CPU 板、硬盘驱动器、重新格式化硬盘、加载软件、重装软件、升级操作系统、安装服务包（操作和数据系统）	网络卡、接口板、显示器、电源、键盘、打印机、可移动媒体驱动器、RQAM 内存模块
模 – 数设备	模 – 数控制板	风扇、保险丝

重要维修：大修的项目是指那些能够影响系统或仪器的准确度、线性或精密度的项目，例如，泵 CPU 板。由于泵 CPU 板控制决定流速的泵电机驱动器，所以 CPU 板的适当功能最好通过执行一个完整的 OQ 和一个系统 PQ 来确定。所有主要的维修都应记录在模块维护日志或其他适当的日志中。

次要修复：小修的项目是指不太可能影响设备正常运行的项目，例如，更换泵密封件或检测器灯。由于该问题在修复后易于诊断和确认，因此无需执行完整的 OQ/PQ；通常只需要在检测实际样品前执行系统适用性试验。与任何大修一样，小修也应记录在的维护日志或其他适当的日志中，以及为确认修复而执行的任何测试中。

每个实验室都应该放置 SOP，SOP 涉及确定有效期（通常定义为一个合理的间隔时间，在此期间仪器运行没有任何功能性能损失），设置仪器在线维护（OQ、PQ 或系统适用性）方法，以及适当的维护和校准。

2.4　角色和职责

虽然仪器顾问、验证专家和质量保证（QA）人员经常参与 AIQ 过程，但最终实施 AIQ 过程的是使用者，他们负责将仪器维持在合格状态。QA 人员有责任评审 AIQ 过程，以确定其符合法规要求，并确保过程的科学有效性。制造商和仪器研发人员负责 DQ 和与仪器相关的硬件和软件的制造和组装过程中使用的相关流程。供应商通常提供这些工作的总结，以及一个测试脚本，可以在用户的场所对仪器和软件进行确证。制造商还应该告诉用户硬件或软件的缺陷，提供培训、服务和维修。

2.5 软件验证和变更控制

现代实验室中使用的几乎每一个硬件都是由软件驱动或控制的。无论是固件（集成芯片）、仪器控制软件、数据采集和处理软件如色谱数据处理系统或内容分发服务（Content Distribution Service，CDS），还是独立软件如实验室信息管理系统（Laboratory Information Management System，LIMs），都必须经过验证。

固件在 DQ 期间由制造商验证；由于它通常被认为是仪器本身的一部分，当硬件合格时，集成的固件也合格。CDS 也是如此，不是单独对软件进行模块确认，而是由用户根据适当的 AIQ 过程对仪器进行确证。

变更控制也应遵循 DQ/IQ/OQ/PQ 流程，因为制造商在他们的仪器中添加了新的特性并纠正了已知的缺陷。变更控制过程使用户能够确定应该采用什么（如果有的话）变更，并评估变更的效果，以确定需要进行什么样（如果有的话）重新确证。

软件重新安装或升级被认为是重要维修，需要重新确证。每当安装新软件、重新安装软件（如硬盘驱动器故障之后）、添加服务包或升级到新版本时，都应该执行 IQ，然后执行 OQ 以确认计算能力。

2.6 AIQ 文件化

AIQ 产生两种类型的文件（档）：静态文件（档）和动态文件（档）。静态文件是在 DQ、IQ 和 OQ 阶段生成的，应该以电子文档形式或单独的确证装订本的形式保存。静态文件可能包括用户手册、场所需求文档等。动态文件生成于 OQ 和 PQ 阶段，即实际仪器测试运行阶段。这些文件提供仪器使用和维修的运行记录，并应与仪器一起保存在系统日志中，供任何有兴趣的人士（如国家、省、市级相关检查员）审阅。这些文档应妥善存档，以备将来随时参考和供检查。

2.7 仪器分类

受控实验室的分析人员在日常工作中会应用范围广泛且复杂的仪器，从天平到质谱仪，其复杂程度决定了确证的级别。根据复杂程度的差别，USP 将仪器分为 A、B 和 C 三类。表 2.9 概述了 USP 对这三类仪器分类时的更多信息，以及一些例子和方法。

表 2.9　USP 仪器确证标准和方法

分类	USP 分类标准	USP 确证方法	举例
A	不具备测量能力、无需校准的简单设备	制造商的说明书 在操作过程中，通过观察确认和记录符合规范	离心机 超声仪 磁力搅拌器
B	能够提供测量值或控制物理参数的一般仪器	用户指定的要求 校准的要求 符合 SOP 和 IQ/QQ 规定的要求	pH 计 温度计 泵 烘箱 天平 水浴锅
C	复杂的仪器和计算机系统	全面的功能和性能测试	HPLC GC 光谱仪（UV、AA） 溶出度仪

A 类仪器（最低合格等级）与用户要求的符合性通过目测确定，不需要独立的确证程序。A 类仪器的例子包括药匙、磁力搅拌器、显微镜和涡旋搅拌器。

B 类仪器与用户要求的符合性是根据仪器的 SOP 确定的，其故障通常很容易识别。这类仪器的例子有 pH 计、天平、温度计、烘箱、冰箱/冰柜和真空烤箱。

C 类仪器定义为方法高度专属、复杂的仪器，其符合性由其应用决定。对这类仪器须全面确证。这一类仪器的安装可能相当复杂，而且往往只有专业人员才能进行。例如，高效液相色谱仪（HPLC）和气相色谱（GC）仪、质谱仪（MS）和电子显微镜。

关于仪器分类，有一点需要注意：一台仪器所属的确切类别只能由使用者和其预期的应用目的来决定。

2.8　OMCL 仪器确证指南

1999 年 10 月 1 日欧洲药品质量管理局（European Directorate for Quality Medicines，EDQM）的官方药物控制实验室（Official Medicines Control Laboratories，OMCLs）发布了一个仪器确证的指南文件：仪器确证 – 核心文件 PA/PH/OMCL（08）73 R。该指南的使用范围为 OMCL 组织，也就是欧盟的官方药物控制实验室。2011 年对该指南进行了修订，以 PA/PH/OMCL（08）73 2R 替代 PA/PH/OMCL（08）73 R，修订的指南基于 ISO/IEC 17025 标准要求，用于检测仪器的适当选择和确证，特别是使用前和使用中对仪器进行检查、校正和必要的中间测试。

在该指南中，避免使用术语 DQ、IQ、OQ 和 PQ，认为这些术语在 ISO/IEC 17025

中未明确提出且它们已由非协调方式在不同 OMCL 中采用，当然这并不排除 OMCL 的质量体系在已批准和实际中采用这些术语，或者引用一些使用了这些术语的文献。

OMCL 将仪器确证过程分为四级，分别为：

第一级，仪器和供应商的选择：新仪器的选择和采购应根据仪器的用途，采用明确的决策流程，以表格形式给出了设置和记录的有关接受标准和决策的例子。

第二级，安装和放行使用：接收仪器时，应检查其处于良好状态，是否与订单一致，并应该监控和记录仪器在选择的环境下进行安装的过程，这里也包括供应商所做的开机检查，以及在第三级检查中描述的全面周期性检查。仪器放行使用的过程应有记录，并由授权人进行放行。同样以表格形式给出了记录仪器安装和放行使用的例子。

第三级，周期性主动仪器检查：当仪器安装后，或移动至一个新的环境后，需要确认仪器的关键性能特征，以避免分析方法产生的附加影响。本检查根据仪器使用的频次以及其稳定性情况应该周期性地重复进行。当仪器在经过重大维修或维护后，应该进行相同的确认（或相关部件进行确认）。在相应仪器的附件中，以表格形式列出一些仪器需要检查的参数及其典型的可接受标准。在设定可接受限度的时候，应考虑仪器供应商所提供的标准。

第四级，在用仪器检查：在仪器日常使用中，有必要对仪器本身性能满意性进行持续检查，以及在此情况下单个产品或一类产品所用方法的系统适用性检查。在相应仪器的附件中，以表格形式列出需要检查的仪器参数及其典型可接受限度。

如果 OMCL 在进行常规测试（类型 A：疫苗和血液制品批放行），也可以采用控制图表所提供的仪器性能的补充信息。

该指南作为 OMCL 的指南，用于计划、实施和记录仪器确证过程，但它不作为一个必检内容的完全列举清单。各 OMCL 组织可根据自己的专业判断和背景经验来决定最相关的测试，每个参数的最合适允许限度，以证明仪器能正常工作，并适合其使用目的。

如果仪器确证由供应商提供，或委托外部服务机构进行，那么 OMCL 有责任保证所进行的检查符合本指南的最低要求。

为简化描述，该指南在正文中仅包括通用要求和适用于所有类型仪器的前两个级别的确证。对第三级和第四级的确证则以附件形式列举几种仪器确证实例，考虑到适用性，附件中还给出附加要求和（或）第一级和（或）第二级的相关实例。附件的内容应与核心文件中的通用推荐结合使用。为方便不同分析仪器实施和记录确证过程，在相关的附件中还给出针对不同仪器的推荐和最低要求。对于与技术相关的仪器确证检查，在附件中也给出了可能方法的实际例子。附件列表如下：

附件 1：HPLC 仪器确证（第三级和第四级）

附件 2：GC 仪器确证（第三级和第四级）

附件 3：紫外 – 可见光谱仪确证（第一级、第三级和第四级）
附件 4：红外光谱仪确证（第一级、第三级和第四级）
附件 5：自动滴定仪确证（第三级和第四级）
附件 6：活塞移液器确证（第三级和第四级）
附件 7：质谱仪确证（第三级和第四级）

2.9 CNAS 指南

为更好地指导全国各检验检测机构开展仪器确证工作，CNAS 于 2017 年 7 月 20 日公示了该委秘书处组织编写的《仪器验证实施指南》。

在该指南中，仪器确证被称为仪器验证（Verification of Instruments），这与 USP、《中国药典》和本文使用的术语有所不同：一是 USP 和本文定义分析仪器确证（Analytical Instrument Qualification，AIQ），而 CNAS 用的是仪器验证（Analytical Instrument Verification），其和众所周知的 AIQ 术语也不同；二是 CNAS 和国标均将“Verification”称之为验证，《中国药典》则译为“确认”。造成这些差异的原因可能源于行业专家对术语或名词的翻译和诠释的不同，但实际上并没有实质性区别。所以下文继续称为确证。

该指南主要依据 ISO/IEC 17025 标准和 USP <1058> 分析仪器确证指导原则编写，同时参考我国的《药品生产质量管理规范》（2010 年修订）等有关文件，可为实验室规范仪器设备管理提供指导。该指南满足 ISO/IEC 17025 标准对仪器设备的要求，是针对仪器设备管理的更全面、更具体的指导性文件。

该指南注重仪器对预期用途的适用性，可用于常规检测和校准实验室对各类仪器的管理，为仪器确证各阶段具体实施提供指导。该指南还以目前检测实验室中使用较为广泛的液相色谱仪为例，提供了实施仪器确证的具体范例。

该指南将仪器确证活动分为四个阶段，依次是采购、安装、验收和运行，阐述了每个阶段建议开展的确证活动。

可以根据不同的确证要求将仪器分为 A、B、C 三类：

（1）A 类是指不具备测量能力的简单设备，不需要进行校准。

（2）B 类是指能够提供测量值的一般仪器，其控制的物理参数（如温度、压力、流量等）需要进行校准。B 类仪器不是精密仪器，但仪器状态对试验结果能产生直接的影响，因此此类仪器需要做仪器确证，但可以简略来做。B 类仪器包括但不限于 pH 计、天平、马弗炉、冷藏 – 冷冻室、水浴槽、稀释仪、精密培养箱、恒温恒湿振荡器等。

（3）C 类包括仪器和计算机分析系统的精密仪器。C 类仪器的安装是复杂的工程，要求在专业人员的帮助下进行。对 C 类仪器应按照前述的四个阶段实施全面确证。实验室应根据 C 类仪器的应用领域设置对其功能、运行和性能极限的技术要求。判定 C 类仪器是否满足实验室要求的方式是根据特定的功能测试和性能测试来确认。C 类设备包括但不限于：原子吸收光谱仪、溶出度仪、电子显微镜、火焰原子吸收光谱仪、高效液相色谱仪、质谱仪、酶标仪、荧光光谱仪、X 射线衍射仪、二极管阵列检测器、气相色谱仪、红外光谱仪、拉曼光谱仪、紫外 – 可见光光谱仪、原子发射光谱仪等精密仪器。

该指南还明确了仪器确证执行人和多个相关方的职责，同时指出实验室各类人员应在仪器验证方面接受适当的、足够的培训，并按规范要求保持培训记录。

2.10 小结

分析检测获得的数据质量建立在方法和软件验证、AIQ 和系统适用性的基础上。这些要素中的每一个在方法验证过程中都扮演着重要的角色。在规范的实验室中，仪器必须产生可靠的数据，只有正确的 AIQ 过程才能完成这一任务。正如之前所述的，注重科学原理而不是简单地生成文件的方法将提高实验室的效率，使分析方法验证过程更加客观，更容易地实现分析方法验证"是阐明分析方法适用于它所期望的应用目的"。

目前，在《中国药典》中，除少数通用检测方法中有对仪器性能及确证的一些要求外，尚未收载系统描述 AIQ 和对分析仪器分类的相关通则；在药品检验标准操作规程（SOP）中也没有收载相关内容。USP <1058> 和 OMCL–PA/PH/OMCL（08）73 2R 分别从不同角度对仪器确证提出规范，为药品检测仪器确证提供了更切合药学领域实际的应用指南。CNAS 的《仪器验证实施指南》公示稿基于中国国情考虑，可能更易于作为我国检验检测机构包括药品研发、质量控制和药品检测实验室实施 AIQ 的重要参考之一。

在实施 AIQ 过程中，药品分析检测人员应根据实际检测目的、所使用仪器的复杂程度和准确性的要求，参照以上所述的但并不限于以上所述的方法，制订符合自己实验室的 AIQ 方案以及与具体仪器对应的 AIQ 标准操作规程（SOP），认真实施并在积累经验、积累资料的基础上不断完善之。

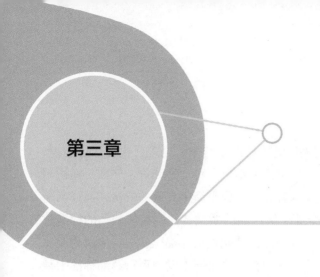

第三章

质量研究和分析
方法建立

分析方法的建立和优化是任何方法验证的基础；建立和优化适宜的方法有助于保证方法在验证和实施时获得成功。本章将讨论基于质量研究，如何设置药品质量控制项目，如何建立或修订满足药品质量控制和分析应用目的的方法，以及如何通过随时验证对分析方法进行优化和改进。讨论中仅可能涉及一些特定的药品及其分析方法，但是，关于方法建立和优化的理念、方式同样适用于其他药品及其分析方法。讨论中，还包含建立、优化和随时验证方法的步骤以及对仪器配置和软件工具的建议。

3.1 药品质量研究

为保证药品的质量可控，须通过对药品进行系统、全面的质量研究来确定在标准中应制订的质量控制项目、采用的分析方法和设置的控制限度，在质量研究中积累的经验和数据是制定药品质量标准和分析方法的基础。

3.1.1 基本原则

（1）药品质量研究应基于质量源于设计（Quality by Design，QbD）的理念。ICH Q8指出，质量不是通过检验注入产品中，而是通过设计赋予的。质量源于设计是一种以科学和质量风险管理作为基础，通过知识管理、科学实验、风险评估、方法建立和验证等质量研究，将药品的合理设计、生产过程的控制与质量研究和标准制订有机地结合起来以控制药品的质量。

（2）质量研究应系统、全面，实验设计应科学、合理，质量研究应能涵盖和反映药品关键质量属性。首先要确定质量研究目标，结合对目标产品质量概况和生产过程的理解和控制，通过工艺设计、处方开发及生产过程和适当的贮存条件来保证药品的预期质量，需要了解工艺、处方及生产过程以及稳定性贮存等变化如何影响药品质量。根据药品的有效性、安全性、质量稳定性确定应控制的关键质量属性，分析影响质量的关键物质特性及生产过程参数，经由控制这些物质特性和生产过程参数达到控制质量的目的。

（3）要注重质量研究的方法学，研究采用的方法既要科学、合理，也应尽可能稳、准、巧、快。质量研究实验要合理地设计，质量研究结果要科学地评价。例如，在仿制药质量研究中，质量对比是质量研究的重要内容之一，也是简单有效的方法，通过判断仿制药与原研药质量是否"一致"，可以全面了解产品的质量特征，为仿制药的标准建立提供依据；从仿制药的原辅料到仿制药的终产品，其质量指标都应一一与原研药对比评价，才能确保仿制药的质量与原研药一致。又如在质量研究中发现现行药品标准中某些检测方法与研发的产品不相适用，为进一步确认是检测方法的问题，还是研发产品的质量问题，质量对比研究能提供重要的信息。

（4）质量研究应遵循国内药品监管机构、国际药品组织的相关指导原则，以及各国药典对质量标准和检测方法的要求。例如，国家药品监督管理局和国家药品审评中心对仿制药的审评要求和ICH指导原则，国内外药典和进口药品标准等是质量研究和质量评价的重要依据或参考。

（5）质量研究和药品质量控制方法均应符合科学、合理、准确、可靠、简便、实用、经济和环保等原则。要遵循ICH Q14（分析方法开发）开发和建立适合全生命周期理念的质量研究和质量控制分析方法。

（6）应认真总结、评估药品质量及其结果，给出科学、合理的解释，为药品质量控制和方法建立提供可靠依据。

3.1.2 研究内容

药品质量研究内容应尽可能全面、系统，既要满足药品质量控制的一般性要求，又要有针对性。针对性就是根据研发药品的特性、原辅料质量和生产工艺，并结合稳定性试验结果有目的地开展质量研究。

按照质量源于设计的理念，药品质量研究以预先设定目标产品质量概况（QTPP）为起点，在确定产品关键质量属性（Critical Quality Attributes，CQA）的基础上，基于风险评估和实验研究确定关键物料属性（Critical Material Attributes，CMA）和关键工艺参数（Critical Process Parameter，CPP），通过先验知识、风险评估和实验研究确定设计空间（可选），进而建立能满足产品性能且工艺稳健的控制策略，并实施产品和工艺的全生命周期管理，包括持续改进。

（1）确认目标产品质量概况

要了解并确认目标产品质量概况（QTPP）。了解目标产品概况，如合成工艺、杂质和纯度、拟开发的剂型、处方、制剂工艺等，还包括稳定性试验、临床研究，安全性和不良反应研究结果或资料，原研产品说明书、早期研发记录和产品批检验记录等信息，以确定质量研究内容，使其更有针对性且有效。例如，仿制药的目标产品质量概况可以从原研药中归纳出来。

目标产品质量概况（QTPP）是产品质量属性的前瞻性总结，是产品质量的预期目标，其定义了与质量、安全和功效相关的质量属性，如合成工艺、纯度和杂质、给药途径、剂型和制剂工艺、生物利用度、质量指标和稳定性等。

（2）知识管理

在质量研究和分析方法开发及其生命周期管理过程中，先验知识被明确或隐含地用于信息决策。

先验的产品知识在质量研究和选择合适分析技术中起着重要的作用。应查询收集所有可获得的文献资料，包括但不限于：目标产品和类似化合物的资料、专利和文献等信息，国内及进口制剂剂型及规格，原研产品质量标准（原研标准、国内首仿标准、国内外药典标准）和质量控制水平，原研药的处方组成及工艺研究资料，药物稳定性资料，专利情况，生产注册情况（原研厂家、国内申报生产厂家情况），参比制剂来源等。公开发表的论文等也是很重要的参考资料。

应清楚质量研究所涉及的原料药、制剂中主成分和辅料等组成的结构，物理、化学性质和生产工艺，它们的纯度、所含杂质种类及其控制水平，稳定性以及生物等效性等质量特性；还要清楚原料来源、质量状况以及是否合法等信息。

了解最佳实践，当前最先进的技术和最新的监管要求，有助于为特定目的选择最合适的技术。

可利用平台分析方法来评估特定产品的属性，无需进行额外的方法开发。在整个产品生命周期中，应积极管理与分析方法相关的知识。

（3）确定关键质量属性

所有的质量属性都是产品的目标元素，这些属性可以是关键的，也可以是非关键的。关键质量属性（CQA）是指物质（药品或活性成分）具备的直接或间接影响物质安全、鉴别、强度、纯度的物理、化学、微生物方面的特性。关键质量属性确定的标准是基于药品在不符合该质量属性时对患者所造成的危害（安全性和有效性）的严重程度，即质量属性是否为药品关键质量属性（CQA）取决于当该属性超出可接受范围时由风险评估获得的该属性对药品的有效性和安全性影响程度和不确定性。质量属性的关键程度通过采用适当的风险工具评估属性对安全性和有效性的潜在影响程度决定。

通过评估获得的初步CQA及其理解可用于指导药品的开发。随着对产品和工艺的进一步理解，持续评估并调整初步CQA及其理解，随着反复的质量风险管理和对CQA理解的不断深入，最终确定相关的CQA。例如，对于原料药，CQA通常包括但不限于：鉴别、晶型、粒度、水分、溶液外观、有关物质、元素杂质、有机溶剂残留、手性异构体、含量等；对于制剂药物，CQA通常包括但不限于：鉴别、有关物质、含量均匀度、含量以及与剂型相关检查项如固体制剂的溶出度等。

在工艺开发早期，产品属性的可用信息有限，对CQA的首次评估可来自早期开发的先验知识和（或）类似产品的信息，而非宽泛的产品特征。对目标产品质量概况、工艺开发的初步理解，以及初步确定的 CQA，是后续评估影响产品 CQA 的物料属性和工艺参数的前提。

在质量研究中，必须分析评估所有可能影响药品安全性、有效性、稳定性的因素。原料药、辅料以及药包材等质量在不同程度上影响药品或制剂的质量。例如，对于仿制药，所使用的原料药、辅料以及药包材的质量应尽可能与参比制剂使用的一样，否则，应对其存在的差异是否影响仿制药质量和疗效一致性给予科学、合理的评估、解释或说明。

在研究制剂质量时，为满足关联性审评要求，应加强与原料药、辅料、药包材的质量相关的研究，通过保证和提高它们的质量来达到保证和提高制剂质量的目的。建立适用于药品质量的分析方法，在设定主药含量范围或杂质限度时，应兼顾原料药工艺生产水平，原料药、辅料和药包材等质量水平及其相关性研究结果，包材与制剂的相容性研究结果，以及稳定性研究结果。

（4）确定分析目标概况

采用合适的分析方法控制质量属性，分析方法应具有确定的目标。分析目标概况（ATP）规定了分析方法的性能需求，包括对分析方法预期用途的描述、待测产品属性的适当细化和相关的性能特征及其可接受标准，也包括单个属性或一组质量属性的性能要求。ATP 是分析方法开发的基础，分析方法性能特征的前瞻性总结，描述分析测量的预期目的和预期的性能标准。确定 ATP 可促进技术的选择，方法设计和开发，以及分析方法后续的性能监控和持续改进，有多种可用的分析技术能满足并在生命周期中保持 ATP 性能要求，可作为分析方法全生命周期管理的基础。

3.2 原辅料药物质量控制的项目及其分析方法

对于新原辅料药物，应进行系统的质量研究，以药品的安全性、有效性和稳定性为目标，对药品的化学、物理、生物学等方面进行全面、系统的评价，以确定影响药品质量的关键物料属性、关键工艺参数、关键质量属性，制订相应的控制项目以及采用适当的质量控制方法。

对于制剂研发和生产来讲，原辅料药物可从原料药生产商购买，也可以按批准的化学合成路线生产。无论从哪种途径获得原料药，必须根据国家的相关法规、质量标准和 ICH Q3A 等要求对原辅料药物进行全面的质量评价或提供相应的全面质量评价的资料。

3.2.1 性状

性状项下记载药品的外观、臭、味、溶解度以及物理常数等，在一定程度上反映药品的质量特性，但它们不是严格意义上质量属性和分析测量的要求。外观性状是对药品的色泽和外表感观的规定。

物理常数反映药品的理化性质，包括但不限于：溶解度、熔点、吸收系数和比旋度等，应根据该药品的特性或检测的需要选择有关的物理常数。择其重要者讨论如下：

3.2.1.1 溶解度

溶解度是药物的一种物理特性，常在性状中描述，可作为鉴别药物的辅助信息。溶解度是确定药物 BCS 分类的两要素之一，除与药物本身的特性有关外，通常还与晶型和溶剂化有关，因此，溶解度对制剂工艺设计具有重要的指导意义。例如，在仿制药一致性评价中，原料药的溶解度对评价口服固体仿制药与原研药是否具有相同的溶出和体内吸收或生物利用度有一定的参考意义。

评价药用物质溶解度的方法和报告溶解度的术语参见《中国药典》凡例。选择的溶剂一般限于水、乙醇和脂溶性溶剂，不建议描述氯仿和乙醚中的溶解度。

特殊情况下，同一药用物质的不同样本间的溶解度会有显著不同，尽管各样本的组分符合药典或药品标准限度规定。因此，对于溶解度受溶剂、固体颗粒等影响的物质，建议给出一个溶解度范围，如描述为："略溶至溶解"等。对于脂肪油等物质，实践中经常将其他溶剂中的溶解性或混溶性一并加以描述。有些情况下，注明该物质在碱性溶液或酸性溶液中溶解度可能是有帮助的，特别是在上述溶剂中很难溶解的物质，可能需要注明特殊的溶剂如二甲基甲酰胺或二甲基亚砜。没有必要给出该物质在药品标准中可能用到的所有溶剂中的溶解度。

3.2.1.2 熔点

熔点也是药物的一种物理特性，如能准确地报告熔点范围，可作为鉴别和检查项目之一。否则也常在性状中描述，作为鉴别药物的辅助信息。除与药物本身的特性有关外，原料药的熔点还与晶型或溶剂化有关，因此，通过比较药物熔点与我国药典、国外药典或文献中所列的熔点是否存在差异，可以间接地评价药物的多晶态和溶解性。

基于和熔点相似的原则，其他的物理特性作为信息可能是有用的，但在鉴别和检查项下又不能完全准确定义的，则在性状项下进行描述，如特殊的旋光方向。

3.2.2 鉴别

鉴别试验（Identification Test）用于鉴别药物的真伪，在药品标准中一般列为首先的待测量的质量属性（项目）。药品标准中的鉴别试验用于证实供试品是否为所标示的药物，但常不用于鉴别未知物。理想的鉴别试验应能很好地区分可能存在的结构相似的化合物。

鉴别试验应具有专属性，其次应关注灵敏性和简便性。为与共存物质响应相区别，鉴别试验应有足够灵敏性，但也不可太灵敏，应避免在允许限度内的杂质响应引起的干扰。在专属性得以保证前提下，应注意方法的简便性，还要考虑完成试验操作所需的时间和绿色环保。在能区分待测成分与其他化合物的基础上，不必设置更多的鉴别试验。

原料药的鉴别方法常为以光谱法和理化方法为主，色谱法为辅的组合；其中，光谱法又以振动光谱法为主。由于振动光谱的指纹性和特征性，使振动光谱法成为最具专属性的方法，振动光谱法主要是指红外光谱法或拉曼光谱法，常作为原料药鉴别试验的首选方法。

原料药的鉴别试验除应具有能区分结构相似的化合物，如同系物、异构体（包括结构异构体、对映异构体、非对映异构体和互变异构体）的能力外，还应具有区分晶型差异的能力。具有光学活性的原料药，需进行手性专属性鉴别、检查或含量测定。如果原料药是盐，应进行每个离子的鉴别。各国药典收载了常用盐的鉴别反应，多数是基于对颜色、沉淀等感官观察，激光诱导击穿光谱法（LIBS）作为原子发射光谱法的一种，可用于鉴别无机元素如金属盐类，方法简便快速、专属性强，正逐渐受到关注。

不应孤立地对待某一原辅料药物的鉴别，当研究鉴别系列原辅料药物方法时，理想的方法是在鉴别原辅料药物类似物时，能利用系列鉴别方法中几个鉴别试验的组合，成功地将待鉴别物与其他类似物质区分开来，为此，有时需要增加非专属性但具有区分力的鉴别试验法。

鉴别项下的方法必须经过专属性验证。

3.2.3 检查

原料药检查项主要与评价其安全性有关，为用于制剂的原料药质量提供保证。

3.2.3.1 一般检查项

通过控制药物中的杂质来保证药物安全性。《中国药典》9102 药品杂质分析指导原则详细阐述了杂质检查的相关规定。基于保护公众健康的角度，药品标准必须能保证药物的适当纯度。然而，除为了生产合格药品之外，对药品生产企业强制提出过多不必要的要求并不是药品标准的目的。

从公开透明的角度，如有可能应在检查项下给出如下信息：需通过实验进行控制的杂质，根据定义的杂质类型和性质，给出规定的杂质限度（如百分含量，ppm 等），规定的限度信息还可能来源于检测条件或基于试验的回收率数据。

可接受标准和限度是根据现有的分析数据确定的，即批结果或检测过程中产生的数据。为了确定试验的限度（如干燥失重、残留水等），可使用经验的"3-西格玛"规则。在值的正态分布中，由值的平均值 ±3 倍标准差定义的置信区间占数据总体的 99.7%。至少必须有 10 个测试结果可用来计算平均值。然而，这一规则并没有系统的应用，特别是在有关物质检测中，杂质限度值应更密切地反映已批准的药品中所使用物质中的真实含量。其他的方法如目标测量不确定度也是确定限度置信区间的有用方法。

某些试验可适用于特殊制剂（非肠道液、透析液等），或某一试验对特定用途可有特殊限度：试验的特定应用／限度在试验中明确。

3.2.3.2 溶液外观

溶液外观试验包括溶液颜色检查法和溶液澄清度检查法两种。

两个试验通常采用同一供试品溶液，但也可能采用不同的溶液。通常以水为溶剂，根据样品的溶解性，也有可能采用其他适当的溶剂。当用有机溶剂制备供试品溶液时，可能需要确保所用溶剂符合试验要求，尤其是药品标准对此项检查有非常严格的要求时。

供试品溶液的浓度越高，标准限度就越严格。例如，对于非常纯的物质或者用于大剂量制剂的原辅料药物，供试品溶液的浓度范围为 50~100g/L；对于纯度不高的物质或者给药剂量较小的原料，供试品溶液的浓度为 10~20g/L。

药物的颜色和澄清度与药物本身的性质、纯度、杂质的量有着密切的关系，它们的变化是药物内在质量改变最直观的表现，往往意味着降解产物的存在或增加，主成分含量或纯度的降低等。

溶液的颜色和澄清度检查法可简易、直观、快速地判断药物中不溶性杂质或有色杂质的量，并与通常的有关物质检查法相结合，从不同的角度来控制药品质量，达到评价药物总体纯度的目的。

（1）溶液颜色检查法

溶液颜色检查法是控制原料药及注射剂、口服溶液、滴眼液和滴耳液等制剂中有色杂质限量的方法。

本试验主要适用于供试品溶液本身是无色或几乎无色，通过限定供试品溶液的颜色色调，对供试品中的有色或可能的有色杂质进行质量控制。当供试品溶液的颜色深浅随供试品样本不同有变化时，可能需要采用同一色调两个或更多色号的标准比色液，或者更甚只给出颜色的程度而不要规定实际的颜色。

对于深色溶液，如用溶液颜色检查法试验时，最好使用分光光度法在合适的波长（通常在 400~450nm 之间）测量的吸光度限值。必须规定溶液的浓度和吸光度的限度。条件和限度必须基于对 400~450nm 范围内的吸光度曲线的了解，以及根据需要使用适当样品（包括储存和降解样品）获得的结果。

（2）溶液澄清度检查法

澄清度检查法系与规定的浊度标准液比较以检查供试品溶液的澄清程度，根据药物与杂质在特定溶剂中溶解性能的差异而设计的检查项，主要用于原料药和一些液体制剂如注射剂的质量控制。

本试验也主要适用于无色或者溶液略有颜色的供试品，将供试品溶液与浊度标准溶液相比，判断该供试品是否符合规定。大多数标准中对此项检查的要求是：供试品溶液必须澄清（药典术语），但是，当该原料不用于液体制剂时，可以允许供试品溶液有一定程度的浊度。

3.2.3.3　pH、酸度／碱度检查

用于控制由制备或纯化方法或由物质的降解（如由于不适当的储存）引起的酸性或碱性杂质的一种非专属性试验，还可用于确认某些盐的化学计量组成。

可采用两种方法检查质子化杂质：一种是用指示剂或电位法来确定杂质限度的滴定试验，即酸碱度试验；另一种是 pH 值的测量。

在标准中是选择酸碱度试验还是 pH 值测量，应根据对供试品缓冲性能的估计来决定。如物质具有缓冲性能，最好测量 pH 值，否则建议采用滴定法。

选择滴定法时，分别采用 0.01mol/L 盐酸和 0.01mol/L 氢氧化钠以及 pH 计，对纯度较高的供试品制备的规定浓度（10~50g/L）的水溶液（如果需要也可以提取或萃取）进行测定并获得滴定曲线。

滴定曲线的拐点是供试品溶液的真正 pH。对于纯物质，其供试品溶液的 pH 是与 pH 轴的截距（滴定曲线的拐点是溶液的真实 pH 值，对于纯物质，拐点位于 pH 轴的交点处）。供试品溶液的缓冲容量为 pH 的总变化量（ΔpH），在 10ml 供试品溶液中加入 0.01mol/L 盐酸溶液 0.25ml，在另一份 10ml 供试品溶液中加入 0.01mol/L 氢氧化钠溶液 0.25ml，两份供试品溶液 pH 的变化量之和等于供试品溶液的缓冲容量。ΔpH 越大，表明供试品溶液的缓冲容量越小。对于不很纯的样品可进行滴定曲线的平行位移。这样在从曲线上读出 ΔpH 前，供试品溶液的真实 pH 就在 pH 轴上。

按照下列步骤，根据供试品溶液 ΔpH 的大小，决定选用哪种方法进行质子化杂质的限度检查。根据大多数指示剂对 2 个 pH 单位变化的颜色变化情况，将药物分为如下 4 类：

A 类，ΔpH > 4，采用两个适当的指示剂进行酸碱度检查。

B 类，4 > ΔpH > 2，采用一个适当的指示剂进行酸碱度检查。

C 类，2 > ΔpH > 0.2，pH 测定法。

D 类，ΔpH < 0.2，无法对解离型杂质进行合理的控制。含有多个酸（碱）性基团或同时含有多个酸、碱性基团的，以盐的形式作为药物的样品属于此类，对于这类药物，当限度足够时，才可以通过 pH 测定法保证组分的正确比例。

显然，通过改变供试品溶液的浓度，上表中按照缓冲性质分类的供试品，其缓冲性质可能会有一定程度的改变，因为，滴定曲线的性状也会有变化。当然，除非由于供试品在水中的溶解度低，不得不以浓度更低的稀释溶液作为供试品溶液，否则配制的溶液浓度不应超过上述规定的供试品溶液的浓度范围。

在某些情况下，由于供试品溶液的颜色或其他因素的干扰，不能采用指示剂进行酸碱度控制，就需要采用电化学的方法进行，另外，当定量加入酸或碱引起了供试品的分解或沉淀反应，可能就不需要考虑供试品溶液的缓冲容量，应选用 pH 检查。

由于上述特殊原因，对无或小缓冲容量的供试品溶液进行 pH 检查时，供试品溶液需用不含二氧化碳的水制备。相反地，对缓冲容量足够大的供试品溶液，就不需要采用不含二氧化碳的水制备，因为二氧化碳对 pH 的影响极少会超过 0.1 个 pH 单位，所以不会影响测定的精密度。标准规定进行酸度检查时，当 10ml 供试品溶液中加入的 0.01mol/L 氢氧化钠溶液体积不得超过 0.1ml 时，供试品溶液必须采用不含二氧化碳的水配制，当用于质子化杂质检查时，供试品溶液的配制过程中必须关注上述因素。

3.2.3.4 旋光度检查

尽管有时也用于鉴别，旋光度检查法主要用于药物的纯度检查。

（1）通过计算比旋度评价具有光学活性的物质（液体或固体物质的溶液）的纯度。

（2）控制非光学活性物质（消旋体或外消旋混合物）中的光学活性杂质量，前提是光学活性杂质在 589.3nm 波长处的比旋光度足够灵敏。在此情况下，旋光度范围应为 +0.10°~−0.10°（确定药物是否是真正的外消旋体）。在此情况下，液体物质或供试品溶液的旋光度测量应在规定的条件下进行。

因为比旋度对于光学活性物质中对映异构体杂质的控制灵敏度不够，光学活性杂质通常更适宜用手性分离方法检测。

旋光度检查不适用于颜色深的或有乳光的溶液，对于有乳光的溶液通过适当的过滤才可能进行旋光度检查。

3.2.3.5 紫外 – 可见吸收光谱法

紫外 – 可见吸收光谱法也可用于纯度检查，作为特定杂质的限度试验。作为杂质限度试验，通常适用的情况是，杂质在给定波长范围内有吸收，而主成分无吸收，这样就可以测量供试品溶液的吸光度，也可按照下列方法进行试验。

（1）如果规定最大吸收波长或最大吸收波长范围，直接测量供试品溶液。

（2）在进行化学反应或显色反应后，在规定波长处，主成分无吸收，杂质有吸收，给出规定波长处的最大吸光值。

建议紫外测量的检测波长不低于 230nm。

重要的是要准确地描述操作条件，特别是在供试品溶液需要经过连续稀释过程时。

3.2.3.6 外来阴离子或阳离子

因为在合成过程中会使用无机强酸和强碱，外来阴离子或阳离子的含量可表征药物的纯化程度。通过本检查法还可以反映是否有相关物质的污染发生。另外，通常可以采用水洗的方法将离子杂质从水溶性差的药物中分离出来，但不能除去有机杂质，因此，外来阴离子和阳离子的检查不能取代有机药物的有关物质检查，但是当存在水溶性有机杂质时，离子检查是对有关物质检查的有益补充。对于无机药物，因为这类物质通常通过其他无机物质制备而成，所以必须考虑更广范围内的外来离子检查。

当需要考虑对有机药物引入外来阴离子检查项，即使理论上可能存在多个阴离子时，通常检查一种离子，如氯化物、硫酸盐或者不常见的硝酸盐就足够了，选择含量最高的阴离子进行检查。如考虑检查氯化物不超过 0.10%，应使用限度检查而不是滴定法。

由于某些阳离子具有毒性或者催化活性，必须严格控制这些离子的限度，详见重金属检查和元素杂质测定。除非有特殊原因，需要单个的或以一小组的控制有机物质中存在的阳离子限度外，多数是通过测定炽灼残渣（硫酸化灰分）来控制阳离子。

3.2.3.7 晶态

药物的晶型是影响溶解、溶出和生物利用度以及稳定性甚至安全性的一个重要因素，是原料药质量控制中的关键要素之一。

有些原料药以不同晶型存在，晶型不同物理性质不同，在某些情况下，不同晶型可能影响制剂的质量或功效。如果不同晶型有不同功效、生物利用度或稳定性，就有必要对晶型进行研究和控制，或规定选择适当的药物晶型。多晶型可能还包括溶剂化物和水合物（亦称假多晶型和无定型物）。

对于仿制药，除非有专利障碍，保持原料药的晶型与原研药所用的一致，是提高口服固体制剂质量或疗效一致性的一个捷径。如需要采用与原研药所用晶形不同的原料药，则需排除不同晶型对制剂生物利用度试验和生物等效性试验（BA/BE）的影响，此外还应考虑不同晶型对制剂制备和稳定性的影响。

测量制剂中组分的晶型及其变化，在技术上通常比测量固体原辅料药物的晶型要困难得多，一般可用替代方法来监测生产工艺。多晶含量测定在无其他替代办法的情况下才作为一个试验项目，并列出可接受标准。

采用的晶型检测方法有单晶 X 射线衍射法（SXRD）、粉末 X 射线衍射法（PXRD）、热分析技术（DSC、TGA）、振动光谱法（IR、Raman）、固态核磁法（sNMR）、显微镜法以及化学成像法等。

3.2.3.8 粒度

粒度影响药物的溶解速度。对一些拟制成固体或混悬剂的原料药，粒度大小将显著影响溶出速率、生物利用度和（或）稳定性，特别是对难溶性药物，即 BCS II 和 BCS IV 类药物，粒度大小的常规分析对溶出度质量控制非常重要，应进行研究，必要时，采用合适的方法控制粉体的粒度，提出可接受标准。

控制粒度大小还能保证生产过程中各批次间的一致性。

《中国药典》2020 年版通则（0982 粒度和粒度分布测定法）收载了基于各种原理设计的粒度测定法，在研究中和质量控制时可选择使用，其中激光衍射法较为常用。

3.2.3.9 水分

若已知原料药易吸潮或吸湿后降解，或原料药含结晶水，则该项试验也是必须的。在一些情况下，首选的测定法是费休氏法，如适用，也可选择《中国药典》通则（0832）给出的其他方法。

3.2.3.10 干燥失重

药品质量标准中一般给出的是干燥失重的上限。如果原辅料药物是水合物（或溶剂化物），可同时给出干燥失重的上限和下限。如品种项下未规定干燥的时间，是指持续干燥、称量至恒重，后续的称量在前一次重量后再经另一个规定干燥时间之后。各国药典对恒重定义有所不同，恒重在《中国药典》凡例中被定义不得过 0.3mg，欧美药典恒重被认为是连续称量之差不超过 0.5mg。通常，干燥失重似无必要干燥至《中国药典》定义的恒重，可在规定的温度和时间条件下干燥至连续两次称量之差不超过一定差值如 0.5mg 即可。

当标准中给出干燥时间，必须提供适当的方法学验证数据。当标准中给出一个干燥温度时，可以理解为允许干燥温度有 ±5℃ 的变动范围。当干燥温度高于 105℃ 时，如有必要，应在品种项下给出更大的温度允许范围。

当进行干燥失重试验时，规定的条件必须与物质的热稳定性相适应。所采用的干燥条件不应因其挥发或分解而导致物质的损失。通过热重分析可显示物质的水分流失和分解。

3.2.3.11 炽灼残渣

炽灼残渣检查法或称硫酸化灰分检查法，用于检查有机药物经硫酸消解后不易挥发的无机杂质残留量。《中国药典》（0841 炽灼残渣检查法）（第一法）与 ICH 推荐的方法（第二法）基于的原理是相同的，都是将样品经硫酸消解、再高温炽灼后称量无机杂质残留量。然而，两法的实验条件和操作要求不同。首先是炽灼温度不同，第一法规定为 700~800℃，除如需将残渣留作重金属检查，炽灼温度必须控制在 500~600℃ 外；第二法规定为 600℃ ±50℃，由于温度不同，少数样品经炽灼后的残留量可能略有差异，残留量限度设置可能应与炽灼温度相对应；其次是称量要求不同，第一法要求连续称量至恒重（即两次称量差异小于 0.3mg），第二法允许重复硫酸润湿、加热、炽灼过程，直至连续两次测量的残渣量相差小于 0.5mg 或者算得的残渣百分比在限度内，第二法简化了称量操作过程，但是这样一来，两法所得的残渣量可能相差 0.2（0.5~0.3）mg，在样品取样量为 1.0~2.0g 时，两法的限度控制要求应有所不同。

因此，在制订或修订炽灼残渣检查项时，应根据质量研究数据，结合药品特性和限度控制要求，选择第一法或第二法，并在品种项下注明，且除非特别情况外，尽可能选择第二法。

3.2.3.12 元素杂质

存在于药品中的元素杂质有多种来源，生产过程中使用的原料药、辅料、试剂、试药、生产设备和包装材料等均可能引入元素杂质，贮存过程中包装材料还可能发生元素杂质迁移而引入到药品中。这些元素杂质可能是有意添加引入（如原料药或辅料合成过程中有意添加的催化剂残留），也可能是无意引入（如生产及贮存过程中由所用原料药、辅料、生产设备及包装材料引入），或是天然存在的。为了治疗作用而有意添加的元素不属于元素杂质。

因元素杂质不能为患者提供任何治疗作用，某些元素杂质包括重金属杂质甚至有一定毒性，所以它们在药品中的量须被控制在可接受的限度范围内。ICH Q3D（元素杂质）提供了评估和控制药品中元素杂质有关依据，元素杂质种类及其限度的确认方法，为元素杂质测定方法的选择、建立、验证和使用提供指导。

元素杂质重点关注重金属、催化剂等有害元素。不同来源的原料药所含元素杂质可能不同，因此，研究和控制元素杂质必须结合生产工艺，按 ICH Q3D 和 USP <232> 的要求，采用 USP <233> 推荐的方法（ICP-OES 和 ICP-MS），对药品中可能存在的元素如试剂引入的重金属、催化剂等进行全面的研究和评价，必要时，采用可靠的方法检测和制订合理的限度。

任何满足质量控制要求的方法均可用于元素杂质的检测。《中国药典》已收载用于测定元素杂质的多种方法，如重金属检查法、原子吸收光谱法、电感耦合等离子体发射光谱法（Inductively Coupled Plasma Optical Emission Spectrometry，ICP-OES）、电感耦合等离子体质谱法（ICP-MS）及其与色谱联用技术等。电感耦合等离子体发射光谱法（ICP-OES），又称电感耦合等离子体原子发射光谱法（Inductively Coupled Plasma-Atomic Emission Spectrometry，ICP-AES）。通过质量研究，根据需控制的元素杂质种类，所需方法的灵敏度和准确性，选择上述方法之一或组合用于元素杂质检测和控制。

重金属检查法在早期药品标准中广泛使用，该检查法简单、快捷、仪器简单，测试成本低，适用于要求较简单、药品中以铅为代表的重金属杂质的限量检查，但缺乏专属性、灵敏性和准确性，存在主观目测误差。因此，在质量研究中，对原料药现行标准中采用的《中国药典》通则（0821）重金属检查法的结果可靠性应进行评价；必要时，建议改用原子吸收光谱法、ICP-OES 或 ICP-MS 等方法检测元素杂质。阴离子杂质则可用离子色谱法检测。

各测定方法的具体操作可参考《中国药典》通则、《中国药典分析检测技术指南》和《中国药品检验标准操作规范》等。建立的任何一种测定方法，均需经过方法验证以证明方法满足预期的质量控制目的。根据方法开发和方法验证结果，特别是耐用性考察结果，如有必要且可能，应设立系统适用性试验及其要求，方法转移和使用时，相应的系统适用性试验必须符合要求。

3.2.3.13 残留溶剂

《中国药典》通则（0861 残留溶剂）描述了药品中残留溶剂的控制策略和鉴别、检查和定量测定方法。

药品中的残留溶剂系指在原料药或辅料的生产中和制剂制备过程中使用或产生的，在实际生产过程中未能完全除去的有机挥发性化合物。由于残留溶剂没有治疗益处，故应尽可能除去所有残留溶剂，以符合制剂质量标准、生产质量管理规范（GMP）或其他质量要求。

由于原料药合成工艺和精制工艺的不同，使用的溶剂种类不尽相同，不同工艺生产的原料药中残留溶剂或有机挥发性杂质的种类亦不相同。在质量研究中，应按 ICH Q3C 和《中国药典》（0861）的相关要求，结合生产工艺，对使用的或可能产生的残留溶剂，遵循风险控制原则，制定相应的合理控制限度，采用通则（0861）所述的通用检测方法或另行制订的经验证、核准的检测方法进行监控。

残留溶剂的鉴别、限度检查和定量测定通常采用色谱技术如气相色谱法，也可采用其他适宜的方法。方法学验证均应遵循《中国药典》（9101 分析方法验证指导原则）的相关要求。

3.2.3.14 有机杂质

药品中需要控制的杂质包括：中间体和合成副产物、天然产物中的共存物和降解产物。有机杂质又称为有关物质，泛指与药物结构有关的工艺杂质或降解产物。有关物质的存在会影响药品的纯度，甚至会产生毒副作用，对有关物质的研究和控制是药品质量研究的重中之重。

有关物质应按 ICH Q3A 和 Q3B 的相关要求进行评价或控制。在 ICH Q3A（新原料药的杂质研究指导原则）与 Q3B（新制剂的杂质研究指导原则）中，为便于控制各类杂质的限度，将有机杂质细分为特定杂质（Specified Impurities）和非特定杂质（Unspecified Impurities）。特定杂质是指在质量标准中分别规定了明确的限度，并单独进行控制的杂质。特定杂质包括结构已知的杂质和结构未知的杂质。对于结构未知的杂质，为便于在标准中进行指认，一般采用代号（如未知杂质 A、B、C 或 1、2、3 等）或合适的定性分析指标（如相对保留时间为 0.8 的杂质）加以区分。

非特定杂质是指在质量标准中未单独列出，而仅采用一个通用的限度进行控制的一系列杂质，其在药品中出现的种类与几率并不固定。由于非特定杂质的不确定性，因此，在药品的临床前与临床研究中，很难对这些杂质的安全性进行评价。在质量研究中，不仅要加强对特定杂质的控制，还要关注非特定杂质及其限度要求。

除降解产物外，有关物质还主要与原料药的合成工艺有关，不同工艺生产的原料药的有关物质种类、数量不一样，即杂质谱不一样。在药品质量评价中，应注意由于工艺不同造成的工艺杂质不同和产生这种不同的原因，采用不同方法检测和控制原料药中的有关物质。

在品种项下，通常规定下列杂质的限度：

• 单个特定杂质；

• 非特定杂质（此前称为任意其他杂质），通常的限度为鉴定水平；

• 总杂质。

确定有机杂质限度的基本原则是 As Low As Reasonable Practicable（ALARP），包括：

①杂质的活性或毒性，是评估杂质可接受水平的核心要素，限度确定的首要依据。

工艺、生产中正常波动和制备工艺耐用性反映出的产品质量批内一致性和批间重复性。

②分析方法能达到的检测水平，可接受的误差和精密度。

③稳定性，产品储运过程中控制降解的方法和措施，以及拟定贮藏条件下能使产品保持其规定质量指标的有效期。

确定特定杂质的限度还应同时考虑如下因素：

①杂质界定数据。如有可能，杂质的限度应不超过其界定水平；杂质的界定资料由生产企业提供，在药品注册申报时，由监管机构对限度与界定资料的一致性以及申报的质量标准进行审核。

②批分析数据。根据正常生产工艺制定的可接受限度，在提交药品注册申请时，生产企业至少提供 3 批典型批次的分析数据，并经监管机构审核。

对于仿制药，可分别采用国外药典或可获得的原研药及其原料药标准，和仿制药的原料药执行标准中的方法检测原料药中的有关物质，比较所获得的杂质谱。如果杂质谱存在差异，或原料药杂质数或量多于国外药典或可获得的原研药的原料药标准的规定，应通过工艺控制，或归属、鉴定、界定，或采用合理控制方法和控制限度，以提高原料药质量。在保证安全性的前提下，仿制药的原料药与原研药的有关物质（杂质谱）可能也不必完全一致。但必须对这种杂质谱的差异予以科学、合理的解释，提供必要的证据。

通过分析原料药的杂质谱、测定杂质含量，评价仿制药的有关物质检测方法和限度设置的合理性，以保证仿制药的安全性。方法比对是最有用的方法之一。

因为不同的生产企业采用不同来源的原辅料，采用不同制剂工艺，所以，品种项下通常需涵盖不同的杂质限度控制标准。药典标准一般的做法是采用一个通用色谱方法进行杂质检查，如果需要控制特殊的杂质，另行增加色谱法或其他的试验方法。然而某些情况下，采用一个通用方法对不同来源、不同工艺的药物进行杂质控制变得越来越不可行。在此情况下，需要依据原辅料杂质信息，结合生产工艺，采用更适宜方法检测品种项下已明确的杂质。

品种项下通常应给出一系列待测的特定杂质及其限度。如果可行，品种项下还应对其他杂质（超出鉴定限度）给出可接受的限度，并给出超过报告限度的所有杂质总量的限度（不限于特定杂质的量，而是所有杂质的量）。

必须注意，用某一方法没有检出杂质并不代表其不存在，因为工艺不同，有关物质种类不同，采用的方法也不同。因此，还需要用多种分析方法进一步确证，如采用多种色谱方法分离有关物质，或用不同分离机理如反相或正相、离子对或离子色谱或 SFC 或

TLC 或 GC 方法等，比较不同色谱柱的使用，还包括梯度和等度洗脱选择等；用多种检测器或联用方法如电化学检测器、质谱检测器的应用，提高对有关物质有效检测能力。要验证所采用的方法合理性、可靠性和适用性，经多种方法证明才是可靠、可信的。

纯度检查所用的分离技术通常用于一个或多个生产工艺或降解途径的药品中杂质的质量控制。但是，检查项下的试验条件，特别是检测系统，没有必要缩小其检测能力范围。色谱纯度检查通常是最好的手段，也可以作为新生产工艺中有机杂质或意外污染物的通用筛查方法。用于鉴别试验的色谱系统，如果适当，也可用于纯度检查。

当采用色谱技术进行有关物质检查时，品种项下应提供可靠的方法确定色谱图中所有特定杂质的位置。

通常，供试品溶液的浓度较高且载样量大，只要不干扰杂质检查，主成分峰的对称性或（TLC）主斑点的形状不是杂质检查的关键参数。当采用外标法进行杂质定量时，供试品溶液的主成分峰的峰面积或响应不需要在检测器的线性范围内。

在有关物质检查方法中，不应对供试品进行化学修饰（如衍生化等），因为，化学修饰会改变杂质的性质和检出；同样，应避免提取（萃取）游离碱或酸的操作。

高效液相色谱法（HPLC）是控制有机杂质的最常用也是首选的分析方法。有些情况下，采用气相色谱法（GC）或毛细管电泳法（CE）可能也是合适的。尽管有些品种仍采用薄层色谱法（TLC）法进行有关物质检查，未来 TLC 法将只适用于不能被 LC 或 GC 控制的特殊杂质；不满足上述条件的现有 TLC 法将逐步被适当的 HPLC 或 GC 方法所替代。超临界流体色谱（SFC）由于较为绿色环保，其应用正在逐渐增多。必要时，可采用 LC、SFC、GC、CE 与质谱或其他检测技术联用的方法。难分离、需富集的有机杂质还可采用多维色谱技术分离检测。

3.2.3.15 异构体

被开发为单一对映体的手性原料药，其另一种对映体必须用与其他杂质相同的方式进行控制，例如，某原料药中主要含一个对映体，另一个对映体则由于含量低难以定量测定，虽在 ICH Q3A 和 Q3B 没有包括手性杂质的测定和鉴定限度，但是根据这两个指导原则中所确定的原则，应对手性原料药及其制剂中的这些手性异构体杂质进行研究，必要时进行控制。然而，由于技术上的局限性，经论证也可以通过对原料或中间体进行适当的检验来进行控制。

除对映异构体外，还应关注非对映异构体；除光学异构体外，还应关注互变异构体。手性异构体检测方法有旋光度法、手性色谱法和圆二色光谱法，常用的是手性色谱法。互变异构体检测法有色谱法和光谱法等。

3.2.3.16 基因毒性和致癌性的杂质

遗传毒性（Genotoxcity）是指遗传物质中任何有害变化引起的毒性，而不考虑诱发该变化的机制，又称为基因毒性。遗传毒性杂质（Genotoxic Impurities，GTIs）又称基因毒性杂质，是指能引起遗传毒性的杂质，包括致突变杂质和其他类型的无致突变性杂质。原料药中的基因毒性杂质有多种来源，如起始原料、反应物、催化剂、试剂、溶剂、中间体、副产物、降解产物等。致突变性杂质指在较低水平时也有可能直接引起DNA损伤，导致DNA突变，从而可能引发癌症的遗传毒性杂质。ICH M7（R1）评估和控制药物中DNA反应性（致突变）杂质以限制潜在致癌风险提供了一个用于致突变杂质的鉴别、分类、定性和控制的可行性框架方案，用于控制杂质潜在的致癌风险。

许多遗传毒性杂质的化学结构中具有某些特定的官能团，这些官能团称为警示结构（Alerting Structure），包括硝基、亚硝基、环氧化物、磺酸酯、亚磺酸酯和卤化物等。

基于对这类杂质的风险识别，应建立相应的专属、灵敏的分析方法，通常采用色谱法及其联用技术如GC–MS，HPLC–MS和SFC–MS等。

3.2.3.17 有机杂质的定量方法

对于特定杂质、非特定杂质和总杂质包括异构体杂质和基因毒杂质的含量需要进行定量分析。最通用的方法是外标法。当规定杂质总量的限度值时，应规定不计入杂质的色谱峰指标，如峰面积或峰高。

通常以报告阈值作为是否计入杂质的依据。经常使用供试品溶液的稀释溶液的主峰面积或峰高作为是否将色谱峰计入杂质的判断标准。

对照（品）法 除非检测器对特定杂质（或特殊的非特定杂质）的响应与供试品溶液的稀释溶液有显著差异，一般使用供试品溶液或主成分对照品溶液的稀释溶液（主成分自身对照法）作为对照溶液。若无法获得待测杂质的校正因子，或校正因子对赋值准确性的影响可以忽略，也可采用不加校正因子的对照溶液法。当杂质与主成分的响应因子差异不大于20%时，仍可使用供试品溶液或主成分对照品溶液的稀释溶液作为对照溶液，并在品种项下给出校正因子，以校正杂质的色谱峰响应。如待测杂质与主成分的响应因子差异大于20%时，应以杂质对照品溶液作为对照溶液。

归一化法 采用归一化法进行定量时，要求所有的物质都出峰并且被检出、各物质的响应因子相同（否则应考虑相对响应的权重）、在测定条件下检测器的响应在线性范围内，这些条件必须经过验证。

3.2.3.18 其他

除以上项目外，原料药还应根据质量控制的特殊要求设置微生物、细菌内毒素等检查项。

3.2.4 含量

应选专属性强、能反映产品稳定性能的方法测定原料药含量。在许多情况下，可以使用相同的方法（如HPLC）测定原料药含量和杂质，如有关物质或手性异构体杂质。如果认为含量测定采用非专属的方法是可行的，应该用另一种分析方法来补充完善其专属性。如若原料药用滴定法测定含量，应同时选用适当的方法测定杂质。

应根据实际供试品可以且应该达到的纯度要求，并结合分析方法所能达到的精密度和准确度水平，基于安全性和有效性考虑，设置合理的含量限度范围，并使测量的准确度和精密度的置信区间与它们的可接受标准相匹配。

3.3 制剂质量控制的项目及其分析方法

以下试验项目和可接受标准一般适用于所有制剂。

3.3.1 性状

应对剂型进行描述（如状态、大小、形状、颜色），可接受标准应包括对最终可接受外观的描述，如果在贮存中颜色发生变化，应结合主成分含量或杂质检测结果综合评价。

3.3.2 鉴别

制剂的鉴别试验比原料药的鉴别试验更需要关注专属性，其次考虑可靠性、灵敏度和简便、经济、环保等方面。

制剂的鉴别试验应制订所含原料药的鉴别，以区别可能存在结构相近的化合物，必要时增加对共存成分的鉴别。建立鉴别试验方法时，若供试品中其他成分对待鉴别成分无干扰或干扰易排除的前提下，可选择光谱法如紫外、红外或拉曼光谱法作为鉴别方法之一；但是，对大多数制剂来说，辅料或共存组分的干扰不可避免，为保证方法的专属性，多采用色谱法为主，光谱法和理化方法为辅的组合鉴别方式。仅以一个色谱保留时间作为鉴别是不具专属性的，但用两种具不同分离原理的色谱方法或用一种色谱方法与其他试验结合，如 HPLC/UV、二极管阵列、HPLC/MS 或 GC/MS 通常是可接受的。

3.3.3 检查

制剂检查项的设置目的除保证药品安全性和质量稳定性外，还应考虑制剂的有效性。

通常，有些已在原料药中控制的检查项在制剂中不必重复。

与制剂安全性相关的关键质量属性主要是杂质控制，这些杂质包括有机杂质、无机杂质和残留溶剂。由于药物整体安全性不仅仅取决于药物本身的特性，还取决于其中所包含的杂质种类及其毒性特征，即与杂质谱有关，因此，对制剂中各类杂质的研究和杂质控制仍是制剂质量评价（Regulatory Assessment）的重要内容之一。例如，为保证仿制药与参比药品（Reference Listed Drug，RLD）具有同等的纯度，含有更少种类或数量的杂质就显得非常重要。

3.3.3.1 有机杂质的控制

ICH Q3B 新制剂的杂质研究指导原则规定：在制剂质量标准中任一单个非特定降解产物的限度不得超过鉴定限度。原料药降解产生的有机杂质和在制剂生产过程中产生的杂质均应在制剂中检测，可对单个的特定降解产物（包括已鉴定的和未鉴定的）及总的降解产物的限度进行规定。对于制剂而言，由于在原料药质量标准中已对合成工艺中各杂质进行了控制，在制剂质量标准中仅需控制降解产物，存在于原料药中的杂质在制剂中不需要监控，除非它们也属于降解产物。当通过适当的分析方法学，以大量有意义的数据证明原料药在指定处方、工艺、贮藏条件下不降解时，经管理机构批准可减免对降解产物的测定。

对于仿制药，也应参照 ICH Q3B 的要求，加强仿制药的杂质谱研究，从不同角度、用不同方法比较仿制药与参比制剂的杂质谱，科学地评价仿制药与参比制剂杂质谱对比结果。在静态上主要是杂质谱的对比，包括单个杂质的对比，杂质总量的对比等。动态的对比为影响因素试验、加速试验的对比，即稳定性对比研究。应对仿制药与参比制剂的有关物质的种类、数量和含量进行科学、合理的对比，包括方法对比、样品对比。对比的方法可能涉及 USP、BP、EP、JP、进口药品标准或《中国药典》标准，以及参比制剂和仿制药标准中所有的方法；对比的样品是指参比制剂和仿制药。进行对比评价前，最好通过均匀设计或正交设计来设计实验对比组，以避免重复或遗漏评价的内容。建议采用统计学方法评价对比实验结果是否存在显著性差异。

可采用不同的方法归属降解产物和分析降解机制。例如，在确定的杂质检查色谱条件下，分别测定各原料药、原料药按处方比例混合物、辅料、原辅料混合物、制剂样品的 HPLC 图谱，对上述图谱进行对比研究，以确定制剂色谱图中辅料峰、由各原料药引入的杂质峰，初步确定原辅料之间是否有相互作用、制剂过程是否引起主药的降解和杂质的增加。还可采用强制降解试验，如光、热、湿、酸、碱、氧化等影响因素试验或加速试验，以明确可能产生的降解产物，对降解产物进行归属，确定药物与药物之间、药物与辅料之间、药物与包材之间在剧烈条件下是否存在相互作用，是否产生新的杂质。

对强制降解和加速试验结果评价应充分考虑质量平衡。质量平衡是指在充分考虑了分析方法误差的情况下，将含量和降解产物测定值相加后与初始值 100% 的接近程度。

仿制药的有关物质的种类、数目和限量一般应不高于参比制剂的相应水平，但是，由于原辅料工艺或来源、制剂工艺或处方的不同，并非所有仿制药的有关物质的种类、数目或量都和参比制剂一一对应或少于参比制剂。对仿制制剂与参比制剂杂质谱的差异，以及拟控制的限度等差异应给出科学、合理的解释或说明，以保证仿制药的安全性。否则，应通过改进处方、工艺或提高原辅料质量来提高仿制药的有关物质控制水平。

同样，仍要注意制剂标准中的分析方法应能有效检出有关物质，基于对设定的有关物质控制项目、限度和分析方法的合理性、可靠性和可行性的评价，可从不同角度、采用不同的分析方法来证明检出与存在的关系。

3.3.3.2 无机杂质的控制

制剂中杂质控制的另一个关注点是无机杂质，在原辅料药物中无机杂质已经控制的前提下，还应关注制剂过程中可能由于试剂带入、设备迁移引入的无机杂质超过 ICH Q3D 规定的限度。应对无机元素进行风险评估，通过过程理解、设备选择、设备认证和实施药品生产质量管理规范（GMP），可以降低元素杂质的引入风险。无机杂质（如催化剂）的试验内容和可接受标准应结合生产工艺研究并制订。硫酸盐灰分/炽灼残渣的检验方法和可接受标准可参照药典方法。其他无机杂质可用其他合适的方法来测定，如原子吸收光谱、ICP–OES 和 ICP–MS。

对于注射剂来讲，还应特别加强包材相容性研究及结果评价。例如，在国家评价性抽验的探索性质量研究中，检测出某一注射剂中含有较高量的铝元素，经考察长期稳定性的不同时间留样，表明该注射剂中的铝元素量随时间而增加，这是由于选择不合适的包材而造成玻璃中铝元素迁移进入注射剂；虽然该注射剂标准中没有设置铝元素检查项，ICH Q3D 元素杂质列表中也没有规定铝元素的限量，但过量或长期摄入铝元素的危害是明确的。

3.3.3.3 挥发性杂质的控制

有必要对原料药、辅料或制剂的生产或纯化中使用或产生的溶剂进行控制。可选择对制剂中残留溶剂进行控制，也可根据制剂生产所用的各成分的残留溶剂水平，累积计算出制剂中残留溶剂整体水平。如果计算出的结果等于或低于 ICH Q3C 指导原则建议的水平，则不需考虑对制剂中该残留溶剂控制。但如果计算出的结果高于建议水平，则应对制剂进行控制，以确定制剂工艺是否将有关溶剂的量降至可接受水平。

通常，在原辅料药物已对残留溶剂进行控制的前提下，且制剂过程中不再使用有机溶剂，在制剂中不需对挥发性杂质另行监控，但应关注原料药和辅料标准控制方法的合理性。如果制剂生产中用到某种溶剂，仍应对制剂中该溶剂进行控制。

3.3.3.4 其他检查项

遗传毒性杂质和安全性密切相关，对于仿制药，对遗传毒性杂质的控制要求必须和原研药一致。但是，由于杂质与原料药生产工艺相关，如采用与原研药不同工艺生产的原料药，应对可能存在的潜在遗传毒性杂质种类进行相应的研究，并进行必要的控制。

一般来讲，若在原料药中对晶型、粒度、异构体、遗传毒性杂质等已进行了控制，且遗传毒性杂质不是降解杂质，在制剂标准中不必另行控制。但是，若有证据表明，在制剂生产、贮存、运输、使用，以及稳定性试验中发生晶型转变，粒度增大或异构体的转化，或遗传毒性杂质也是降解杂质，则有必要进行相应的研究，建立相应的检测方法，设定相应的控制限度。

3.3.3.5 溶出（释放）度

制剂的有效性评价可借助于药效学、药动学、药剂学方法及临床疗效方法给予评价。在制剂标准中通过测定有效成分的含量以使药物剂量符合要求是对有效性的一种重要量度。

对于口服固体制剂，通过药物溶出曲线或溶出度与药物体内生物利用度可能存在一定相关性的评价，可在一定程度上反映该药物的有效性。不是所有的药物制剂的溶出曲线与其生物利用度都存在相关性，溶出曲线还被用来评估生产工艺的重现性。因此，对药物溶出行为的评价是药物质量、疗效和工艺稳定性研究的重要内容之一。采用正确的方法，研究药物在多种不同溶出介质中的溶出行为不仅是制剂处方研究也是质量研究首先应考虑的内容之一。除与药物处方设计、生产工艺有关外，药物体外溶出行为还与药物的晶型、粒度等物理性质或辅料的质量有关，这是在设计制剂处方和生产工艺时应一并考虑的。

口服固体制剂的标准中通常设置对制剂中主药成分溶出（释放）度试验的检查项。对快速释放剂型，通常进行单点测定。对修饰释放的剂型，应建立合适的试验条件和取样方法，例如，对持续释放制剂，应采用多时间点取样，对延迟释放制剂，应采用二步试验（连续或平行使用不同的溶剂）。在这些情况下，试验设计和标准制定时，应考虑服药者的个体差异（如老年胃酸缺乏者）。有时溶出度试验可用崩解来代替。

对于立即释放的制剂，如果已证明溶出速率的改变会显著影响生物利用度，应研究能辨别那些生物利用度不可接受批次的溶出试验条件。如果处方和工艺的改变能明显影响溶出度，而这些改变又不能用标准中的其他项目控制，也应采用能区分这些变化的溶出试验条件。

如果溶出度显著影响生物利用度，可接受标准应能剔除生物利用度不好的批次，否则要制订能符合临床认可批次的试验条件和可接受标准。

对于延迟释放的制剂，如果人体生物利用度数据可反映制剂不同的释放速率时，可用体内外相关性来建立可接受标准，如果没有这些数据，而且药物释放与体外试验条件显示依赖关系时，则应根据这些批次数据来建立可接受标准。一般在任何指定的时间点，平均释放速率的允许变化值不得超过标示量的 ±10%（即总变异为20%：如规定50%±10%，则可接受的范围为40%~60%），除非生物等效性研究支持一个更宽的范围。

3.3.3.6 与剂型相关的检查项目

应结合剂型或品种特点开展质量研究，在特定制剂标准中增加一些与剂型相关的附加试验、检测方法和可接受标准。

对于固体制剂，检查项除以上所述的溶出（释放）度外，可能还包括但不限于崩解剂的含量及其均匀度、片剂脆度、片剂硬度、水分、干燥失重、含量均匀度等，或应符合相应口服固体通则项下规定的其他项目。

对于液体制剂,特别是注射剂,检查项还应包括但不限于不溶性微粒、可见异物、渗透压摩尔浓度、pH 值、溶液的澄清度和颜色、热原或细菌内毒素等,或应符合相应注射剂通则项下规定的其他项目。例如,不溶性微粒、可见异物、pH 值、溶液的澄清度和颜色等在一定程度上反映了制剂的工艺水平、杂质水平以及稳定性结果,不仅是放行检测的指标之一,也是稳定性试验应考察的项目之一。又例如,《中国药典》规定,除另有规定外,注射剂、水溶液型滴眼液、洗眼液均应进行渗透压摩尔浓度测定,控制和测定渗透压摩尔浓度是为了确保上述制剂的使用安全性,同时也是考察工艺稳定性的一个重要指标。用于检查的方法应具有专属性、准确度、精密度、灵敏度和耐用性,方法也要尽可能简便,适用性要强。

3.3.3.7 纳米药物检查项

纳米药物特殊的纳米尺寸、纳米结构和表面性质等可能导致药物体内外行为的明显变化,在实现临床获益的同时,安全性风险可能也会相应增加。纳米药物质量控制的整体思路是基于药物评价的风险评估策略,重点关注纳米药物的质量属性对安全性和有效性的影响。

除应有与其他制剂一样的质量属性外,与纳米特性相关的应被控制的质量属性包括平均粒径及其分布、纳米粒结构特征、药物 / 聚合物摩尔比、微观形态、表面性质(电荷、比表面积、包衣及厚度、配体及密度、亲疏水性和软硬度等)、包封率、载药量、纳米粒浓度、纳米粒稳定性、药物从载体的释放,以及聚合物的平均分子量及其分布、临界胶束浓度、临界聚集浓度等。其中纳米粒的稳定性包括药物和载体的化学稳定性,以及纳米药物和载体的物理稳定性等,应关注纳米药物的聚集状态及演变过程。

纳米药物的关键质量属性及其限度范围的确定应考虑到影响产品性能的所有直接和潜在因素,包括制剂的质量属性、中间体的质量属性、载体材料和(或)辅料等的质量属性等。应特别关注这些质量属性在制备、贮存和使用过程中的变化对最终产品性能的影响。应重点考察与纳米特性直接相关的质量属性。

(1)粒径大小及分布

纳米药物的粒径大小不仅影响活性成分的载药量和释放行为,也与药代动力学、生物分布和清除途径等密切相关,甚至可能与纳米药物的递送机制相关。纳米药物的粒径分布涉及纳米药物质量稳定或变化的程度。纳米药物的粒径大小和分布是纳米药物重要的、关键的质量属性和控制指标。对纳米药物的粒径与分布的控制标准,可根据纳米药物的类型、给药途径和临床需求等综合选择制定。

测量纳米药物的粒径及分布通常采用动态光散射法(Dynamic Light Scattering,DLS),粒径为流体动力学粒径(Rh),粒径分布一般采用多分散系数(Polydispersity Index,PDI)表示,测量结果需要使用有证标准物质(Certified Reference Material,CRM)校验。除此之外,显微光学成像 [如透射电镜(Transmission Electron

Microscopy，TEM）、扫描电镜（Scanning Electron Microscopy，SEM）、原子力显微镜（Atomic Force Microscopy，AFM）]和化学成像技术、纳米颗粒跟踪分析系统（Nanoparticle Tracking Analysis，NTA）、小角 X 射线散射（Small-angle X-ray Scattering，SAXS）和小角中子散射（Small-angle Neutron Scattering，SANS）等可提供纳米药物粒径大小的信息。对于非单分散供试品，可考虑将粒径测量技术与其他分散或分离技术联用。

（2）结构及形态

纳米药物的结构和形状可能影响纳米药物在体内与蛋白质和细胞膜的相互作用、药物的释放、纳米颗粒的降解和转运等。不同纳米技术制备的纳米结构包括实心纳米粒、空心纳米囊、核－壳结构或多层结构等；纳米药物常见的形状包括球状、类球状、棒状或纤维状等。

可选择适当的方法，研究、检测并控制纳米药物中包封药物的存在形式和（或）晶体状态等，从而保证药物质量的可靠性。这些方法包括电镜法（Electron Microscopy，EM）、X 射线粉末衍射法（X-ray Powder Diffraction，XRD）、差示扫描量热法（Differential Scanning Calorimetry，DSC）、偏振光显微镜检查和化学成像技术等。

（3）表面性质

纳米药物的表面电荷可能影响其聚集性能和稳定性、与细胞的相互作用和生物分布等。表面电荷取决于纳米药物的粒径大小、组成以及分散介质等。纳米药物的表面电荷一般是基于 Zeta 电位进行评估。Zeta 电位的测定值依赖于测定条件，如分散介质、离子浓度、pH 和仪器参数等，应选择适当的方法和介质进行研究，如相分析动态光散射法（Phase Analysis Light Scattering，PALS）、电泳光散射法（Electrophoretic Light Scattering，ELS）或可调电阻脉冲感应技术（Tunable Resistive Pulse Sensing，TRPS）等。

纳米药物表面的包衣或功能化修饰可能改善其生物相容性、增加体内循环时间、实现靶向递送等。采用适当的表征技术对纳米药物的表面结构等进行分析可提供评价信息。相关研究方法包括 X 射线光电子能谱技术（X-ray Photoelectron Spectroscopy，XPS）、X 射线能量色散谱（Energy-dispersive X-ray Spectroscopy，EDS）、飞行时间－次级离子质谱分析法（Time-of-flight Secondary Ion Mass Spectrometry，TOF-SIMS）、核磁共振（Nuclear Magnetic Resonance，NMR）、元素分析（Elemental Analysis）或高效液相色谱法（High Performance Liquid Chromatography，HPLC）和化学成像技术等。

（4）包封率和载药量

包封率是指包封的药量与纳米药物中总药量的比值。包封率测量的关键是分离游离药物与包封药物，分离的方法包括葡聚糖凝胶柱法、超速离心法和超滤法等，在线或离线的多维色谱法与光谱法或质谱法联用也许是很有效的方法之一。

载药量是指装载的药量与载体类纳米药物量（药量＋载体量）的比值。载药量与药

物 – 载体的相互作用程度有关。低载药量可能导致辅料使用量过多、纳米粒浓度增加或注射体积变大等，使得临床应用受限，且成本和安全性风险可能增加。

（5）体外溶出或释放

药物的溶出或释放是纳米药物的重要质量属性，在一定程度上反映纳米药物的体内行为，对药物的吸收、体内安全性和有效性、体内外稳定性等可能有明显影响。

用于纳米药物的溶出或体外释放测定法均应经过充分验证，以确保方法的准确性和重现性；对产品之间存在的可能影响其临床疗效的差异，应具有较好的区分性，对处方和生产过程中的变化具有一定的敏感性。

重点关注游离药物与纳米药物的分离，应充分考虑方法的适用性，详细描述所用方法、试验条件和参数（如设备或仪器的型号规格、介质、搅拌或旋转速度、温度、pH值、表面活性剂的类型及其浓度、酶和蛋白等），证明方法选择的合理性。一般应绘制完整的释放曲线，至释放达到平台期，或释放 80% 以上。

3.3.4 含量测定

制剂的含量测定需采用专属性更强、能反映产品稳定性能的方法。在许多情况下，含量测定和有关物质检查可以采用同一种方法（如 HPLC 法）。如果含量均匀度测定方法也适用于含量测定，由含量均匀度测定所得的平均含量也可用于表示制剂含量。溶出度测定方法也尽可能和含量测定方法一致。

如果认为含量测定采用非专属方法也是可行的，则应该用另一种分析方法来补充完善其专属性。如制剂用紫外 – 可见分光光度法测定含量，则应同时选用适当专属性的方法测定有关物质。当证明用非专属性方法进行含量测定时辅料或其他成分有干扰，则要改用具有专属性的方法测定含量。

对于仿制药，含量或标示的效价应与原研药一致，测定方法应无实质性区别，如有不同，应注意测定结果差异，并分析原因，必要时，对方法进行评价或验证，应评价仿制药含量测定方法可靠性和含量范围设置的合理性。

3.4 辅料评估

辅料的选择由处方设计所决定，辅料的质量水平不仅影响药物的疗效、质量，也会影响药物的安全性和稳定性。在制剂质量研究中，除对辅料功能性指标进行评价外，还应结合制剂特点，对辅料质量进行全面的评价。辅料的关键质量属性包括但不限于：鉴别、水分、无机杂质、挥发性杂质、有机杂质、聚合物和含量等，其中，特别要评价有关物质包括其工艺杂质和降解产物对制剂质量的影响，还应关注主药成分与辅料之间相容性的研究。

3.5 包材评估

药品在生产和贮藏过程中，如因光照、温度、pH 值、溶液与包装系统互相反应而导致主药成分发生化学变化而产生降解产物，应进行主药、辅料与包材的相容性研究。

3.6 药物稳定性

稳定性试验是药品质量研究中不可缺少的重要内容之一。稳定性试验除原料药和制剂稳定性外，还涉及药物与包材之间相容性等方面的研究。应参照 ICH Q1 的要求和现行的药品审评要求设计稳定性试验并进行质量评价。稳定性试验可分为影响因素试验、加速试验和长期试验。

影响因素试验主要是考察原料药和制剂对光、湿、热、酸、碱、氧化等的稳定性，了解其对光、湿、热、酸、碱、氧化等的敏感性和主要的降解途径及降解产物，并据此进一步验证所用分析方法的专属性，确定加速试验的放置条件，为选择合适的包装材料提供参考。

加速试验是考察原料药或制剂在高于长期贮藏温度和湿度条件下的稳定性，为处方工艺设计、偏离实际贮藏条件后其是否依旧能保持质量稳定提供依据，并根据试验结果确定是否需要进行中间条件下的稳定性试验，确定长期试验的放置条件。

长期试验则是考察原料药或制剂在拟定贮藏条件下的稳定性，为确认包装、贮藏条件及有效期/复验期提供数据支持。

评价药品稳定性的关键质量属性应能客观地反映药品的质量变化，检测项目必须覆盖物理、化学、生物与微生物属性，包括但不限于：外观、性状、水分、有关物质（降解产物）、异构体和含量等；对于口服固体制剂有溶出度（溶出曲线）、微生物限度等；对于液体制剂，特别是注射剂还有不溶性微粒、可见异物、渗透压摩尔浓度、pH 值、溶液的澄清度和颜色、热原或细菌内毒素等。一般来讲，稳定性考察时不必检测元素杂质和残留溶剂，因为通常情况下，元素杂质和残留溶剂不随时间而增长。

国家药品审评中心的稳定性试验指导原则指出：口服固体制剂的稳定性考察项目应设置溶出度指标。但是，对口服固体制剂来说，在稳定性试验中仅考察溶出度有时并不能全面反映其质量属性 – 即溶出行为的变化。一般来讲，对于快速溶出的口服固体制剂，当质量标准中有溶出度试验项目时，在稳定性试验中仅考察溶出度，而不必考察溶出曲线，如发现溶出度有变化，则表明质量不稳定，如溶出度无变化，则表明溶出行为不变化。如对于 BCS Ⅰ 类的药物，溶出不是问题，考察溶出曲线实际上也无意义，更无必要在稳定性试验中考察溶出曲线。然而，对于某些口服固体制剂，即使在稳定性考察中其溶出度无变化的情况下，也不能证明其溶出行为是否发生了变化。因此，为慎重起见，除快速溶出制剂外，在稳定性试验中，对于某些已设有溶出度考察项目的制剂，也可以在某些时间点随机抽样性地考察溶出曲线变化情况；对于多数制剂，不仅要考察溶出度，还有必要考察其溶出曲线并评价溶出曲线的变化。

用于稳定性试验结果评价的检测方法应具有稳定性指示功能。稳定性指示性分析方法（Stability-indicating Method）是一种能够反映出药物在使用期限内产品质量变化的样品测试方法。ICH Q1A（R2）对稳定性试验所用的检测方法有严格的要求，强调稳定性样品的考察必须采用具有稳定性指示性的方法。高效液相色谱法是较好的稳定性指示性方法，能够准确地测定含量和分析有关物质（降解产物），而不受赋形剂或任何其他潜在杂质的干扰。而滴定法和光谱法不具有稳定性指示功能。

3.7 分析方法

3.7.1 分析方法的目标

建立方法或修订方法，通常基于以下几个有效的理由：
- 对于特定样本基质中的特定分析物，目前还没有合适的分析方法。
- 现有的方法可能误差太大、易受人为影响和（或）易于污染，或者它们可能不可靠（准确度或精确度较差）。
- 现有的方法可能过于昂贵、耗时或耗能，或者不容易自动化。
- 现有方法可能无法提供适当的灵敏度和对待测样品中分析物的选择性。
- 仪器和技术已有新进展，为改进方法提供了机会，包括改进的分析物鉴别或检测限、有更高的准确度或精密度，或更好的投资回报。
- 出于法律、法规遵从性或科学性方面的原因，可能需要一种替代方法或正交方法来确认现行方法最初所获得的分析数据。
- 现行方法可能不具有稳定性指示功能。

非常重要的是，在方法开发前，需要对方法的目标、目的或期望先有一个完整的理解，然后将目标转化为方法开发设计，并定义验证所需的分析操作参数。

新的或改进的分析方法的目标可能包括：
- 对特定的待分析物定性鉴别能提供一些结构信息，以确认"通用特性"（如保留时间、颜色变化、pH 值）；
- 当按照建立的方法（如 SOP）操作时，在任何实验室环境中，定量测定（必要时在痕量水平）都是准确、精密且可重现的；
- 具有稳定性指示功能；
- 易于使用；

- 有自动化能力；
- 高样品通量；
- 快速样品周转时间；
- 分析成本低；
- 最大限度地降低样品制备的成本、时间、精力、材料和样品消耗量；
- 通过网络/实验室信息系统（LIMS），可将定性或定量数据直接输出到实验室计算机，其格式可用于评估、解释、打印和传输到其他地点。

3.7.2 方法建立

基于质量研究建立的分析方法反过来又是评价药物质量，如获取药物及其杂质信息的重要手段，因此，必须选择合适的分析方法。分析方法的建立是一个复杂工程，其原则是使建立的方法简便、适用、准确、重现性好、专属性强。用于检测有关物质的方法应能有效分离药物中的各种组分，灵敏度除应符合一般要求外，还要关注对制剂中含量较小的药物所产生杂质的检出能力。

用于含量测定和有关物质检查的方法还必须符合具有稳定性指示功能（Stability Indicating）的要求。评价方法是否具有稳定性指示功能的依据之一是分析方法能够分离检测强制降解试验产生的样品。

某些方法可在各国药典中找到，只要合适，可采用药典收载的方法。对同一药品，各国的药典方法和可接受标准可能会存在差异，应基于 ICH 协调统一要求，根据质量研究结果，结合实际药品质量控制要求，选择适宜的分析方法。如鉴别方法应有专属性；检查项的方法应有专属性、灵敏度和准确性；有关物质检查和含量测定通常要采用两种或两种以上的方法进行研究，比较方法的优劣，择优选择。

通用检测项目，如溶解度、熔点、旋光度、吸收系数、重金属、炽灼残渣、溶液的澄清度与颜色、崩解时限、热原、异常毒性、微生物检查、细菌内毒素和装量差异等，使用《中国药典》收载的某些通用检测方法一般不需确认；若采用与《中国药典》通用检测方法不同的方法，或虽然基本方法相同但某些操作细节不同，应进行相应的方法学验证。

针对性的质量评价项目，如鉴别、有关物质、异构体、基因毒性杂质、元素杂质、晶型、粒度、溶出度或含量测定等，通常参照文献建立，或在国内外标准中已收载方法的基础上优化而成，建立或优化方法应在详细的方法学研究基础上确定适宜的试验条件或参数，并进行方法学验证。

检测有关物质（降解产物），必要时还包括异构体、基因毒性杂质等，通常采用色谱及其联用方法。HPLC–UV 法被认为是一种理想的检测手段，在有关物质研究中普遍采用。

采用色谱法测定杂质时，所得的色谱图应尽可能地真实反映供试品中的杂质谱，所用的色谱条件应能有效分离药物中各组分包括主药和有关物质，所用的检测波长应兼顾主药和各有关物质的吸收情况来选择，必要时分别在特定波长下检测特定有关物质。对无紫外吸收的有关物质，可改用其他类型检测器，如选择蒸发光散射检测器、电雾式检测器，这些检测器灵敏度高于示差折光检测器。电化学检测器（ECD）对于某些无紫外吸收的有关物质检测在灵敏度方面更具优势。HPLC-MS 应用非常广泛，在有关物质及其归属研究中已成为必不可少的工具，但是在具体品种中应用实例还不多，要从必要性、实用性和经济性等方面综合考虑加以选择。

为保证方法专属性和灵敏度，应注意不同原理的分析方法间的相互补充与验证，如HPLC 与 TLC、反相 HPLC 系统与正相 HPLC 系统、不同检测器的相互补充等。药物中有关物质的多样性决定了有时难以使用一种分离检测手段同时分离检测所有的有关物质，如采用 TLC 法检测无紫外吸收且极性过大的有关物质，用 HPLC 法检测其他有关物质。

药物中的有关物质比较复杂且多是未知物，梯度洗脱法可在较短时间内有效分离极性相差悬殊的物质。合适的梯度不仅可优化各物质保留时间，较短时间内全部洗脱各种有关物质，同时还可改善峰形，提高检测灵敏度。但是，与等度法相比，梯度法操作复杂，可引起色谱基线漂移，影响结果精密度。如果等度洗脱可有效检出相关杂质，应作为首选方法，但在验证是否有效检出所有有关杂质的方法学研究中，梯度法具有重要意义。

国际上杂质研究不断吸纳分析科学新成就，色谱仪器越来越专业化（凝胶色谱、离子色谱、超临界流体色谱、多维色谱和逆流色谱等相继用于检测），色谱与光谱联用技术越来越成熟，如 HPLC-UV、HPLC-MS、HPLC-NMR、GC-MS、GC-IR 等已经成为最重要的检测方法，但是，在杂质谱研究和杂质结构分析鉴定中，各种光谱技术（UV、IR、MS、NMR 和 Raman 等）仍然是不可或缺的方法。

同时，各类数据库越来越丰富，联机智能化解析系统越来越普及，为杂质研究提供了更为完善的利器。

当需要加强原辅料质量控制以保证制剂质量时，在不变更原料药标准的前提下，可采用增加内控指标和强化限度要求的方式来实现。基于系统的质量研究，按现行质量标准不能有效控制药品质量时，可提高或修订完善相应的质量标准，如增加控制项目、严格控制限度、改进或完善检测方法等。

3.7.3 方法优化

在方法优化过程中，根据选择性、分离度、峰形、柱效、运行时间或注入进样环的进样时间等，对从开发的第一阶段形成的初始条件集进行改进和优化。任何方法优化时，都应尝试提供符合方法开发初始阶段确定的分析要求的有效分析图和指标。方法开发过程中获得的结果可以再根据所需的指标进行测量，以确定应该如何进行优化。必须确立目标，没有充分和明确的要求或指标，就不能真正优化方法。在早期阶段，根据预先确定的指标对方法进行的评价应能揭示额外的优化实验需要采取的方向，以满足预先确定的方法指标。

如果从方法开发中得到的初始分析数据看起来可行性很强，就应该定量评估其性能。最初，大多数方法开发和优化工作都是使用分析标准物质来完成的。一般来说，为评价该方法而产生的有效分析数据是使用标准物质得出的。方法评价的范围应足够宽到能包括产生可立即用于确认或鉴定任何样品中分析物的信息，如紫外峰或质谱信号。方法优化目标包括提高灵敏度、峰对称性和分离度，以及无分析物共洗脱。

与方法开发一样，方法优化应遵循手动或计算机软件驱动这两种通用方法中的一种，方法开发中讨论的系统和软件类型也可以用于方法优化。手动方法通常一次改变一个实验变量，同时保持所有其他变量不变，并记录响应的变化。这种用于系统优化的单变量方法速度慢、耗时长、潜在成本高，而且可能会忽略变量之间的影响（例如，热对pH 值的影响）。在利用计算机驱动软件进行优化时，在实验输入最小化的同时，可以获得更高的效率/通量。自动化软件方法可以用于多个应用程序，同时还能够显著地减少几乎所有仪器方法开发的时间、精力和成本，并可用于验证优化后的方法是否满足该方法所述的目标。

一些通用准则通常被认为是"预验证"研究的一部分：

- 色谱分离度是适当的。
- 检测限和定量限，能提供足够的信噪比响应。
- 标准曲线从定量限开始，在几个数量级上是线性的。
- 已获得合适的准确度（可能与线性试验一起操作）。
- 方法或步骤，已获得适当的精密度（同样，可能与线性试验一起操作）。
- 峰的一致（均匀）性的证明（例如，无共洗脱峰，或者证明该方法具有稳定性指示功能）。

方法优化是整个方法开发过程中最耗时费力的一部分。它需要一个迭代的过程、不断地重复和获取大量的定量数据。通常，优化方法是为满足分析人员的即时需求，但可能会忽略未来的需求。理想情况下，分析人员应该在可用的时间内尽可能地优化每一个方法，以确保该方法具有广泛的实用性，以避免方法进一步优化或开发时的重复实验。

分析方法初始开发阶段，对方法的目标和需求的初步评价应使用已充分鉴别和表征的、纯度已知的对照品，按照方法/步骤的类型确定应验证的初始分析性能特征。

所有新建、改进或优化后的方法，均应按照《中国药典》（9101 分析方法验证指导原则）进行方法学验证或再验证。

3.8 HPLC 方法建立

3.8.1 建立前的准备

有效的分析方法建立过程涉及评估和优化各种方法参数，以满足方法或步骤的既定目标。关于实验设计和方法建立的文献报道很多，HPLC 方法开发的研究多年来也有很多进展。任何新的或改进方法的选择或建立，通常都涉及调整现有的方法和仪器以满足当前感兴趣的分析对象以及方法的最终目标或需求。它通常还涉及耐用性试验或"预验证"研究，这些研究的目的是确保所开发的方法是"可验证的"。通常，在建立方法前应做好文献调研，确定方法是否已经存在，无论是精确的还是相关的。除了文献，许多仪器和软件供应商可提供已有应用的数据库，其中一些方法可以到色谱数据系统（CDS）中直接下载。有的方法开发步骤涉及从分析物的结构开始，根据从这些结构确定的信息建立方法，信息或来自参考材料，或来自观察或测量。分析物的物理化学性质包括溶解度、pK_a 或 pK_b、光谱性质、分子量和极性等，被用来选择合理的起始流动相和色谱柱，以及进一步的微调或优化实验。有些色谱软件可以利用结构信息预测保留时间并设置分离条件的限制。基于结构的理化性质方法通常与化学计量学软件相结合，用于对色谱分离进行建模。一些软件和仪器供应商通常会提供色谱建模软件。

无论是第三方软件还是 CDS 软件，通常都可以与 HPLC 仪器进行交互，从而用自动化实现方法建立全过程，某些程序甚至可以在质量源于设计（QbD）框架中实现自动化。色谱柱或方法筛选时，可利用这种交互作用系统筛选不同的色谱柱和方法条件（流动相组成、pH 值等），并经进一步优化，通常与其他方法结合使用。

3.8.2 对仪器的要求

过去几十年中，液相色谱仪的基本组件变得更加成熟，出现了专门用于特定应用的系统，其中包括适用于方法开发的系统。任何 HPLC 系统都有几个关键的组成部分，专门用于方法开发的系统也是如此。高效液相色谱系统可以是模块化的或集成的，以满足等度或梯度输送流动相的要求。模块化系统由单独的模块组成，这些模块以单个单元的方式连接在一起，并且可以提供一定程度的灵活性以在系统内外交换不同的组件，有时是为了维护目的或实验需求而必需的。

然而，模块化系统的灵活性应符合分析仪器确证的合规性要求。现代集成系统的整体设计充分利用了对样品和溶剂的管理，能显著降低进样周期，提供更高的精密度和准确度，同时在检测选择上同样具有灵活性。根据流动相中溶剂的混合方式，可进一步对 HPLC 体系结构进行分类，如图 3.1 所示。传统的高压系统使用两个或多个泵在高压下混合溶剂，采用一个单独的控制器对使用的外部混合器进行控制，用于调整流速，来混合不同比例的溶剂或产生梯度，此系统的缺点是成本高且需多个泵，但它通常有较低的系统（梯度延迟）体积，重要的是可以使用更小粒径的色谱柱和快速的 LC 技术。高压系统通常是二元系统，溶剂选择阀可以允许每个泵一次使用多个溶剂。在低压设计中，单泵通过一个多端口比例阀抽取溶剂。

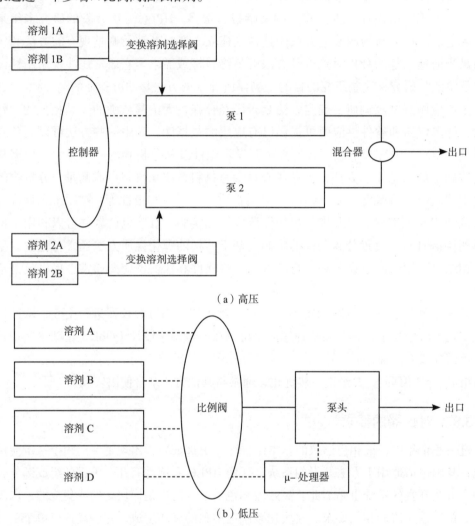

图 3.1　高压和低压混合系统体系示意图

高压系统采用两个独立的泵和一个控制器；低压系统采用单泵和多端口比例阀

软件算法控制和计算微处理器控制泵混合溶剂的时间，或产生低压泵头的梯度。为防止溶剂在混合过程中产生气泡，无论是氦气冲入或膜法脱气都是必要的。单泵的简单性当然是一个优点，但是泵头和其他下游部件通常比高压系统带来更大的系统或梯度延迟体积。然而，低压系统在溶剂选择上比高压系统具有更大的灵活性，可以在线生成不同的流动相组成（与预混相反），在方法开发过程中更加灵活。此外，在低压系统中，任何在混合过程中可能发生的溶剂体积变化都是在溶剂加压之前完成的，而在不预先压缩溶剂的高压系统中，这种影响可能导致流量变化，在低压系统中则不是问题。

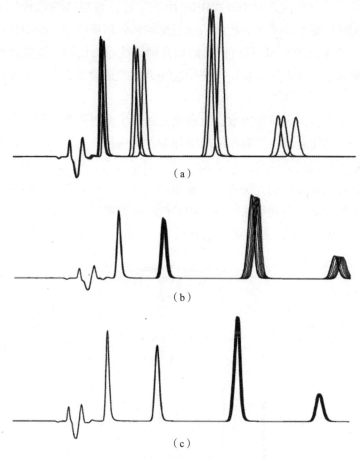

图 3.2　预混合流动相溶剂与自动共混的比较

图 1a：使用预混合溶剂，在三个不同的时间，三个不同的分析人员，从一个系统中得到三个叠加的色谱。图 1b：使用预混合溶剂的实验中，分析 100 次每 10 次进样叠加一次的结果；图 1c：使用自动混合或刻度混合（也就是说，使用该系统制备流动相），分析 100 次每 10 次进样叠加的结果（此图转载自 S. Ahuja《分离科学与技术》第 8 卷《高效液相色谱方法开发》第 6 章现代液相色谱方法开发系统，第 148 页，2007 年）

　　一般来说，梯度体系比等度体系更适合用于方法开发，因为它们具有多溶剂能力。梯度多溶剂系统可以用来动态制备流动相，通常被称为 "dial-a-mix 刻度混合" 或 "自动混合"，为方法开发（特别是色谱条件和色谱柱筛选）提供了最大的灵活性，当用于常规分析时，此流动相往往比预混流动相更稳健、更准确。图 3.2 说明了这种能力，图 3.2a 显示了三个不同的人，在三个不同的时间，使用预混合溶剂，用同一台色谱仪得到的三个重叠色谱图，结果可见人与人之间的重现性是很不稳定的。在图 3.2b 中，从预混溶剂实验的 100 次进样中每 10 次进样重叠一次，结果也说明，即使在单系统中由一个人操作，预混溶剂也会影响不同时间的重复性。

可变性可能归因于有机溶剂的选择性蒸发损失，使得后面的运行有更长的保留时间。使用自动混合或刻度混合每 100 次中的 10 次进样，叠加结果如图 3.2c 所示，该系统在制备流动相时比单个或多个分析师的预混流动相要精确得多。使用自动混合，不同的有机相比例、缓冲强度和 pH 值可借助溶剂管理器按适当比例产生混合贮备液，以获得最终的流动相条件。在方法开发中，使用这种类型的自动混合有利于发挥分析人员的优势。

溶剂的自动混合应考虑多种因素，自动化方法开发系统依赖于探索实验中溶剂混合的精确和重现，这些实验旨在研究不同流动相条件对选择性的影响。从最严格的意义上说，梯度洗脱尽管随时间而变化，但本质上还是自动混合。图 3.3 显示了一个需要对一系列较小成分进行临界分离的方法的六个叠加的色谱图。没有准确和精确的流动相生成和溶剂输送，这种关键分离就无法维持。如果最终的方法需要等度条件，也可以从梯度条件来确定，当然仍然可以在梯度系统上运行。

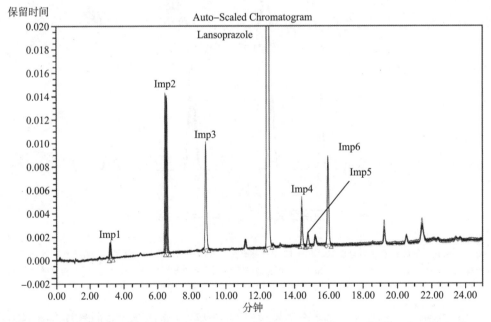

图 3.3　需要准确和精密递送流动相，一系列小组分进行临界分离的六个重叠色谱图

（此图转载自 S. Ahuja，《分离科学与技术》第 8 卷《高效液相色谱方法开发》第 6 章现代液相色谱方法开发系统，第 150 页，2007 年）

3.8.3 用于色谱参数选择的 HPLC 系统

HPLC 方法开发包括色谱柱、流动相组成等色谱参数的选择，通常是先确定一个初步条件，然后不断地优化和完善。大多数液相色谱都有类似的方法开发系统，并在一定条件下通过改变流动相（包括有机相的组成和 pH 值）或选择色谱柱开发、优化色谱方法。除基本的溶剂和样品管理外，用于方法开发的系统常配置与溶剂和柱切换阀门、柱温箱和多检测器等功能。

筛选系统也常用于确定后续优化或开发的最有希望的色谱条件。考虑物理特性和分析物的属性，模块可以编写成色谱数据系统（CDS）用于生成各种流动相条件、平衡或切换色谱柱、执行所有的色谱运行和运行清洗或关闭程序。

3.8.4 自动化 HPLC 方法开发系统

优化的自动化过程是按部就班的、有计划的方法开发过程的自然扩展。自动化方法开发的愿望源于一个简单的原因，即传统的手工 HPLC 方法开发是一个劳动密集型、耗时且常常不精确的过程，可能需要数周的时间，这将导致时间、金钱和生产力的损失。自动化方法开发系统提供了一种替代传统的、缓慢的、手工的、不可靠的、试错方式开发方法的过程，通常可将方法开发时间减少到几个小时。此外，自动化系统通常可以评估大量的条件，从而提高方法的耐用性。

已利用外部建模软件开发出 HPLC 方法开发系统，可以实现 HPLC 方法开发过程部分或完全自动化。这些基于理论的建模软件程序允许分析人员评估比在实验室日常运行下更广泛的实验条件，能显著减少方法开发和优化的时间。使用这类软件，无论是单独的还是组合的变化带来的影响，例如，有机相浓度、pH 值、温度、梯度坡度和缓冲盐浓度，都可以很容易地观察到。此外，分析人员还可以：

- 评估方法的耐用性，以降低重新验证方法的成本；
- 将梯度法从一个仪器转移到另一个仪器，消除方法再开发的时间；
- 同时建模两个分离变量，以加快方法开发；
- 缩短运行时间以增加样本通量；
- 培训新的色谱人员，建立实验室方法开发的 SOP。

在完全自动化的系统中，关键组件是连接建模软件和运行系统并生成数据的 CDS 软件之间鸿沟的软件。通过软件界面可以询问分离需求的具体信息，使用软件协议，建议实际启动条件，包括 pH 值、溶剂和色谱柱。这些软件还可以方便地在 CDS 中设置方法并完成分析。有些系统和软件现在可以从许多供应商那里获得，它们集成了 PDA 和 MS 用于自动化过程中的峰跟踪。基于 PDA 或 MS 光谱的峰跟踪算法允许在方法开发过程中更准确地识别样品成分，用于选择性和一些"化学校准"运行过程中洗脱顺序发生变化时的峰识别。校准运行完成后，系统对色谱变量进行快速建模，得到优化的色谱方法预测。使用这种类型的系统，借助智能决策软件，在短短几小时内优化一个运行四或五个色谱变量的方法是很常见的。

3.8.5 输液泵

液相色谱输液泵有时根据溶剂的混合方式进行分类。低压设计使用一个泵来输送由上游比例阀产生的流动相，高压系统使用两个或更多的泵来平衡下游的高压溶剂。如图 3.4 所示，高压和低压系统最大的区别在于系统体积。在色谱基线上，低压系统通常表现出较少的组分波纹，而高压系统通常具有较低的体积。因此，如果需要高速或高通量，通常首选高压系统。然而，低压系统通常可以容纳大量不同的流动相溶剂，软件可配置的溶剂选择阀也经常用于方法开发系统，以扩大能力。

无论使用哪种类型的系统，重要的是要记住，对于方法开发中使用的任何系统，正确地确定体积都是非常重要的。与方法转移相关的问题通常可以追溯到系统、滞后或梯度延迟体积之间的差异，因为没有两个系统具有完全相同的体积。在低压和高压系统之间转移方法时，体积差异尤其显著。此外，如何计算体积也可能导致问题。采用步进梯度法可以准确地确定高压系统的体积，因为流动相产生于后泵。为了精准地确定低压系统的体积，必须使用线性梯度，以考虑溶剂比例阀的预注体积。正因为这个原因，现在许多方法开发人员建议在每个梯度开始时采用短的等度步骤程序，以适应向不同体积系统的转移。

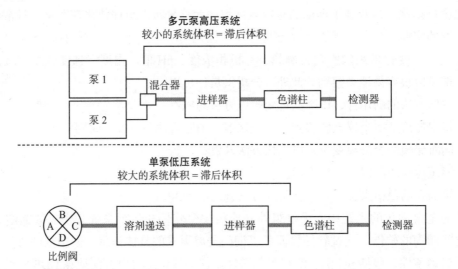

图 3.4　多元泵高压混合系统示意图（上）、单泵和四位溶剂比例阀低压混合系统示意图（下）

3.8.6 样品管理

传统的进样阀，无论是自动的还是手动的，都没有经过设计和硬化，不能在极端压力下工作；为了保护柱不受极端压力波动的影响，进样过程必须相对的无脉冲。样品管理器的清扫体积必须最小化，以减少潜在的谱带扩展。对于超高效液相色谱仪，需要一个快速的进样周期时间来充分利用分析的速度，这反过来又要求高的样品容量。带有最小留转的低体积进样需要实现灵敏度的增加。在用于方法开发的任何样品管理设备中，温度控制和与各种样品格式（如小瓶、微滴定板）的兼容性也是理想的特性。

3.8.7 检测器

检测器在方法开发系统中扮演着重要的角色，最理想的配置通常包括多种互补检测器，以响应更广泛的分析物属性。根据分析物的性质，方法开发系统中最常用的检测器包括紫外、蒸发光散射（ELSD）、电化学（ECD）、电雾式（CAD）和质谱（MS-无论是单极还是三重四极）。系统中的多个检测器可以串联或并联配置，选择使用哪种配置通常取决于检测器是否具有破坏性。破坏性检测器（如 ELSD、MS、CAD）必须置于流路中最后，并要求分流流动相。

紫外检测器全称为紫外吸收检测器，是基于溶质分子吸收紫外光的原理设计的检测器，其工作原理基于 Lambert-Beer 定律。大部分常见有机物质和部分无机物质都具有紫外或可见光吸收基团，因而有较强的紫外或可见光吸收能力，因此紫外检测器既有较高的灵敏度，也有很广泛的应用范围，是液相色谱中应用最广泛的检测器。

紫外检测器分为二极管检测器（Diode Array Detector，DAD）和紫外可变波长检测器（VWD）。前者有全波段的紫外光谱图，同时对物质纯度方面做一些辅助判别，而后者只有紫外一张图谱。DAD 由氘灯和钨灯组成，而 VWD 只由氘灯组成，氘灯的检测波长范围是 190~800nm，钨灯可将其扩充至 1100nm，所以，DAD 和 VWD 检测范围不同，但前者的灵敏度小于后者，响应值也小于后者。

紫外检测器可检测占物质总数约 80% 的有紫外吸收的物质，既可测 190~350nm 范围的光吸收变化，也可向可见光范围 350~700nm 延伸。一般当物质在 200~400nm 有紫外吸收时，考虑用紫外检测器。

为得到高的灵敏度，常选择被测物质能产生最大吸收的波长作检测波长，但为了选择性或其他目的也可适当牺牲灵敏度而选择吸收稍弱的波长，另外，应尽可能选择在检测波长下没有背景吸收的流动相。

紫外检测器不仅灵敏度高、噪音低、线性范围宽、有较好的选择性，而且对环境温度、流动相组成变化和流速波动不太敏感，因此既可用于等度洗脱，也可用于梯度洗脱。紫外检测器对流速和温度均不敏感，还可于制备色谱。由于灵敏高，因此即使是那些光吸收小、吸光系数低的物质也可用紫外检测器进行微量分析。不足之处在于对紫外吸收差的化合物如不含不饱和键的烃类等灵敏度很低。

二极管阵列检测器（DAD）又称光电二极管检测器（Photo–Diode Array，PDA），DAD 或 PDA 是不同仪器公司对二极管阵列检测器的称谓。光电二极管阵列检测器是 80 年代发展起来的一种新型紫外检测器。其工作原理如下：光源经一系列光学反射镜进入流动池，从流动池出来的光再经分光系统、狭缝照射到一组光电二极管上，数据收集系统实时记录下组分的光谱吸收，得到三维的立体谱图。用一组光电二极管同时检测透过样品的所有波长紫外光，而不是某一个或几个波长，和普通的紫外 – 可见分光检测器不同的是进入流动池的光不再是单色光。它具有以下优点：①可方便地获得任意波长的色谱图；②可得任意时间的光谱图，相当于与紫外联用；③可用于色谱峰纯度鉴定、光谱图检索等功能，可提供组分的定性信息。

在方法开发过程中，DAD 检测器常用于峰识别和测定峰纯度/均匀性。DAD 通过提供可用于峰识别的洗脱峰光谱，以及在方法开发过程中对共洗脱物（峰均匀性或纯度）的监测，扩大了紫外检测的用途。它们还可以作为多波长紫外 – 可见检测器。在色谱峰顶收集的光谱可用于创建一个文库，该文库反过来可用于比较后续光谱以用于峰识别的目的，而在遍及峰每个数据点收集的光谱可用于评价峰的均匀性或纯度。现代 DAD 检测器增加的光谱分辨率，结合色谱数据系统（CDS）软件算法，可以快速比较肉眼看不清的光谱中的细微差别。一些比较是通过简单直接的光谱点对点的比较来完成，而另一些比较，是通过多维空间的复向量分析来观察光谱的精细结构。为了使 DAD 光谱比较有效，化合物必须具有一定的紫外吸收能力，并且必须具有一定的光谱纯度和色谱分离度。例如，在方法开发过程中，如果有机相浓度或 pH 值发生变化，光谱也会发生变化。由流动相不同引起的光谱变化常常导致光谱的位移，影响匹配的"拟合"和质量，但不一定是应获得的信息。

蒸发光散射检测器（ELSD）工作原理是流动相的蒸发（雾化），然后测量由此产生的粒子散射光。柱洗脱物在加热漂移管中的氮气或载气流中雾化，任何非挥发性颗粒都悬浮在气体流中。粒子散射的光被以与入射光束成一定角度安装的光电池检测。无论采用何种流动相，必须调整载气流量和漂移管温度。ELSD 的响应与分析物的绝对含量有关；虽然它的灵敏度不如紫外检测器，但不需要待测物有生色团，且它的响应比折光（RI）检测器高几个数量级，而 RI 检测器是另一种在分析物没有强生色团的情况下常用的检测器。相对于 RI 的检测，ELSD 还具有响应不依赖于溶剂、不受温度或流速波动的影响的优点，可用于梯度洗脱。当然流动相必须是挥发性的，类似于 MS 检测所用的流动相，如表 3.1 所示。线性在某些应用中可能受到限制，但如果正确校准，可在足够大的范围内呈定量关系。

表 3.1　液相色谱常用有机溶剂的性质

溶剂	紫外截止波长（nm）*	黏度（cP）	沸点（℃）
乙腈	190	0.38	82
正丁醇	215	2.98	118
二甲基甲酰胺	268	0.92	153
二甲亚砜	268	2.24	189
正庚烷	200	0.40	98
正己烷	195	0.31	69
甲醇	205	0.55	65
正丙醇	210	2.30	97
四氢呋喃	212	0.55	66
水	190	1.00	100

*：为在 10 mm 池中吸收 1.0AU 的波长（节选自：Snyder, L. R. et al.《现代液相色谱导论》第三版，John Wiley & Sons, Hoboken, NJ, 2010, P.882）

电雾式检测器（CAD）有时被称为电晕放电检测（CDD），是一个日渐普及的独特技术，在此检测器中，高效液相色谱柱洗脱物首先被氮气（或空气）载气雾化形成液滴，然后经干燥除去流动相、产生分析物颗粒。分析物颗粒主流与通过高压铂电晕线而带正电荷的氮气（或空气）的次级流相接触，电荷通过扩散转移至与分析物相反的粒子流中，并进一步转移到收集器中，在那里被高灵敏的静电计测量，产生与待测分析物量成一定响应关系的信号。

由于整个过程涉及粒子和电荷的直接测量，CAD 灵敏度高，响应一致，动态范围广，在分析无紫外生色团化合物时具有优势。与其他常用的高效液相色谱检测器，如示差检测器（RI）和蒸发光散射检测（ELSD）相比，CAD 更容易使用，适用性与 ELSD 相似，但与 RI 不同，CAD 可以适应于梯度。此外，CAD 响应不依赖于待测化合物的化学性质，但与雾化形成液滴中的分析物的初始质量浓度相对应，提供了一个与紫外检测器不同的、更为均匀的响应，例如，紫外检测器响应随波长和吸光系数而变化。

水凝粒子激光计数检测器（Nano Quantity Aerosol Detector，NQAD）是近年来出现的一种新型检测器，NQAD 经常被赋予不同名称，但它是和 ELSD、CAD 基于相同检测原理的气溶胶类检测器（Aerosol-based Detectors）。与其他基于气溶胶的检测器相比，NQAD 提供了宽的动态范围和优越的线性，是寻找药物杂质、降解产物和赋形剂的理想选择，适用于分析非挥发性和半挥发性化合物等。

电化学检测器（Electrochemical Detect，ECD）是根据电化学原理和物质的电化学性质进行检测的。电化学检测器是测量物质的电信号变化，对用其他检测器难以检测的、具有氧化还原性质的化合物，如含硝基、氨基等有机化合物及无机阴、阳离子等物质，可采用电化学检测器。若在分离柱后采用衍生技术，还可将其扩展到非电活性物质的检测。ECD 具有选择性高、灵敏度高和造价低等优点，在液相色谱检测中发挥着不可或缺的作用。

电化学检测器包括极谱、库仑、安培和电导检测器等。前三种统称为伏安检测器，主要用于具有氧化还原性质的化合物的检测，电导检测器主要用于离子检测。其中安培检测器（Amperometric Detect，AD）应用较广泛，更以脉冲式安培检测器最为常用。

质谱法作为一种强大的分析技术，可用于确认、定量、鉴别或表征待测化合物。质谱仪测量气相中离子的质荷比（m/z），从而可以测定化合物的分子量（不同的准确度）。通过将分子裂解成碎片，MS 还可以用来分析分子的更小部分。来自这种碎片的信息有助于阐明化合物的化学结构和性质。

现代质谱仪是一种简单、易于使用的仪器，比早期质谱仪占用的空间小得多，可以配置于色谱方法开发系统，能提供丰富有用的信息。由于对 MS 的全面讨论超出了本书的范围，鼓励读者另行查阅与这一技术有关的许多优秀的详细评论。

在方法开发中，MS 以与 DAD 非常相似的方法使用：作为选择性变化时，识别和跟踪色谱峰，并监测共洗脱峰的存在。但与 DAD 不同的是，MS 可以提供一个肯定的确证，并可以提供当存在部分分离共洗脱时分子量的去卷积总离子色谱图。

当然，没有一种检测器的响应是通用的。MS 响应依据于化合物的电离能力，但并不是所有化合物都能在所有条件下电离。与此相类似，并不是所有的化合物都有紫外生色团，所以 DAD 的检测也是受限的。然而，既没有电离又没有紫外生色团的物质是非常少见的；因此，在方法开发过程中同时使用 MS 和 DAD 越来越普遍。

用 MS 检测时，由于低流速（无分流）、低的系统和驻留体积，色谱峰扩散的减少而增加了峰浓度，分离效果的提高促进了离子源离子化效率的提高，使得基于亚微米填料和微径色谱柱的所谓超高效液相色谱方法成为方法开发系统中的 MS 接口的理想技术，其较高的灵敏度也提高了所得光谱的质量。

然而，与 ELSD、CAD 和 NQAD 检测器类似，使用质谱检测器限制了流动相的选择。适当选择流动相和任何添加剂对检测活性至关重要（表 3.1）。首先，流动相必须适合于电离，并且必须根据电离模式（电喷雾离子化 ESI 或大气压化学电离化 APCI、正离子模式或负离子模式）和分析物（如 pK_a）来选择。还应考虑流动相组分的分子量，分析分子量低于流动相或任何添加剂的化合物并不总是可能的。对于常规操作，使用挥发性缓冲剂更容易。HCl、H_2SO_4、甲磺酸等酸会损坏仪器，不宜使用，应改用挥发性有机酸（如 TFA、甲酸、乙酸）。

来自流动相中的一些离子（如钠、NH_4、乙酸盐）可以形成加合物。在磷酸盐的情况下，可以观察到多个加合物，它们可以生成复杂的质谱。加合物的形成通常不是避免流动相的原因，因为加合物有时可以被利用。离子对试剂会影响喷雾的形成、液滴的蒸发以及离子的形成，一般应该避免。缓冲液浓度一般保持在尽可能低的水平（毫摩尔范围）。如果缓冲液浓度过高，就会发生离子抑制，从而影响灵敏度。

LC/MS 常用洗脱剂包括甲醇/水，乙腈/水（甲醇的灵敏度通常比乙腈高），pH 改性剂（甲酸、乙酸、TFA、NH_4、TEA、DEA）和缓冲液（甲酸铵、乙酸铵、碳酸铵和磷酸铵等）。

在不使用高浓度缓冲液或离子配对试剂的情况下，色谱柱必须是稳定的，以保证色谱柱不会"析出"或脱落来干扰化合物。特别低或无"析出"的 MS 色谱柱可从大多数供应商购得。

3.8.8 色谱柱

过去色谱柱只在室温下运行，甚至是在"受控"室温下运行，但现在已经不受此限制，根据分离需要可选择适应不同温度的色谱柱。现代对准确度和精密度的要求需要色谱柱应在恒温条件下运行。由于温度也可以作为选择性工具，现代方法开发系统通常配置一个色谱柱加热模块。此模块还具有一个优点，可以容纳多个不同几何形状的柱，可从软件控制的溶剂切换阀随机访问。对于超高效液相色谱仪，柱模块还应具有充分预热流动相的能力。

可用于色谱柱固定相的种类不计其数，方法开发中选择色谱柱是一项艰巨的任务。但是，有一些基本的指导原则可参考，还有一些可用的工具可以使其变得简单一些。

在方法开发过程中，主要目标是控制待测分析物的选择性。为做到这一点，选择正交色谱柱是很重要的。对于色谱柱的筛选，常用的色谱柱可能包括选择 C18、苯基、嵌套极性基团固定相，或者是适用于高极性化合物的色谱柱或 C8 色谱柱。许多色谱柱供应商提供色谱柱选择性列表，这些表可以提供关于在选择性方面相似或不同的色谱柱有价值的信息。USP 在其网站上保持了一个可搜索色谱柱评估数据库，该数据库还可以用于查找等替换或正交的（不同的）色谱柱（分别用于验证和开发）。

在方法开发或预验证后期，还应评估色谱柱批号或批次的重现性。一般来说，方法开发使用同一批号的色谱柱，然后确认同一批号另一根柱子和不同批号柱子。这些色谱柱评估通常作为中间精密度或耐用性实验的一部分。与早些时候相比，色谱柱批号的重现性现在已经不是一个主要问题。但是，许多色谱柱在痕量杂质方面因批号而存在差异，可能影响色谱分析结果。

关于色谱柱的最后一点应注意：方法开发应使用新的 HPLC 色谱柱，老的色谱柱会对以前使用过的条件/方法产生记忆效应，当色谱柱最终被替换时，会导致重现性问题。

3.8.9 流动相考虑

方法验证中流动相的经验法则：流动相越简单，其耐用性就越好。表 3.1 列出了一些常用的有机溶剂及其在方法开发中使用的性质。乙腈通常比甲醇更适合用于方法的开发，因为乙腈具有较低的紫外截止波长值，从而可以更好地解释 DAD 光谱。甲醇可能是一些 MS 应用的首选；然而，实际得到的选择性在更大限度上是溶剂选择的驱动力。使用高温（降低黏度）和高压技术，拓宽了可使用的溶剂范围，包括异丙醇等溶剂，这些溶剂的黏度太大，无法用于传统的 LC 分析。HPLC 流动相中使用了许多不同种类的缓冲剂和添加剂（表 3.2）；然而，考虑开发方法与 MS 兼容的倾向，或使用其他挥发式检测器（ELSD、CAD、NQAD），最常用的是挥发性的流动相。

表 3.2　常用流动相缓冲剂和添加剂的性质

缓冲剂或添加剂	pK_a^*	缓冲范围	与质谱的相容性
醋酸（Acetic acid, glacial）	4.8		是
醋酸铵（Ammonium acetate）	4.76	3.8~5.8	是
碳酸氢铵（Ammonium bicarbonate）	9.2，10.3	8.2~11.3	是
甲酸铵（Ammonium formate）	9.2	2.8~4.8	是
氢氧化铵 (Ammonium hydroxide)	9.2		是
磷酸氢二铵（Ammonium phosphate，dibasic）	7.2，9.2	6.2~10.2	否
甲酸（Fomic acid）	3.8		是
磷酸（Phosphoric acid）	2.1		否
磷酸二氢钾 (Potassium phosphate，monobasic)	2.1	1.1~3.1	否
磷酸氢二钾 (Potassium phosphate，dibasic)	7.2	6.2~8.2	否
磷酸三钾 (Potassium phosphate，tribasic)	12.7	11.7~13.7	否
柠檬酸三钠（Sodium citrate，tribasic）	3.1，4.8，6.4	2.1~7.4	否
三乙胺（Thiethylamine）	11.0		是
醋酸三乙胺（Triethyammonium acetate）	4.76	3.8~5.8	是
三氟乙酸（Trifluoroacetic acid）	0.3		是

3.8.10 方法开发中的超高效液相色谱法

作为分离检测复杂体系中多种化合物的强有力分析技术，HPLC 法的发展包括理论体系不断完善、分离方法不断更新、仪器性能不断改进，以及应用领域不断扩展。从根本上说，HPLC 技术的目前发展方向可概括为以下三个主要方面：化学、检测器和系统/数据处理。

化学方面发展的主要驱动力之一是用于影响分离的色谱柱填充剂（固定相）、即色谱柱的不断发展。其技术的基本原理体现在范氏方程中。

$$H = Ad_p + \frac{B}{u} + [\, C_1 + C_2 + C_3d_p^2 \,]\,u$$

范氏方程是一个描述线速度与塔板高度（柱效）关系的经验式，给出了 H（塔板高度，HETP 或柱效）与线速度 u（流速）、颗粒大小或直径 d_p 之间的关系。A 项表示涡流扩散，B 项表示纵向扩散，C 项（$C_1+C_2+C_3d_p^2$）表示颗粒内外传质阻力。

在范氏方程中，填充剂粒径大小是影响塔板高度的变量之一，为提高分离效能，有效方法之一是减小填充剂粒径。当填充剂粒径减小至 2μm 时，柱径也更细至 1.7mm，不仅显著提高了柱效率，且效率并不随流速或线速度的增加而减少。通过使用更小的颗粒填充剂，线速度和峰容量（单位时间内分离的峰数量）可以扩展到新的极限。

这种使峰容量、分离速度、灵敏度、分离度等性能得以提高的液相色谱法被商业化称为超高效液相色谱法（UPLC），自 Waters 公司第一个商品化的超高效液相色谱仪问世以来，有关高效液相色谱仪厂商也纷纷推出自己概念的超高效液相色谱仪，但叫法各有不同，如有的称之为 UHPLC，有的称之为 UFLC 等。不论仪器名称如何，技术如何提高，其实都是高效液相色谱法技术革新的产物，并不是一个与 HPLC 方法有本质区别的新方法，因为它们基于的分离机制、分离过程都是相同的，且均可用范氏方程来描述分离的理论塔板高度。所不同的是仪器性能、色谱柱要求更高，所需的色谱条件会有很大的不同。

在实际工作中，为提高分离度、灵敏度和缩短分析时间，可使用小粒径（约 2μm）填充剂和小内径（约 2.1mm）色谱柱或表面多孔填充剂，但输液泵的性能、进样体积、检测池体积和系统的死体积等必须与之相匹配。

3.8.11 描述 HPLC 方法

确定一个适当的色谱系统是建立高效液相色谱法（HPLC）纯度检查方法时通常要面对的一个主要问题。因为 LC 系统较为复杂，由于多种固定相填料的存在，特别是化学键合反相填料，不仅不同品牌间填料的差异，甚至是同一品牌不同批次填料间的差异，都会影响色谱系统的分离能力。

在描述色谱系统时，应给出色谱柱的规格（柱长和内径）、固定相的详细信息、流动相组成、流速以及洗脱程序、柱温（如不同于室温或需要特殊的柱温箱）、进样方法（如重要）、进样体积和检测方法，以及色谱系统参数允许的变动范围。在品种项下一般不宜指定或推荐色谱柱的品牌，如只有某种类型的固定相才能满足分离度要求，则有必要对固定相进行全面的描述，通常包括如下信息：颗粒类型（无定型或球形、多孔或表面多孔）、粒径、比表面积（m^2/g）和孔径（nm）、色谱柱的柱长或柱内径；当采用反相色谱柱时应给出含碳量以及固定相是否经过封端处理或者残留硅醇基的去活化处理（如碱性物质在反相色谱柱上会有拖尾的风险）等信息。当耐用性试验证明必须使用特定牌号的色谱柱方能满足分离要求时，可在该品种项下注明。

对有关检查用的液相色谱法进行方法学验证时，应考察的性能特征包括但不限于：专属性、检测限、定量限、精密度、已知杂质的响应因子和线性（有关物质检查的线性范围）。

为减少色谱峰的畸变，尽可能采用流动相制备供试品溶液与对照（品）溶液。

出于简便和重现性的目的，优先选择等度洗脱方式并在室温条件下进行色谱分离。当其他温度更有优势时，应给出柱温条件（如 ≥ 30℃）。

因为多数原辅料药物需控制的工艺杂质和降解杂质的数量可能会很多且性能差异较复杂，等度洗脱方式的选择性可能不够强，因此对梯度洗脱方法的需求正不断增加。采用梯度洗脱分离时，梯度洗脱程序，包括运行时间和流动相在不同时间的组成比例，通常以表格的形式在品种项下规定。

在考虑液相梯度洗脱程序时，一个需要重点关注的参数就是溶剂混合时与进入柱前之间管路中的体积，这个体积有时被称为死体积（又称有效系统延迟体积、延迟体积）。不同色谱泵系统之间死体积的显著差异会导致色谱峰保留时间的差异。泵系统的配置包括毛细管、溶剂混合室和进样器定量环的规格决定了死体积的大小；对于某个色谱系统而言，死体积是固定的。对于保留能力差的物质，死体积的差异对保留时间的影响最大。因此，设计的梯度洗脱方法应使待测物质不在梯度的起始阶段出峰，如果保留较差的组分在等度洗脱阶段出峰，保留能力强的物质在梯度洗脱阶段出峰，这样的梯度系统是最好的，可以将死体积对保留行为的影响降低；此外，起始阶段采用等度洗脱减少不同梯度泵系统的死体积间的差异。不管是高压梯度泵系统还是低压梯度泵系统，看起来两种系统的死体积要求是一样的（< 1.0)。但是，系统的死体积必须通过试验确定。如果测得的死体积小于1ml，不同仪器之间保留时间或者相对保留时间的差异就小。因此，在转移方法时意识到不同仪器间死体积的显著差异这一潜在缺陷是重要的。如有可能应尽量采用等度洗脱方法，如必须采用梯度洗脱，应注意如下内容：

• 详细给出所用固定相的特性；

- 梯度洗脱前设置一个等度洗脱阶段，不仅可使保留能力差的物质出峰，重要的是克服不同仪器的延迟体积对分离的影响；
- 使待测物质不在梯度洗脱开始时或梯度程序短时间内出峰；
- 所采用的泵系统的死体积应不超过 1.0ml。

如建立色谱方法时采用的泵系统死体积大于 1.0ml，在起始阶段采用适当的等度洗脱是必需的。

系统适用性要求

色谱系统的适用性试验参数通常包括但不限于理论板数、分离度和峰谷比、灵敏度、拖尾因子和重复性等。通常，根据质量研究、方法开发、方法验证和耐用性试验结果，在试验方法中应给出一个或多个系统适用性要求。

保留时间和相对保留时间也常用于评价系统适用性，但如在品种项下未明确为系统适用性要求，它们仅作为一种信息或仅用于色谱峰的鉴别，并不能替代系统适用性要求。没有适用于相对保留时间可接受标准。

对于复杂体系，如适用，可在品种项下附对照图谱，供试品图谱与对照图谱的比对用于评价系统适用性。

当采用梯度洗脱方法时，对每一步关键梯度程序建立系统适用性要求为好。

3.9 ICH Q14 指导原则

ICH Q14（分析方法开发）是一个新增的指导原则，旨在作为 ICH Q2 的补充，为分析方法开发提供了科学和基于风险的指导。

虽然分析方法已按照 ICH Q2 指导原则描述的原则进行了验证，但仅凭验证结果可能不足以描述在开发分析方法中获得的所有知识。ICH Q8（R2）药物开发中建议的系统方法也可应用于分析方法的开发，或许分析方法开发者可获得各种类型的信息，表明分析方法适合其目的。然而，与监管机构分享和分析方法开发相关的额外知识和信息，可能更有助于证明分析方法适合其预期目的。此外，在风险评估的基础上对分析方法进行全面的理解，可以支持分析方法在整个生命周期内的持续改进，并为分析数据的质量提供保证。

3.9.1 分析方法开发一般考虑

分析方法开发的目的是获得一种适合其预期目的的分析方法：在可报告范围内，以所需的灵敏度、选择性、专属性、准确度和（或）精密度测量目标分析物的一个或多个质量属性。

ICH Q14 中描述了分析方法开发的基础和增强方式。虽然基础方式仍然是可被接受的，增强方式的一些或所有要素可以用于支持分析方法的开发和生命周期管理。

在某些情况下，一个已建立的分析方法可应用于多个产品，很少或不必修改测量条件。对于这种平台分析方法的新应用，可简化后续开发，并根据基于科学和风险的理由省略某些验证试验。

一般来说，在开发研究期间获得的数据，例如，来自实验设计（DoE 研究）的耐用性数据，可以作为相关分析方法性能特征的验证数据，而不必重复验证。

3.9.2 分析方法开发的基础方式与增强方式

3.9.2.1 基础方式

分析方法开发应酌情包括以下要素：

①定义需要根据指标检测的原料药或制剂的属性。

②确定药物的哪些质量属性需要采用分析方法检测。

③选择合适的分析方法、技术和相关仪器或合适的仪器。

④进行适当的方法开发研究，评价分析方法的性能特征，如专属性，可报告范围[包括校正模型，范围下限和（或）范围上限]内的准确度、精密度和耐用性。

⑤定义适当的分析方法描述，包括分析方法的控制策略（如参数设置和系统适用性）。

⑥根据 ICH Q2 中描述的方法，对分析方法进行验证研究。

3.9.2.2 增强方式

ICH Q8 中描述的质量源于设计的原则和 ICH Q9 中描述的质量风险管理原则适用于增强方式中的分析方法开发和生命周期管理。

增强方式提供了一种系统的方式来开发和细化分析方法的知识。与侧重于分析验证和随后的验证和转移的基础方式不同，增强方式将这些活动视为密切相关的连续体，而不是离散的行动。除基础方式中已描述的要素外，增强方式还应包括以下一个或多个要素：

①基于对生产工艺的理解，评价样品特性和样品的预期变异性。

②定义分析目标概况（Analytical Target Profile，ATP）。

③通过风险评估和评价先验知识，以识别影响方法性能的分析方法参数。

④通过单变量或多变量实验，以探索确定的分析方法参数之间的范围和相互作用。

⑤基于对分析方法的理解，包括为确保符合性能标准而确定的有关分析方法参数适当点和（或）范围，定义分析方法控制策略。

⑥定义一个分析方法生命周期变更管理计划，明确定义和报告既定条件（Established Conditions，ECs）类别，经证明的可接受范围（Proven Acceptable Ranges，PARs）和方法操作设计区域（Method Operational Design Regions，MODRs）。

应用增强方式要素开发方法可以导致更耐用的分析方法，更好地理解参数的影响，并为生命周期管理带来更大的灵活性，例如，更广泛的操作范围，更合适的 ECs 集合和相关的变更报告类别。

增强方式的优点可能包括但不限于：

①了解哪些分析方法属性对方法性能是必要的（即既定条件 ECs），哪些不是。

②预定义的与关键质量属性（CQAs）及其可接受标准相关的性能特征（如 ATP），为分析方法的验证以及当前和新分析方法/技术之间的比较提供目的驱动的方案。

③改进分析方法控制，使操作更加可靠。

④通过使用更多的分析方法知识，来实施预防措施和促进持续改进。

⑤减少分析方法全生命周期的工作量。

当开发分析方法时，可以选择基础方式、增强方式或在基础方式中加入增强要素的混合方式。然而，从增强方式中获得的分析方法知识和结果可以保证方法更好地执行，这是先进分析方法控制策略的基础，也是对有关批准后的变更采取更灵活监管办法的机会。监管灵活性的程度将取决于监管申报中提供的相关科学知识的程度。

3.9.2.3 分析方法生命周期

图 3.5 以不同层次描述了分析方法生命周期要素。根据分析方法预期目的和采用的开发方式，每个要素的次序和程度可能会有所不同，可能几个要素同时出现。

图 3.5 显示了目标产品质量概况（QTPP）和分析目标概况（ATP）之间的联系，ATP 是增强方式的一个要素。分析方法的开发由 3.9.4 中讨论的风险评估支持。在开发

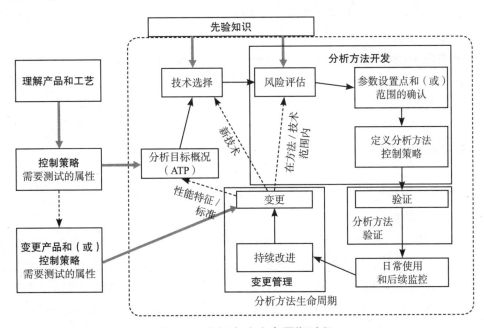

图 3.5 分析方法生命周期过程

过程中，需要对耐用性和参数范围或方法操作设计区域（MODR）进行评估，并建立分析方法控制策略。通常，一个经验证的分析方法是要在一个或多个实验室使用。应实施分析方法监控，以确保测量结果的质量保持预期的目的。分析方法还应根据 ATP 的要求不断评价，作为持续改进的一部分。在对预期变更进行风险评估、验证和（或）必要时再验证以及满足相应的法规报告要求，可以实施对新分析方法或现有分析方法调整。例如，在某些情况下，性能特征或附加属性信息的主要变化可能导致对 ATP 本身和（或）一新方法的重新评估。新技术、替代技术的实施，在满足原 ATP 要求的前提下，不得改变原 ATP。分析方法修改通常需要进行风险评估，随后对分析方法控制策略进行适当调整，并根据需要对适用参数进行验证，以充分应对变化。

3.9.3 分析目标概况

分析目标概况（ATP）是描述分析测量的预期目的和设定性能标准的性能特征前瞻性总结。对产品和工艺的理解影响对测量需控制的质量属性的识别，这些质量属性在目标产品质量概况（QTPP）中被描述。测量需要可以在 ATP 中确定，ATP 是分析方法开发的基础。

ATP 包括预期目的的描述、待测产品属性的适当的详细描述以及与性能标准相联系的相关性能特征，也包括单个或一组质量属性的性能要求。ATP 驱动了分析技术的选择，多种可用的分析技术可以满足性能要求。技术选择中应考虑到操作环境（例如，近线、在线或离线）。一旦选定了一项技术，ATP 就成为获得适当的分析方法属性和分析方法验证可接受标准的基础。可以选择性进行 ATP 的正式记录和提交，但无论选择何种开发方法，ATP 的记录和提交都应促进监管沟通。

ATP 有助于技术的选择、方法设计和开发，以及随后的性能监测和分析方法的持续改进。ATP 在整个生命周期中得到维护，也可以作为生命周期管理的基础，以确保分析过程仍然适合预期的用途。

当产品或工艺变更、额外的产品知识或任何其他影响产品质量的变更时，对产品质量的潜在影响也可能引发对相关分析方法的重新评估。

3.9.4 分析方法开发和持续改进方面的知识和风险管理

3.9.4.1 知识管理

与产品和制造工艺开发一样，知识管理在分析方法开发和随后的分析方法生命周期管理中起着关键作用。在分析方法开发和生命周期管理期间，先验知识被明显地或隐式地用于信息决策。在分析开发和应用的背景下，先验知识可以是来自公司专有开发和分析经验的内部知识、外部知识，如参考科学技术出版物或应用已建立的科学原理。

先验产品知识可能在识别适当的分析技术中起到关键作用。对最佳实践和当前最先进技术以及当前监管期望的了解有助于为特定目的选择最合适的技术。现有的平台分析方法（例如，用紫外光谱法测定蛋白质治疗药中的蛋白质含量）可用于评价特定产品的属性，而无需进行额外的方法开发步骤。

分析方法相关的知识应该从开发到整个产品生命周期管理期间作为额外的信息获得。

3.9.4.2 风险管理：评价与控制

质量风险管理（Quality Risk Management，QRM）是一个系统的过程，可用于在分析方法开发和生命周期中对方法性能的风险进行评估、控制、沟通和审查。鼓励在分析方法开发中使用风险评估，以有助于为基础或增强方式开发耐用的分析方法。

风险评估可有助于确定哪些输入可能影响操作。风险评估通常在分析方法开发早期进行，并在获得更多信息时重复进行。基于风险的方法可以是正式的或非正式的，并且可以得到文献和先验知识的支持。

风险控制原则可被用于建立分析方法控制策略。为保持分析方法性能的控制状态，持续监控应作为风险评估的一部分。向监管机构提交风险评估结果是一种风险沟通方式，可用于支持分析方法的变更。风险沟通应被用于支持分析方法在其整个生命周期中的持续改进。质量风险管理的结果应记录在药品质量体系（Pharmaceutical Quality System，PQS）中。使用上述方法可以促进基于风险方式的分析方法批准后变更分类。

风险评估工具可用于：

①辨认潜在影响分析方法性能的分析方法参数（因素和操作步骤），如石川图。

②评估分析方法参数对分析方法性能的潜在影响。

③确定分析参数并优先进行实验研究。

3.9.5 耐用性评价和分析方法参数范围

3.9.5.1 耐用性

分析方法的耐用性是对方法能力的一种度量，从而使结果不受方法参数微小但有意变化的影响，并在正常使用期间提供方法可靠性的指示。

耐用性评价应在开发过程中进行，在验证过程中可能不需要根据 ICH Q2 重复评价。在某些分析方法（如需要使用生物试剂）的情况下，耐用性范围可能需要适应更高的可变性。多变量方法的耐用性可能需要额外的考虑（见 3.10.4），在耐用性研究期间，先验知识和风险评估可能会指示参数的选择，应评估样品制备、仪器、耗材和试剂（如不同批次/供应商）的差异以及物料在预期使用期内的稳定性。耐用性研究的评价结果应反映在分析方法控制策略中，以确保分析方法仍然适合于目的。对耐用性研究更详细描述参见本书第六章。

3.9.5.2 分析方法参数范围

研究参数范围的实验可以提供关于分析方法性能的额外知识。各自的需求可以从ATP中得到。对一个参数的单变量检查可以为分析方法建立证明可接受范围，确保符合预定义的性能标准。

方法操作设计区域（MODR）是分析方法参数范围的组合，在此范围内，分析方法性能标准能得到满足，测量结果的质量可得到保证。

在增强方式中，分析方法变量（输入）和分析方法响应（输出）之间的关系可以在MODR中描述。一个MODR由两个或多个变量的组合范围组成，在这个范围内，分析方法被证明适合于预期的目的。为了证明适合的目的，相关参数及其交互作用的范围应该在多变量实验设计（DoE）中进行研究。风险评估和先验知识可以用来识别参数、属性和与实验研究相关的适当范围。不可量化的离散变量（如不同的仪器）也可以考虑作为实验设计的一部分。根据评估结果，可以为某些参数定义设定值，对于其他参数，可以定义证明可接受的范围，而其他参数可以纳入MODR。

结果评估允许识别需要控制的参数作为分析方法控制策略的一部分，支持分析方法既定条件（EC）的识别。对于在多变量研究中已经证明合适范围可接受的参数，不需要额外的耐用性研究。

3.9.6 分析方法控制策略

分析方法控制策略应确保分析方法在其生命周期内按照预期执行。控制策略来源于对分析方法和过程的耐用性理解。先验知识和开发数据也应该用于开发分析方法控制策略。

最低程度上，分析方法控制策略包括：

- 系统适用性试验（SST）
- 需要控制的参数

在增强方式中，控制策略源于对分析方法参数的系统和基于风险的评估，以及对分析方法性能潜在影响的理解。要确保需要控制的分析方法参数满足ATP中描述的性能要求，并应在方法中描述其可接受范围。

建议持续监测预定义的分析方法输出，以发现任何趋势。对分析方法输出的审查有助于方法生命周期的管理，并能够主动干预以避免方法失败。在生命周期中可能需要细化控制策略。

分析方法结果的可接受性取决于系统适用性试验的结果，系统适用性试验取决于正在开发的方法类型。系统适用性试验的建立和使用是为了确认与分析方法相关的测量系统和分析操作足以进行预期的分析，并增加对失误的可检测性。通常，SST是分析测量的组成部分，包括适合分析方法的一种或多种预定义物料。该试验是作为确认分析方法属性的子集。系统适用性可接受标准应基于分析方法性能标准。对于依赖于多变量模型的分析方法，应该使用适当的软件工具来确认数据质量。在分析方法生命周期中，应根据需要重新评估系统适用性试验。对于某些生物试验，还需要对样品的适用性进行评估。对系统适用性更详细描述参见本书第六章。

3.10 多变量分析方法的开发

多变量分析方法是指通过使用多个输入变量的多变量校正模型来确定结果的方法。这里提供的注意事项是用于使用潜在变量（例如，主成分）的模型，这些潜在变量在数学上与直接测量的变量有关。其他方法，如机器学习（神经网络或优化技术），可以使用类似的原则，但具体的方法可能不同。

建立一个耐用的多变量分析方法需要经过深思熟虑和科学论证的样本选择和分布、样本大小、模型变量选择和数据预处理。

3.10.1 样本和样本总体

多变量模型将测量的模型变量与从验证的参考方法或参考样本中获得的值联系起来。因此，多变量分析中的样本包括输入测量值及其相应的参考值，即定量测量值（如测定）的数值和定性方法的分类类别（如鉴别）。在某些情况下，一组输入测量值可以用于多个模型，前提是存在多个参考值。参考值是通过参考分析方法或已知值准备的参考样本来确定的。应注意确保参考分析方法中的不确定度足以与多元分析方法的预期性能相对应，且制备的参比（对照）样本是均匀的。对参比方法或制备参比样本的方法应加以解释和论证。

多变量模型是数据驱动的模型，应该仅在模型构建期间合并的相关可变性范围内使用。因此，谨慎的样本选择策略对于从分析数据中获取相关信息是至关重要的，并有助于结果模型的耐用性。根据方法和测量原则，样本群应包括在生产和分析过程中可能发生的可变性来源，如原材料质量、生产工艺可变性、存储条件、样品制备和检测。使用风险评估工具往往有助于确定可能影响测量和结果模型输出的可变性来源。

用于校正和验证多变量模型的样本应代表上市生产工艺，并包含与分析方法目标一致的预期可变性。在上市生产规模上获得具有适当可变性的样本是具有挑战性的。因此，研发实验室和中试规模的样本经常被用来提供足够的可变性，以提高准确性和耐用性。建议增加上市生产规模的样本，以捕获与特定设备和（或）加工条件相关的可变性。还应仔细考虑校正和验证组中的样本分布，因为这将影响模型的预测能力。

用于创建一个校正模型定量分析的样本数量将取决于样本基质的复杂性和（或）基质对感兴趣分析物信号的干扰，即更复杂的样品基质，通常需要更多的样品。

应该有足够的样本以允许创建适当大小和可变性的独立校准和验证集，也就是说，验证集中的样本不被纳入校准或内部测试集。在可行的情况下，使用由独立批次的样本生成的验证样本集可以证明模型的耐用性。

3.10.2 变量的选择

在模型开发过程中进行变量选择。例如，波长范围选择经常应用于光谱应用中，以选择对所选的待评估（建模）的化学或物理性质提供最佳估计的光谱区域。变量的选择取决于测量原理、应用等因素，并应加以论证。

3.10.3 数据转换

数据转换方法的选择可能取决于数据、仪器或样本的类型、模型的预期用途和（或）用户先验经验。在执行任何转换时都应该谨慎，因为可能会引起扰动，或导致必要信息的丢失。任何数据转换都应该记录并证明其正确性。

3.10.4 耐用性构建

模型开发应尽量减少预测误差，并提供一个耐用的模型，始终确保多变量模型的长期性能。通过与物料、工艺、环境、仪器或其他因素相关的可变性来源，将耐用性构建到模型中。可变性的来源可以从先验知识和风险评估中确定，并使用统计工具（如DoE）进行评估。耐用性取决于多个因素，如校准集的组成、数据转换方法、变量的选择和潜在变量的数量。

多变量模型的优化是开发过程中的一个重要步骤，通常需要在准确度和耐用性之间权衡。关键因素是在校正模型中使用的潜在变量的数量，以确保模型为其预期目的进行优化。潜在变量数量的选择发生在模型开发过程中，并在内部测试中得到确认。太多的潜在变量可能导致模型过拟合，从而导致耐用性降低和频繁的模型更新。应该提供使用潜在变量最终数量的理由。软件包提供的诊断图对支持解释是有用的。

3.10.5 重新校准和模型维护

校正模型的监测是多变量分析方法持续验证的重要组成部分。可以使用各种统计工具进行诊断，以确保模型假设得到支持。对于潜在变量模型，这些诊断工具可以包括：

- 检查残差以确定数据的未建模特征（例如，X残差或F概率）
- 异常值诊断，以确定数据是否在模型构建的范围内（例如，Hotelling's T^2 或马氏距离）

现代软件包允许应用诊断工具为每一个模型预测。

此外，通过将模型预测与参考样本或参考方法结果进行比较，可以在周期性或事件驱动的基础上确认校正模型的持续性能。这种验证性测试有助于确保校正模型继续按照预期执行。可能触发确认测试的事件包括新的已知工艺变化、意外的工艺干扰或预定的仪器维护。

对模型的监视可以用来触发模型重建（重新校准），作为持续改进的一部分。一般来说，对原始模型构建和内部测试的考虑是相同的。根据模型更新的原因（例如，工艺转移），可能需要包含新数据，而可能取出旧的非相关数据。

一旦建立了新的校正模型，就可以根据与原始模型相同的性能标准对新模型进行验证。不期望从模型更新中改变的方面可能不需要评估（例如，专属性）。

3.10.6 多变量模型生命周期图描述

多变量模型生命周期（图3.6）是迭代的，可以分解为3个主要部分：模型建立、日常生产和模型维护。

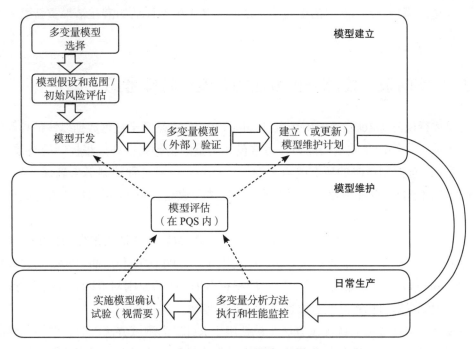

图 3.6　多变量（MV）模型生命周期示意图

MV模型的选择根据分析方法的要求和测量技术的选择。在进行模型开发之前，要定义模型的性能因素，包括基础模型假设和模型适用性所需的范围。最初的风险评估对于理解可能影响模型性能的物料和过程中可变性的潜在来源很有价值，因此应在模型校准期间加以考虑。模型开发，包括校准和内部测试，应遵循前述的要求。一旦模型被开发出来，就会使用以前没有在校准集中使用过的独立数据对其进行验证。建立模型的最后一步是制定 MV 模型维护计划，其中包括异常诊断的方法和限制，并在必要时定义确认测试的周期性和环境。

MV 分析方法的日常分析通常包括使用离群诊断监测每一次测量的适当性。在许多情况下，针对参考方法的确认测试是在预先定义的周期性或事件驱动的基础上进行的（例如，设备维护，新原材料或工艺变化）。验证性测试或异常诊断未能满足预定义的标准，或数据趋势表明模型、过程或所测量的材料存在潜在问题，则可能触发模型评估。

应在药品质量体系（Pharmaceutical Quality System，PQS）中进行模型评估，并利用知识管理和风险评估来确定问题的根本原因。根据确定的问题，可能需要进行模型开发和重新验证，例如，将样本添加到校准集中，并删除那些不再相关的样本。在某些情况下，模型可能会适当地执行，但是额外的经验可能会确定需要修改模型维护计划的限制。在其他情况下，确定的问题可能与测量系统有关（例如，一个不对应的样本接口），则不需要更新模型。图 3.6 中的虚线箭头说明了基于模型评估的潜在结果重新引入生命周期流程。

3.11 实时放行检测分析方法的开发：特殊考虑

实时放行检测（Real Time Release Testing，RTRT）是基于过程数据以评估和确保过程中和（或）最终产品质量的能力，通常包括测量的物料属性和过程控制的有效组合。RTRT 测量结合控制策略的所有要素（例如，过程监控或过程控制）来确保产品质量。RTRT 可应用于化学药和生化药的原料药、中间体和成品。RTRT 可以用于部分或全部的 CQAs。

RTRT 可以基于一个或多个过程测量和（或）物料属性的适当组合来提供一个或多个产品 CQA 的预测，并且要求该 CQA 是特定的。RTRT 方法和产品 CQAs 及验收标准之间的关系应该被充分证明。适当时，应根据 ICH Q2 的原则对 RTRT 方法进行验证，并证明过程测量对目标产品质量属性具有适当的专属。

在设计任何在线或上线测试方法（包括用于 RTRT 的测试方法）时，取样和样品接口是重要的考虑因素。选择的测量点应代表整个被处理的物料，并适当选择取样时间或数量（例如，相对于单位剂量）。此外，样品接口应在生产过程中保持一致，并应对预期的加工和环境变化保持稳定。

根据 ICH Q6A 和 Q6B，RTRT 方法应包括在产品指标中，并参考 RTRT 分析方法和相关的验收标准。RTRT 结果应该用与传统测试相同的单位表示。产品指标通常还包括用于生命周期测试的分析方法。如果文件包含 RTRT 的已注册替代控制策略（例如，当过程分析不可用时的传统最终产品测试），相关的分析方法和何时应用也应包括在提交的产品指标中。

3.12 小结

可以通过探索从零开始进行方法开发，也可以根据文献或其他来源中获得的现行方法进行改进。但有一点是肯定的：方法开发是一个复杂、耗时的过程。任何对流程进行简单化、自动化、系统地、逻辑化方面的处理工作都可以在通量、效率、缩短上市时间以及生成易于验证的方法方面获得巨大的收益。

附件：分析方法风险评估石川图示例

附件为使用石川（鱼骨）图进行分析方法风险评估的例子。为建立石川图，专家们确定了在分析方法中可能对产品测量结果产生影响的潜在变量。其他基于先验知识和初始实验数据的类似工具也可以使用，例如，失效模式影响分析（Failure Mode Effects Analysis，FMEA），它根据概率、严重程度和可检测性对变量进行排序。实验设计（DoE）或其他实验方法可以用来评估排名较高的变量的影响，以获得对过程的更好理解，制定适当的控制策略。附件着重介绍带框架的石川图的使用例子（附图1），并提供另外两个分析方法例子（附图2、附图3）。

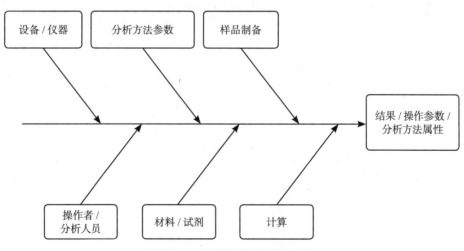

附图1　石川图的框架示意图

包含可能影响分析测量结果、分析方法性能特征或分析方法属性的因素

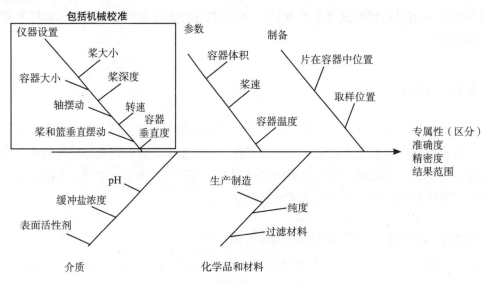

附图 2　溶出度测量石川图

其中包含可能影响分析方法性能特征的特定因素。在例中，桨速和 pH 值以红色表示，因为与分析中突出显示的其他元素相比，这些因素在测量时被判断为具有更大的风险，对性能特征有更大的影响

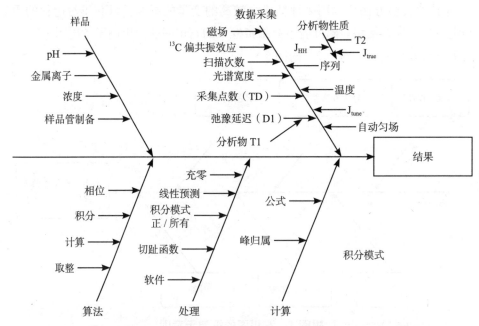

附图 3　肝素成分分析的 ^{2}D–NMR 测量（应用不广泛的）方法石川图

列出可能影响结果的特定因素，用于选择参数测试的设计实验研究。该法的详细描述参见 Mauri 等. Qualification of HSQC methods for quantitative composition of heparin and low molecular weight heparins. J. Pharm. Biomed. Anal., 2017, 136, 92–105

参考文献

［1］Technical guide for the ELABORATION OF MONOGRAPHS. European Pharmacopoeia 7th Edition，2015 European Directorate for the Quality of Medicines & HealthCare.

［2］Technical Guide for the Elaboration of Monographs 3rd Ed, Pharmeuropa, Special Issue（1999）.

［3］Jerkovitch, A. D., Mellors, J. S., Jorgenson, J. W. The Use of Micron-Sized Particles in Ultrahigh-Pressure Liquid Chromatography［J］. LCGC North America, 21（7）, 2003.

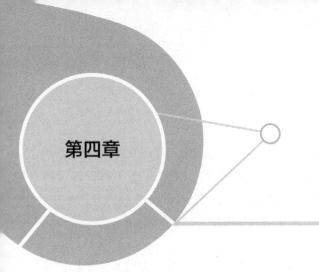

第四章

方法验证

4.1 概述

如前所述，方法验证是整个验证过程的一部分，验证至少包含四个不同的阶段，每个阶段对整个过程的总体成功都至关重要。方法验证是通过实验室研究确定方法的性能特征能满足预期分析应用的要求，它在正常使用过程中保证了实验室研究的可靠性，有时也被称之为提供文件证明方法能达到预期目的的过程。除了有良好的科学性，方法必须通过验证以符合监管部门或其他机构的要求。除了提供使用可接受的科学实验的证据外，方法验证是整个验证过程的关键部分。一个定义良好且文件化的方法验证过程不仅满足法规遵从性需求，而且提供了系统和方法适合其预期用途的证据，并有助于方法转移和方法确认。

在第一章中，已介绍了各国药品监管机构、各国药典和 ICH 的一些与方法验证、转移和确认相关的指导原则。本章重点讨论方法验证的一般过程及其基于的法规指南，涉及的术语和定义、验证方案和报告。由于 HPLC 法是实验室中使用的主要技术，在可能的情况下，讨论以它作为实例展开，提供的信息同样可以应用于其他分析方法和技术。当然，在受控实验室中使用的任何分析技术都可以依据这里引用的指南及其讨论来验证其预期用途。在非受控的行业（如学术实验室），也需要使用能提供高质量、可靠数据的方法，在这些情况下，即使法规不要求方法验证，也强烈建议使用方法验证。现在，许多期刊对拟发表的分析方法建立的研究论文要求提供支持方法验证的数据。

4.2 方法验证指南

ICH 分别在 1994 年和 1995 年发布了分析方法验证文件 Q2A *Validation of Analytical Procedures–Definitions and Terminology* 和 Q2B *Validation of Analytical Procedures–Methodology*，2005 年 又 将 Q2A 和 Q2B 合 并 形 成 Q2（R1）*Validation of Analytical*

Procedures: *Text and Methodology*。USP 22 版首次将分析方法验证作为 <1225> 法定方法验证（*Validation of Compendial Procedures*）收载。英国药典（2007 年版）首次将分析方法验证（Supplement Chapter Ⅲ F: Validation of Analytical Procedures）载入其附录中。USP、英国药典和日本药局方收载的分析方法验证（Validation of Analytical Procedures）均基于 ICH Q2。

许多其他受监管的行业都有明确定义的方法验证指南，对于分析方法验证来讲，重要的参考文献还有国际标准化组织（ISO）9000 全球管理标准和相关 ISO 文件。

《中国药典》9101 药品质量标准分析方法验证指导原则在《中国药典》2020 年版更名为 9101 分析方法验证指导原则。在《中国药典》中，与方法验证有关的指导原则还有 9012 生物样品定量分析方法验证指导原则和 9201 药品微生物检验替代方法验证指导原则等。

国内有不少学者就药品分析方法验证的概念、实质、内涵和适用性，以及如何进行方法验证进行了有益的讨论或探索，发表了一些有指导意义的文章，总结出方法验证的基本步骤、特征和要素，可作为药品分析方法建立、修订和验证的重要参考文献。

目前，方法验证的理念已植根于实验室之中。《中国药典》9101 分析方法验证指导原则和国家药品审评中心《化学药物质量控制分析方法验证技术指导原则》（简称"化学药方法验证"）已成为广大从事药品质量研究、检测方法建立或修订和检验检测人员的案头卷、必读书，它们的原则性规定和国际协调会议（ICH）或 ISO/IEC 17025 的相应要求基本上相同，但是 ChP、美国 FDA、USP 和 ICH 之间对一些术语的概括和定义可能有所不同，本章及后续的相关章节中将讨论这些异同点。搞清楚这些异同点有助于加深对分析方法的理解，在实际工作中的准确应用，有利于适应药品和药品标准走向国际化的需求，做好《中国药典》和注册审评要求与 ICH 指南的协调，缩小全球药品监管要求之间的差异。

如第一章所述，ICH 已对 Q2（R1）*Analytical Validation* 分析方法验证指导原则："正文和方法学"进行修订。进一步协调后的修订稿 ICH Q2（R2）对分析方法的验证理念、验证方式和验证过程都将产生重要影响。在本章和后续章节中，将融合 ICH Q2（R1）和 ICH Q2（R2）一起讨论。实例的讨论多以 HPLC 法为主，辅以其他分析方法，因为 9101 分析方法验证指导原则和 ICH Q2（R2）的基本原则是具有普遍意义和通用性的，适用于药物分析检测所使用的各种技术。

4.3 术语和定义

方法验证有许多术语是在实验室中常用的，本章主要讨论与方法验证相关的术语及其定义。分析方法需验证的测量的质量属性和需验证的性能特征（也可称为性能参数），过去分别称为分析项目和验证指标，为保持不同版本之间的连贯性，后续对这些术语并不严格区分。图 4.1 列出了《中国药典》2020 年版 9101 分析方法验证指导原则中的主要性能特征术语。

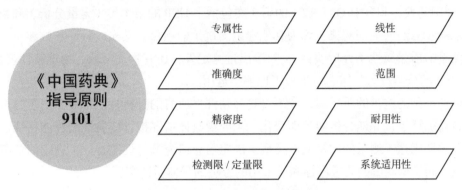

图 4.1　分析方法验证性能特征

　　虽然这些参数术语中的大多数都很熟悉，任何受控实验室每天都在使用，但它们有时对不同的人有不同的含义。例如，Ruggedness 是构成任何良好设计的精心研究的一部分，经常与耐用性（Robustness）和精密度中的重现性（Reproducibility）混淆，因此 Ruggedness 这个术语已经不被广泛使用。

　　图 4.1 中验证的性能特征的排列顺序和《中国药典》（9101 分析方法验证指导原则）所列顺序一致，在一定程度上表明这些性能特征影响方法验证成功与否的重要程度，验证方法时，首先应关注方法的专属性、其次是准确度和精密度等，但是，所列顺序不代表方法验证必须遵从的顺序。在实际工作中，应根据方法、仪器、试剂、费用、时间和人员等多方面考虑，选择合适的方法验证顺序。

　　ICH Q2（R2）在 ICH Q2（R1）基础上，增加并重新定义了与验证相关的性能特征术语。参照 ICH Q2（R2），《中国药典》9101 分析方法验证指导原则作了重大修订，重新定义了"分析方法验证试验的选择和标准"，明确了需验证的测量的质量属性和相应的需验证的性能特征（表 4.1）。

4.4　测量的质量属性和需验证的性能特征

　　在《中国药典》中，测量的质量属性被分成 3 类，第 2 类杂质测定又分为定量测量和限度控制。《中国药典》对测量的质量属性分类和 ICH Q2（R2）分类是一致的（表 4.1），但和 USP 的分类不同。USP 将测量的质量属性分成 4 大类：
- 第 1 类：主要成分或活性成分的含量分析
- 第 2 类：杂质或降解产物的测定

- 第 3 类：特性参数的测定
- 第 4 类：鉴定测试

《中国药典》的第 1 类和第 2 类分别与 USP 的第 4 类和第 2 类相对应，所不同的是，《中国药典》和 ICH Q2（R2）的第 3 类包括了 USP 的第 1 类（含量分析）和第 3 类（特性参数测定，《中国药典》称为其他定量测量）的项目。其实，特性参数涉及一大类的需测量的质量属性（分析项目），除溶出量测定外，还有物理常数、物理特性表征等，所以 USP 的分类较为具体、也更易于理解、运用。

每种类型的测量的质量属性并不总是必须评估所有的分析性能特征。由于分析方法具有各自的特点，并随分析对象而变化，需要视具体情况拟订应验证的性能特征、分析方法及预期用途（测量的质量属性类型）决定需要研究哪些性能特征，后续的章节将详细讨论不同类型测量的质量属性和所采用的方法的具体验证实例。

表 4.1　测量的质量属性的典型性能特征和相应的验证试验

测量的质量属性 分析方法性能特征（2）	鉴别	杂质（纯度） 其他定量测量（1）		含量/效价 其他定量测量（1）
		定量测量	限度控制	
专属性（3） 　专属性试验	+	+	+	+
范围 　响应（校正模型） 　范围下限	− −	+ QL†	− DL	+ −
准确度（4） 　准确度试验	−	+	−	+
精密度（4） 　重复性试验 　中间精密度试验	− −	+ +（5）	− −	+ +（5）

− 表示该性能特征通常不需被评估；

+ 表示该性能特征通常应被评估；

† 表示通常不需评估检测限，但在某些特别或复杂的情况下是被推荐的。

QL，DL：分别代表定量限，检测限

（1）其他定量测量的范围限如接近技术的检测限或定量限，可遵循杂质检测方案，否则建议采用含量分析方案。

（2）在某些分析方法用于物理化学性质情况下，某些性能特征可用技术固有合理性来代替。

（3）某一分析方法不够专属，应用一种或多种其他辅助分析方法予以补充，除非有合理的证明。

（4）准确度和精密度可以分别评估，也可以使用联合验证的方式评估。

（5）精密度包括重复性、中间精密度和重现性。如已有重现性数据，由重现性数据集可得出中间精密度，不需另行中间精密度独立研究。

在分析方法验证中，如需要，应使用标准物质或其他经适当表征符合预期目的的物质进行试验，这些物质均应有鉴别、纯度或任何其他必要特性的证明文件。标准物质所需的纯度取决于预期的用途。对标准物质的定义、标定、管理和使用均应符合国家相关规定。

分析方法验证不是一个孤立的过程，是与分析方法开发过程相联系的、不可分割的一个整体，分析方法开发研究中获得的合适数据可作为替代的验证数据；如果有科学依据，可简化已建立的分析方法的验证。在实践中，为适当地评价验证试验结果，可以设计验证实验，以提供分析方法性能的完整信息，如专属性/选择性、范围、准确度和精密度等。在实施验证研究前，应将耐用性作为分析方法开发的一部分进行评估。除按《中国药典》9101分析方法验证指导原则所述的验证方法外，在有适当科学依据的情况下，其他方法也可适用和被接受，分析方法验证应选择最适合与其产品性能相对应的验证方法和方案。

在分析方法整个生命周期内，随着对产品认知的深入、技术水平的提高和监管要求的增加，分析方法可能需要变更。在这种情况下，变更后的分析方法可能需要部分或全部重新验证，有必要对变更后的分析方法性能特征及其标准进行适当的风险评估，以管理分析方法生命周期中的变更。科学和基于风险的评估原则用于证明给定的性能特征是否需要重新验证；重新验证的程度取决于分析性能特征受变更影响的程度。

通过使用来自多个实验室的数据，共同验证可证明分析方法符合预定义的性能标准。当分析方法在不同实验室间转移时，通常会执行验证实验的子集。

交叉（互）验证也是一种方法，可以用来证明两种或两种以上的分析方法适用于相同的预期目的。交叉验证应该证明这些方法是否满足相同的预定义的性能标准。

后续有关的验证试验、方法学和评价的讨论将围绕这些验证的性能特征展开，并以表4.1所赋予的定义重新诠释这些验证的性能特征。

4.5 专属性/选择性

专属性（又称特异性）和选择性均用于描述在其他物质存在下分析方法测定某一物质不受干扰的程度。其他物质可能包括杂质、降解产物、有关物质、基质或操作环境中存在的其他组分。专属性方法是具有完全选择性的方法，通常用于描述最终状态，明确可以对目标分析物进行检测。选择性是一个相对术语，用于描述混合物或基质中特定被分析物可被检测且不受具有类似行为的其他组分干扰的程度。专属性/选择性考虑了来自其他活性成分、阴性样品、辅料、杂质、降解产物等的干扰程度。

需要说明的是，在本书的讨论中，并不严格遵守专属性和选择性定义上的差异，往往对它们不加区分地引用和描述。

不论何种测量的质量属性（分析项目）：鉴别、杂质检查、含量测定和特性参数测量，均应考察其专属性。例如，对于鉴别，专属性是通过区分样品中其他化合物的能力或与已知参考物质如对照品的比较来证明的。

不论何种方法：色谱法、光谱法还是容量法等，均应评价其专属性。当分析方法不具专属性时，可以证明其选择性。然而，在存在潜在干扰的情况下对分析物进行鉴别或定量的测试应使干扰最小化，并证明该测试是符合目的的。某些分析方法专属性的缺乏可以由其他辅助分析方法来补充，如果一种方法不能提供足够的区别，建议结合两种或两种以上的分析方法，以达到必要的选择性水平。

4.5.1 专属性验证方法

分析方法的专属性或选择性可采用以下方法之一或其组合来证明，有些实验可以与准确度研究相结合。

（1）无干扰

通过证明被分析物的鉴定和（或）定量不受其他物质、其他被分析物或基质的影响，可以证明专属性/选择性。例如，采用阴性试样试验，将不含被测成分的阴性试样（除去含待测成分药材或不含待测成分的模拟处方试样）与含被测成分的供试品在同一条件试验并比较，以确认是否存在干扰。

（2）与其他方法比较

专属性/选择性可以通过证明分析物的测定结果与另一个良好表征的分析方法（例如，正交方法）的测定结果相比较来验证。

（3）技术固有合理性

在某些特定的情况下，分析技术的专属性可以通过技术参数来保证和预测（例如，质谱中同位素的分辨率，核磁共振信号的化学位移）；或由技术固有合理性证明（例如，红外光谱法和拉曼光谱法用于纯化合物的鉴别）；如果被证明是合理的，则不需要实验研究。

4.5.2 常用方法的专属性验证

不同的分析技术有不同的专属性，不同的分析技术的专属性验证方法有所不同；当用于不同的分析目的时，对专属性的要求也是不一样的。

色谱法或电泳法将混合物分离后检测正是为了提高方法的专属性，因此它们也是具有一定选择性的方法。

色谱法的专属性是确保色谱峰响应是由单个组分引起的（没有峰重叠），色谱峰响应信号可能仅归属于待测物，也可能同时含有共存干扰物的贡献，应经过充分、有效的验证。对于给定的待测成分，专属性通常通过分离度、理论板数（柱效）和拖尾因子来测量、表征和证明。对于含量测定和杂质检测，专属性可以通过两个相邻洗脱化合物的分离度来表示。这些化合物通常是主成分或活性成分和相邻洗脱的其他成分如杂质等。检查杂质时，如果杂质对照品可获得，必须通过加标试验来证明测定结果不受其他成分如主成分、其他杂质或辅料等基质的影响；如果没有杂质对照品，检测结果必须与另一良好表征的方法进行比较，或与参比原料药或参比制剂同时检测，比较它们的杂质谱。测定含量时，可直接比较两个测定结果。检测结果的比较会因特定的方法而有所不同，但可能包括视觉以及保留时间、峰面积（或峰高）、峰形状等比较。

评价色谱法专属性的方式有但不限于以下几种：

（1）分离度试验

分离度（试验）溶液是用于评价所采用的色谱方法分离度是否达到要求的测试溶液，常采用待分离组分混合物或用可评价色谱柱分离效能的指标性物质制备，它们可能是几种组分或杂质的混合物，或是含有不同杂质量的合成产物粗品，也可用主成分经强制降解［强光照射、高温、高湿、酸（碱）水解或氧化］的方法获得，分离度（试验）溶液既用于评价分离度，也用于色谱峰的定位。

正确理解分离度的含义并合理地运用于实际色谱分析中，对验证方法的专属性有着重要的意义。理论上可以证明，对于服从正态分布且等高的相邻两色谱峰，一般来说，当分离度（R）< 1 时，两峰有部分重叠；当 $R=1$ 时，分离程度可达 98%；当 $R=1.5$ 时，可认为已完全分离，也称为基线分离。无论是定性鉴别还是定量测定，均要求待测物质色谱峰与相邻成分色谱峰间有较好的分离度。

一般要求分离度应不小于 1.5，是基于相邻色谱峰服从正态分布且等高的理想状态，但在多数情况下并非有如此的理想状态。难分离物质对应的分离度大小受色谱过程中两种成分热力学和动力学的综合影响，影响谱带展宽的传质和扩散因素的讨论基于的是线性色谱，实际上遇到的是非线性色谱，造成峰"拖尾"和"伸舌头"现象，使峰展宽，对峰的基线宽度的影响等。例如，测定化学药的有关物质时，供试品溶液的浓度一般比对照溶液或对照品溶液至少要高出 100 倍，由于浓度过高或非线性色谱等原因，色谱峰常出现拖尾不服从正态分布的现象，且由于主成分与有关物质的量相差很大，使它们的峰不等高；又如测定中药及中成药时，供试品中基质复杂且所含的各组分含量存在差异，色谱峰峰形会不同程度地偏离正态分布，峰响应值也不可能相同或相近。因此，在一些色谱分析中，分离度为 1.5 时不一定能满足基线分离且无干扰的要求。分离度应为多少方可使待测成分峰不受相邻色谱峰的干扰，实际上是随待测成分的色谱行为和浓度，供试品体系的复杂程度以及检测所要达到的目的不同而异。如《中国药典》二部中，己酮可可碱的有关物质测定项下规定茶碱峰与咖啡因峰的分离度应大于 4.0，咖啡因峰与己酮可可碱的分离度应大于 10.0；头孢地尼的含量测定项下规定头孢地尼与其相对保留时间 0.9 和 1.2 处杂质峰（前后）的分离度均应不小于 1.2。

测定多组分如中药或化学药有关物质时，除对相邻峰的分离度予以规定外，也常对某两非相邻色谱峰的分离度予以规定，如要求分离度不小于10或者是更大值，其目的是通过限定这两个成分色谱峰的分离度，以保证其他色谱峰之间也有良好的分离度。

（2）阴性试验

以不含待测成分的供试品（如除去含待测成分的药材或不含待测成分的模拟处方，通常称阴性试样）试验，阴性试样应在待测成分出峰处不得出现其他成分的色谱峰，这一方法常适用于化学药制剂和中成药的专属性考察。

（3）添加共存物

在共存物如杂质可获得的情况下，试样中可加入共存物，考察待测成分峰是否受干扰。对于多个共存物的测定，也可向试样中加入一定量的多个共存物，考察各共存物峰之间及与待测成分峰能否得到有效分离。

（4）与另一个专属性方法比较

在共存物如杂质或降解产物不能获得的情况下，或分离度试验溶液无法制备的情况下，测定可能含有共存物如杂质或降解产物的供试品，与用另一个经验证的方法或药典方法测定结果比较。含（限）量测定方法可比对不同方法的结果，杂质检查可比对检出的杂质个数。

（5）峰纯度检查

推荐基于光电二极管阵列（PDA，又称DAD）检测器或质谱（MS）的峰纯度检查用于证明色谱分析的专属性。现代PDA技术是评价专属性的有力工具。PDA检测器可以在峰的每个数据点上采集全波长范围内的光谱，通过软件处理，比较每个光谱以确定峰纯度。PDA在开启一定波长范围的扫描功能时，不仅可用于峰纯度检查，还可以获得更多的信息，包括色谱信号、时间、波长的三维色谱光谱图，用于辅助定性分析。借助这种方法，即使在较低的水平，PDA检测器也可以区分用简单叠加比较不容易观察到的细微的光谱和色谱差异，如图4.2所示。有关使用PDA检测器光谱比对技术评估专属性的更多信息，请参见8.4.4。

然而，由于缺乏紫外响应，以及系统噪声和干扰物质的相对浓度，PDA检测器有时在评价峰纯度时受到限制。相近或相似结构的分子，常有相似的光谱，光谱越相似，相对吸光度越低，共洗脱化合物的鉴别就越困难。MS检测器克服了PDA的诸多局限，在许多实验室中已成为方法验证的首选方法。质谱可以提供明确的峰纯度信息、准确的质量、结构和定量信息。质谱检测器提供的色谱峰分子质量和结构的信息，不仅可用于已知物的定性分析，还可提供未知化合物的结构信息。将PDA和MS结合在一个高效液相色谱仪中，可以提供有价值的正交信息，以确保在方法验证过程中不会忽略干扰。

尽管在常规分析中并不常用，但由于MS检测在很大程度上具有不受干扰的高专属性，因此其在杂质谱的监测和鉴别方面提供了巨大的效率和可靠性。当然，质谱用于基本结构或裂解规律相同的共洗脱物如异构体鉴别时也可能存在一定困难，必要时，可改变色谱条件或用不同分离机制色谱法分离后，再进行检测或峰纯度评价。有时，用多种方法证明的专属性才是可靠、可信的。

峰纯度检查是为了证明待测峰不受共洗脱物的干扰，然而，仅当共洗脱物可能存在且干扰待测峰时，才应该考虑进行峰纯度检查。除此之外，还有许多方法研究共洗脱，包括改变色谱条件、峰形分析和再次色谱分离洗脱物等。

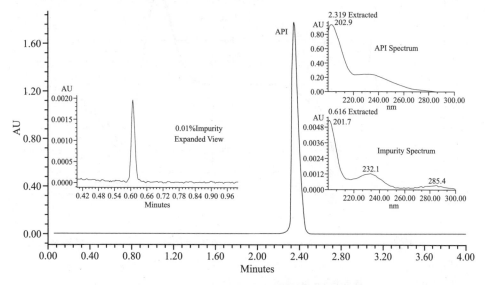

图 4.2　PDA 用于检查主成分峰纯度示例

当杂质量为主成分的 0.01% 水平时，对色谱峰开启光谱扫描功能，可得到清晰、与主成分光谱不同的杂质光谱图，以检查主成分峰纯度（峰均匀性）

①改变色谱条件

对于某些方法，可以在耐用性研究中，通过改变 pH、色谱柱、温度等色谱条件，获得不同的色谱图，以观察是否出现新的色谱峰。

②峰形状分析

另一个非常简单、直接的，但非常有效的方法是视觉观察峰形状的不规则性，即观察肩峰和峰不对称性。然而，当共洗脱物浓度很低，且位于较大峰的头、尾部时，共洗脱峰会被掩盖。这时可用数学评估来辅助这些视觉检查：信号的一阶导数会得到对称的高斯峰曲线。共洗脱会降低最大峰或最小峰的高度，这取决于共洗脱峰的保留时间是大于或小于主峰（图 4.3a）。然而，问题是没有任何共洗脱时，拖尾峰也会产生不对称的一阶导数曲线。在这种情况下，共洗脱表现为不规则性或肩峰（图 4.3b）。如果色谱数据系统不能提供一阶导数，将色谱图数据转化成 ASC Ⅱ 形式，导入 EXCEL 表，以 $(y_{n+1} - y_n)/(x_{n+1} - x_n)$ 差值比对 x 作图（其中 x 为时间，y 为吸光度）。但在导出的色谱图中，信号的噪声会明显增加，灵敏度较差。

对于高斯峰，不对称性是不均一引起的，与峰高无关。在共洗脱杂质量很低时，主峰的上端峰高不受影响，只影响下端峰高。因此，不对称性只偏离较低峰高的均一性。对于拖尾峰，不对称性与峰高有关，随峰高的增加而不断减小，共洗脱会在峰高的影响范围内形成 s 型不对称性曲线（图 4.4b）。

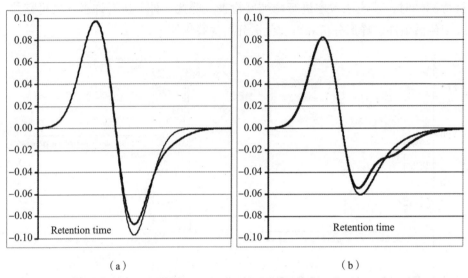

（a）   （b）

图 4.3　对称高斯峰（a）和拖尾因子为 1.33 的不对称峰（b）的一阶导数色谱图

y 轴对应于信号的一阶导数。细线和粗线分别代表导出的单独主峰和那些共洗脱峰。主峰对小峰的峰比为 10∶1，分辨率为 0.5，小峰在主峰后进行洗脱

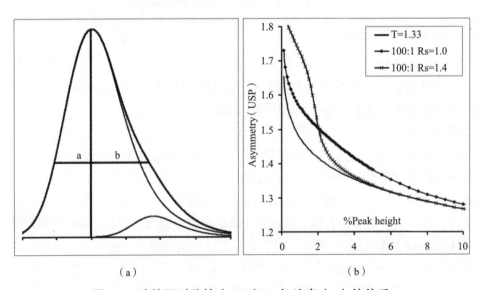

（a）   （b）

图 4.4　峰的不对称性（a+b）/2a 与峰高（b）的关系

在拖尾因子 1.33、峰高度为 100∶1 时，不同共洗脱程度下，共洗脱的较大和较小分布差异，分别影响较大峰高处和较小峰高处的峰不对称性

很明显，对于较小的杂质（ < 1% ），不对称性法比目测法仅有微弱的优势。因此，只有当色谱数据系统提供了一个容易获得的高度依赖不对称计算时，使用不对称性法才是明智的。对于较大的杂质（ > 10% ），一阶导数是合适的选择。

③再次色谱分离

对可疑峰再次色谱分离为研究少量的共洗脱杂质提供了一个简单、灵敏、普遍、可用的方法。再次分离的色谱方法与前一次分离色谱方法的差异越大，结果的可信度越高。

由于方法和条件的不同，可以考虑不同的组合条件（不同的洗脱液，缓冲液，pH值，色谱柱）。可以采用在线的多维色谱法（多维色谱技术见第 11 章 11.4 节），也可以采用离线方法，还可以采用两种方法的直接正交耦合。

有时，将上述几种方法结合起来使用将大大加强方法的专属性验证。也可采用其他检测模式，如采用不同波长的 DAD 或利用质谱的选择性，进一步研究已识别的共洗脱物，以确定其在常规条件下的相关性。

容量法是不具有专属性的方法，不适合用于混合物分析，常用于化学原料药的含量测定，是基于化学原料药有很高的化学纯度，不含干扰物质或干扰可忽略不计。即使如此，在容量法测定含量时，通常还应辅以有关物质、残留溶剂或其他杂质检查项，以证明方法的专属性。

光谱法分为原子光谱法、分子光谱法等，不同光谱法的专属性各异，分析对象也有所不同。原子光谱法根据对谱线的选择可同时测定多种元素，由于谱线的可选择性而有一定专属性。分子光谱法有红外光谱法、拉曼光谱法、紫外光谱法等。红外光谱和拉曼光谱用于纯化合物的定性分析有很强的固有专属性，但如用于混合物的分析时，则应采取必要的样品前处理，如分离、提取等步骤以排除、消除共存物质的干扰，才能用于混合物中某些成分的分析。紫外光谱法又称为紫外 - 可见分光光度法，虽可用于某些混合物，如制剂中成分测定，但其专属性的验证须证明混合物中除待测成分外，其他成分在拟定的测定波长处没有吸收或其吸光度相对于待测成分的吸光度可以忽略不计，例如，紫外 - 可见分光光度法常用于固体制剂溶出度的主成分溶出量测定，专属性验证需要证明制剂中的辅料或复方制剂中的其他成分在待测成分测定波长处无干扰吸收或干扰峰的吸光度对待测成分定量测定无影响。又例如，中药材及其成药所含的成分数量远多于化学药品，各成分结构复杂，含量高低各异，有时常难以找到一个专属的分析方法包括色谱方法选择地检测其中全部或部分成分。为了全面、有效地控制中药材及其成药的质量，在测定其中的某种或若干有效/指标性成分外，有时也以其中的某一类成分总量，如总生物碱、总黄酮、总皂苷等作为关键质量属性进行控制，通常不必先分离再检测，如用紫外 - 可见分光光度法、容量法测定总生物碱，紫外 - 可见分光光度法测定总黄酮和总皂苷等，这些方法不具分离能力且专属性不强，但已能满足质量控制要求和分析检测目的，因为要测定的不是某个具体成分而是一类物质的总量，这一类物质结构类似、有相同的特征紫外光谱，而结构不同的其他成分在测定波长处无干扰或干扰可忽略不计，从这个层面上讲，方法有一定的专属性。

总而言之，方法应具有专属性，专属性又以满足质量控制要求和分析检测目的为前提，过高或过低地要求方法的专属性既不符合实际也不科学。

有些指导原则使用选择性而不用专属性一词。应注意选择性和专属性两个术语定义的区别。选择性（Selectivity）是指在供试品中有其他组分共存时该分析方法对待测成分准确而专属的测定能力，选择性可对多种化学成分产生不同响应；专属性是指一种方法仅对一种分析成分产生唯一信号。但在实际工作中，很少有分析方法包括色谱分析方法，是真正体现专属性的，IUPAC 推荐专属性作为选择性的最终目标，旨在获得高选择性的分析方法。USP <1225> 参考 ICH 的定义，增加了一些国际机构倾向于使用的"选择性"一词，但保留专属性这个词，以用于那些具有完全选择性的方法。《中国药典》使用的专属性一词，和 ICH 对专属性定义是一致的，即作为对高选择性的最终追求。

因此，在考察一个分析方法的选择性时，应着重考虑杂质、降解产物、相关化合物以及制剂辅料或其他组分等对被测药物测定的干扰。一般通过添加上述物质的样品与未曾添加的样品所得分析结果进行比较而确定。鉴别反应可通过标记物或阳性质控和阴性对照的方法进行验证。

由于对干扰的预测和认识程度的限制，实际分析检测中往往会遇到各种明确或不明确的干扰，如果干扰物质不能从被分析物中分离出来，或者不能被识别，那么干扰就会产生一定的影响。选择性地消除、避免、减少、控制干扰是分析方法整个生命周期中应关注的重要内容之一。

4.6 准确度

准确度（Accuracy）是对分析方法的准确性的度量，系指采用该方法测定的结果与真实值或参考值接近的程度，一般用百分回收率（%）表示，通常采用将测量结果与期望值的比较来证明。应证明分析方法在常规测试条件下（如存在样品基质和使用描述的样品制备步骤）的准确度。

本文对准确度定义和 ICH Q2 的定义是一致的，仅对应于无偏倚。在国际计量词汇（VIM）和国际标准化组织（ISO）的文件中，"准确度"有不同的含义。在 ISO 中，准确度结合了无偏倚（称为"真实"）和精密度的概念。

4.6.1 准确度试验和设计

通常，准确度可通过下述描述的研究之一来验证。在某些情况下，一旦精密度、响应和专属性已经确定，可以推论方法的准确度。

（1）与参比物质比较

用分析方法测定已知纯度的分析物（如标准物质、良好表征的杂质或有关物质），将测定结果与理论预期结果进行比较评价。

（2）加样回收试验

用分析方法测定在基质中添加的待测成分。如果不可能获得模拟所有样品成分的试样，可以将已知数量的待测成分添加到待测试样中，并将加样试样和未加样试样的测量结果进行比较评价。在加样回收试验中须注意添加物的加入量与供试品中待测成分含有量之和必须在校正模型范围之内；加入的量要适当，过小则引起较大的相对误差，过大则干扰成分相对减少，真实性差。

（3）与其他方法比较

将拟提交的分析方法的结果与通常采用不同测量原理的另一良好表征的方法的结果进行比较。另一个方法（正交方法）的准确度应加以说明和（或）定义。在无法获得所有药品成分的样品来模拟加样回收研究所需的基质时，另一个方法可用于药品中杂质的定量测量，以确认主要测量值。

准确度应在规定的范围内评价。为考察方法准确度，《中国药典》2020 年版（9101）建议：在规定范围内，取同一浓度（相当于 100% 浓度水平）的供试品，用至少平行 6 次测定结果进行评价；或设计至少 3 种不同浓度，每个浓度水平分别至少制备 3 份供试品溶液，用至少 9 个测定结果进行评价。

值得注意的是，《中国药典》2020 年版（9101）中对准确度验证范围的设计建议，和 ICH Q2 的要求是有差别的。在 ICH Q2 中，准确度验证只有一种选择，即应设计 3 种浓度水平。《中国药典》2020 年版（9101）中给出两种选择，允许使用同一浓度评价，但并不意味着放宽了要求。验证时，是选择 1 个浓度水平还是 3 个不同浓度水平，以及高、中、低浓度范围如何设计，应根据供试品中待测成分的含量或浓度可能变化范围来确定，以确保方法在实际供试品检测时的适用性和准确性。一般来讲，在设计高、中、低浓度水平时，中间浓度一般为与标示量或限度值相当的水平，高、低浓度的范围应能覆盖测量的质量属性可报告范围。要正确理解"在规定的范围内评价"，任何出于省时、省钱或简便的随意选择，都是错误的。关于可报告范围的讨论详见 4.8.1。

原料药含量测定的准确度，可用对照品或已知纯度供试品的测定结果进行评价，或将拟用方法的测定结果与另一个良好表征的已知准确度方法的测定结果进行比较。由于原料药含量允许变化范围较窄，可用同一浓度水平至少 6 份平行测定结果评价，或可设计成较窄的高、中、低三个浓度水平，用 9 个测定结果评价。

对于化学制剂中的主成分含量测定，一般采用加样回收率试验来评价。可在处方量空白辅料中加入已知量待测物对照品制备成模拟样品进行测定，如不能得到制剂辅料的全部组分，可向待测制剂中加入已知量的待测物对照品进行测定。加入量一般应设计为高、中、低三个浓度水平，中间浓度水平可与制剂的标示量中值相当，高、低浓度水平应覆盖测量的质量属性（含量）可报告范围，大于标示量上下限范围。例如，当某制剂中待测成分的标示量范围是90%~110%，回收率试验的高、中、低浓度加入量可为待测成分标示量范围中值的120%、100%和80%左右；当制剂中待测成分的标示量范围为80%~120%，回收率试验的高、中、低浓度若仍为120%、100%和80%，则不能完全覆盖实际样品含量变化范围，需要相应地扩大高、低浓度范围，如设计为标示量中值的130%、100%和70%左右。制剂含量均匀度检查，如标示量范围是90%~110%，因某一剂量单位的含量超过标示量范围是允许的，其验证范围一般为标示量范围中值的70%~130%。固体制剂的溶出度或释放度中的溶出量测定，范围一般为溶出量限度的±20%，如规定了限度范围，则应为下限的−20%至上限的+20%；例如，为考察溶出曲线，要选择足够的时间点来充分表征溶出曲线的上升和稳定，最低溶出量可能约为标示量的5%，准确度验证的高低浓度范围可选择在标示量的0~120%间。对于特殊剂型，如气雾剂和喷雾剂，标示量范围较宽，验证范围也应随之适当放宽。

测定杂质时，如有杂质对照品，尽可能采用外标法。方法的准确度是通过分析添加已知量杂质的供试品（原辅料药物或制剂）来评价；如不能获得杂质对照品，或杂质对照品不稳定，可用所建立的方法测定结果与另一成熟的方法（如药典标准方法或经过验证的方法）进行比较。如在标准中规定了杂质限度，回收率试验的中间浓度水平通常与限度值相当，高、低浓度水平与限度值之比一般为1.5∶1，0.5∶1左右，但是，有时要求低浓度水平为限度值的10%~30%；对于特殊物质如基因毒杂质检测，低浓度水平应尽可能接近报告阈值。

如果杂质对照品不宜获得或获得量较少，但可以获得杂质相对于参照物质的校正因子，可采用加校正因子的对照法计算杂质量。在不能获得杂质相对于参照物质的校正因子时，可用不加校正因子的主成分自身对照法计算杂质量。采用校正因子法时，应明确表明单个杂质和杂质总量相当于参照物质的重量比（%）或面积比（%）。验证校正因子法的准确度，可将其与外标法的测得结果比较，这是一种简便、可靠和被推荐的方法，在无法与外标法比较时，可将其与另一成熟的方法（如药典标准方法或经过验证的方法）的结果进行比较。

中药材和中成药中的成分测定的准确度，通常是采用加样回收率试验来评价。准确度的验证范围应根据分析方法的具体应用，并结合线性、精密度实验结果和要求来确定。对于有毒的、具特殊功效或药理作用的成分，其验证范围应大于被限定含量的区间。

总之，在实际工作中，应视供试品中待测成分实际含量范围不同和特殊的质量控制要求相应地设计准确度的验证范围。

加样回收试验的样品可用模拟样品也可用实际样品。实际样品可以含有被测成分也可以不含被测成分，如实际样品含有被测成分，加样回收试验前应先知道其已有量，再精密加入一定量的已知纯度的被测成分对照品，依法测定。用实测值与供试品中已有量之差，除以对照品加入量来计算回收率。在加样回收试验中，对照品的加入量与供试品中被测成分的已有量之和应与设计的高、中、低浓度范围相对应；同时还须注意对照品的加入量与供试品中被测成分已有量之和必须在标准曲线线性范围之内；加入的对照品的量要适当，过小则引起较大的相对误差，过大则干扰成分相对减少，真实性差。

综上所述，评价准确度的方法有但不限于以下：

①模拟样品（在空白辅料或阴性样品加入待测成分如对照品）；

②标准加入法（在供试样品中加入待测成分如对照品）；

③测试标准物质（如对照品、标准品或已知含量的供试品）；

④根据精密度、线性范围和专属性实验数据间接评价；

⑤与已知准确度的标准方法比较。

回收率试验是评价准确度最为常用、较为简便的方法之一，但不是唯一的方法。

4.6.2 准确度试验的数据要求

所有准确度试验包括回收率试验的结果，应报告供试品取样量、供试品中已有量、对照物质加入量、测定结果和回收率（%）计算值，以及回收率（%）的相对标准偏差（$RSD\%$）或置信水平（一般为95%）；表示平均回收率或平均值与可接受的真值（如合适）之间的差值的适当置信区间（如置信度为95%）应该与可接受标准相比较，以评估测试方法的偏差。需要证明置信区间的适当性。

对于含量测定，得到的置信区间应与相应的检测指标相一致。

对于杂质检测，应描述与主成分对应的单杂或总杂的测定方法（例如，重量/重量或面积百分比）。

对于多变量方法的定量应用，预测的均方根误差（RMSEP）、预测的平方误差（SEP）和偏差是衡量方法准确度的典型指标。对于分类等定性应用，可以使用误分类率或正预测率来表征方法的准确度。如果 RMSEP 与校正的可接受均方根误差（RMSEC）相当，则表明在使用独立的测试集进行测试时，模型足够准确。

表 4.2 给出了一个典型准确度试验的结果。数据分别以高、中、低不同浓度水平、供试品中的待测成分已有量和添加量之和计算的回收率来表示。表 4.2 中所示数据，三个浓度水平 $n=9$ 个样本的平均回收率为 98.69%，其中 $RSD\%=0.28\%$。在本例中，准确度和精密度分别通过 98%~102% 和 ≤ 2% 的预定义可接受标准。

表 4.2 方法准确度/回收率和精密度试验结果

浓度水平 高、中、低	回收率（%）				精密度	
	平行数 1	平行数 2	平行数 3	平均值	标准差	*RSD*
80%	98.93	99.05	98.88			
100%	98.89	98.55	98.72	98.69	0.27%	0.28%
120%	98.93	99.05	98.88			
可接受 标准	准确度（平均值）		98%~102%		符合规定	
	精密度（*RSD*）		≤ 2%		符合规定	

在大多数情况下，准确度要求对模拟样或供试样存在的分析物的水平有一个先验知识，或在合成混合物中加入已知量或定量的待测成分（分析物）。当有可用的对照品时，通过加样足以证明结果不受影响。然而，在实际水平未知，或者没有待测物对照品的情况下，只能通过与另一种已验证方法（如果有）比较来确定准确度。在加样实验和 QC 样品制备中，必须使用对照品或标准物质（Standard Reference Materials，SRMs）。对照品是一种已良好表征的高纯度化合物。由于色谱分析方法在很大程度上依赖于对照品来提供准确的数据，所以应有良好的对照品质量和纯度的证明。有两类对照品：不需表征的法定对照品和非法定对照品。非法定对照品必须是通过合理的制备提高纯度，并应对其全面表征以确保其特性、强度、质量和纯度。不是所有待测物都能获得对照品，在没有其他资料的情况下，可能有必要根据校正因子计算待测成分如杂质量；如果已知，应使用等量杂质和药物的等量响应（响应因子）的比值计算校正因子。如果无法获得合适的待测物如杂质对照品，也可采用校正因子计算定量。虽然建议对所有待测物进行合成或分离以得到真正对照品。

在某些情况下，有一些在已知样品基质中混有特定分析物的标准物质。这些类型的标准物质通常可以从各种来源获得。这种标准物质附有一个分析证书（CoA），以保证标准物质在已知样本基质中含有可保证的分析物量或水平。然而，经常会发现能满足所有预期需求的、准确的标准物质并不总是可获得的。有时，标准物质必须在内部或通过外部供应商或承包商制备，并且通常比原料药或制剂本身需要更多的表征。现代色谱数据系统能使用如图 4.5 所示的控制图记录、跟踪或趋势准确度。这种类型的控制图可用于观察偏离趋势、高于或低于预先设定的控制限的数据。

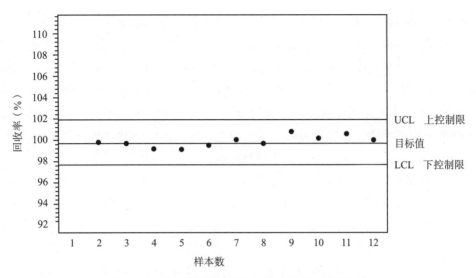

图 4.5　用于跟踪和趋势准确度的控制图示例

UCL 上控制限（upper control limit），LCL 下控制限（lower control limit）

4.7　精密度

精密度（Precision）系指在规定的测定条件下，取同一个均匀供试品，平行测定多份结果之间的接近程度。

在相同条件下，由同一个分析人员平行测定多份结果的精密度称为重复性；在同一个实验室，不同时间由不同分析人员用不同设备测定结果之间的精密度，称为中间精密度；在不同实验室由不同分析人员测定结果之间的精密度，称为重现性。

凡要报告数值的检测方法，如含量或杂质的定量方法均应考察其精密度。

应使用均匀、实际的样品或人工制备的样品（例如，在基质混合物中添加了相应数量的分析物）评价方法精密度。如果不能获得均匀的样品，则可以使用人工制备的样品（例如，在不含待测分析物的样品中添加待测分析物）或样品溶液。

所有的精密度试验都应报告偏差、相对偏差或标准偏差、相对标准偏差（变异系数），和适当的 $100(1-\alpha)\%$ 置信区间或其他合理的统计区间。除另有合理的证明，置信区间应与对应的精密度可接受标准相匹配。

4.7.1　重复性

重复性（Repeatability）是指方法在相同条件下在一定时间间隔内平行测定多份供试品得到相同结果的能力，它应涵盖方法规定验证的浓度范围。《中国药典》（9101 分析方法验证指导原则）对精密度的验证要求和 ICH Q2 是一致的。在规定范围内，取同一浓度（相当于 100% 浓度水平）的供试品，用至少平行 6 份测量结果进行评价；或设计成 3 种不同浓度，每种浓度分别制备 3 份供试品溶液进行测定，用 9 份测量结果进行评价。

与 ICH Q2 对准确度试验的要求相比，精密度试验的浓度水平有较为宽松的选择性。例如，2016 年颁布的美国 – 药品标准（USP–MC）<10> 用于参考和可接受方法的评价的性能特征提供了确定用于含量和杂质检查的 USP 药品标准（Medicines Compendium，MC）参考方法或可接受方法是否可接受的信息，该指南中明确含量测定和杂质检查的精密度可用同一浓度平行 6 份测量结果进行评价。

尽管不强调必须在 3 种不同浓度水平评价精密度。在实际验证研究中，是选择 1 个浓度水平还是 3 个不同浓度水平，以及高、中、低浓度范围如何设计，原则上仍应根据供试品中待测成分的含量或浓度可能的变化范围，结合质量控制要求来设计精密度验证的浓度范围，中间浓度一般设计为与标示量或限度值相当的水平，必要时，高、低浓度的范围应覆盖测量的质量属性可报告范围。例如，测定有关物质特别是基因毒杂质时，关注低浓度水平或接近报告阈值的浓度水平的精密度是必要的，有助于提高药品的安全性。

精密度体现在方法的各个层面中，如色谱法的进样精密度和光谱法的平行读数精密度等，这些精密度通常也称为重复性，用于评价检测系统的稳定性。应注意评价系统稳定性的精密度与方法的精密度（包括重复性、中间精密度和重现性）之间的区别，尽管所有的精密度均可用偏差、标准偏差或相对标准偏差表征。通常，为了保证方法的精密度，对系统稳定性的精密度应有更高的要求。

表 4.3 总结了具有代表性的重复性实验结果，分别为取同一样品平行制备 6 份供试品溶液和取与供试品溶液相当浓度的对照品溶液 6 次重复进样，进行色谱分析的结果。进样重复性 RSD 为 0.10% 轻松通过 ≤ 2% 可接受标准，而用平行制备 6 份供试品溶液得到的方法重复性 RSD 为 0.94%，虽然符合可接受标准，但比进样重复性的 RSD 要大得多。

表 4.3 重复性试验数据

序号	对照品溶液重复进样色谱响应值	平行制备 6 份供试品溶液测定结果（%）
1	626225	98.24*
2	625890	99.69
3	625110	97.58
4	625447	99.73
5	625666	99.89

续表

序号	对照品溶液重复进样色谱响应值	平行制备 6 份供试品溶液测定结果（%）
6	624398	99.12
平均值	625456	99.04
RSD%	0.10	0.94
可接受标准	RSD 应 ≤ 2%	
判断	符合规定	

*：取同一供试品溶液平行进样 2 针，由供试品取样量，按外标法计算供试品的含量（%）

4.7.2 中间精密度

中间精密度（intermediate precision）是指在使用一种方法的过程中，由于不同的日期、不同的分析人员或不同的设备所得结果的精密度。通常会发生随机事件，从而导致实验室内部的结果发生变化，影响其结果之间的一致性。为了确定中间精密度，应该采用实验设计，以便能够观察各个变量的影响（如果有的话）。

中间精密度应达到的程度取决于所使用方法期望的目的，应确定随机事件对分析方法精密度的影响。典型的中间精密度结果如表 4.4 所示。在本例中，来自两个不同实验室的分析人员（也可以是同一实验室的不同分析人员）按拟用于测定中药中某成分的方法，分别制备和分析了同一批次样品 6 份平行样，表 4.4 汇总了每个分析人员的所有数据。每位分析人员都分别制备了各自的对照品溶液和供试品溶液，使用了不同批次的色谱柱和不同型号的 HPLC，分别取上述溶液进样，对结果进行评价。每位分析人员均成功达到精密度 $RSD \leq 2\%$ 的要求，两名分析人员的均值之差为 0.39%，所得均值无统计学意义上显著差异（t 检验，$P = 0.01$）。

表 4.4　中间精密度试验数据

指标或评价	测量结果	
	分析人员 1	分析人员 2
平均值	25.9mg	26.0mg
RSD%	0.27	0.19
均值之差 %	0.39	
可接受标准	RSD 应 ≤ 2%	
判断	符合规定	

4.7.3 重现性

重现性（Reproducibility）是指不同实验室之间合作研究的结果。在分析方法标准化的情况下应该考虑重现性，例如，国家药品质量标准采用的分析方法，应进行重现性试验，如通过不同实验室协同检验获得重现性结果。协同检验的目的、过程和重现性结果均应记载并作为附件提交。应注意重现性试验用样品质量的一致性及贮存运输中的环境对该一致性的影响。

支持重现性研究的文件也应包含标准差、相对标准差（或变异系数）和置信区间。表 4.5 列出了重现性研究的典型结果。为了生成所示的数据，来自两个不同实验室的分析人员（不同于参与中间精密度的分析人员）按拟用于测定中药中某成分的方法，分别制备和分析了同一批次样品中 6 份平行样。每位分析人员都分别制备了各自的对照品溶液和供试品溶液，使用不同批次的色谱柱和不同型号的 HPLC，分别取上述溶液进样，对结果进行评价。每位分析人员均成功达到精密度 $RSD \leqslant 2\%$ 的要求，两名分析人员的均值之差为 1.53%，说明所得均值无差异（ t 检验， $P = 0.01$ ）。图 4.6 给出了在不同水平测量和记录精密度的另外示例。

表 4.5 重现性试验数据

指标或评价	测量结果	
	分析人员 1	分析人员 2
平均值	26.0mg	25.6mg
$RSD\%$	0.46	0.94
均值之差 %	1.53	
可接受标准	RSD 应 $\leqslant 2\%$	
判断	符合规定	

对于一个分析方法，每一步骤都将对整体变异性做出贡献（图 4.7）。因此，总不确定度可以通过汇总每个贡献分量来估计，即所谓的自下而上方法。然而，分析方法是相当复杂的，不仅要考虑所有步骤，而且必须知道或明确每一步的变异量。

另一可替代的方法通常用于药物分析中，它综合了实验中所获得的一组不同水平精密度的贡献。这种整体方法更容易应用，因为不需要明确地知道每一单独步骤的贡献。但是，如分析人员不清楚精密度水平/贡献，则可能导致错误的解释和错误的结论。这种方法基本上可以区分短期和长期的贡献，系统精密度和重复性属于前者，中间精密度和重现性属于后者。每一高水平包含低一级的水平（图 4.8）。

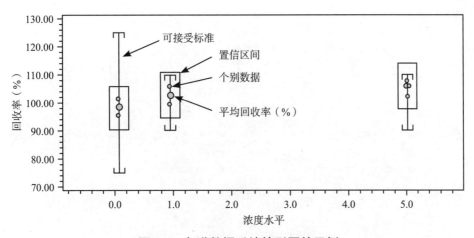

图 4.6　色谱数据系统箱形图的示例

　　箱形图是记录精密度和准确度的常用方法。框中表示上下置信区间，上下伸出的须（the whiskers with up–tics and down–tics）表示用户定义的上下可接受标准。小点是回收率百分比的个别数据点（在每个浓度水平）；大点是每个浓度水平上的平均回收率

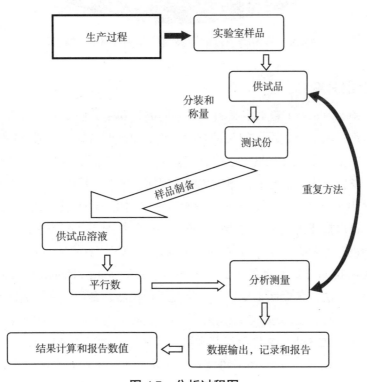

图 4.7　分析过程图

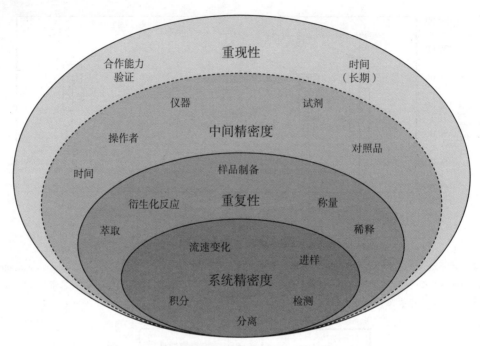

图 4.8 不同精密度水平及其（某些）贡献的说明

4.7.4 坚固性

坚固性（Ruggedness）曾被定义为，在不同的实验室，由不同的分析人员，使用不同的仪器、试剂批次，经过不同的测试时间、测试温度和日期等，通过对相同样品的分析获得的测试结果的重现性程度。它是在实验室与实验室间、分析人员与分析人员间正常预期的条件发生变化的情况下，测试结果重现性的量度。然而，使用 Ruggedness 术语已经不再流行，ICH 也不再使用它，在 ICH Q2（R1）中已被中间精密度和重现性所取代。

坚固性还可以描述为在不同的实验室或在不同的情况下复现方法的能力，而不会在得到的结果中发生意外的差异。坚固性这个词经常和耐用性（Robustness）相混淆。其根源在于早期各国对方法验证的形式并不统一，Robustness/Ruggedness 两个词经常会一起出现，表示方法在各个因素变动下（包括各种仪器、参数、操作的微小变动以及分析人员、试剂、时间、实验室等的变化）能够不受影响。所以有一些文献认为两者的意义是相同的。现在 ICH 指导文件已经基本统一了所有的方法验证项目，Robustness 依然保留，而 Ruggedness 这个词已经不再使用了。实际上，ICH 验证项目中的中间精密度（Intermediate Precision）和重现性（Reproducibility）基本等同于 Ruggedness。既然已经不用 Ruggedness，再深究它的准确含义意义不大。

4.7.5 准确度和精密度联合验证

准确度和精密度可以单独评估，每一个都有预定义的可接受标准。另外，通过结合这些性能特征，可以生成一个度量，允许更完整地理解分析方法能力。

评价准确度和精密度的可选方法是通过建立一个综合性能标准来考虑它们的总体影响。可采用预测区间或容忍区间来评价联合的准确度和精密度。预测区间也称为期望容忍区间，可以被解释为下一个或几个可报告值以一定概率水平落在给定的置信区间；容忍区间也称为样本容忍区间，可以被解释为所有未来可报告值以一定概率水平落在给定的置信区间。如果合理，也可以采用其他统计学方法，如总分析误差（Total Analytical Error，TAE）为方法产生可接受的总体变化结果提供更全面的证明，总分析误差表示在测试结果中由不精密度和不准确度引起的总误差。TAE 是方法系统误差和随机测量误差两者的合成。

合并的性能标准应基于已建立的单独性能标准（准确度和精密度）。在方法开发中生成的数据可以帮助确定最佳的方法并细化适当的性能标准。如果选择了综合性能标准，结果应作为综合值进行报告，以提供分析方法能力的全面信息。如果有准确度和精密度的各自结果，应作为补充信息报告，给出所使用方法的描述。如果数据来源于多个研究，这些数据应该以一种有助于分析总体数据集的方式提供。

4.8 范围

范围通常是指分析方法能达到精密度、准确度和灵敏度要求，具有良好校准关系时的高低限浓度或量的区间，校正模型范围如线性范围应覆盖准确度和精密度的验证范围。该范围通常用与该方法得到的测试结果相同的单位表示（如 ng/ml）。

根据样品制备（如稀释）和选定的分析方法，可报告范围将产生特定的工作范围，在某些情况下，可使用一个或多个适当的工作范围来确定可报告范围。通常，工作范围的确定可通过将一组相应浓度或纯度水平的样品注入分析仪器，再对产生的相应信号响应进行评价来实现。工作范围通常大于可报告范围，也可以两者相同。

4.8.1 可报告范围

可报告范围通常来自产品指标，并取决于方法的预期应用。通过证明分析方法在应用于测量的质量属性所规定的范围或在其限度内的样品时，提供的结果具有可接受的准确度和精密度，来确认可报告范围。如适用，可报告范围应涵盖测量指标的下限、上限和报告阈值。

表 4.6 举例说明了某些分析项目的建议可报告范围；如果合理，其他范围也可以接

受。如果结合几个测试，则应考虑更大的范围。在某些情况下，如含量较低时，更宽的上限可能更为实际。

表 4.6　某些测量的质量属性推荐的可报告范围

待测量的质量属性	可报告范围下限	可报告范围上限
原料药和制剂含量	标示量 80% 或限度下限 80%	标示量 120% 或限度上限 120%
效价	限度下限 −20%	限度上限 +20%
含量均匀度	标示量 70%	标示量 130%
溶出试验 速释制剂　单点指标 　　　　　多点指标 调释制剂	Q 值 −45% 可报告范围下限（根据质量标准来论证）或 QL，如适用 可报告范围下限（根据质量标准来论证）或 QL，如适用	最高规格标示量的 130%
杂质检查[1]	报告阈值	限度的 120%
纯度检测（以面积 % 计）	限度下限的 80%	限度上限或 100%

注：（1）当含量和杂质检测采用同一试验且仅使用一个标准时，线性验证应考察杂质报告水平至含量指标可接受标准的 120%

在中药分析中，可报告范围应根据分析方法的具体应用和校准关系、准确度、精密度结果及要求进行确定。对于有毒的、具特殊功效或药理作用的成分，其验证范围应大于被限定含量的区间。

一旦建立可报告范围，就进行验证研究以证明校正模型在工作范围内的适用性。

4.8.2　响应

4.8.2.1　线性关系

线性（Linearity）系指在设计的范围内，响应信号（包括经转换的响应值）与分析物浓度成比例关系的程度。分析物浓度和分析响应之间的线性关系应该在分析方法的整个工作范围内进行评估，以确认校正模型的适用性，通常可用同一对照品贮备液经精密稀释，或分别精密称取对照品，制备不少于 5 个浓度水平的系列溶液进行测定。以测得的响应信号作为被测物浓度的函数作图，观察是否呈线性，再用最小二乘法进行线性回归。

由回归曲线得到的数据可能有助于提供线性程度的数学估计。在提交线性结果时，应提供数据图、相关系数或其平方值（Coefficient of Determination，决定系数、判定系数）、y 轴截距和回归线斜率。此外，分析实际数据点与回归曲线的偏差可能有助于评价线性（例如，对于线性响应，回归分析的残差图应显示随机偏差）。

为获得线性，应至少设计 5 个浓度水平适当分布在范围内；对于更复杂的模型，可能需要另外的浓度。其他方法应该也是合理的。

为获得线性，可对测量（响应）值进行数学转换，并在回归分析中应用加权因子，即，在数据点的总体具有不同的可变性（异方差），包括对数、平方根的情况下。其他方法应该也是合理的。

4.8.2.2 非线性浓度 - 响应曲线

有些分析方法可能显示非线性响应。在这些情况下，有必要有一个模型 / 函数，能够描述分析过程的响应和浓度之间的关系。

例如，免疫分析或细胞分析可能显示 S 型响应。当浓度的范围足够宽，使得响应受到上、下渐近线的约束时，就会出现 S 型试验曲线。在这种情况下使用的常见模型是四参数或五参数逻辑函数，不过也存在其他可接受的模型。值得注意的是，对于这些分析方法，线性评估与浓度响应曲线形状应是分开的。因此，浓度 - 响应的线性关系不是必需的验证特性。相反，则应评价分析方法在给定的范围内测量值与真实（已知的或理论的）值成比例关系的能力。

4.8.2.3 多变量校准方法

用于构建多变量分析模型的算法可以是线性的，也可以是非线性的，只要模型适合于建立分析信号与感兴趣的质量属性之间的关系。多变量光谱方法结果的准确度取决于多种因素，如校准样品在校准范围内的分布和参考方法的误差。

除了参考结果和预测结果的比较外，线性评估还应包括方法误差（残差）在校准范围内如何变化的信息。图形图可以用来评估整个工作范围内模型预测的残差。

工作范围需要的数据一般包括回归方程、相关系数或剩余标准差（残差）和线性关系图（或其他数学模型），如图 4.9、图 4.10、图 4.11 所示。

在线性实验中，由于分析人员的粗心或偶然因素的干扰，常会使所得到的数据不完全可靠，即出现异常数据，有时即使通过相关系数或 F 检验确认回归方程可靠，也不能排除数据存在上述问题。残差分析的目的就在于解决这一问题。通常给出与 X 值相对应的残差图。残差图还可以对应于其他参数，如从回归线计算响应或序列顺序计算的响应作图，以揭示分析条件中的不稳定性或渐进变化（假设以随机顺序分析各种浓度）。对残差图可视化评价是一种非常简单和直接的工具，但也是一种有用的工具，可以检测与回归模型的偏差。如果线性的、未加权的回归模型是正确的，那么残差图必须表现出在一个恒定范围内的随机行为，无系统的模式或规律（图 4.10B）。非线性行为会导致残差的系统或弯曲模式，在楔形分布中存在异方差，残差会增加（图 4.10A）。

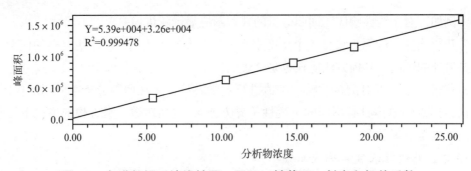

图 4.9　色谱数据系统线性图，显示 y 轴截距、斜率和相关系数

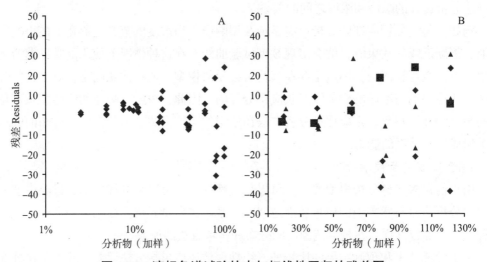

图 4.10　液相色谱试验的未加权线性回归的残差图

　　A：不适宜的浓度范围为 0.025%~120%，B：适宜的浓度范围为 20%~120%。通常，每个浓度的测定量会更小，但是这个例子可以说明 A（异方差）中的非恒定变异性。为观察 B 中少量重复的效果，每个浓度的第一个样本用正方形表示，第二个和第三个样本用菱形表示，其余用三角形表示。残差的大小对应工作浓度峰值面积的 –1.5%（数据引自 U. Schepers, J. Ermer, L. Preu, H. Wätzig, Wide concentration range investigation of recovery, precision and error structure in HPLC. J. Chromatogr. B, 2004, 810：111–118）

　　为了研究模型是否重要，需要重复测量以提供关于每个浓度响应的固有变异性的信息（对应于统计上缺乏拟合检验的）。然后，将测量的变异性比作偏离 0 的残差（系统）偏差。如果后者比前者大得多，则线性模型可能不合适。当然，要使用这种方法，以及相应的统计试验，需要足够数量的数据。建议使用重复测定的 8 种或 8 种以上的浓度，或使用 6~8 次重复的三点设计。另一个（或附加的）选项是定义一个可接受的残差散布范围，该范围随数据的数量而增加，相当于（真实的）标准差 4~5 倍。为此，建议将残差相对于计算的响应进行标准化处理。通过定义一个可接受的范围，可以避免与因轻微的实际无关的系统偏差而导致的对线性模型的排斥（图 4.11）。

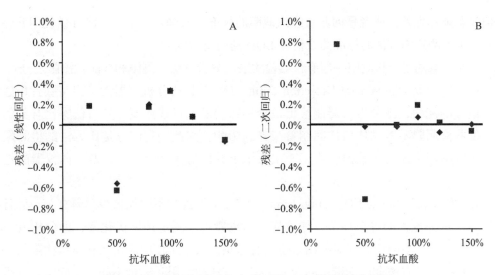

图 4.11　抗坏血酸液相色谱法的未加权回归残差图

在 25%~150%（正方形）和 50%~150%（菱形）的浓度范围内进行线性（A）和二次（B）回归。为便于评估，残差以与拟合峰面积有关的百分比表示

4.8.3　范围下限验证

范围下限包括检测限和定量限。可以用不同方法估计范围下限，常用的方法有：

4.8.3.1　检测限

检测限（Limit of Detection，LOD，又称 DL–Detection Limit）被定义为样品中可检出但不一定要定量的分析物的最低浓度。它是一个限度检测参数，确定分析物是否高于或低于某个值。LOD 通常表示样品中被测物的浓度（如百分比、PPb），可以通过基于目视法、信噪比（S/N）法或基于响应值的标准差和标准曲线斜率的方法来确定。

目视法可用于仪器和非仪器方法，例如，色谱中是否存在峰，或滴定中颜色的变化。然而，目视法可能带有高度主观性，而且不常用。

S/N 方法可用于显示有基线噪声的分析方法。通过比较已知低浓度分析物样品和空白样品的测量信号，确定能可靠检测到分析物的最小浓度，来确定信噪比。例如，对于色谱法，通常，信号从基线到峰顶测量，并除以从空白进样得到的峰间噪声。在相同的洗脱窗口下，在空白色谱图中测量噪声是很重要的。一般认为，在 3∶1 和 2∶1 之间的信噪比可以用来估计检测限。

基于响应值的标准偏差和校正曲线的斜率的计算公式如下：

$$LOD = 3.3\delta/s$$

δ 是响应值的标准偏差，s 是标准曲线的斜率。可从分析物的标准曲线估计斜率，或制备一条接近 LOD 的单独曲线来估计斜率。δ 的值可以由基于进样空白的标准偏差，响应值的剩余标准差，或者是回归直线的截距的标准差来确定。下一章将提供使用此公式由 6 个水平测定响应值的标准曲线估算 LOD 的简单示例。

需要注意的是，检测限一般有仪器检测限、分析方法检测限和样品检测限之分。

仪器检测限（Instrument Detection Limit，IDL）是指分析仪器能检出与噪音相区别的小信号的能力，是分析仪器能检出被分析物的最低量或浓度，是与信噪比有关的指标。仪器检测限不考虑任何样品制备步骤的影响，因此，其值总是比方法的检测限要低，一般不用于最终的数据报告，而主要用于数据的统计分析，以及不同仪器的性能比较。

方法检测限（Method Detection Limit，MDL）不仅与不同仪器检测限有关，而且决定于方法全部流程的各个环节，如取样、分离富集、测定条件优化等，即分析者、环境、样品性质、不同仪器等对检测限也均有影响，实际工作中应说明获得检测限的具体条件，其决定了方法全过程带来的误差总和。方法检测限是衡量不同的实验室、分析方法和分析人员效能的一个相对标准，是分析化学中质量控制的一个重要概念和参数。方法检测限一般需要在最终的数据报告中提供，用于表示该数据的不确定性和局限性。

在实际工作中，不建议将仪器检测限直接作为方法检测限。在微量或痕量分析时，如根据估算的仪器检测限确定方法检测限，应考虑多台仪器能达到的水平，还应考虑样品处理时的稀释或浓缩倍数等因素。

样品检测限（Sample Detection Limit，SDL）系指相对于空白可检测的样品的最小含量。只有当空白含量为零时，样品检测限才等于方法检测限。实际上样品检测限可能又要比方法检测限大得多，样品检测限比方法检测限更有意义，只是在实际工作中不被人们所认知和采用。

4.8.3.2 定量限

定量限（Limit of Quantitation，LOQ，又称 QL–Quantitation Limit）被定义为样品中被分析物在方法规定的操作条件下以可接受的精密度和准确度被定量测定的最低浓度。

LOQ 可以用确定 LOD 的相同方法来确定，如 S/N 法和基于响应值的标准偏差和校正曲线斜率法。对于 LOQ，使用 10∶1 的 S/N 比值作为经验法则，因为实际的 LOQ 确定必须考虑方法目标的准确性、精密度和所需的定量级别。通常，信号从基线到峰顶测量，并除以从空白进样确定的峰间噪声。重要的是在相同的洗脱窗口下，在空白色谱图中测量噪声。

基于响应值的标准偏差和标准曲线的斜率计算公式如下：

$$LOQ=10\delta/s$$

δ 是响应值的标准偏差，s 是标准曲线的斜率。可从分析物的标准曲线估计斜率，或制备一条接近 LOQ 的单独曲线来估计斜率。δ 的值可以是基于进样空白的标准偏差，响应值的剩余标准差，或者回归直线的截距的标准偏差来确定。

空白进样的标准差 δ 通过分析适当数量空白样品的分析背景响应，计算这些响应的标准偏差来确定。与 LOD 一样，当使用标准曲线计算时，推荐使用 y 轴截距的标准差（基于不包含零的回归分析），因为它是比在高浓度时从剩余标准差得到的平均值作为低浓度时 LOQ 的更好指标。

确定 LOQ 是一个两步的过程。不管采用何种方法确定的 LOQ，首先应文件化和提出一个限值，然后在 LOQ 水平分析适当数量的样品以充分验证该方法的 LOQ。也就是说，先估计一个候选 LOQ 值，如信噪比或校正曲线的斜率，一旦发现这个值，需要在 LOQ 水平用适当的样品响应展示来确认。

确定色谱法 LOD 或 LOQ 时，除了和仪器检测灵敏度有关外，色谱柱的效率和使用寿命起着重要的作用。图 4.12 显示了在相同的条件下在两根不同色谱柱上得到的两次分离。使用的色谱柱都是为应用而设计的；然而，一根（图 4.12a）比另一根（图 4.12b）

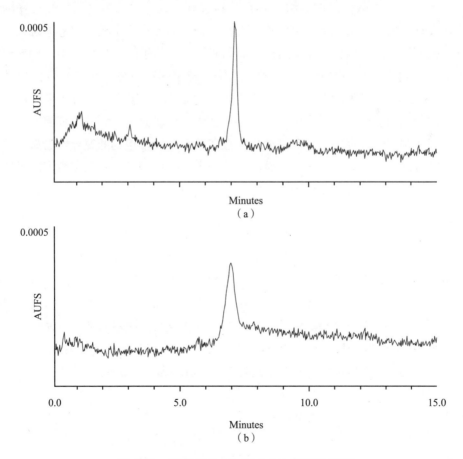

图 4.12　柱效对 LOD 和 LOQ 测定的影响

用于生成图中色谱图的高效柱比用于生成图中色谱图的低效柱具有更高的信噪比

柱效更高（要么是因为填充得更好，要么是因为导致峰展宽的次级相互作用更少）。低效导致更宽的峰，和更低的信噪比。柱效的损失也会随着柱的老化而发生。

随着流动相条件的不同和时间的推移，基质二氧化硅通常会慢慢溶解，或者一些表面配体可能被剥离，这两种情况都可能导致理论板数减少或柱效下降。在设定指标前或在柱使用中，注意这些影响，并把它们考虑在内，这样就不会将色谱问题误认为产品或样品的问题。

4.9 耐用性

耐用性（Robustness）被定义为在标准文件中列出的方法参数有微小但有意的变化扰动时，方法获得可比较和可接受结果的能力的度量，为所建立的方法用于常规检验提供依据。耐用性提供了方法在正常使用过程中的适用性和可靠性的指示。在耐用性研究中，有意改变方法参数，以查看结果是否受到影响。定义中的关键词是经过仔细考虑的。应该在标准值或方法中指定值对称地选择变量，以形成一个稍微超过方法实施或转移时预期的变量区间。例如，如果通过滴加和使用 pH 计调节缓冲液的 pH，则典型的实验室允许变化约为 ± 0.2 pH 单位。为评价方法对特定 pH 2.5 缓冲液变化的耐用性，可另外制备 pH 2.3 和 pH 2.7 缓冲液进行测试，以确保获得可接受的分析结果。对于仪器设备，可以使用制造商的指标来确定可变性。在耐用性研究时，评估的范围不应故意选择太宽以至于耐用性考察失败，而是要代表在实验室中经常遇到的变异性类型。挑战方法至失败的程度是没有必要的。耐用性测试的一个实际优势是，一旦在给定的参数范围内证明了耐用性，就可以在该范围内调整该参数的值，以满足系统的适用性，而不需要重新验证方法。

开始研究分析方法时，应考虑其耐用性。虽然，耐用性通常在方法开发后期考察，或在方法验证期间仍作为首先研究的参数之一。在整个方法开发过程中，应该注意哪些色谱参数对小的变化最敏感，以便在进行耐用性研究时，可以测试适当的变量。耐用性研究还用于建立系统适用性参数，以确保在方法的实施和使用过程中整个系统（包括仪器和方法）的有效性得以维持。此外，如果一个方法或其他测量的结果容易受到方法参数变化的影响，这些参数应该得到充分的控制，并将预防说明包括在方法文件中。

为了测量和文件化耐用性，应持续监测以下 HPLC 参数全部或其中之一：
- 相邻峰的分离度 R
- 柱理论板数 N（或梯度洗脱峰宽）
- 保留时间 t_R
- 拖尾因子 T
- 峰面积［和（或）峰高］和浓度

平行进样将改进参数变化影响的评价（例如，*RSD%*）。在许多情况下，特别是当样品中存在酸性、中性或碱性化合物的某些组合时，可能通过监测多个峰进行。通常，耐用性研究的结果应包括在方法开发报告中，加上纠正说明，将有助于耐用性研究转化为实际的方法实现。后续将在专门章节更详细地讨论方法耐用性。

4.10 校正因子

色谱定量分析基于进入检测器中各组分的量与检测器的色谱响应成比例关系。同一色谱条件下，待测物质与参比物质可有不同的色谱响应，如不同的紫外吸收系数。校正因子广泛应用于各种药品分析方法中。附另有说明外，本文所述的校正因子是指单位质量参照物质的色谱响应与单位质量待测物质（或成分）的色谱响应的比值，其本质是用参照物质的色谱响应校正待测物质的色谱响应。色谱校正因子法已广泛用于化学药的有关物质测定、中药或复方制剂中多指标成分的测定，以选定的参照物质的色谱响应值对待测成分的色谱响应值进行校正。参照物质又称为参比物质或替代物；通常以主成分作为参照物质，也可选择其他成分或加入的任一适合的物质作为参照物质。

在方法开发或方法验证期间，应确定使用适当的校正因子，并以文件化呈现。用于有关物质检测时，当校正因子近似等于 1（待测物质与参比物质的相对响应因子为 0.8~1.2）或有关物质的量已被高估时，可不使用校正因子计算；否则，应使用校正因子计算。如对多指标成分定量时，采用各成分的对照品外标法，存在着对照品难以获得、检测成本高的缺点，通过建立各成分间的校正因子，用一个对照品可同时测定多个成分的含量，这一方法常被称为替代对照品法。在中药多组分测定中，又被称为一测多评法（Quantitative Analysis of Multi-components by Single-marker，QAMS）。

虽然校正因子既不是分析项目，也不是需验证的性能特征，但它却是给待测量赋值的重要参数，它的准确性、精密性和重现性决定了待测量赋值的准确性、精密度和重现性，因此，凡是方法中使用的校正因子都必须验证。对校正因子的验证是通过对待测物质和参照物质的色谱响应（值）的准确度、精密度等性能特征的验证来间接实现的。例如，在确定有关物质测定中的校正因子时，应分别评价待测杂质和参照物，如主成分的色谱响应的准确度、精密度、检测限、定量限、线性和范围以及耐用性等，在完成上述评价的前提下，对校正因子的上述性能特征的验证实际上已实现。

特别重要的是，要确保校正因子的重现性。校正因子的重现性很大程度上取决于方法的耐用性。因此，必须充分考察校正因子的耐用性，特别是其受柱温、检测波长、流动相组成、流动相 pH 等变化的影响。

4.11 验证文件

验证文件包括用于执行验证的方案、分析测试方法和验证报告。这些文件应作为受控文件编写，作为确保符合法规的质量体系的一部分。

4.11.1 验证方案

验证方案（Validation Protocol）强调必须满足的需求，如验证过程和可接受（验收）标准。在可能的情况下，方案中的具体工作指令和分析方法应制定标准操作规程（SOP）。方案必须在正式的验证过程开始前准备好并得到批准。此外，验证方案通常包含以下内容：

- 方案标题
- 待验证分析方法的目的
- 测试和标准物质的描述
- 待验证分析方法的概要，包括设备、测试方法和标准物质的描述（作为参考或附件加入方案中）
- 需要评价的性能特征
- 为选定的性能特征确定和判断可接受（验收）标准
- 指定人员和质量单位批准的签字、日期

方案标题是对将要进行的工作或研究的简要描述：例如，"×× 制剂中 ×× 原料药的 HPLC 测定方法的验证"。目的应规定方法的范围和适用性，总结应是实际成文的方法或步骤，带有足够的细节，以便于合格的分析人员重现方法。为了减少重复，分析方法可通过参考资料或作为方案的附件包含在方案中。方案中还包括确定的应评价的性能特征，因为如前所述，验证的性能特征依赖于分析方法的类型。方法验证的验收标准（又称为可接受标准）通常在方法开发的最后阶段建立，如在证明方法能够被验证（有时称为"预验证"实验）的实验期间。指定的质量单位代表审核和批准该方案以确保符合适当的法律法规，拟开展工作将能满足其预期的目的。

验证方案中概述的实验工作可以同时测量几个适当的性能特征。例如，线性利用准确度和精密度的样品制备和数据；LOD 和 LOQ 根据范围和线性数据来确定；样品和对照品溶液的稳定性考察使用与准确度和精密度试验相同的溶液。以这种方式实施，实验设计能有效地利用了时间和材料。验证方案示例详见后续章节。

4.11.2 分析方法

分析方法即测试方法（Test Method），应该作为一个正式的文件订入药品标准中，并制订相应的标准操作规程（SOP）。SOP 包含了日常执行分析方法所需的所有细节，且是一个受控文件（要求任何文件更改要有授权，所有修订便于后续比较），在适当的水平（包括质量部门）批准，对于任何和所有指令有足够详细的文字保证且只有一种可能的解释。典型的测试方法的 SOP 包含的内容如下：

- 方法描述性标题
- 简单的方法描述或总结
- 适用性和指标的描述，以及任何特殊的预防措施（如安全、储存和处理）
- 试剂清单，包括来源和纯度／等级
- 设备，包括仪器和任何其他必要的设备（天平、离心机、pH 计等）
- 详细的仪器操作条件，包括色谱法的积分参数
- 详细描述所有溶液（包括流动相、稀释剂）、对照品和样品的制备
- 系统适用性试验描述和可接受标准
- 典型的光谱、色谱图或代表性数据
- 详细的步骤，包括示例样品顺序（对照品和样品运行的顺序）
- 代表性的计算
- 修订标记
- 批准

分析方法的草案一旦形成，方法通常要经过一个预验证阶段，以证明它们能够被验证。预验证阶段通常包括专属性、线性、精密度或灵敏度的评估。有时，如果在方法开发过程中还没有评估耐用性，那么就进行耐用性考察。如果在预验证阶段能确认有通过所有关键验证标准的能力，验证过程通常会更顺利地进行，并且失败的风险更低。如果经过充分验证显示能满足预期的目的，则分析方法草案将成为一个正式的药品测试方法。

4.11.3 验证报告

验证报告（Validation Report）是按验证方案对拟定分析方法进行验证所得结果的总结。该报告包括从验证过程中获得的代表性数据、计算值、光谱图、色谱图、标准曲线和其他结果，还包括方案中每个步骤的数据列表和每个可接受（验收）标准是否通过或失败的表述。验证报告一般由以下部分组成：

- 带有标题、编制者和单位的封面。
- 由适当人员签名、注明日期的签字页，包括分析人员、小组主管、实验室负责人、质量控制和（或）质量保证代表。
- 评估的性能特征的分项列表，通常以目录的形式。
- 引言或目标。

- 包括仪器和溶液制备细节的方法总结。
- 根据所研究的参数组织的分小节的验证结果。每个小节应包括适用方案的简单总结，以及平均值、标准偏差、相对标准偏差、可接受标准和评价（通过或失败）。
- 计划或观察到的对方案的任何偏离，以及对验证的影响（如有）。
- 方案的任何修订，包括解释和批准。
- 结论。

正确设计的验证方案可以作为验证报告的模板。例如，在方案中可以描述测试并列出可接受标准。对于验证报告，信息由支持结果、对原始数据的定位和标识的引用，以及通过/失败描述所补充。

4.12 可接受标准

在前面讨论的准确度和精密度的实例中，对准确度和精密度都预定义了一个可接受标准。如何预定义可接受标准似乎有不同的认识和不同的解释，参照 AOAC *Guidelines for Single Laboratory Validation of Chemical Methods for Dietary Supplements and Botanicals*（膳食补充剂和植物药化学方法实验室内验证指南），《中国药典》2020 年版通则 9101 分析方法验证指导原则分别给出准确度和精密度应达到的可接受标准（表 4.7 和表 4.8），同时指出，在基质复杂、组分含量低或多成分等分析中，回收率和精密度限度可适当放宽。

表 4.7 样品中待测定成分含量和回收率限度

待测定成分含量（%）	待测定成分含量	待测定成分含量	待测定成分质量份数（g/g）	回收率限度（%）
100	–	1000mg/g	1.0	98~101
10	100000ppm	100mg/g	0.1	95~102
1	10000ppm	10mg/g	0.01	92~105
0.1	1000ppm	1mg/g	0.001	90~108
0.01	100ppm	100μg/g	0.0001	85~110
0.001	10ppm	10μg/g	0.00001	80~115
0.0001	1ppm	1μg/g	0.000001	75~120
	10ppb	0.01μg/g	0.00000001	70~125

表 4.8　样品中待测定成分含量和精密度 *RSD* 可接受范围

待测定成分含量（%）	待测定成分含量	待测定成分含量	待测定成分质量份数（g/g）	重复性（*RSD*%）	重现性（*RSD*%）
100	–	1000mg/g	1.0	1	2
10	100000ppm	100mg/g	0.1	1.5	3
1	10000ppm	10mg/g	0.01	2	4
0.1	1000ppm	1mg/g	0.001	3	6
0.01	100ppm	100μg/g	0.0001	4	8
0.001	10ppm	10μg/g	0.00001	6	11
0.0001	1ppm	1μg/g	0.000001	8	16
	10ppb	0.01μg/g	0.00000001	15	32

　　上述两个表格自第一次出现在《中国药典》2015 年版以来，受到了褒贬不一的评价。褒者认为表中所列的指标在一定程度上反映了样品中待测成分含量与回收率或精密度限度关系，对不同量或浓度的样品以不同指标作为要求是符合实际情况的；贬者则认为表中所列的可接受标准在一些情况下难以达到，不建议在药典中列出过于严格、不切实际的可接受标准。实际上，上述表中列出的可接受标准不仅过于严格，有些情况下还失之以宽。出现这种情况是因为表中列出的数值是基于 1980 年 Horwitz 等人推导出的表征分析物浓度水平与重复性相对标准差（*RSD*）关系的 Horwitz 方程及其衍生的回收率公式的计算值。Horwitz 方程数学推导过程是严谨的，该公式阐述了精密度与分析物浓度水平的规律，但精密度可达到的水平不仅仅与分析物的量或浓度水平有关，还与分析物性质、基质复杂程度、使用的方法种类有很强的相关性。由于没有也难以考虑更多的影响因素，Horwitz 方程作为预测模型，其置信水平可能会超过期望值的 2 倍之多。因此，《中国药典》2020 年版（9101 分析方法验证指导原则）增加建议：精密度（*RSD*%）可接受范围可在表中给出值的 0.5~2 倍区间。放宽或收紧的范围多少应根据实际需求来确定，满足预期分析应用目的的方法精密度和准确度即为预定义可接受标准。

　　作为总结历史测量数据的有用工具，Horwitz 给出了一个尽管并不十分准确、有时难以达到但通过努力有望达到的目标，对于方法验证结果的评价和检测结果的判定均有着一定的指导意义或参考价值。正是因为回收率和精密度应达到的水平与含量或浓度、分析物性质、基质复杂程度、使用的方法种类有着极为复杂的关系，样品越复杂、方法越复杂，则这种关系就越复杂。关于 Horwitz 方程的更深入讨论请参见第五章。

4.13 小结

方法验证是一个不断完善的过程，它只是整个受控环境过程的一部分。验证过程始于仪器连接上网前的仪器确证，贯穿于方法开发、优化、转移后很长一段时间内，延续至作为一个方法在常规检验中经确认、使用中的持续监控、变更管理的全生命周期。定义良好且有文件化的验证过程为监管机构提供了证据，证明系统和方法都适合其预期用途，还有助于确保贯彻指导原则，建立方法验证的需求和指标。

最重要的是，应使所有相关方都应该相信，建立并经验证的分析方法能提供足够准确、精密和可重现的结果。方法验证作为已建立的质量体系的一部分，保证了分析方法的操作良好性和科学合理性，也有助于确保所生成的方法和数据能够经受监管部门的评审。

参考文献

［1］霍秀敏. 化学药物分析方法验证的内容和评价［J］. 中国新药杂志，2009；18（10）：883-886.

［2］陈桂良，邱在峰. 各国药典对药品质量标准分析方法认证过程的探讨［C］. 中国药学会学术年会，2002，720-723.

［3］许明哲，黄宝斌，杨青云，等. 分析方法验证、转移和确认概念解析［J］. 药物分析杂志，2015，35（1）：169.

［4］Snyder, L. R., Kirkland, J. J., Glajch, J. L. Practical HPLC Method Development, 2nd ed., Wiley-Interscience, New York, 1997.

［5］安登魁. 药物分析［M］. 济南：济南出版社，1992，423.

［6］HY Aboul-Enein. Selectivity versus specificity in chromatographic analytical methods. Accreditation and Quality Assurance, 2000, 5（5）：180-181.

［7］冉敬，杜谷，杨乐山，等，关于检出限的定义及分类的探讨［J］. 岩矿测试，2008，27（2）：155-157.

［8］许文. 仪器检出限和方法检出限［J］. 地质实验室，1993，9（4）：244-247.

［9］谢元超，金少鸿. 替代对照品法用于丹参和复方丹参片含量测定的研究［J］. 药物分析杂志，2007，27（4）：497.

［10］王智民，高慧敏，付雪涛，等. "一测多评"法中药质量评价模式方法学研究［J］. 中国中药杂志，2006，31（23）：1925.

［11］W. Horwitz. Evaluation of Analytical Methods used for Regulation of foods and drugs［J］. Anal. Chem, 1982, 54, 67A.

［12］Thomas P. J. Linsinger, Ralf D. Josephs. Limitation of the application of the Horwitz equation［J］. Trends in Analytical Chemistry, 2006, 25（11）：1125.

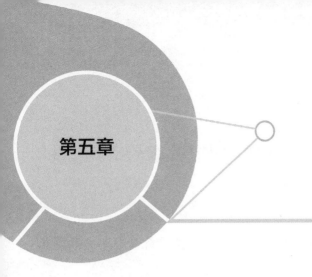

第五章

方法验证中的
统计学工具

药品质量控制和保证是通过一系列步骤来实现的，包括处方工艺设计和验证、中间过程控制、起始物料和终产品的检验等，每一个步骤都依赖于可靠的检验方法。方法的建立、验证、转移或确认是通过对分析数据评价来实现的，药品检验及其结果判定更要以分析数据为依据。因此，如何科学地运用统计学知识分析评估、解释和处理所获得的分析数据，显得非常重要，统计学方法已成为方法验证和检测中必不可少的重要的工具之一。

USP<1010> 提供了对化学或其他数据进行分析和一致解释可接受的信息，对评估数据的基本统计方法进行了描述。在 USP 论坛（PF）42（5）上公开征求意见的基础上，USP <1210> 方法验证统计工具在 USP 41-NF 36 中正式收载，并于 2018 年 5 月 1 日正式生效。USP <1210> 是作为 USP <1225> 的重要补充，介绍了在方法验证中的一些统计学方法及其应用。

目前为止，中国药典中尚未收载与 USP 相同的通则，缺少对分析数据评估、解释、处理和如何评价方法验证结果，如何确定验证可接受标准，及基于可接受标准对方法或检测结果进行评价或判断的相关指导原则。本章将介绍在方法验证中常用的统计学方法的基本原理及其一些应用，进一步讨论在方法建立、验证、转移和确认过程中可用的 Horwitz 方程，以便加深对该方程的准确理解和正确应用，并简单介绍测量不确定度及其应用。

5.1 异常值的检验与剔除

分析数据包含随机误差和系统误差，只要测量值不超出允许范围，结果应予接受，而数据的异常值通常为粗大误差，其超出正常的误差分布范围，对测量结果造成歪曲。因此包含粗大误差的数据是不正常的，应剔除不用。

任何分析数据都含有一定的测量误差，且服从某一分布，从而使一组分析结果有大有小而有一定的分散性。仅凭直观判断难于对粗大误差和正常分布的较大误差进行区分。可用于异常值检验的统计学方法很多，常用的有拉依塔准则、格罗布斯准则和狄克逊准则。

5.1.1 拉依塔（Paǔma）准则

对某量进行 n 次等精度的重复测量，得 χ_1，χ_2，……，χ_n，若某数据 χ_k 相差的残差 v_k 满足下式条件

$$|v_k|=|x_k - \bar{x}| > 3\bar{\sigma} \tag{5-1}$$

则认为 χ_k 含粗大误差，属异常数据，应剔除。

式中，$\bar{x}$ 为 χ_1，χ_2，……，χ_n 的算术平均值。

$\bar{\sigma}$ 为测量标准差的估计量。

5.1.2 格罗布斯（Grubbs）准则

该准则又简称为 G 检验法，对某量进行 n 次重复测定，得 χ_1，χ_2，……，χ_n，设测量误差服从正态分布，若某数据 χ_k 满足下式

$$g(k) = \frac{|v_k|}{\bar{\sigma}} = \frac{|x_k - \bar{x}|}{\bar{\sigma}} \geq g(n, \alpha) \tag{5-2}$$

则认为 χ_k 含有粗大误差，应剔除。

式中，$g(k)$ 为数据 χ_k 的统计量。

$g(n, \alpha)$ 为统计量 $g(k)$ 的临界值，它依测量次数 n 及显著度 α 而定，其值列于表 5.1。

表 5.1　α=5% 水平的 G 检验临界值

n	3	4	5	6	7	8	9	10
$g(n, \alpha)$	1.15	1.48	1.71	1.80	2.02	2.13	2.21	2.20

α 为显著度，为判断出现错误即当 χ_k 不含粗大误差时的概率，α 值的选择可视具体问题而定。

该准则克服了拉比塔准则的缺陷，在概率意义上给出较为严谨的结果，被认为是较好的判断准则。

实例 5.1　标定某一标准溶液得到 4 个结果：0.1014、0.1012、0.1019 和 0.1016mol/L。用 G 检验法判断可疑数据 0.1019 是否应该舍弃。

解：先计算 $g(k)$ 值

$$g(k) = \frac{|x_{可疑值} - \bar{x}|}{\bar{\sigma}} = \frac{0.1019 - 0.1015}{0.0003} = 1.33$$

查 G 检验临界值表，得到 $n=4$，$g(4, 0.05) = 1.48$，因为 $1.33 < 1.48$，所以 0.1019 不能舍弃。

5.1.3 狄克逊（Dixon）准则

该准则在特殊情况下又称为 Q 检验法。其检验过程是，对某量进行 n 次重复测量，得 x_1，x_2，……，x_n，设测量误差服从正态分布，按数值大小进行排列为 $x_{(1)} \le x_{(2)} \le \cdots \le x_{(n)}$，然后按下式

$$Q = \frac{|x_k - x_n|}{x_{max} - x_{min}} \quad\quad (5-3)$$

计算可疑值 x_k 与其相邻值 x_n 之差和测量值的极差 $x_{max} - x_{min}$ 的比值 Q，$n=k+1$ 或 $n=k-1$。以 Q 作为统计量，与统计量的临界值 $Q(n,\alpha)$ 比较，$Q(n,\alpha)$ 值的大小依测量次数 n 及显著度 α 而定，表 5.2 列出 $\alpha=5\%$ 水平时的 $Q(n,\alpha)$ 值。若 $Q \ge Q(n,\alpha)$，则认为该 x_k 含有粗大误差，应舍弃；相反，若 $Q < Q(n,\alpha)$，则不认为它是溢出值，应予以保留。

表 5.2　$\alpha=5\%$ 水平的 Q 检验临界值

n	3	4	5	6	7	8	9	10
$Q(n,\alpha)$	0.94	0.76	0.64	0.56	0.51	0.47	0.44	0.41

应注意，当剔除一个数据后，应按所余顺序量计算统计量，再检验另一可疑数据。

在这些方法中，拉依塔准则适应于较大分析数据量，在分析数据较少时可靠性差；格罗布斯准则较为常用，它克服了拉依塔准则需要较大数量数据的缺陷，在概率意义上给出较为严谨的结果，被认为是较好的判断准则；狄克逊准则也具有较好的使用效果，因无须计算标准差，方法简便而受到欢迎。

实践中采用统计的方法判别系列测量数据中的异常数据，当然，统计学判断自然是具有一定概率的结果，而并非"绝对"可靠。

5.2 分析结果的比较

在方法验证或分析检测中，往往需要对不同分析方法，不同仪器、不同实验室或不同分析人员的分析结果进行比较，目的是获得适当的数据，判断分析方法、检测结果和人员操作是否存在差异或在一定范围内的等效性，如将建立（拟选择）的方法的测定

结果与另一成熟的方法（如药典标准方法或已验证的方法）进行比对，以证明建立方法的准确度、精密度。这种对分析结果（数据）的比较称为差别检验（Difference Test），是采用实验室的比对实现的，它包括人员比对、仪器比对、方法比对、标准物质比对、留样再试、实验室间比对等，基于比对试验数据统计分析得出结论：在一定的置信水平，两者之间的差异是否显著。因此，这种差别检验通常称为显著性检验（Significance Test）。

由于比对试验结果的分析正确与否是整个比对试验成败的关键，使用不同的统计分析方法对同一比对试验的结论往往不尽相同，若统计分析不当将使整个比对试验变得毫无意义。因此如何在各种比对试验中选用合适的统计分析方法就显得至关重要。统计分析比对试验结果的方法很多，有 F 检验法、t 检验法、En 值判断法、CD 值判断法、允差判断法、Z 比分数法等，以下介绍最常用的 F 检验法和 t 检验法。比对试验得到的两组数据，用 F 检验法比较它们精密度，用 t 检验法比较它们的准确度，从而判断它们之间是否存在显著性差异，也是 USP<1010> 推荐的方法。

5.2.1 F 检验法

在方法比对中，对拟选择方法，应考虑其与现行方法的精密度之间可比性，该方法的精密度应不差于现行方法；另一方面，拟选择方法的精密度应是可接受的。

F 检验常用于比较两个方法（样本量分别是 n_1 和 n_2）正态方差的统计显著性，即对方差作齐性检验。F 检验的统计量 F 按式（5-4）计算：

$$F = \frac{S_1^2}{S_2^2} \qquad (5-4)$$

式中，S_1^2 和 S_2^2 分别为拟选择方法和现行方法的方差（样本标准差的平方）。由自由度 $f_1 = n_1 - 1$，$f_2 = n_2 - 1$，根据置信水平（例如，概率90%，$1 - \alpha = 0.90$，显著性水平 $\alpha = 0.1$），查出 F 临界值表得到 $F_{\frac{\alpha}{2}, f_1, f_2}$。将 F 计算值与 $F_{\frac{\alpha}{2}, f_1, f_2}$ 比较，若 $F > F_{\frac{\alpha}{2}, f_1, f_2}$，说明两种方法的精密度存在统计学的显著性差异；但是，$F < F_{\frac{\alpha}{2}, f_1, f_2}$，并不能说明两种方法具有相同或等效的精密度，而只能说没有足够证据证明两者之间具有统计学的显著性差异。

根据每种方法的方差，计算拟选择方法和现行方法的方差比值单侧置信区间的上限值。将置信区间的上限值与设定的实验室可接受的上限值进行比较，如果小于可接受的上限值（允许的方差增加的上限，置信水平90%时，美国药典规定通常应小于4），拟选择方法的精密度可被接受，或者说该方法不会有精密度的重大损失。如果置信区间的上限值小于1，拟选择方法的精密度相对于现行方法就是得到了改进。

此时，置信水平是正确判断两种方法具有可接受精密度的可能性，当两种方法实际具有相同的精密度时；α 是错误判断两种方法具有可接受精密度的风险。

F 值以及列表在很多统计学书籍中都可以找到。典型的精密度比较的样本量会比准确度比较的大。如果精密度比较的样本量大到实践上不可行，可以有一些选择。一个是考虑选择更大的可允许方差，因为可接受方差增大，给定置信水平下要求的样本量就更小。另一个选择是设计小样本量的中间分析，具有与大样本量相同的过程概率，在这种情况下，建议寻求统计学的专业帮助。

实例 5.2 实验室拟采用 HPLC 法替代原 UV 法作为某中药成分的含量测定方法。取供试品 20 份，同法制备供试品溶液后，每 10 份作为一组，分别用 HPLC 法和 UV 法测定含量，HPLC 法和 UV 法测定值的方差分别为 $S_1^2=0.816$ 和 $S_2^2=0.675$。求方差比的 90% 的置信区间，判断拟选择方法（HPLC 法）的精密度可否被接受，两方法的精密度是否存在显著性差异。

解：已知 $n_1=n_2=10$，$S_1^2=0.816$，$S_2^2=0.675$

方差的比值 $F=\dfrac{S_1^2}{S_2^2}=1.21$

给定置信水平为 90%，$1-\alpha=0.90$，$\alpha=0.1$，自由度 $f_1=f_2=9$，查表得

$$F_{\frac{\alpha}{2},f_1,f_2}=F_{0.05,9,9}=3.20$$

$$F_{1-\frac{\alpha}{2},f_1,f_2}=F_{0.95,9,9}=1/F_{0.05,9,9}=1/3.20$$

置信区间的下限值 = 方差比值 $/F_{0.05}=1.21/3.20=0.378$

置信区间的上限值 = 方差比值 $/F_{0.95}=1.21\times 3.20=3.87$

方差比值的置信区间为（0.378，3.87）；置信区间的上限值 3.87，小于允许限值 4.0，表明 HPLC 法精密度可被接受；因 $F<F_{\frac{\alpha}{2},f_1,f_2}$，没有足够证据表明两者之间具有统计的显著性差异。

对这种应用，一个 90%（双侧）置信区间使用时每单侧是 5% 检验。这个检验是单侧的，因为仅与选择方法的标准偏差增加有关。在这种方法下使用的双侧区间，必须具有相同的尾部的特点—多数区间具有这种特性。

以上对两种方法精密度的比较讨论也适用其他分析结果的比较。

5.2.2 t 检验法

t 检验亦称 Student t 检验（Student's t test），主要用于样本量较小（如 $n<30$），总体标准差 σ 未知的正态分布资料。它适用于实验室人员比对、仪器比对、方法比对等，可与 Z 检验、卡方检验并列使用。

t 检验分为单总体检验和双总体检验。

（1）单总体 t 检验是检验样本平均数 $\bar{x}$ 与已知的总体平均数 μ 的差异是否显著。适用

于：①已知一个总体均数；②可得到一个样本均数及该样本标准偏差；③样本来自正态或近似正态总体。已知样本标准差 s，t 统计量按式（5–5）计算：

$$t = | \bar{x} - \mu | \frac{\sqrt{n}}{s} \qquad (5-5)$$

由自由度 $f=n-1$，查 t 分布表得到的 $T_{\frac{\alpha}{2}, n-1}$，将 t 计算值与 $T_{\frac{\alpha}{2}, n-1}$ 比较，若 $t \leqslant T_{\frac{\alpha}{2}, n-1}$，则说明样本平均数 $\bar{x}$ 与已知的总体平均数 μ 无显著性差异；反之，若 $t > T_{\frac{\alpha}{2}, n-1}$，则说明二者之间存在显著性差异。

（2）双总体 t 检验是检验两个样本平均数与其各自所代表的总体的差异是否显著。双总体 t 检验又分为两种情况，一是成组设计两样本平均数 t 检验，一是配对样本平均数 t 检验。

成组设计两样本（样本量分别是 n_1 和 n_2）均数比较的 t 检验又称成组比较或完全随机设计的 t 检验，其目的是推断两个样本分别代表的总体均数是否相等。当是独立小样本时，已知两样本标准差分别为 s_1 和 s_2，平均值分别 $\bar{x}_1$ 和 $\bar{x}_2$，t 统计量按式（5–6）计算：

$$t = \frac{|\bar{x}_1 - \bar{x}_2|}{\sqrt{\dfrac{(n_1-1)s_1^2 + (n_2-1)s_2^2}{n_1+n_2-2}\left(\dfrac{n_1+n_2}{n_1 n_2}\right)}} \qquad (5-6)$$

由自由度 $f=n_1+n_2-2$，查 t 分布表得到的 $T_{\alpha,(n_1+n_2-2)}$，将 t 计算值与 $T_{\alpha,(n_1+n_2-2)}$ 比较，若 $t \leqslant T_{\alpha,(n_1+n_2-2)}$，则说明二者之间无显著性差异；反之，若 $t > T_{\alpha,(n_1+n_2-2)}$，则说明二者之间存在显著性差异。

实例 5.3　实验室拟采用干燥法测定某化学药品的水分，为评价新方法的适用性和可靠性，取该药品 10 份，5 份为一组，分别用干燥法和卡氏滴定法测定水分并对结果进行比对分析，数据详见表 5.3。

表 5.3　干燥法和卡氏法（$n=5$）测定某药品水分百分量（%）结果

样品编号	1	2	3	4	5	平均值	标准偏差
干燥法	5.55	6.56	6.94	6.68	7.98	6.74	0.87
卡氏法	5.42	6.28	6.40	7.31	5.59	6.16	0.75

解：采用 t 检验进行平均值差异的统计显著性检验。本例是独立小样本，且 $n_1=n_2=n$，按式（5–6）计算，$t=1.13$。取 $\alpha=0.05$，查 t 分布表，$T_{\alpha,(n_1+n_2-2)}=T_{0.05,8}=2.30$，$t \leqslant T_{0.05,8}$，因此两法平均值之间无显著性差异。

t 检验是用 t 分布理论来推论差异发生的概率，比较两组平均数的差异是否显著时，

方法验证中的统计学工具

一般要先用 F 检验方差齐性。

配对样本 t 检验是将实验样本的某些重要特征按相近的原则配成对, 以消除混杂因素的影响, 每一对观察对象之间除了处理因素/研究因素之外, 其他因素基本齐同。t 统计量按式 (5-7) 计算:

$$t = |\bar{d}|\sqrt{\frac{n}{s_d^2}} \qquad (5\text{-}7)$$

n 为配对数, $\bar{d}$ 是各配对差值的平均值, s_d 是差值的标准偏差。由自由度 $f=n\text{-}1$, 查 t 分布表得到的 $T_{a,n-1}$, 将 t 计算值与 $T_{a,n-1}$ 比较, 若 $t \leqslant T_{a,n-1}$, 则说明二者之间无显著性差异; 反之, 若 $t > T_{a,n-1}$, 则说明二者之间存在显著性差异。

实例 5.4　在某制剂溶出度试验方法研究中, 经 30 分钟时, 分别从 6 个溶出杯中取出的一定量溶液, 用 HPLC 法和 UV 法分别测定溶出量, 结果见表 5.4。用 t 检验比较 HPLC 法和 UV 法测定结果是否存在差异。

表 5.4　HPLC 法和 UV 法测定同一溶液中溶出量的结果

样品编号	HPLC 法	UV 法	差值 $\bar{d}$	标准偏差 s_d
1	91.74	92.13	−0.39	
2	89.92	90.74	−0.82	
3	90.10	91.63	−1.53	
4	92.57	91.92	0.65	0.828
5	90.63	90.26	0.37	
6	91.64	92.58	−0.94	
平均值	91.10	91.52	−0.443	

解: 在本例中, 不同溶出杯的溶出量样本应分别计量, 不宜采用成组比较, 因此采用配对比较。按式 (5-7) 计算, $t=1.31$。给定显著性差异 $\alpha=0.05$, 自由度 $n\text{-}1=5$, 查 t 分布表得 $T_{0.05,5}=2.57$, 由于 $t < T_{0.05,5}$, 所以两种仪器分析方法测定的数据无显著性差异。

5.2.3　确定两种方法的最大可接受差异 (δ)

美国药典描述了两种方法 (拟选择方法—现行方法) 差异 δ 的计算步骤。δ 的差异如果满足要求, 仍然可得到两种方法等效的结论。在 δ 值的选择中, 没有一些其他的先验信息可作为参考, 可用下述的合理方法来得到。

（1）确定允许区间

假设方法的均值和标准偏差均未知，样本量为 50 的平均值和标准偏差分别为 99.5 和 2.0，均为特定方法在个别样本上得到的最后 50 个结果，给定这些信息后，允许限值可通过下式（式 5-8）来进行计算。

$$\bar{x} \pm ks \qquad (5\text{-}8)$$

式中，$\bar{x}$ 是平均值；s 是标准偏差；k 是根据置信水平确定的包含因子，即样本量 n 时结果落在区间的比值下得到的数值，k 值可查表获得。50 样本量下 95% 置信水平要求的 k 值为 2.382，允许限值的计算如下：

$$9.5 \pm 2.382 \times 2.0$$

（2）允许限值与规定限值的比较

假设方法的规定区间为（90.0，110.0），并自这个区间建立后过程的平均值和标准偏差就不再变化；可以定义后面的这些量：规定低限值（LSL）90.0，规定高限值（USL）110.0，允许低限值（LTL）94.7，而允许高限值（UTL）104.3，如图 5.1 所示。计算可接受差异（δ）的方法如下：

$$A=LTL\text{--}LSL，因 LTL \geqslant LSL$$
$$（A=94.7\text{--}90.0=4.7）$$

当进行等效性检验时，5% 显著水平对应于 90% 的置信区间。

$$B=USL\text{--}UTL，因 USL \geqslant UTL$$
$$（B=110.0\text{--}104.3=5.7）$$
$$δ= 最小值（A，B）=4.7$$

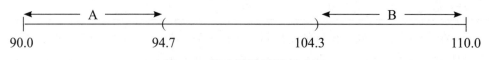

图 5.1　规定限值计算示意图

随着这个选择 δ，假设两种方法具有可比的精密度，两种方法（选择—现行）平均值差值的置信区间应落在 –4.7 和 +4.7 之间，方可说两种方法之间不存在显著差异。

实验室的质量控制分析有时要求 99% 的置信水平，这种情况下区间会更宽。例如，对样本量 50 包含 99% 的总体下 99% 可靠性要求的 k 值为 3.390，允许限值计算如下：

$$99.5 \pm 3.390 \times 2.0$$

组合的允许区间更宽，为（92.7，106.3）。同样地，新允许下限 LTL 为 92.7，允许上限 UTL 为 106.3，得到一个更小的 δ。

$$A=LTL-LSL，因 LTL \geqslant LSL$$
$$（A=92.7-90.0=2.7）$$
$$B=USL-UTL，因 USL \geqslant UTL$$
$$（B=110.0-106.3=3.7）$$
$$\delta= 最小值（A，B）=2.7$$

虽然可以选择任何可以足够用于决定等效性的 δ，选择了一个更大的 δ，同时就会产生一个更小的 n，会导致区别两种方法的能力缺失的风险增加。

5.3 准确度和精密度

对于定量分析方法，只有在真值或可接受的参考值已获得时才能评估其准确度。在某些情况下，有必要评估其相对准确度。在许多分析方法中，即使不能直接评估准确度，也应评估精密度。

因为验证必须提供方法适用性的证据，统计假设检验示例常用于与《中国药典》9101 分析方法验证指导原则一致的验证。尽管在此提供了准确度和精密度的一些统计区间估计示例，但并不试图仅以这些方法作为数据分析的唯一方法，也不意味着替代方法是不适当的。表 5.5 给出描述后续验证中涉及的部分术语。

表 5.5　分析方法验证中部分术语

术语	描述
实验室样品	实验室收到的材料
分析样品	用物理操作，如粉碎或研磨，对实验室样品处理得到的材料
供试品测试份数	从分析样品取出用于检测的样品数量（份数）
供试品溶液	采用化学方法如化学衍生化、提取或溶解等，对供试品测试份中的待测物进行前处理，制备得到的溶液
平行测定数	单份测试溶液的平行测定数
可报告值	由一份或更多份测试溶液得到的平均值

并非所有的分析方法都有表 5.5 所示的所有过程。例如，液体样品有可能不需要进一步制备而直接作为供试品溶液。方法验证的重点就是证明可报告值适合于特定的分析用途。

表 5.6 给出了表 5.5 口服固体制剂术语的示例。

表 5.6　包衣片的示例

术语	描述			
实验室样品	100 片包衣片			
分析样品	从实验样品中取 20 片，在研钵中用槌磨碎			
测试份	平行样 1：从分析样品中取一份研磨的粉末 1g		平行样 2：从分析样品中取一份研磨的粉末 1g	
供试品溶液	平行样 1 溶 1L 溶剂中		平行样 2 溶于 1L 溶剂中	
平行测定数	平行样 1 平行测定 1	平行样 1 平行测定 2	平行样 2 平行测定 1	平行样 2 平行测定 2
可报告值	4 个读数的平均值			

表示可报告值的有用模型是：

$$y=\tau+\beta+E \tag{5-9}$$

式中，y 为可报告的值；

τ 为真值或接受的参考值；

β 为方法的系统误差；

E 为随机测量误差。

τ 和 β 是设定的统计参数，E 是一个均值为零、标准差为 σ 的正态随机变量。σ 的大小取决于获得平均可报告值的平行读数的数量。

分析方法的准确度表示 τ 和 y 间接近程度，此程度表示为长期平均值（Long-run Average）（$y-\tau$）。这种长期平均值称为系统性误差，用 β 表示。为估算 β，有必要知道真值 τ。采用对照品或良好的正交方法可用于确定 τ 值。应该在方法所需的全范围建立准确度。

分析方法的精密度是指用该方法重复测定给定分析样本的多个平行样（可能在不同的条件下）时，可报告值之间的一致程度。最常见的精密度指标是标准差 σ，用 s 表示。s^2 称为方差。随 s 减小精密度提高。许多常用的统计方法基于正态分布的假设，σ 是一个自然变量描述符号。

5.3.1 估算准确度和精密度的方法

以下给出一个统计分析放行检测方法的实例，检测方法是高效液相色谱法（HPLC），被测药物（DS）是一个法定对照品，所以，关于 τ 信息是可用的。称取三个不同量水平的对照品，以对应于供试品三个不同的测试浓度百分比：80%、100%、120%。每个可报告值的测量单位是 DS 的质量分数，单位为 mg/g，不随浓度的变化而变化。对所有三个浓度，τ 值都是 1000mg/g。来自验证数据集的计算统计量包括样本均值（Y）、样本标准差（s）和可报告值的数量（n）。表 5.7 给出了 $n=9$ 个可报告值和计算统计量。

表 5.7　可报告值示例

测试浓度（%）	供试品溶液	可报告值（mg/g）
80	1	996.07
80	2	988.43
80	3	995.90
100	4	987.22
100	5	990.53
100	6	999.39
120	7	996.33
120	8	993.67
120	9	987.76
样本平均值（Y）		992.81
样本标准差（s）		4.44

对于这个例子，有以下几个假设，以便于分析表 5.7 中的组合数据集：

（1）$n=9$ 所有的可报告值都是独立的。

（2）可报告值的标准差在所有三个浓度水平上是一致的。如果不满足此条件，数据转换也许仍然允许合并表 5.7 中的所有数据（共用）。如果转换不成功，则在每个浓度水平分别验证精密度。

（3）各浓度水平的平均可报告值是相等的。如果这个条件不成立，就需要使用方差模型进行分析，并分别验证每个浓度水平的准确度。

未知偏差（误差）β 的点估计量是

$$\beta = y - \tau \tag{5-10}$$

式中，β 为系统偏差（误差）；

y 为样本均值；

τ 真值或接受的参考值。

未知量 σ 的点估计量是

$$s = \sqrt{\frac{\sum\limits_{i=1}^{n}(Y_i-\overline{Y})^2}{n-1}} \qquad (5\text{-}11)$$

$$\overline{Y} = \frac{\sum\limits_{i=1}^{n} Y_i}{n-1} \qquad (5\text{-}12)$$

式中，s 为未知量 σ 的点估计量；

Y_i 为个体值；

$\overline{Y}$ 为样本均值；

n 为可报告值的个数。

由于点估计量具有不确定度，因此最佳实践要求计算统计置信区间来量化不确定度。统计置信区间提供给定置信水平下的 β、σ 合理值的范围。误差 β 的 $100(1-2\alpha)\%$ 双侧置信区间通过下式计算：

$$(\overline{Y}-\tau) \pm t_{1-\alpha:n-1} \times \frac{s}{\sqrt{n}} \qquad (5\text{-}13)$$

式中，$\overline{Y}$ 为由式（5-12）得到的结果；

τ 为真值或接受的参考值；

$t_{1-\alpha:n-1}$ 为置信水平 $1-\alpha$，自由度 $(n-1)$ 中心 t 分布面积的分位数；

s 为由式（5-11）得到的结果；

n 为可报告值的个数。

例如，$\alpha=0.05$ 和 $n=9$，$t_{0.95:8}=1.860$，为 β 提供了 $100(1-2\times0.05)\%=90\%$ 的双侧置信区间。由表 5-7 中的数据 $\tau=1000\text{mg/g}$，则 β 的 90% 置信区间为

$$(992.81-1000) \pm 1.86 \times \frac{4.44}{\sqrt{9}}$$

$$[-9.94, -4.44]\text{mg/g}$$

对于标准差，因为通常情况下，只关注 $100(1-\alpha)\%$ 上置信区限，需要证明标准差不可太大。σ 的 $100(1-\alpha)\%$ 的上置信限是：

$$U = s\sqrt{\frac{n-1}{\chi^2_{\alpha:n-1}}} \qquad (5\text{-}14)$$

式中，s 为式（5-11）得到的结果；

n 为可报告值的个数；

$\chi^2_{a:n-1}$ 为显著性水平 α，自由度（$n-1$）中心卡方分布面积的分位数。

例如，$\alpha=0.05$ 和 $n=9$，则 $\chi^2_{0.05:8}=2.73$。由表 5-7 中的数据

$$U = s\sqrt{\frac{n-1}{\chi^2_{a:n-1}}}$$

$$U = 4.44\sqrt{\frac{9-1}{2.73}} = 7.60\text{mg/g}$$

式（5-13）和式（5-14）中的置信区间可用于对验证方案包含的标准进行统计检验。仅使用点估计不能提供所需的科学严谨性。特别是，式（5-13）中双侧置信区间可用于实施统计等效性的双单侧检验（two one-sided test，TOST）。假设在这个例子中，如有证据表明 β 绝对值不超过 15mg/g，则准确度要求被验证。因为计算的置信区间为（-9.94~-4.44）mg/g，完全落在（-15~+15）mg/g 中，偏（误）差标准得到满足。最典型的，TOST 使用类型 I 错误率 $\alpha=0.05$。这个错误率表明当认为满足验收标准而实际上并不满足时的最大风险。因此，$\alpha=0.05$，式（5-13）中的双侧置信区间 $100(1-2\alpha)\%=90\%$。

式（5-14）上限用于验证精密度。假设，预定义的精密度要求的验收标准 $\sigma < 20\text{mg/g}$。式中的 7.60mg/g 计算的上限值代表了有 95% 置信水平对 σ 值的预计最大值。因为 7.60mg/g < 20mg/g，精密度验证成功。

然而，如有证据表明 β 绝对值不得过 5mg/g，则准确度要求不能被验证。因为计算的置信区间为（-9.94~-4.44）mg/g，不能完全落在（-5~+5）mg/g 中。同样，如预定义的精密度可接受标准 $\sigma < 5\text{mg/g}$，则因为 7.60mg/g > 5mg/g，精密度也不能被验证。

分析方法应具有确定的目标，评价分析方法准确度和（或）精密度是否符合要求的最终标准是分析方法是否满足预期的目的，即分析方法是否满足质量控制目的。

5.3.2 准确度和精密度的联合验证

当评估分析方法是否适合其预期目的时，考虑偏（误）差和精密度的综合影响通常是有用的。β 影响分析方法有效性的程度在一定程度上取决于 σ。即相对小 σ 值的方法比更大 σ 值的方法可容纳相对更大值的 β。因此，建立一个可同时验证准确度和精密度的单一标准是很有用的。Hubert 等人在一系列文章中提出了这样一个标准，并试图确保

$$Pr(-\lambda < Y-\tau < \lambda) \geq P，\text{或者 } Pr(-\lambda+\tau < Y < \lambda+\tau) \geq P \qquad (5-15)$$

式中，Pr 为参考概率；

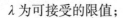

λ 为可接受的限值；

Y 为可报告的值；

τ 为真值或接受的参考值；

P 为期望概率值。

式（5–15）有双重解释。它可以被解释为（ⅰ）下一个可报告的值落在（$-\lambda+\tau$）~（$\lambda+\tau$）区间的概率 ≥ P，或（ⅱ）所有未来可报告值落在（$-\lambda+\tau$）~（$\lambda+\tau$）的百分数 ≥ P。于是，提出两个统计区间用于证明式（5–15）为真：

（1）预测区间（也称为期望容忍区间）用于证明（ⅰ）。

（2）容忍区间（也称为含量容忍区间）用于证明（ⅱ）。

Hahn 和 Meeker 指出，预测区间也称为期望容忍区间，容忍区间也称为含量容忍区间。由于与容忍区间相关的推断涉及更大的数值集，它总是比期望容忍区间更宽。区间的选择将取决于期望验证（ⅰ）或（ⅱ）和对风险评价概况。

两个统计区间中任一种可以下列方式，并结合式（5–15）评价准确度和精密度：

（1）用式（5–16）和式（5–17）分别计算预测区间和容忍区间的适当统计区间。

（2）如果计算的区间完全落在（$-\lambda+\tau$）和（$\lambda+\tau$）之间，式（5–15）的标准为满意，方法的准确度和精密度得以验证。

用于验证式（5–15）的预测区间是

$$\overline{Y} \pm t_{(1+P)/2:n-1} \times s \sqrt{1+\frac{1}{n}} \qquad （5–16）$$

式中，$\overline{Y}$ 为样本均值；

$t_{(1+P)/2:n-1}$ 为置信度（$1+P$）/2，自由度（$n-1$）的中心 t 分布的面积的分位数；

s 为由式（5–11）得到的结果；

n 为可报告值的个数。

用于验证式（5–15）的容忍区间

$$\overline{Y} \pm k \times s \qquad （5–17）$$

$$k = \sqrt{\frac{Z^2_{(1+P)/2} \times (n-1)}{\chi^2_{\alpha:n-1}} \times \left(1+\frac{1}{n}\right)} \qquad （5–18）$$

式中，$\overline{Y}$ 为样本均值；

k 为由式（5–18）得到的结果；

s 为由式（5–11）得到的结果；

$Z^2_{(1+P)/2}$ 为以面积（$1+P$）/2 为置信水平的标准正态分位数的平方；

n 为可报告值的个数；

$\chi^2_{\alpha:n-1}$ 为显著性水平 α，自由度（$n-1$）中心卡方分布面积的分位数。k 的公式是基于 Howe 近似，虽然在多个来源中可找到精确的表格值。如果没有精确的值，这种近似公式在实际情况下很有效。

对表 5.7 中的数据，取 $P=0.90$，式（5–16）的区间计算为

$$992.81 \pm 1.86 \times 4.44 \times \sqrt{1+\frac{1}{9}}$$

$$[\,984.1, 1001.5\,]\,\mathrm{mg/g}$$

同样以 $1-\alpha=0.90$ 和 $P=0.90$，式（5–17）的区间计算为

$$k=\sqrt{\frac{(1.64)^2 \times (9-1)}{3.49} \times \left(1+\frac{1}{n}\right)}=2.63$$

$$\bar{Y} \pm k \times s$$
$$992.81 \pm 2.63 \times 4.44$$
$$[\,981.2, 1004.5\,]\,\mathrm{mg/g}$$

查表，k 的精确值是 2.637，可知这个近似很好。如前所述，式（5–17）的容忍区间比式（5–16）的预测区间宽。

假设式（5–15）的标准目的是确保 Y 和 τ（τ 的概率不小于 $P=0.90$）之间差 $<2\%$。因此，

$$-\lambda+\tau=\tau(-0.02+1)=1000(0.98)=980\mathrm{mg/g}$$
$$\lambda+\tau=\tau(1+0.02)=1000(1.02)=1020\mathrm{mg/g}$$

由于式（5–16）的预测区间和式（5–17）的容忍区间的范围落在（980~1020）mg/g 之间，因此使用任一区间验证了这个方法。

然而，如原料药含量标准规定为应"不得少于 99.0%"，根据药典规定，其测量估计值应落在 99.0%~101.0% 范围。

这时，式（5–15）标准目的变为应确保 Y 和 τ（τ 的概率不小于 $P=0.90$）之间差 $<1\%$。因此，

$$-\lambda+\tau=\tau(-0.01+1)=1000(0.99)=990\mathrm{mg/g}$$
$$\lambda+\tau=\tau(1+0.01)=1000(1.01)=1020\mathrm{mg/g}$$

由于式（5–16）的预测区间和式（5–17）的容忍区间的计算范围不能落在（990~1010）mg/g 间，因此使用任一区间不能验证这个方法。

可以使用其他方法如梅伊（Mee）所述的置信区间或贝叶斯方法估计方程（5–15）

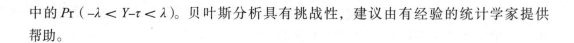
中的 $Pr\left(-\lambda<Y-\tau<\lambda\right)$。贝叶斯分析具有挑战性，建议由有经验的统计学家提供帮助。

5.4 检测限和定量限

《中国药典》9101 分析方法验证指导原则中的检测限（LOD）和定量限（LOQ）定义和 ICH Q2 中定义是一致的。LOD 或 LOQ 的候选值在预验证中或基于风险评估进行评价。然后必须对候选值进行验证，这对 LOQ 特别重要，因为确定候选值的公式不涉及可接受的准确度和精密度要求。验证候选值是验证方案的一部分。前一章中已经讨论给出如何评价 LOD 和 LOQ 的方法。本节将重点讨论基于响应值标准偏差和标准曲线斜率法估算 LOD 的统计学意义，其验证应用和不足之处，以及如何改进其不足的考虑。

5.4.1 LOD 估算

估算 LOD 的基本方法是基于国际纯粹与应用化学会（IUPAC）和国际标准化组织（ISO）采用的另一种定义。该定义引入了假阳性和假阴性（"去真"和"存伪"错误）决策的理念，从而认识使用 LOD 进行决策时的风险因素，并明确这些值依赖于实验室的能力。

IUPAC/ISO 中的 LOD 定义基于临界值的基本概念（R_C），被定义为当无分析物存在时超过概率 α 信号读数。也就是说，

$$R_C=B+Z_{1-\alpha}\,\sigma_E \tag{5-19}$$

式中，R_C 为无分析物存在时超过概率 α 信号读数；

B 为估算的空白平均读数；

$Z_{1-\alpha}$ 为置信度 $1-\alpha$ 的标准正态分位数；

σ_E 为实际的重复性标准差。

图 5.2 表明了这种关系。

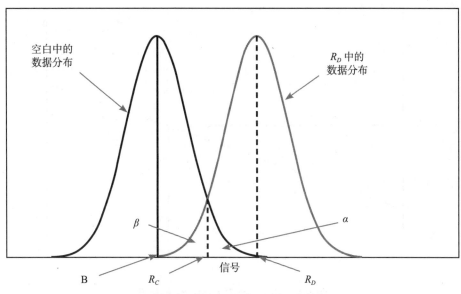

图 5.2 确定 R_C 和 R_D 的示意图

例如，如 $\alpha=0.05$，$1-\alpha=0.95$，$Z_{0.95}=1.645$。确定取决于分析空白时所得值的分布。信号空间（R_D）中的 LOD 被定义为 R_C 以概率 $1-\beta$ 超过值，如果此值为真。则

$$R_D = R_C + Z_{1-\beta}\,\sigma_E \qquad （5-20）$$

式中，R_D 为信号空间中的 LOD；

R_C 为 IUPAC/ISO LOD 定义中使用的临界值；

$Z_{1-\beta}$ 为以面积 $1-\beta$ 为置信度的标准正态分位数；

σ_E 为真值重复性偏差。

由方程（5–19）和方程（5–20）解出 R_D，有

$$R_D = B + (Z_{1-\alpha} + Z_{1-\beta})\,\sigma_E \qquad （5-21）$$

式中，R_D 为信号空间中的 LOD；

B 为估算的空白平均读数；

$Z_{1-\alpha}$ 为置信度 $1-\alpha$ 的标准正态分位数；

$Z_{1-\beta}$ 为以面积 $1-\beta$ 为置信度的标准正态分位数；

σ_E 为真值重复性偏差。

注意这个公式定义了两个可允许由实验室选择的值：α 和 β（不需要相等）。α 代表 I 型或假阳性错误率，β 代表了 II 型或假阴性错误率。在图 5.2 中，R_C 和 R_D 被描述为当 $\alpha=\beta=0.05$ 时的正态分布数据。然后将信号标度中的值 "R_D" 转换为浓度标度中的值 "LOD"，得到浓度标度上的 LOD，如图 5.3 所示。

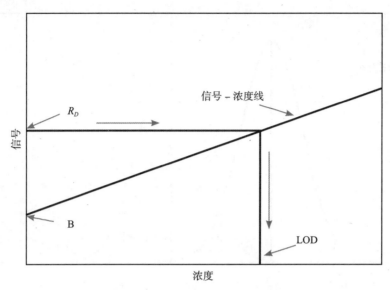

图 5.3　由 R_D 确定 LOD 的示意图

响应信号（R）应对浓度（X）呈线性，$R=B+mX$，和 σ_E 关系是清楚的，且假设线性方程回归测量是独立的。在这个前提下，在浓度范围内计算 LOD

$$LOD=\frac{R_D-B}{m}=\frac{(Z_{1-\alpha}+Z_{1-\beta})\sigma_E}{m} \qquad (5\text{-}22)$$

式中，LOD 为检测限；

R_D 为信号空间中的 LOD；

B 为估算的空白平均读数；

$Z_{1-\alpha}$ 为置信度 $1-\alpha$ 的标准正态分位数；

$Z_{1-\beta}$ 为以面积 $1-\beta$ 为置信度的标准正态分位数；

σ_E 为真值重复性偏差；

m 为斜率。

R_C 和 R_D 为当 $\alpha=\beta=0.05$ 时，即 $Z_{1-\alpha}=Z_{1-\beta}=1.645$ 的正态分布数据。虽然 α 和 β 的值不必相同，这种选择导出 R_D 的一般规律，即 $R_D=B+3.3\sigma_E$（$3.3 \approx 2 \times 1.645$），代入式（5-22），得到基于响应值标准偏差和标准曲线斜率法估算 LOD 的公式

$$LOD=\frac{3.3\sigma_E}{m} \qquad (5\text{-}23)$$

作为一种统计方法，式（5-23）中的 LOD 定义仍有不足之处，原因有二：

第一，由于 σ_E 通常是未知的，如何最好地估计这个参数，是一个复杂问题。因为 σ_E 通常呈浓度依赖性。两种常用的估计是（i）空白响应的标准差和（ii）从浓度信号回

归线的偏差中得到的标准差。需要在 LOD 的附近选择最能代表 σ_E 的值。实验室经常会选择一个 σ_E 最差值。如 LOD 仍适用于预期用途，则实验室不会低估 LOD。低估 LOD 会产生一个过高的Ⅱ型错误率（β）和过低的Ⅰ型错误率（α）。

式（5-22）的第二个统计关注是，由于信号和浓度的回归曲线的准确斜率是未知的，如何将其不确定度纳入其中。由于回归曲线是估计的，式（5-21）中 R_D 的定义本身就是一个估计。这可以通过使用统计预测区间来纠正，该预测区间考虑了估计线的不确定度以及与未来观测相关的可变性。临界值 R_C，最初定义在式（5-19）中，用于解释这种不确定度，其扩展公式

$$R_C=B+t_{1-\alpha:n-2} \times s \sqrt{1+\frac{1}{n}+\frac{\bar{x}^2}{\sum\limits_{i=1}^{n}(x_i-\bar{x})^2}} \qquad （5-24）$$

$$s=\sqrt{\frac{\sum\limits_{i=1}^{n}(R_i-B-mx_i)^2}{n-2}} \qquad （5-25）$$

式中，R_C 为 IUPAC/ISO 定义的临界值；

B 为拟合校正曲线的截距；

$t_{1-\alpha:n-2}$ 为以面积 $1-\alpha$ 为置信水平和自由度（$n-2$）的中心 t 分布分位数；

s 为回归曲线的标准差；

$\bar{x}$ 为平均浓度；

n 为回归分析中使用的观察数；

x_i 为用于确定曲线的浓度值；

R_i 为参考区间；

m 为斜率。

式（5-24）与式（5-19）的不同之处在于，乘数使用的是 t 分布而不是正态分布，并且在平方根中出现了两个额外的项来捕捉回归曲线的不确定度。

第二个 RC 方程，即式（5-24）回答了这个问题："超过哪个浓度能确信可获得与背景不同的信号？"通过使用如图 5.4 所示的低 $100(1-\beta)$% 预测绑定的校正曲线回答这个问题。

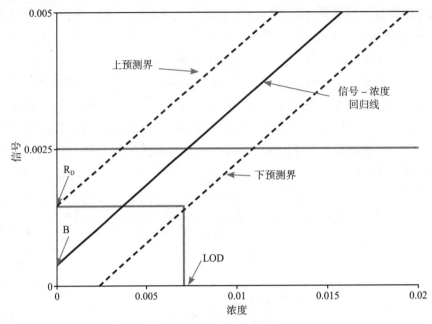

图 5.4　使用预测界确定 LOD

图 5.4 与图 5.3 类似，但是图 5.4 使用了两条虚线而不是实标线。由此

$$R_C = B + \text{LOD} \times m - t_{1-\beta:n-2} \times s \sqrt{1 + \frac{1}{n} + \frac{(\text{LOD} - \bar{x})^2}{\sum\limits_{i=1}^{n}(x_i - \bar{x})^2}} \tag{5-26}$$

式中，R_C 为 IUPAC/ISO 定义的临界值；

B 为拟合校正曲线的截距；

LOD 为检测限；

$t_{1-\beta:n-2}$ 为以面积 $1-\beta$ 为置信水平和自由度（$n-2$）的中心 t 分布分位数；

s 为回归曲线的标准差；

$\bar{x}$ 为平均浓度；

n 为回归分析中使用的观察数；

x_i 为用于确定曲线的浓度值；

R_i 参考区间；

m 为斜率。

使式（5-24）和式（5-26）相等，并消去 B 项，有

$$t_{1-\alpha:n-2} \times s \sqrt{1+\frac{1}{n}+\frac{\bar{x}^2}{\sum\limits_{i=1}^{n}(x_i-\bar{x})^2}} = \text{LOD} \times m - t_{1-\beta:n-2} \times s \sqrt{1+\frac{1}{n}+\frac{(\text{LOD}-\bar{x})^2}{\sum\limits_{i=1}^{n}(x_i-\bar{x})^2}} \qquad (5-27)$$

式中，$t_{1-\alpha:n-2}$ 为以面积 $1-\alpha$ 为置信水平和自由度（$n-2$）的中心 t 分布分位数；

s 为回归曲线的标准差；

$\bar{x}^2$ 为平均浓度值的平方；

LOD 为检测限；

$\bar{x}$ 为平均浓度；

n 为回归分析中使用的观察数；

x_i 为用于确定曲线的浓度值；

R_i 参考区间；

m 为斜率；

$t_{1-\beta:n-2}$ 为以面积 $1-\beta$ 为置信水平和自由度（$n-2$）的中心 t 分布分位数。

方程（5-27）是可以精确求解的 LOD 二次方程，也可以使用电子表格中的迭代搜索工具求解。对于不需要二次解的 LOD，通过假设 LOD 与 $\bar{x}$ 相比可以忽略，如用 $\bar{x}^2$ 代替（$\text{LOD} - \bar{x}$）^{2} 可得到略微保守的近似，即简化后得到的方程为

$$\text{LOD} = (t_{1-\alpha:n-2} + t_{1-\beta:n-2}) \times \frac{s}{m} \sqrt{1+\frac{1}{n}+\frac{\bar{x}^2}{\sum\limits_{i=1}^{n}(x_i-\bar{x})^2}} \qquad (5-28)$$

式中，LOD 为检测限；

$t_{1-\alpha:n-2}$ 为以面积 $1-\alpha$ 为置信水平和自由度（$n-2$）的中心 t 分布分位数；

$t_{1-\beta:n-2}$ 为以面积 $1-\beta$ 为置信水平和自由度（$n-2$）的中心 t 分布分位数；

s 为回归曲线的标准差；

$\bar{x}^2$ 为平均浓度值的平方；

$\bar{x}$ 为平均浓度；

n 为回归分析中使用的观察数；

x_i 为用于确定曲线的浓度值；

m 为斜率。

式（5-28）类似于式（5-22）。式（5-8）和式（5-22）都允许两个错误概率（α 和 β）不同。通常它们都等于 0.05。

表 5.8 中的数据用于证明 LOD 的计算。

表 5.8   LOD 实例数据

浓度 X(mg/ml)	峰面积(信号)
0.01	0.00331
0.02	0.00602
0.05	0.01547
0.10	0.03078
0.15	0.04576
0.25	0.07592

对这些数据进行线性回归拟合得到回归曲线：

峰面积 $=0.000235 + 0.3032 \times$ 浓度

即 $m=0.3032$ 和 $B=0.000235$。$\alpha=\beta=0.05$ 时，计算 LOD 值需要的信息提供在表 5.9 中。

表 5.9   由浓度计算 LOD 的统计量

统计参数	统计量值
n	6
m(slope)	0.3032
B(截距)	0.000235
s(剩余标准差)	0.00019
$t_{1-\alpha:n-2}=t_{0.95:4}$	2.132
$t_{1-\beta:n-2}=t_{0.95:4}$	2.132
$\bar{x}$	0.0967
$\sum\limits_{i=1}^{6} (x_i-\bar{x})^2$	0.0419

由式（5-28）计算得到的 LOD 值为

$$LOD=(2.132+2.132) \times \frac{0.00019}{0.3031} \sqrt{1+\frac{1}{6}+\frac{0.0967^2}{0.0419}}=0.0032mg/ml$$

由式（5–22）计算得到的 LOD 值为

$$LOD = \frac{(1.645 + 1.645) \times 0.00019}{0.3032} = 0.0021\,mg/ml$$

由式（5–28）得到的 LOD 值大于由式（5–22）所得值，一是式（5–28）中的乘数使用的是 t 分布而不是正态分布，二是式（5–28）增加了回归曲线的不确定度校正值。一般情况下，使用式（5–22）估算 LOD 可满足方法验证要求，适用于预期用途，但是，使用式（5–28）可避免低估 LOD。

5.4.2 定量限估算

如前所述，在确定 LOQ 时，重要的考虑是根据预期用途估计所需的 LOQ。验证旨在所需 LOQ 附近的准确度和精密度。

在没有这些知识，或者实验室想要确定 LOQ 可低到什么程度（例如，对于潜在的其他用途）的情况下，可以从潜在 LOQ 值大于但接近 LOD 开始，或者将确定 LOD 的方法调整为 LOQ 作为候选起始值。从本质上讲，估算 LOD 式（5–28）中的（$t_{1-\alpha:n-2} + t_{1-\beta:n-2}$）被替换为 10 可估算 LOQ。如果合理，也可以使用 10 以外的值。一旦获得候选值（通常在预验证期间），将在这些值上验证准确度和精密度。

上述对 LOD 和 LOQ 的讨论都基于两个假设：在确定校正曲线的浓度范围内是线性和方差齐性。但这两者不是必要条件。校正曲线可以是非线性的，加权最小二乘方法可用于解释缺乏齐性。如果在 LOD 和 LOQ 范围内，曲线是非线性的，或者浓度方差变化较大，最好寻求统计专家帮助来定义 LOD 和 LOQ。如果直线存在变异但不是很大，则校正曲线的非加权回归将提供一个可用于 LOD 和 LOQ 公式的平均变异性。

除上面所述的方法外，其他方法，如信噪比法也可用于估计 LOD 和 LOQ。不论采用何种方法得到估算值，都应该将这些估算值视为初始值，并对其进行验证，特别是当它们低于用于确定校正曲线的浓度点时。验证涉及分析在初始 LOD 和 LOQ 附近浓度点的样品。应该考虑 LOD 和 LOQ 应低到什么程度才能使方法合适。例如，如已有低于所需 LOD 的数据，并且在该较低的值上检测到信号，则可以将该较低的值视为已确认的 LOD。考虑到当前的要求，进一步确认几乎没有价值。在需求发生变化的情况下，仍然可以确认较低的值。

5.5 Horwitz 方程

5.5.1 Horwitz 方程的导出和理论解释

参照 AOAC *Guidelines for Single Laboratory Validation of Chemical Methods for Dietary Supplements and Botanicals*（膳食补充剂和植物药化学方法实验室内验证指南），《中国药

典》2020 年版（9101 分析方法验证指导原则）分别规定了方法准确度和精密度的可接受标准。这一可接受标准基于著名的 Horwitz 曲线和 Horwitz 方程。

William Horwitz（1918~2006）是一位分析化学家，以建立描述分析测量结果变异性与分析物质量（浓度）之间关系而著名。这一关系称之为 Horwitz 曲线，早期仅用于实验室之间的数据评价。

1980 年，Horwitz 等基于实验室间 1000 个比对数据研究，发现如果不考虑分析物性质、基质效应和使用的方法等因素，各实验室的数据变异系数（CV）随分析物浓度呈如图 5.5 所示曲线变化。

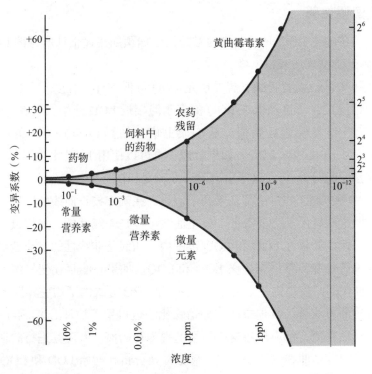

图 5.5　实验室间变异系数（右侧以 2 的幂表示）和浓度（以 10 的幂表示）沿水平中心轴展开的曲线

Horwitz 曲线作为分析物浓度的函数，给出方法所期望的精密度。精密度是随机误差大小的度量，分为重复性、中间精密度和重现性。ISO 使用符号 r 表示重复性，R 表示重现性。重复性和重现性通过重复性标准差 s_r 和重现性标准差 s_R 来衡量。对于中间精密度，ISO 建议使用符号 s_I。与 s_r、s_I 和 s_R 对应的相对标准偏差分别为 RSD_r、RSD_I、RSD_R。例如，$RSD_R\% = \dfrac{\sigma_R}{\bar{X}} 100$，$\bar{X}$ 为测量平均值。

期望的重复性、重现性和中间精密度分别表示为 σ_r、σ_R 和 σ_I，以与测量所得的标准差 s_r、s_R 和 s_I 相区别。经过仔细分析评价，Horwitz 等人总结出分析物浓度水平与重现性相对标准差（RSD_R%）的关系，即实验室间的变异系数公式：

$$CV(\%)=2^{(1-0.5\log_{10}C)} \tag{5-29}$$

之后，这一方程广泛应用实验室间数据比对的评价。

Horwitz 曲线浓度与方法结果变异性的这种关系后来又由不同实验室在不同浓度水平实验得到的 10000 个独立数据集的验证支持。随着研究深入，William Horwitz 建立了可定量描述 Horwitz 曲线的 Horwitz 方程（Horwitz Equation）和 Horwitz 比值（Horwitz Ratio）。

在对基质中被分析物的浓度 C 进行平行估计时，从上图中可以发现，各估计值并不相同，而是围绕着某个被称为"平均值"或"平均值的中心值"展开，由于其变化规律的外形恰似一个喇叭，所以又形象地称之为 Horwitz 角（Horwitz Horn）。这种分布可以用几种方式来描述，但最常用的评价方法是统计函数，即标准差 σ 或相对标准差（RSD，又称为变异系数 CV）。关于中心值的估计聚类越紧密，σ 的值越小。有关 σ 的知识是很重要的，因为标准差影响分析测量的可靠性。

有趣的是 σ 是如何依赖于浓度 C 而变化的。分析的目的是对 C 进行有意义的估计，但完整的解释需要对估计值的不确定度（可靠性的补充）进行说明，这是在报告测量结果可以采用的一个方式。Horwitz 等人进一步研究发现：标准差 σ 随浓度 C 降低而减小。但是，实验中也观察到标准差 σ 减小比浓度 C 降低要慢得多，也就是说，相对变化如变异系数或相对标准差（RSD）对于低浓度 C 来说反而会增加。

随着浓度 C 变化，对应的 σ 变化多大呢？一个合理的假设是：浓度 C（百分数）变化较小时，σ（百分数）变化呈比例。如果浓度 C 变化一倍，是不是 σ 也变化一倍？假定可用如下比例关系表示：

$$d\sigma/\sigma=\alpha \cdot dC/C \tag{5-30}$$

式中，α 是比例常数（正值），$d\sigma/\sigma$ 是 σ 变化的无穷小的分数，dC/C 是 C 变化的无穷小分数。

对方程（5-30）两边积分，并取以 10 为底的对数，得

$$\log_{10}\sigma=\alpha\log_{10}C+\beta \tag{5-31}$$

式中，β 是积分常数，方程（5-31）的推导仅仅基于方程（5-30）的简单的合理假设。为获得 α 和 β 这两个常数值，需要知道两个不同浓度水平时的 σ 值。

在高浓度如 100%，$C=1.00$，实验发现约三分之二实验室间的 C 估计值几乎接近于 1.00，落在 0.98~1.02 区间，则 $\sigma_R=0.02$（下标 R 代表实验室间，r 代表实验内）。将以上值代入方程（5-31），则有

$$\log_{10}0.02=\alpha\log_{10}1+\beta=\alpha(0)+\beta=-1.699 \tag{5-32}$$

在较中间的浓度如 1%，$C=0.01$，实验发现三分之二实验室间的 C 估计值落在 $C=0.0096$ 和 $C=0.0104$ 间，这对应于 $\sigma_R=0.0004$，于是

$$\log_{10} 0.0004 = \alpha \log_{10} 0.0001 + 1.699 = -2\alpha - 1.699 = -3.398 \quad (5-33)$$
$$\alpha = 0.8495$$

因此

$$\log_{10} \sigma_R = 0.8495 \log_{10} C - 1.699 \text{ 或 } \sigma_R = 0.02 C^{0.8495} \quad (5-34)$$

由此得相对标准差

$$RSD_R\% = (\sigma_R / C) \times 100 = 2C^{-0.1505} \quad (5-35)$$

方程（5-35）所示关系就是实际观察的 Horwitz 曲线。上式一边取以 2 为底的对数，一边取以 10 为底的对数，有

$$RSD_R\% = 2^{(1-0.5\log_{10}C)} \quad (5-36)$$

方程（5-36）也就是最初通过观察导出的 Horwitz 方程原始形式。

方程（5-35）是以更紧凑的形式表示与方程（5-36）相同的方程，又称为 Horowitz-Thompson 方程。由此方程，当以"纯物质"（$C=1.0$，g/g）实验时，实验室间测量结果的 $RSD_R\% = 2.0\%$，而如果浓度 $C = 10^{-6}$（g/g；ppm）时，$RSD_R\% = 16\%$。如果浓度趋于零，RSD 趋于无穷大。所有经常有 $RSD_R\%$（> 50%）的情况。

Horwitz 曲线还可用基于 Stewart 为测量英国海岸线所描述的分型理论的发现来解释。根据分型理论：当使用更小的标尺，更小、更微妙的凹痕被注意到，这有助于周长的估计。经验发现，周长的估计值随标尺尺寸的增大而变化。随着分辨率的提高，即当区分长度上的差异越来越小（在分析例子中相当于浓度）时，周长的估计值偏差就更大。Horwitz 方程推导涉及的分数变化 dC/C，实际上是分辨率的一种度量。因此，与其说浓度本身的变化导致了标准差的变化；不如更确切地说是在较低浓度下为获得的更高的分辨率导致了浓度估计值的标准偏差变化。

5.5.2 Horwitz 方程的应用和推广

Horwitz 曲线是实验室环境中化学测量的变化与分析物浓度之间的一个非常简单的指数关系，或多或少地独立于分析物、基质、方法等。这条曲线被描述为"现代分析化学中最有趣的关系之一"，作为预期的实验室可变性的初始估计是有用的，该曲线还有助于解释方法和实验室性能研究的结果，并为质量控制设置初始限制提供依据。

经过 Horwitz 及其团队和他人的共同研究，不仅使 Horwitz 曲线和推导出的 Horwitz 方程得到了更广泛的实验数据的证明和理论上的诠释，还由此衍生出更具体适合于评价实验室数据和判断方法可接受性的公式。

（1）用于方法精密度的评价

Thompson 等建立了可用于描述实验室间重现性的 Horwitz-Thompson 方程（5-35），

这一方程被 AOAC 和美国食品法典委员会（Codex Alimentarius）用于描述为方法可接受的标准。

随后，在 Horwitz–Thompson 方程的基础上，Massart 证明重现性 RSD_R 的预测值大约是重复性 RSD_r 估计值的两倍，并由此建立了表示重复性 RSD_r 的 Horwitz–Massart 方程。

$$RSD_r\% = C^{-0.1505} \qquad (5\text{--}37)$$

重复性 RSD_r 和重现性 RSD_R 与 Horwitz 曲线的关系如图 5.6 所示。

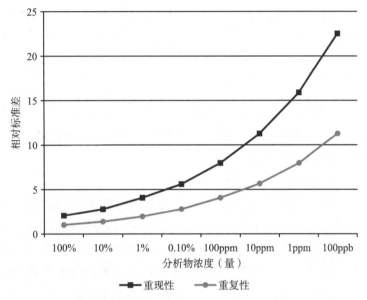

图 5.6　重复性 RSD_r 和重现性 RSD_R 的 Horowitz 曲线

评价方法的精密度时，Horwitz–Massart 值和 Horwitz–Thompson 值分别作为判断重复性和重现性是否符合要求的参考值。对于中间精密度，如和重复性实验的数据一样是从同一实验室获得，以 Horwitz–Massart 值作为判据可能是合理的，如为不同实验室的数据，使用 Horwitz–Thompson 值更为合适，因为它允许更大程度的可变性。表 5.10［此表引自 USP <1200> *Requirement for Compendial Validation*：PF39（6）公示稿］列出了包括常用浓度或浓度分数、Horwitz–Massart 值和 Horwitz–Thompson 值。

表 5.10　常见的浓度或浓度分数和相关的 Horwitz 值

分析物浓度 (%)	分析物浓度 （ppm or ppb）	分析物浓度 重量分数 （mg/g or μg/g）	分析物浓度 质量分数 （g/g）	Horwitz–Massart 重复性值 = $C^{-0.1505}$（$RSD\%$）	Horwitz–Thompson 重复性值 = $2C^{-0.1505}$（$RSD\%$）
100	—	1000mg/g	1.0	1	2
1	10000ppm	10mg/g	0.01	2	4

续表

分析物浓度 (%)	分析物浓度 （ppm or ppb）	分析物浓度 重量分数 （mg/g or μg/g）	分析物浓度 质量分数 （g/g）	Horwitz–Massart 重复性值 = $C^{-0.1505}$（RSD%）	Horwitz–Thompson 重复性值 = $2C^{-0.1505}$（RSD%）
0.1	1000ppm	1mg/g	0.001	2.8	5.7
0.05	500ppm	500μg/g	0.0005	3	6
0.01	100ppm	100μg/g	0.0001	4	8
0.001	10ppm	10μg/g	0.00001	5.7	11
0.0001	1ppm	1μg/g	0.000001	8	16
0.00001	100ppb	0.1μg/g	0.0000001	11	22
< 0.00001	< 100ppb	< 0.1μg/g	< 0.0000001	11	22

《中国药典》（9101 分析方法验证指导原则）中对精密度规定值的列表（见第 4 章表 4.8）可认为是对表 5.10 的复制。

（2）评价方法的准确度（回收率）的可接受标准

方法的准确度常采用回收率试验来评价。被测量的最佳估计值与真实值或参考值的百分率即为回收率（%）。被测量的最佳估计值是与被测量的分散性相关的一个量，可用不同的方法来描述分散性，之前用误差，现在用不确定度。不确定度被 Eurachem 定义为"一个与测量结果相关的参数，它描述了可以合理地归因于被测量的分散性"。不确定度通常以标准差及其倍数表示。这个理念就是围绕被测量创建一个置信区间，使分析结果有 95% 概率水平落在其中。这个区间称为扩展不确定度 U，其结果为 $\pm ks_r$。由 Horwitz 曲线导出的 α 值可作为 s_r 未知时的最佳估计值。对于分析方法仍需进一步开发的一些应用，需要给出最大水平的不确定度，分析人员可以使用 σ_H 评价被证明方法适合于其目的的概率水平。

被测量的最佳估计值的置信区间为：

$$(\bar{x}-U, \ \bar{x}+U)$$

或者

$$(\bar{x}-ks_r, \ \bar{x}+ks_r)$$

k 值称为包含因子，通常以 95% 概率水平，取值约为 2。

因此，回收率（%）可表示为

$$回收率（\%）=100\% \pm 2s_r（\%）$$

或者

$$回收率（\%）=100\% \pm 2RSD_r（\%）$$

即有

$$回收率（\%）=100\% \pm 2C^{-0.1505}（\%）$$

上式表明 Horwitz 方程可用于解释回收率规定值，《中国药典》9101 分析方法验证指导原则中的回收率应达到的规定值（见第 4 章表 4.7）正是基于上式的计算值，除允许个别值在浓度较低时回收率有更宽范围外。

（3）HORRAT 值及其应用

Thompson 等进一步研究发现，当浓度下降为 100ppb（100ng/g）或更低时，测量所得的重现性标准差 s_R 与由 Horwitz 方程预测（期望）的重现性标准差 σ_R 的比值渐变为常数。这种关系通常被称为 Horwitz 比值、HORRAT（常写成 HorRat），表示为：

$$HorRat=s_R / \sigma_R=RSD_{R, 测量值} / RSD_{R, Horwitz 测量值}$$

作为一个经验式，HorRat 值可接受范围为 0.5~2.0。若比值小于 1，则表明方法精密度优于预期值，若大于 1，则精密度比预期值差。另外，Massart 证明 HorRat 值大约是重复性估计值的两倍，这是重复性和重现性的精密度关系的由来。

Horwitz 的研究结论是：当 HorRat 值超过 2 倍以上时，s_R 值是可疑的。当 s_R 远小于 σ_R 时，则怀疑另一个实验室没有正确执行方法，对 s_R 预估值过于优化，应对方法或统计分析是否正确进行评价。当 s_R 比 σ_R 大 2 倍，表示方法执行结果比可能的希望值更差。Horwitz 研究的另一个有趣的结论是：相应的重复性测量（RSD_r）通常是重现性测量（RSD_R）的一半至三分之二。这些重复性数据基于参与实验室间研究的实验室的重复性，这些实验室间研究构成了 Horwitz 研究的基础，它们是根据 ISO 严格规则或 AOAC/IUPAC 方案确定的。这些研究之外的个别实验室确定的重复性往往倾向于低估这种变异性，产生过于乐观的结果。

在之后的研究中，Horwitz 证明在浓度 C 非常低时，s_R 的估计值略好一些。他得出结论，对于这种非常低的浓度，σ_R 是约为 1/3C 的一个常数。Thompson 也得到相似的结论，在某种意义说，在浓度为 10ppb 时，σ_R 是约为 1/4C~1/5C 的一个不变值。此外，Thompson 还发现了 Horwitz 方程在高浓度（C 大于 13%）时的偏离，并提出了以下方程：

$$\sigma_R=0.01C^{0.5} \text{ 当 } C > 0.13$$

HorRat 值已在以下方面但不限于以下方面得到了应用：

①在专业组织中的应用

很多专业、技术组织和政府实验室将 HorRat 值作为实验室间以及实验室内变异性的适当标准。例如，IUPAC 是第一个批准使用 HorRat 值作为该组织会议结果的组织，从而导致 IUPAC/ISO/AOAC 将其作为实验室间研究用的方案。

许多方法批准组织，主要在食品领域，用 HorRat 值作为他们接受方法的基础。AOAC 国际部的所有化学研究以是否符合 HorRat 限值 0.5~2.0 作为指标进行评价。HorRat 值超过 2.0 前的最低浓度通常作为 LOQ。北欧分析委员会（NMKL）特别建议其参与者在含 NMKL 方法 4 的指导原则中使用 HorRat 值。

欧洲标准化委员会（CEN）在一份流转的关于可接受标准的文件（CEN/TC 275/WG7 N 0027）中指出："一般来说，由 Horwitz 曲线获得的值表明了不同实验室可达到和可接受的分析方法的精密度。它的使用提供了一个令人满意的和简单的评估方法的精密度可接受性的方式。各组织越来越多地使用这一方法来评估不同实验室对分析方法的接受程度。由于这些组织采用这一"标准方法"，越来越多的法规规定了 HorRat 值的使用。CEN/TC 275 的每一个工作组都被要求考虑将计算出的 HorRat 值包括在标准中，以便分析人员了解法规的方法。"2004 年 1 月 16 日在柏林举行的 CEN/TC 275/WG7 第 8 次会议上，委员会通过了第 32 号决议："……同意将 HorRat 值纳入所有未来协作数据的评估中"。

②在食品药品监管中的应用

欧洲的食品药品监管当局最先认识到 HorRat 值的重要性，用于评估以监管为目的的分析方法可接受性。来自政府实验室的化学家描述 HorRat 在方法评估中潜在应用的综述和 IUPAC 对这一概念的认可明显促进了 HorRat 值被纳入欧盟食品控制法中，作为实验室内和多个实验室间的接受标准。

③在能力验证中使用 HorRat 值

实验室间的研究分为三种方式，这取决于目标主要变量：方法（协作研究）、基质（参照物研究）和实验室间（能力研究）。最初的函数关系是由方法性能研究建立的，但是在英国食品分析水平评估计划（Food Analysis Performance Assessment Scheme, FAPAS）长期能力研究中发现它是有用的。Horwitz 方程在高、低端已被修改以适应这些的改善精密度。

美国临床实验室改进法案要求实验室检验临床标本要参加能力验证测试。美国病理学家学院（College of Americal Pathologists）多年来一直在提供这样一个项目。对 2005 年调查中数千名参与者的报告结果的检查表明，大多数"标准"分析的 HorRat 值要比 1.0 好得多。

5.5.3 正确应用 Horwitz 方程

Horwitz 方程为方法验证、转移和确认中的方法准确度和精密度评价提供了一个可参考标准，这个标准在包括药学等多个领域中获得了广泛的应用。Horwitz 方程预测值已被用于法规，以确定接受限度的分析方法，在充分了解可能的限制的情况下使用，该方程为方法批准组织和管理机构提供了一个有用的性能指示参数。例如，我国的国标

GB/T 27404—2008《实验室质量控制规范 食品理化检测》附录 F（资料性附录）对回收率范围（表 F.1）、实验室内变异系统（表 F.2）应达到值的规定，和国标 GB/T 27417—2017《合格评定 化学分析方法确认和验证指南》附录 A（资料性附录）和附录 B（资料性附录）对回收率范围（表 A.1）、实验室内变异系统（表 B.1）应达到值的规定。此外，Horwitz 方程及 HorRat 值还被一些国际组织所接受，作为实验室内和实验室间的方法比对和能力验证结果评价的重要方法之一。甚至有人建议使用 Horwitz 方程的结果作为测量不确定度的估计。

在获得广泛应用和普遍认可的同时，Horwitz 方程也受到了不少质疑。例如，Thomas 等人对 Horwitz 方程关于 $RSD_R(\%)$ 值与分析物、基质、方法等无关的假定就持怀疑态度，认为 Horwitz 方程作为预测模型，其校正结果还不足够好，置信水平可能会超过期望值的 2 倍之多。如按公式计算 HorRat 值，通常计算值为 1 表示实验室间的精密度令人满意，计算值为 2 表示精密度不令人满意。对于一些分析目的来说，该值的变化太大，导致结果为满意的计算值范围会超过 2，或者根据 Horwitz 所采用的方法类型得到的变化比预期的大，这时如仍将 HorRat 值用作评估实验室间的比较标准是不适合的。

基于以上，Thomas 等人认为：①Horwitz 方程不能为改进方法和技术提供帮助；②Horwitz 方程仅适用于过去的标准，不满足当前的要求；③Horwitz 方程是总结历史测量操作的有用工具，然而其结果的可靠性有问题，不满足于现代质量管理要求；④评价测量结果应使用测量不确定度，而 Horwitz 方程不能为不确定度评估提供信息，不适用于 ISO 17025 所要求的不确定度评估；要评估测量不确定度，应按照《测量不确定度表达指南》（GUM）的规定，对测量不确定度的所有组成部分进行适当的识别和合理的估计。

Horwitz 曲线是根据大量数据建立的对分析性能历史数据的一个有价值的总结，Horwitz 方程导出有严格的数学推导过程。为什么 Horwitz 方程的适用性仍存在如上所述的问题呢？一是因为 Horwitz 方程所基于的假设是不全面的，Horwitz 方程仅阐述了方法精密度（相对标准差或变异系数）和随浓度变化的关系，实际上，方法可达到的精密度除了和待测物的浓度高低水平有关外，还依赖于分析物性质、基质复杂程度、方法种类、供试品制备过程和（或）时间长短等因素。通常，在待测物含量低、基质复杂、操作繁琐时，表征方法精密度的 RSD 实际值就会比 Horwitz 方程的预测值要大得多，而在待测物含量高、基质不复杂，操作简单时，对方法应达到精密度水平的要求又比 Horwitz 方程的预测值要小。二是按照现代质量管理的理念，Horwitz 方程不能提供一个准确的、可跟踪的、和最先进的分析方法评估和判断。一种现代评价方法性能的手段是基于方法不确定度评估。不确定度是分析过程中可能引入的各种不确定度分量的合成值，评估不确定度应根据 GUM 方法对各种不确定度分量进行识别和估计，这与 ISO 17025 的要求是一致的，而 Horwitz 方程只能提供不确定度评估中所需方法重复性或重现性的精密度部分分量。

由于回收率和精密度应达到的水平与待测物含量或浓度、分析物性质、基质复杂程度、使用的方法种类等因素有着极为复杂的关系，分析物越复杂、方法越复杂，则这种关系就越复杂，要建立准确描述如此复杂关系的方法、公式或方程是一个很难的课题。

鉴于从指定特定的分析方法向指定方法性能标准的转变的需要，有建议采用测量不确定度作为评价分析方法的方法。测量不确定度是指"表征合理地赋予被测量之值的分散性，与测量结果相联系的参数"。定义中的"合理"，意指应考虑到各种因素对测量的影响所做的修正，特别是测量应处于统计控制的状态下，即处于随机控制过程中。定义中的"相联系"，意指测量不确定度是一个与测量结果"在一起"的参数，在测量结果的完整表示中应包括测量不确定度。测量不确定度是对测量结果可信性、有效性的怀疑程度或不肯定程度，是表征被测量之值分散性的参数。测量不确定度说明了测量结果能达到的水平，测量值可能的分布区间。

因此，尽管有一定缺陷和不足，Horwitz 方程在方法验证、方法转移和方法确认及实验室间比对结果符合性判断中仍具有不可或缺的重要作用。应全面、准确理解 Horwitz 方程的产生背景、理论基础、基本意义、重要作用，及其局限性，在实际工作中，既可将 Horwitz 方程及其导出值作为评价实验室数据和判断方法作为参照标准，也应视具体分析方法可达到的精密度和准确度水平（如通过对分析方法更全面评价，包括测量不确定度评定，找到影响被测量之值分散性最大不确定度分量并控制，提高方法的准确度和精密度水平），结合质量控制目的对方法准确度和（或）精密度的要求，全面合理地对分析方法进行验证、转移和确认。

5.6 测量不确定度

测量不确定度用于表征合理地赋予被测量之值的分散性，是与测量结果相联系的非负参数。它是对被测量客观值在某一量值范围内的评估，是对测量结果质量的定量表征。测量不确定度用标准偏差、标准偏差的倍数说明了置信水平区间的半宽度表示。

如果测量结果无法从计量学和统计学角度对测量不确定度进行有效而严格的评估，至少应列出各主要的不确定度分量，并做出相对合理的评估。当测量结果不用数值表示或者不是建立在数值基础上时（如合格/不合格，阴性/阳性，或基于视觉和触觉判断的定性检测），则不要求对测量不确定度进行评估。

测量不确定度一般可按以下基本步骤进行评估：

（1）识别不确定度来源

测量不确定度来源的识别应从分析测量过程入手，从影响测量结果的因素考虑，即对测量方法、测量系统和测量程序作详细研究，为此应尽可能画出测量系统原理或测量方法的方框图和测量流程图，如鱼骨图（又称石川图），鱼骨图示例见第 3 章附件。

（2）建立被测量数学模型

规定被测量，如含量、效价、浓度、相对密度等，明确被测量与其所依赖的输入量（例如，被测数量、常数、校准标准值等）的关系，还应包括对已知系统影响量的修正，建立数学模型。

$$Y = f(X_1, X_2, \cdots, X_n)$$

其中，Y—被测量（输出量）；

X—影响量（输入量）。

在建立模型时，有一些潜在的不确定度来源不能明显地呈现在上述函数关系中，它们对测量结果本身有影响，但由于缺乏必要的信息，无法写出它们与被测量的函数关系。因此，在具体测量时无法定量地计算出它对测量结果影响的大小，在计算公式中只能将其忽略，而在模型中应包括这些来源。

每一个来源的不确定度对合成不确定度的贡献量即为一个不确定度分量。在识别不确定度来源后，有必要对不确定度的各个分量进行预估算。对小于最大分量的三分之一的分量一般不必评估（除非这种分量数目较多），通常只需对其估计一个上限即可。重点应放在识别并仔细评估那些重要的分量，特别是占支配地位的分量上。对难以用数学模型表示的检测量，必要时，仍可对各个分量作出预估算。

（3）评估标准不确定度

以标准偏差表示的测量结果 x_i 的不确定度为标准不确定度，标准不确定度 RSD_R 的评估包括 A 类和 B 类。

标准不确定度 $u(x_i)$ 与测量结果 x_i 的比值为相对标准不确定度，计算合成标准不确定度时，一般以相对标准不确定度代入计算公式，可以达到量纲的统一。

为了简化评定过程，在逐项计算标准不确定度时，一般可忽略自由度。

①A 类评估

A 类评估系指对观测列进行统计分析作的一类评估。

A 类评估常需要计算相对标准差和相对极差。

②B 类评估

B 类评估系指当量的估计值 x_i 不是由重复观测得到，其标准不确定度 $u(x_i)$ 可用 x_i 的可能变化的有关信息或资料来进行的一类评估。

常用检测项目及方法的 B 类不确定度主要包括：样品、对照品称量引入的分量；对照品纯度引入的分量；测试溶液制备所用的容量器具引入的分量；仪器性能引入的分量；测定方法的偏差等。这些信息主要来自：校准证书、检定证书、生产厂的说明书、检测依据的标准、引用数据的参考数据、以前测量的数据、相关材料特性的知识等。

（4）合成标准不确定度 $u_c(y)$

当测量结果是由若干个分量求得时，按各分量的方差或（和）协方差算得的标准不确定度为合成标准不确定度，通常表示为 $u_c(y)$。

（5）计算扩展不确定度 U 或 U_p

扩展不确定度是一个区间，包含被测量值分散性的主要区域，根据输出量（被测量）的分布情况，求出所要求的置信水平 P 下的包含因子 k，则 $U=ku_c(y)$。

如果 Y 接近于正态分布，则 $U_p=k_pu_c(y)$ 多数情况下取 $P=95\%$

若不能判断 Y 的分布，则取 $k=2$ 或 3（一般取 $k=2$）。

（6）报告测量不确定度

报告测量不确定度应使用扩展不确定度 U（U_{rel}）或 U_p（U_{rel}），同时给出特定的置信水平或包含因子。报告应尽可能详细，以便使用者可以正确地利用测量结果，通常不确定度的有效数字不要多于两位，末位后面如有数字需进位。

测量不确定度是一种科学地表述测量结果的方法。但是，测量不确定度不仅和测量仪器、测量方法、测量条件、测量程序、数据处理过程以及操作人员的水平等因素有关，还和对测量过程的把握程度及对不确定度来源的识别和量化水平等因素有关。通过对测量过程的分析，充分识别各种影响因素，可以提高不确定度评估的可靠性。

目前，《中国药典》（测量不确定度指导原则）草案已公示，虽不旨在将测量不确定度的评定作为分析检测的常规任务和纯粹的数学工作。然而，在许多方面，应用测量不确定度仍有积极使用意义。

在计量、认证、认可、参加能力验证或实验间比对活动中，在量值的溯源性对测量结果有影响的标准物质的标定，测量仪器的校准和检定时，或对检测结果有特殊要求等情况下，如需要，按相应的要求评定和表达测量结果的测量不确定度。

在建立、修订和使用方法时，除应按要求进行方法验证、确认和转移外，结合不确定度评定结果，考虑不确定度的允许量，可以更科学、客观地评价方法，用于评价准确度或精密度的置信区间，并为限度指标制订提供合理的依据。

判定测量结果与标准中规定限值的符合性时，特别检测结果为限度边缘值难以判断是否合格时，考虑一定置信水平下的扩展不确定度，有利于正确解释测量结果，减少误判的风险。同时，在正确评估测量不确定度的基础上，针对影响测量结果的主要因素采取改进措施，如增加重复试验次数，使用准确度更高的仪器和标准物质等，有助于提高检测结果的准确性。

不确定度评估的基本原理和方法基于不确定度传播率，在数学模型为线性时，有效应用不确定度传播率无需任何条件。但对于数学模型为非线性时，应用不确定度传播率是有条件的。在数学模型为明显非线性，泰勒级数近似中高阶项涉及的输入量不相互独立，且其概率密度函数（PDF）不为高斯分布时，仍使用不确定度传播率可能不可靠，这时可采用一些近似或假设的方法处理，或考虑采用蒙特卡洛法（MCM）或者用其他合适的替代方法评定测量不确定度。

已有许多不确定度的专著和文献可供参考，限于篇幅，本书不再赘述。

5.7 统计学评价和分析目标概况

如前所述，分析方法应具有确定的目标。分析目标概况（ATP）确定了分析方法的性能需求，包括对分析方法预期用途的描述、待测产品属性的适当细节和相关的性能特征及其可接受标准，也包括单个属性或一组质量属性的性能要求。一旦一项分析技术被选定，ATP 将作为导出分析方法属性和分析方法验证的可接受标准的基础。

为保证使用的分析方法获得的检测结果准确、可靠，或分别评价准确度和精密度或合并评价准确度和精密度。可以预定义一个可接受标准，分别评价准确度和精密度时，预定义的可接受标准可为系统误差（或偏倚，β）和随机误差（σ）的点估计量，或为基于 Horwitz 方法给出的准确度和精密度的参考值；联合验证准确度和精密度时，可用总分析误差，或概率结果在规定范围内（如预测区间、容忍区间或置信区间）、目标测量不确定度（Target Measurement Uncertainty，TMU）来评价。

ATP 示例 1　准确度和精确度分别评价。

在［x，y，z］存在的情况下，在待测物描述的［A 单位］至［B 单位］范围内，方法必须能够以可报告值所需的准确度 =100%±［D%］和精密度≤［E%］准确测定药物成分。

ATP 示例 2　联合验证的准确度和精密度，定义目标测量不确定度或总分析误差（TAE）的分布，必须落在期望的水平内。

在［x，y，z］存在的情况下，在待测物描述的［A 单位］至［B 单位］范围内，方法必须能准确测定药物成分，使可报告值的总分析误差分布落在 ±［C%］的总允许分析误差范围内。

不管是分别评价还是联合验证，分析方法准确度和（或）精密度是否符合要求的预定义可接受标准是分析方法是否满足质量控制要求，即是否适用于其预期的目的。

5.8 小结

以上介绍一些简单的统计方法，适用于《中国药典》9101 分析方法验证指导原则所述的方法验证。但这些方法不一定适用于所有情况，其他或多或少有些复杂的统计方法，可能适用于任何特定情况。

当方法发生变化时，应考虑对方法进行评价，必要时，可以重新验证。在某些情况下，重新评估已有数据并修正接受限度也是可以的。

虽然统计方法不是方法验证的一部分，但建议使用某种类型的统计方法观察分析方法的性能。例如，采用质量控制图进行趋势分析方法能提供了准确度和精密度的分析性能"漂移"的早期预警，这种性能上的变化并不少见，通常是由于设备老化、例行改变或试剂过期造成的。

尽管本章给出了分析方法验证中可以使用的几个统计学工具，但是可用于分析方法验证的统计学工具并不仅限于以上，只要适合，任何替代方法都是可用的，必要时，可咨询有关统计学专家并获得更大的帮助。

参考文献

［1］Shewhart W. A. Economic control of quality of manufactured product［M］. D. Van Nostrand Co. Inc., New York, 1931, 501.

［2］中国质量管理协会. 全面质量管理基本知识［M］. 北京：科学普及出版社，1991：152.

［3］罗旭. 化学统计学［M］. 北京：科学出版社，2001：175.

［4］赵进文. 异常值点对单位根检验的致命影响［J］. 商业经济与管理，2009，（1）：76-83.

［5］叶川，伍川辉，张嘉怡. 计量测试中异常数据剔除方法比较（Comparison about how to get Rid of abnormal data in metrology and measurement）［J］. 计量与测试技术，2007，34（7）：26.

［6］李晓东，刘显耀，张德操. 浅谈实验室的比对与验证试验［J］，理化检验－物理分册，2008，44（1）：54-56.

［7］衡俊华，卢尚礼，刘桂森. 比对试验数据处理的3种方法［J］. 金属制品，2002，28（6）：39-41.

［8］符颖操，罗茜. 实验室间比对结果分析统计方法的探讨［J］. 理化检验－物理分册，2006，42（6）：295-299.

［9］刘慧颖. 各种比对结果分析方法在检测实验室中的应用［J］. 福建建材，2012，135（7）：20-22.

［10］Hubert P, Nguyen-Huu JJ, Boulanger B, et al. Harmonization of strategies for the validation of quantitative analytical procedures. A SFSTP proposal-part Ⅰ［J］. J Pharm Biomed Anal, 2004, 36（3）：579-586.

［11］Hubert P, Nguyen-Huu JJ, Boulanger B, et al. Harmonization of strategies for the validation of quantitative analytical procedures. A SFSTP proposal-part Ⅱ［J］. J Pharm Biomed Anal, 2007, 45（1）：70-81.

［12］Hubert P, Nguyen-Huu JJ, Boulanger B, et al. Harmonization of strategies for the validation of quantitative analytical procedures. A SFSTP proposal-part Ⅲ［J］. J Pharm Biomed Anal, 2007, 45（1）：82-96.

［13］Hahn GJ, Meeker WQ. Statistical Intervals: A Guide for Practitioners［M］. New York：John Wiley & Sons, 1991.

［14］Howe WG. Two-sided tolerance limits for normal populations-Some improvements［J］. J Am Stat Assoc, 1969, 64（326）：610-620.

[15] Mee RW. Estimation of the percentage of a normal distribution lying outside a specified interval [J]. Commun Stat Theory Methods, 1988, 17(5): 1465–1479.

[16] W. Horwitz, L. R. Kamps, K. W. Boyer. Quality control. Quality assurance in the analysis foods for trace constituents [J]. J. AOAC, 1980, 63: 1344–1354.

[17] W. Horwitz. Evaluation of Analytical Methods used for Regulation of foods and drugs [J]. Anal. Chem, 1982, 54: 67A.

[18] Horwitz, W., Albert, R. Reliability of the determinations of polychlorinated contaminants (biphenyls, dioxins, furans) [J]. J. AOAC Int., 1996, 79: 589–621.

[19] R. Albert, W. Horwitz. A Heuristic Derivation of the Horwitz Curve [J]. Anal. Chem, 1997, 69: 789–790.

[20] Stewart, I. From Here to Infinity[M]. Oxford University Press: New York, 1996, 242.

[21] Thompson, M. Recent trends in inter–laboratory precision at ppb and sub–ppb concentrations in relation to fitness for purpose criteria in proficiency testing [J]. Analyst, 2000, 125: 385–386.

[22] D.L. Massart, J. Smeyers–Verbeke, Y. Van der Heyden. Benchmarking for Analytical Methods: The Horwitz Curve [J]. LC–GC Eur, 2005, 18(10): 528–531.

[23] W. Horwitz, R. Albert. The Horwitz ratio (HorRat): A useful index of method performance with respect to precision [J]. J. AOAC International, 2006, 89(4): 1095.

[24] AOAC INTERNATIONAL Guidelines for collaborative study procedures to validate characteristics of a method of analysis[J]. J AOAC Int, 1995, 78: 143A–160A.

[25] Mesley R. J. Pocklington W. D., Walker R. F. Analytical quality assurance–A review [J]. Analyst, 1991, 116: 975–990.

[26] Thomas P. J. Linsinger, Ralf D. Josephs. Limitation of the application of the Horwitz equation [J]. Trends in Analytical Chemistry, 2006, 25(11): 1125.

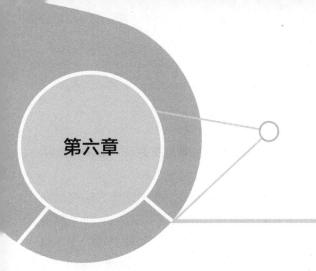

方法耐用性和系统
适用性试验

6.1 概述

本章从实验设计和指标设置的角度讨论两个主题：方法耐用性验证和系统适用性试验。描述这部分内容主要参照《中国药典》9101 分析方法验证指导原则，USP <1225> 法定方法验证，和 ICH Q2（R2）分析方法验证和 ICH Q14 分析方法开发等文件中与耐用性和系统适用性有关的内容。虽然《中国药典》是药品质量研究和质量控制重要的法律文件之一，但还是参考了 USP <1225>、ICH Q2（R2）和 ICH Q14 以及其他有用的指南来描述、定义方法学。

分析方法的耐用性是指分析方法参数微小但有意变化时，测量保持不受影响的能力，可用于说明方法正常使用时的可靠性。根据方法耐用性验证结果可在标准中列出分析方法参数允许的微小变化，耐用性验证的另一个结果是建立系统适用性参数，以确保无论何时分析方法的有效性。耐用性提供了方法在正常使用中的适用性和可靠性的指示，是任何好的方法验证过程的基础。

系统适用性试验并不是方法验证的正式组成部分，但却是方法验证，特别是耐用性试验验证的产物，是许多分析方法的一个必不可少的重要组成部分，常用于确认分析系统的专属性、灵敏度和精密度等是否适用于分析操作。系统适用性试验是基于这样一个概念，即仪器、电子设备、分析操作和样品构成一个整体系统，可以作为一个整体进行评估，这样，系统适用性试验又可以看作是和整个验证过程整合在一起的试验。

所要建立的用于特定方法的系统适用性参数取决于方法的类型。

6.2 方法验证中的耐用性研究

如前，分析方法的耐用性被定义为其能力不受标准中列出的方法参数微小变化影响的一种度量，提供了分析方法或分析步骤在正常使用期间的适用性和可靠性的指示。缺乏耐用性的方法很难称之为好方法。如果测试条件要求苛刻，则应在标准列出的方法中写明，并注明可以接受变动的范围。

ICH Q2（R2）指出，"在开发阶段应根据所研究的方法类型，考虑评价方法在预期操作环境中的适用性。耐用性试验应证明方法参数刻意变化的方法可靠性。"如果测量值易受分析条件变化的影响，则应适当控制分析条件或在方法中列入预防说明。评估耐用性的一个结果是建立一系列系统适用性参数（例如，色谱系统中的分离度试验），以确保无论何时使用分析方法的有效性。此外，ICH Q2 列举了典型变化的例子，如萃取时间，或在液相色谱的情况下，流动相的 pH 值，流动相的组成和流速等。

传统上，耐用性并不是严格意义上验证的性能特征。分析方法在开发过程中和验证前至少进行了部分优化，且进行了耐用性研究，通常，在分析方法验证中无需重复耐用性研究的实验过程。然而，耐用性试验有助于发现影响方法的变量，必要时，在方法验证中确认或完善耐用性评价仍是有意义的。耐用性评价资料应作为分析方法开发数据的一部分。耐用性考察应贯穿方法整个生命周期之中，建立方法时应考察方法的耐用性，在方法正式验证之前或方法建立之初评估耐用性更是必要的，属于风险评价的范畴。换句话说，预先投入一点时间可以节省后期大量的时间、精力和费用。

在耐用性研究中，有意改变方法参数以评价方法结果是否受到影响。定义中的关键词是深思熟虑的。然而，各种不同的方法，不同的检测项目，由于受影响的变量是不同的，在方法耐用性中应考察的参数或变量也是不一样的。以下方法的典型变量包括但不限于：

（1）高效液相色谱（HPLC）法
- 流动相组成
- 有机溶剂的数量、类型和比例
- 缓冲液的组成和浓度
- 流动相 pH
- 色谱柱的品牌和批次
- 温度（柱温和进样器温度）
- 流速
- 波长
- 梯度变化
- 梯度维持时间
- 梯度比例
- 变化斜率
- 起始流动相组成
- 最终流动相组成

（2）气相色谱法（GC）

- 气体流速
- 加热速率
- 分流比
- 柱子型号（不同品牌、固定相批号）
- 进样器温度
- 柱温
- 检测器温度

（3）离子色谱法（IC）

- pH 值
- 离子强度
- 温度
- 流速
- 柱子型号（不同品牌，固定相批号）

（4）毛细管电泳法（CE）

- 电压
- 进样
- 缓冲液浓度
- 缓冲液 pH
- 缓冲液稳定性
- 冷却（散热）
- 温度
- 波长准确性
- 狭缝宽度

（5）光谱法

- 时间常数
- 溶剂
- 供试品和对照品溶液 pH
- 温度
- 波长准确性
- 狭缝宽度

（6）容量分析法

- 取样量
- 滴定液浓度

- 溶液（种类、用量）
- 指示剂（种类、用量）
- 电位电极

（7）热分析法

- 升温速率
- 试样用量与粒度
- 气氛和压力
- 装样的紧密程度
- 参比物

所有这些方法都涉及供试品和对照品制备方法，典型的变量有但也不限于：供试品制备方式、提取次数、时间、试剂浓度、溶液 pH 和溶液稳定性等。

耐用性研究还用于建立系统适用性参数，以确保整个系统（包括仪器和方法）在整个实现和使用过程中保持有效性。

耐用性通常与坚固性（Ruggedness）相混淆，但是，这两个术语实际上有不同的含义。坚固性曾经在 USP 指南中定义为在不同的条件下，通过分析相同的样品获得的测试结果的重现性程度，例如，不同的条件：

- 实验室
- 分析人士
- 仪器
- 试剂批次
- 经过的检测时间
- 分析温度
- 分析时间（天）

Ruggedness 是对在不同实验室、不同分析人员间通常预期的条件发生变化的情况下测试结果重现性的一种度量。然而，Ruggedness 这个术语并不是 ICH 所使用的，而是指 ICH Q2（R1）中的中间精密度（实验室内变化，不同的日期、分析人员、设备等）和重现性（由合作研究应用到方法标准化的实验室间的变化）。由于容易与耐用性混淆，为与 ICH 更紧密地协调，USP 不再使用 Ruggedness（至少在方法验证方面）。在目前的 USP 指南中已经删除了 Ruggedness 的引用，取而代之的是使用术语"中间精密度"。然而，在如何和何时使用不同的术语：耐用性和中间精密度/Ruggedness 仍然存在混淆。为避免混淆，很容易想到将术语区分为实验室间重现性或实验室内耐用性，从而可有一个简单的经验法则：如果作为规定写入方法中（例如，30℃，1.0ml/min 和 254nm），它就是指耐用性；如果方法中没有规定（例如，永远不会指定某人在某一台仪器上每周二运行该方法），那么它就是一个中间精密度/Ruggedness 问题。此外，最好总是将外部的中间精密度参数与内部的耐用性参数分开进行评估。

6.3 方法耐用性试验设计

长期以来，分析人员常采用单变量方法优化方法或考察耐用性，即一次改变和考察一个变量。虽然，这种方法提供了一定的信息，但可能很费时耗力，而且变量之间的重要交互作用（例如，pH 值随温度的变化）可能仍然无法观察到。多变量方法允许同时考察多个变量对分析过程的影响。

在多变量实验中，同时改变多个参数比一次改变一个参数更有效，并且可以观察参数之间的影响。

多变量实验设计方法有四种常见类型：

①比较，用于在不同的可选方法间进行选择。

②响应表面建模，用于命中目标，使响应最小化或最大化。

③回归建模，用于量化响应变量对流程输入的依赖关系。

④筛选，用来确定哪些因素是重要的或次要的。

选择使用何种设计取决于需要研究的目标和参数（因素，常称为因子）的数量。对于色谱研究，两种最常见的设计是响应表面建模和筛选。响应表面建模通常用于方法开发，但是本章讨论的重点是筛选，因为它是耐用性研究中最合适的设计。参考文献含有比以下讨论内容更多的细节，以及关于各种实验设计的附加信息。

耐用性研究应基于统计设计实验中获得的数据的数学评价基础知识，关于耐用性研究的设计、实施、分析和解释的渐进过程如图 6.1 所示。

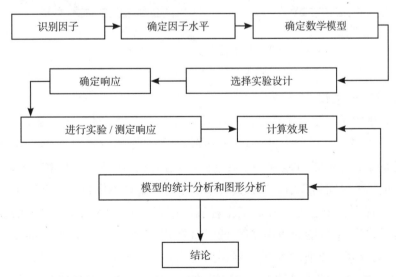

图 6.1　耐用性实验的统计设计、实验实施、结果分析和解释的一般程序

6.3.1 筛选设计

筛选设计（Screening Designs）是一种确定影响耐用性关键因素的有效方法，是在受多个因素影响的色谱法中经常采用的。有 3 种常见的筛选设计可以使用：全阶乘设计、分数阶乘设计和普莱克特 – 伯曼设计。

6.3.1.1 全阶乘设计

在全阶乘设计（Full Factorial Designs）实验中，所有可能的因子组合都被测量。每个实验条件称为"运行"，结果称为"观察"。实验设计由整套运行程序组成。一个常见的全阶乘设计是将所有因子分别设置为两个级别，一个高值，一个低值。如果有 k 个因子，每一个都在两个层次上，一个完整的全阶乘设计就会有 2^k 次运行。换句话说，使用四个因子，将有 2^4 即 16 个设计点运行。为了进一步说明这一点，图 6.2 展示了针对四个因子的全阶乘设计耐用性研究；流动相中的 pH 值、流速、波长和有机相百分比。

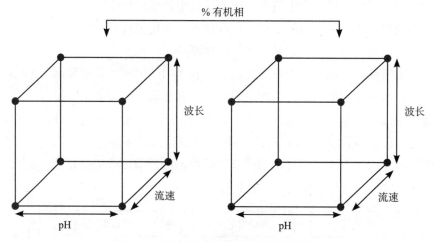

图 6.2　四个因子的全阶乘设计实验

pH、流速、波长和有机相在流动相中的百分比。运行数用点表示

6.3.1.2 分数阶乘设计

当研究大量因子时，全阶乘设计的运行数量确实很大；对于 9 个因子，不包括平行进样，也需要 $2^9=512$ 次运行。此外，全阶乘设计是基于假设各因子之间存在线性响应，但在许多情况下，弯曲是可能的，需要在中心点运行，这又进一步增加了运行的数量。因此，为尽量减少时间和费用，当超过五个因子时，通常不推荐全阶乘设计。

因此，不管有否中心点，分析工作者如何调查更多的因子呢？一个精心选择的分数或因子组合的子集可能是非常必要的，这被称为分数阶乘设计（Fractional Factorial Designs）。一般来说，选择全阶乘设计中所要求的运行数的 1/2，1/3 等"分数（2^{-p}）"，如图 6.3 所示。在 9 个因子导致 512 次运行的全阶乘设计中，分数阶乘设计可以在 32 次运行中完成相同的计算（使用 $1/16$ 分数：$512/16$，或 2^{k-p}）。后者是通过取全阶乘再乘以分数度得到的，如 $2^k \times 2^{-p}$ 或 2^{k-p}）。在图 6.2 中，5 个因子导致 32 次运行的全阶乘设计中，分数阶乘设计可以在 16 次运行中完成相同的计算（使用 $1/2$ 分数：$32/2$，或 2^{5-1}）。

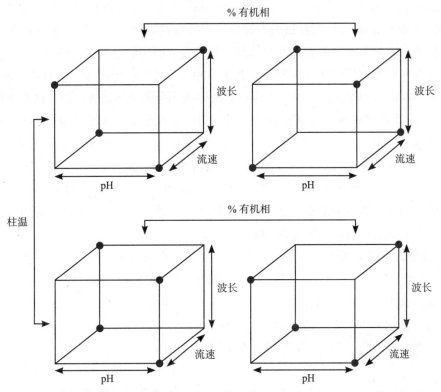

图 6.3 对 pH、流速、波长、有机相百分比和温度等 5 因子实验的分数阶乘设计耐用性研究

运行数用点表示

分数阶乘设计之所以有效，主要是由于"效应稀缺性原则"，即虽然可能有很多因子，但可能真正重要的因子很少，实验通常由主要因子所主导；不是每个变量都与其他变量相互作用。效应稀缺性原理进一步建立在各因子同时为高或低的概率（低概率）的基础上。因此，分数阶乘设计中最关键的问题是选择全因子阶乘中的适当分数进行研究。当然，减少运行次数是要付出代价的，也就是说，不是所有的因子都可以确定为"自由和清晰的"，而是与其他因子交错或混淆的，而设计分辨率涉及的是混淆的程度。全因子阶乘设计没有混淆，具有无限大的分辨率。分数阶乘设计可以是分辨率为 3（一些主要效应与一些次级的交互）、分辨率为 4（一些主要效应与三级的交互）和分辨率为 5（一些主要效应与四级的交互）。一般来说，设计的分辨率比主效应交互（交错）的最小阶的交互要大一点。在可能的情况下，重要的因子不应该相互交错。色谱知识和方法开发过程中的经验教训（例如，什么对分离影响最大？）对于选择合适的因子和分数非常重要。但如果产生歧义，总是可以将运行数添加到分数阶乘研究中。

6.3.1.3 普莱克特-伯曼设计

对于耐用性测试，通常是充分地确定方法对许多变化是否耐用，而不是确定每一个体的影响值，普莱克特-伯曼（Plackett–Burman，PB）设计对是否仅存在感兴趣主要效应的筛选是非常有效的。PB 试验设计方法主要通过对每个因子取两水平来进行分析，通过比较各个因子两水平的差异与整体的差异来确定因子的显著性。筛选试验设计不能区分主效应与交互作用的影响，但对显著影响的因子可以确定出来，从而达到筛选的目的，以避免在后期的优化试验中由于因子数太多或部分因子不显著而浪费试验资源。

PB 设计是两水平的分数试验设计，通过对每个因子取两水平来进行分析，比较各个因子两水平之间的差异来确定因子的显著性。PB 试验按规则生成，排列可具有不唯一性，其试验次数 N 是 4 而不是 2 的倍数，常用的如 N=12、20、24、28、36、40、44、48 等。20 次（19 个因子）、24 次（23 个因子）和 28 次（27 个因子）的运行设计很少用于色谱，因为色谱很少需要评估这么多的因子。在 N–1 因子不能得到 4 的倍数的情况下，使用虚拟变量，虚拟变量又称"哑"因子。

PB 试验设计矩阵随机产生，可以由软件实施，也可以手工构造，每个设计矩阵有 N 行，N–1 列，可以每次都不一样，但都遵循以下 3 个原则：

①每行高水平（+）的数目为 N/2 个；

②每行低水平（–）的数目为 N/2–1 个；

③每列包含的高、低水平数相等，都为 N/2 个。

此外，第一行可任意排列，但必须满足上述 3 个原则；最后一行全部为低水平；其余的行，将上一行最后一列作为本行第一列，上一行的第一列为本行第二列，上一行第二列为本行第三列…依次排列。

每个因子取高、低两个水平，通常以低水平作为原始条件，高、低水平也可分布在原始条件的周围。高水平值约为低水平值的 1.25~1.5 倍左右，一般不超过 2 倍，但对某些因子，高低水平差值不能过大，以防掩盖了其他因子的重要性，应依据实验条件而定。

在 N 次 PB 实验中，每个因子高、低水平分别出现 N/2 次，可以计算这个因子的效应，所有空项即"哑"因子的效应用以估计试验误差。

当某个因子处于高（低）水平时，其余因子均各出现高、低水平（N/4）次，所以，其他因子的效应将正负抵消而消除。这样可以只考察这个因子的效应。

对实验结果进行多元线性回归分析或方差分析，一般选择可信度大于 90%（85%）或者显著性水平达到 0.1（0.15）的因子作为重要因子。甚至显著性水平也可以取到 0.2。因为 PB 不能考察因子间的交互作用，结果可能遗漏某些存在很大交互作用的因子。

PB 试验设计在许多领域获得了应用，在文献中常被报道用于色谱耐用性研究。

在实验设计中，3 是被研究的因子的最小数。由于统计上的考虑，主要关注影响解释，少于 8 次实验运行的设计不被推荐，而超过 24 次的设计太耗时。对于 PB 试验设计，N=8~24 个实验的第一行运行一般如下：

N= 8：＋＋＋－＋－－

N=12：＋＋－＋＋＋－－－＋－

N=16：＋＋＋＋－＋－＋＋－－＋－－－

N=20：＋＋－－＋＋＋＋－＋－＋－－－－＋＋－

N= 24：＋＋＋＋＋－＋－＋＋－－＋＋－－＋－＋－－－－

表 6.1 所示为一个通用的 PB 设计，根据 N–1 因子的一般公式，计算 11 个因子所需的 12 次运行。

表 6.1　多达 11 个因素的 12 次运行的普莱克特 – 伯曼（PB）设计

运行	X1	X2	X3	X4	X5	X6	X7	X8	X9	X10	X11
1	1	1	–1	1	1	1	–1	–1	–1	1	–1
2	–1	1	1	–1	1	1	1	–1	–1	–1	1
3	1	–1	1	1	–1	1	1	1	–1	–1	–1
4	–1	1	–1	1	1	–1	1	1	1	–1	–1
5	–1	–1	1	–1	1	1	–1	1	1	1	–1
6	–1	–1	–1	1	–1	1	1	–1	1	1	1
7	1	–1	–1	–1	1	–1	1	1	–1	1	1
8	1	1	–1	–1	–1	1	–1	1	1	–1	1
9	1	1	1	–1	–1	–1	1	–1	1	1	–1
10	–1	1	1	1	–1	–1	–1	1	–1	1	1
11	1	–1	1	1	1	–1	–1	–1	1	–1	1
12	–1	–1	–1	–1	–1	–1	–1	–1	–1	–1	–1

PB 设计是一种分辨率为 3 的两级分数阶乘设计，其主要效应是通过双向交互。对于 N 次实验至多可研究 N–1 个因子，但实际因子应该不多于 N–4（8）个，保留 3 个以上虚拟变量用以估计试验误差。下面给出了一个实际实验条件的例子，用于研究 8 因子 HPLC 的 12 次实验的 PB 设计。

（1）影响因子设计

这是一个可用于 8 因子 HPLC 实验的 PB 设计。表 6.2 为选择可影响分离和检测的色谱参数作为设计因子的表。8 个因子分别标记为：A-pH、B- 流速（Flow Rate）、C- 波长（Wavelength）、D- 有机相百分比（Percent Organic）、E- 柱温（Column Temp）、F- 缓冲盐浓度（Buffer Concentration）、G- 添加剂浓度（Additive Concentration）、H- 进样

体积（Inj Vol），它们均以因子名称（Facor Nmae）、标示值 [Norminal Value（0）]、高低水平值 [Upper Value（+1）和 Lower Value（−1）] 表示。

表 6.2　PB 影响因子选择

标记	因子名称	标示值	低水平（−）	高水平（+）
A	pH	9.5	9.3	9.7
B	流速（ml/min）	0.8	0.7	0.9
C	波长（nm）	243	241	245
D	有机相百分比（%）	40	38	42
E	柱温（℃）	30	27	33
F	缓冲盐浓度（mmol/L）	20	19.6	20.4
G	添加剂浓度（%）	0.1	0.09	0.11
H	进样体积（μl）	6	4	6

（2）设计方案

以各因素无相互作用且对设计结果干扰少作为设计前提，表 6.3 为建议的基于 8 因子高效液相色谱条件 PB 设计的 12 次色谱运行的实验设计和条件。

表 6.3　基于 PB 设计的 12 次色谱运行的实验方案

序号	pH	流速（ml/min）	波长（nm）	有机相百分比（%）	柱温（℃）	缓冲盐浓度（mmol/L）	添加剂浓度（%）	进样体积（μl）
1	9.70	0.9	241	42.0	33	20.4	0.09	4.0
2	9.70	0.7	245	42.0	33	19.6	0.09	4.0
3	9.30	0.9	245	42.0	27	19.6	0.09	6.0
4	9.70	0.9	245	38.0	27	19.6	0.11	4.0
5	9.70	0.9	241	38.0	27	20.4	0.09	6.0
6	9.70	0.7	241	38.0	33	19.6	0.11	6.0
7	9.30	0.7	241	42.0	27	20.4	0.11	4.0
8	9.30	0.7	245	38.0	33	20.4	0.09	6.0
9	9.30	0.9	241	42.0	33	19.6	0.11	6.0
10	9.70	0.7	245	42.0	27	20.4	0.11	6.0
11	9.30	0.9	245	38.0	33	20.4	0.11	4.0
12	9.70	0.9	241	42.0	33	20.4	0.09	4.0

6.3.1.4 其他可用的试验设计

为了做好分析方法验证中耐用性试验，开发设计出好的分析方法，需要做各种试验。凡是试验就存在着如何安排试验方案，如何分析试验结果的问题，也就是要解决试验设计的方法问题。若试验方案设计合理，对试验结果分析可信，就能够以较少的试验次数，较短的试验周期，较低的试验费用，较快地得到正确的结论和较好的试验结果；反之，试验方案设计不合理，试验结果分析不当，就会增加试验次数，延长试验周期，造成人力、物力和时间的浪费，不仅难以达到预期的效果，甚至造成试验的失败。因此，如何科学地进行试验设计是一个非常重要的问题。

前面详细地介绍了全阶乘设计、分数阶乘设计和普莱克特–伯曼设计方法的基本知识及其在耐用性试验设计中的应用。然而，用于试验设计的方法还有很多，这些试验设计方法可分为单因素设计方法和多因素设计方法。常用的单因素设计方法有黄金分割法、分数法、交替法、等比法、对分法和随机法等；多因素试验设计方法有正交试验设计、回归正交试验设计、回归正交旋转试验设计和均匀设计等。

不同的试验设计方法，各有特点和适宜应用的对象，需根据实际情况和需要解决的问题加以选用。进行试验条件的初步考察时，不希望遗漏应被考察的因素，且设计合理的考察因素水平范围。例如，有时采用均匀设计安排试验也是合适的。对于耐用性试验设计，《中国药典》9101 分析方法验证指导原则在耐用性项下建议：可以先采用均匀设计确定主要影响因素，再通过单因素分析等确定变动范围。

总之，上面已提及或未提及的试验设计方法，只要合适均可以使用。

6.3.2 确定因子和测量结果

典型的高效液相色谱法由许多不同的参数组成，这些参数会影响结果。必须考虑不同仪器、不同流动相以及不同样品参数，方法的类型（等度法或梯度法）也决定了各种因子的数量和重要性。

通常，因子是围绕标准值或方法规定值周围对称选择，生成一个稍微超过方法实施或转移时所预期的变化区间。例如，如果该方法要求预混 60% 甲醇的流动相，那么高（1）和低（–1）的因子可能分别是 58% 和 62% 甲醇，或者一些类似的范围，这些范围预计将包含经过适当培训的分析人员使用适当实验室设备可以预测的可变性。在仪器设置的情况下，制造商的指标有时用来确定可变性。如果该仪器用于生成流动相，如梯度，或设置温度，那么范围应该包括这些指标。最终，评估的范围不应该选择得太宽以至于耐用性测试会失败，而是要表示在实验室中经常遇到的可变性类型。

表 6.4 列出流动相注入液相色谱仪的不同方式：等度洗脱和梯度洗脱的一些因子设计范围，等度洗脱方式应考察的因子有但不限于如下：流动相组成、流速、柱温和检测波长等。梯度洗脱方式的因子选择更为复杂和具有挑战性，除了应考虑等度洗脱方式中

的一些因子外，还应考虑梯度洗脱时间表中一些参数（因子）的变化。

表 6.4 不同洗脱方法耐用性因子选择及其变化范围

等度洗脱方式[①]		梯度洗脱方式[②]	
因子	范围（±）	因子	范围（±）
有机相百分比	2%~3%	初始保持时间[③]	时间段的 10%~20%
缓冲盐浓度	5%~10%	梯度斜率和长度	斜率由初始 B% 和最终 B% 及梯度长度设定。建议长度调整为 10%~20%，并允许斜率变化
缓冲液 pH	0.1~0.2		
柱温	5℃		
流速	0.1~0.2ml/min	最后保持时间	根据最后洗脱的化合物调整，并相应变化
波长	2~3nm（5nm 带宽）		
进样体积	方式或量酌情确定		

注：①等度洗脱方式项下的因子范围仅作为例子说明，实际应该根据预期的实验室和仪器的变化来选择；②梯度洗脱方式项下列出的因子和范围是在等度洗脱方式中已考虑的许多因子之外的；③对于梯度洗脱方式，设一个初始的保持时间来适应具有不同驻留体积的仪器越来越普遍

对于任何色谱操作，都会产生无数的结果。典型的耐用性研究结果包括关键色谱峰间分离度、柱效（N）、成分的保留时间或相对保留时间、拖尾因子、峰面积、峰高和定量测定结果。应注意的是，测量这些因子中的某些因子应有不同的方法，标准操作规程（SOP）或其他文件应明确如何计算结果。如要定量，就必须同时测试供试品和对照品。平行设计点还可以提高对影响的估计。有时，在测量主成分峰的同时，应关注可能与主成分互变的异构体，必要时，要测量主成分峰之外的多个峰，因为化合物将根据其物理化学特性有不同的响应，例如，在同一混合物中可能存在的可电离化合物与其对应的中性化合物。

6.4 分析结果

一旦选定了设计方案，确定了因子和范围，并生成了色谱结果，真正的工作就开始了。必须对所有的这些数据进行分析，这时，许多分析工作者需要求助于统计学工作者。最终，耐用性研究揭示的、在数据处理中确定的或在图中观察到的范围将用于设置系统适用性指标。

虽然建议咨询并与统计学工作者合作进行耐用性研究，以取得理想、可靠的结果，但是有许多统计学工具可以帮助分析人员分析结果。统计学软件可从各种来源获得。

Excel 有一些附加程序，还有一些流行的商用软件，如 SPSS（Chicago，Illinois 或 spss.com）、JMP（Cary，North Carolina 或 JMP.com）或 Minitab（State College，Pennsylvania 或 minitab.com）。第三方软件应添加到验证过程中。

色谱数据系统（CDS）也可用于进行许多必要的计算和报告，以进行耐用性研究。但与第三方软件不同的是，CDS 的优势在于数据是可跟踪的，验证只需要执行一次，整个审计跟踪、关系数据库、报告等功能不仅可以用来生成数据，还可以用来分析和报告方法验证期间的数据。

限于篇幅，在此不全面地讨论统计学方法，但是有很好的参考文献可以提供更详细的信息。重要的是，分析人员必须将设计结果，或从实验运行中获得的结果与标准结果进行比较。回归分析和计算标准差或相对标准差是观察数据的常用方法。方差分析（ANOVA）是另一种常用的比较方法，它是一种数据组均值之间的差异检验。

方差分析有时被称为 F 检验，与 t 检验密切相关。两者的主要区别在于，t 检验是对两样本均数（Mean）差别的显著性进行检验；方差分析主要用于两组或两组以上均数差别的显著性检验，分离各有关因素并估计其对总变异的作用，分析因素间的交互作用和方差齐性（Equality of Variances）检验等。

耐用性研究的主要目的是确定影响结果或响应的关键变量或因素，图表法是一种快速观察影响的简单方法。效果图或概率图是表示耐用性数据的两种常见方法，大多数通用统计软件程序都可用于生成概率图。如图 6.4 所示，在概率图中，数据以点近似成直线的方式绘制。偏离直线表示数据中的偏差影响了耐用性。不同类型的概率图，称为正态或半正态概率图，用于进一步限定数据。正态概率图用于评估数据集是否近似正态分布。半正态概率图可以识别重要因子和交互作用。

效果图是另一种图形表示形式，如图 6.5 所示。与条状图或柱状图类似，效果图也可以识别重要的因子和交互作用。

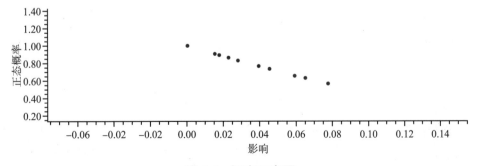

图 6.4　概率示意图

在这个例子中，因子的影响是根据线性分布绘制的，偏离这条线将表明耐用性问题

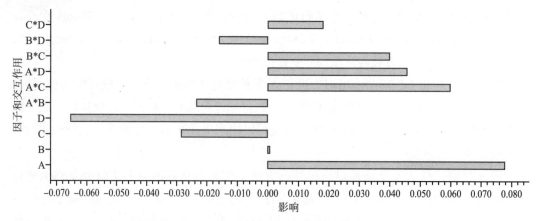

图 6.5　影响示意图

因子影响可以是正的，也可以是负的。条状大小表示影响的大小

6.5　文件化和报告

俗话说，如果没有写下来，或者未记录在报告中，它就是从未发生过。当然，适当的耐用性研究文件化对于方法验证过程是必不可少的。一份结构合理的报告必须包括用于研究的实验设计，所有用于评价数据的图表、信息表，包括评价的因子和水平，对响应的统计分析。因子水平范围设计和任何已达到的系统适用性指标，也应该被制成表格。对于任何必须适当控制的分析条件，也应包括一份预防说明，以便对易受方法变化影响的测量进行适当控制。

6.6　系统适用性试验

系统适用性是指在分析未知物之前或期间对系统进行检查，以确保其性能。一旦分析方法得到验证，一般应设置系统适用性试验并在方法中描述清楚，以保证在后续的方法转移及日常检测中使用的分析方法始终处于验证时的状态。分析方法验证及其结果用于确定所测试的系统适用性参数试验，这些参数对方法的实施至关重要，以确保分析方法的适当性能。

系统适用性要求适用于各种分析方法以确保其具备足够的性能。这些要求应在样品分析之前和（或）期间得到满足。在方法运行时不符合系统适用性要求将导致由分析方法所获得的结果不可信、不可用，必须对性能差的原因进行调查。在继续分析之前必须采取纠正措施。符合系统适用性试验的要求可确保方法的可转移性，并通过更好地控制措施提高分析结果的可靠性。

药典通则中的方法用于品种项下时，是已被证明适用于该物质，一般不需要重新验证，只要符合任何规定的系统适用性试验要求即可。这些系统适用性试验要求有些已在通则方法中给出，有些或在品种项下另有规定。

如有必要且有可能，所有分析方法都应纳入绩效指标，设置系统适用性试验。是否需要设置系统适用性试验取决于方法的耐用性，而选择何种系统适用性试验参数则取决于方法的类型和方法耐用性。方法越复杂、受影响的因素越多，需要设置的参数越多。这对于分离技术来说更是如此，因为包括色谱法在内的分离方法有更多的变量。

对于其他方法，虽然在药品标准还没有明确可以设置的系统适用性参数，但是，如有必要，可以结合对方法验证，特别是耐用性试验结果，选择对分析结果有影响的重要参数：如专属性、灵敏度、准确度和精密度作为系统适用性试验参数，并将这些参数与方法设置的指标进行比较。

以下，先描述一些经常使用的各种技术的系统适用性试验的例子，再重点介绍色谱分离技术。这些仅为一些不同的分析方法设置的系统适用性试验要求的部分实例。

6.6.1 非分离技术的系统适用性试验

6.6.1.1 红外光谱法

在采集红外光谱用于鉴别时，必须满足系统适用性要求，以便获得满足质量要求的光谱用于进一步解析。如在红外分光光度法的 SOP 中要求制成红外图谱的最强吸收峰透光率应在 10% 以下。

6.6.1.2 库仑法测定微量水分

欧洲药典在库仑法测定微量水的方法中，根据样品中水的含量，给出了准确度的适用性标准，规定：作为标准的水，应以大约与样品中预期含水量相当的量加入仪器进行测定，当分别加入 1000mg 和 100mg 的水量时，回收率应在 97.5%~102.5% 和 90.0%~110.0% 之间，并且回收率实验应在两个连续的样品滴定之间进行。

6.6.1.3 重金属检查法

《中国药典》通则（0821 重金属检查法）中包括了作为系统适用性要求的监控溶液。如当丙管中监控溶液显出的颜色浅于甲管中的标准溶液时，则不得使用第一法。监控溶液与待测供试品溶液应同法制备，但加入规定体积的标准铅溶液。

6.6.1.4 原子吸收光谱法

欧洲药典原子吸收光谱法通则中包括了灵敏度、准确度、精密度和线性的系统适用性标准。该方法的灵敏度是通过假设用最稀的对照溶液获得的吸光度信号至少必须符合仪器灵敏度指标来设定的。准确度（或回收率）应在理论值的 80.0%~120% 之间。如果供试品浓度的相对标准差不大于 3%，重复性是可以接受的。当用线性回归进行校准时，相关系数应不小于 0.97。

6.6.1.5 容量法

容量法的系统适用性试验标准为，滴定液浓度应在标示浓度 ±10%，重复性的相对标准差应不得过 0.2%。

6.6.2 分离技术的系统适用性试验

鉴于分离技术在现代药物分析中的重要性，以下重点讨论分离技术特别是液相色谱法的系统适用性试验，其中又以方法的专属性（选择性）作为重中之重。适用于分离分析技术的系统适用性参数，包括专属性（选择性）、峰的对称性、重复性和灵敏度，专属性表现为柱分离效能和分离度，用于微量如有关物质、残留溶剂检测对灵敏度的要求，以及为了保证测量峰面积的准确性对峰的对称性的要求。一般来说，专属性（选择性）和柱分离效能与固定相和流动相有关，而灵敏度和精密度主要取决于进样量和检测器的性能。然而，很明显，专属性（选择性）和柱效也有助于改善灵敏度和精密度。

系统适用性试验已成为色谱方法的一个组成部分，通过试验验证色谱系统的分离度和重现性以证明方法足以用于实际检测。影响色谱行为的因素可能包括：

- 流动相的组成、离子强度、温度和表观 pH 值；
- 流速、色谱柱尺寸、柱温度和压力；
- 固定相特性，包括填充剂的类型（颗粒或整体柱），颗粒大小或孔隙大小，孔隙率，以及比表面积；
- 固定相的反相和其他表面修饰，化学修饰程度（以封端、碳载量和其他形式表示）。

对于色谱方法，特别是高效液相色谱法，已明确的常用系统适用性参数有：理论（塔）板数、分离度和峰谷比、拖尾因子、灵敏度和重复性。其他的色谱方法，如有必要，也可以确定理论板数、拖尾因子、分离度、重复性（重复进样的保留时间和面积的 $RSD\%$）和信噪比（S/N）等参数。这些参数是在分析系统适用性"样本"时得到的。

"样本"可能是用对照品、供试品或含有待测成分和预期存在的其他成分的混合物制备的各种溶液，如对照品溶液、对照溶液、供试品溶液、系统适用性溶液（分离度溶液）和灵敏度溶液等。表 6.5 列出了适用于色谱分析的系统适用性参数及其推荐的标准限值。目前，在大多数情况下，色谱数据系统（CDS）软件可以计算色谱系统的适用性参数，以提供对分离效能的评价和数据汇总。存储在关系数据库中的结果可以在逐峰或逐系统的基础上进行比较和总结，从而提供必要的反馈，以确定用于故障排除的系统性能。CDS 系统适用性结果也可以交互地用于某些系统中，以防止在系统适用性参数确认失败后对未知样本进行分析。

表6.5　系统适用性参数和推荐值

参数	美国药典要求	《中国药典》推荐值
重复性	除另有规定外，如要求 $RSD \leqslant 2.0\%$，应连续进样5针；如 $RSD > 2.0\%$，应连续进样6针	除另有规定外，连续进样不少于5针，RSD 应 $\leqslant 2.0\%$
分离度（R）	品种项下规定	待测峰与相邻峰的分离度 R 应不小于1.5
峰谷比	如两个色谱峰间不能基线分离，可用峰谷比来表征	如两个色谱峰间不能基线分离，可用峰谷比来表征
拖尾因子（T）	除另有规定外，在检查和含量测定项下，用于定量的峰的对称因子（拖尾因子）应在0.8~1.8之间	除另有规定外，在检查和含量测定项下，以峰面积作定量参数时，T 值应在0.8~1.8之间；以峰高作定量参数时，T 值应在0.95~1.05之间
理论板数（n）	在品种项下规定	在品种项下规定
灵敏度（S/N）	用信噪比来定义系统的灵敏度。定量限（对应于信噪比10）应不得大于报告阈值	定量限的信噪比应不小于10，且不得高于报告阈值；检测限的信噪比应不小于3

（1）理论板数

色谱柱的理论板数（n）用于评价色谱柱的分离效能。表观柱效可以用表观的理论板数来计算。

柱效是一个有用的参数，在一定程度上反映了方法的专属性。评价专属性重要参数之一的分离度与理论板数的平方根成正比。在一般情况下，柱效的提高，会改善分离，对于给定的固定相和流动相，指定理论板数可以确保相邻洗脱的化合物能够彼此分离，以建立系统的总分离能力。但是，柱效高，分离度不一定高，两个组分的分配系数不同，才是分离的前提。例如，对于手性化合物，在普通的反相系统上，分配系数是一样的，柱效再高也不能分离手性化合物，它们会在同一个保留时间以一个峰被洗脱。柱效还在一定程度上反映峰值尖锐程度，这对检测痕量成分也很重要。

由于不同物质在同一色谱柱上的色谱行为不同，采用理论板数作为衡量色谱柱效能的指标时，应指明测定物质，一般为待测物质或内标物质的理论板数。在规定的色谱条件下，注入供试品溶液或各品种项下规定的内标物质溶液，记录色谱图，量出主成分色谱峰或内标物质色谱峰的保留时间 t_R 和峰宽（W）或半高峰宽（$W_{h/2}$），按式（6-1）计算色谱柱的理论板数。

$$n=16\left(\frac{t_R}{W}\right)^2 \text{ 或 } n=5.54t_R\left(\frac{t_R}{W_{h/2}}\right)^2 \qquad （6-1）$$

W、$W_{h/2}$ 可取时间或长度计，但应取相同单位。为了达到一定的分离效能，保证和提高分离度，一定的柱效是必要的。然而，用柱效表示方法专属性的缺点是，专属性不仅取决于所采用的固定相和分析物的保留时间，也随着固定相的使用方式或使用程度而变化，所以仅用柱效来衡量方法专属性有时不是很可靠。

（2）分离度

对于两个组分间色谱峰的分离情况，可用分离度（Resolution，R）这一指标来衡量。两个相邻色谱峰的分离程度即分离度。

分离度用于评价待测物质与其共存物质之间的分离程度，是衡量色谱系统分离效能的关键指标。通过分离度试验，对色谱系统分离效能进行评价与调整。

分离度的定义为：相邻两组分色谱峰的保留值之差与其各自峰底宽总和一半的比值。表达式

$$R=\frac{2 \times (t_{R_2}-t_{R_1})}{W_1+W_2} \quad 或 \quad R=\frac{2 \times (t_{R_2}-t_{R_1})}{1.70 \times (W_{1,h/2}+W_{2,h/2})} \tag{6-2}$$

式中，t_{R_2} 为相邻两色谱峰中后一峰的保留时间；

t_{R_1} 为相邻两色谱峰中前一峰的保留时间；

W_1、W_2 及 $W_{1,h/2}$、$W_{2,h/2}$ 分别为此相邻两色谱峰的峰宽及半高峰宽（图 6.6）。

当对测定结果有异议时，色谱柱的理论板数（n）和分离度（R）均以半高峰宽（$W_{h/2}$）的计算结果为准。

由式（6-2）可以看出分离度的分子项是各自的保留值，反映了组分间分配系数的差异，它们由溶质和固定液的热力学性质所决定；分母项则反映了色谱过程动力学因素的影响。分离度是柱效能、柱选择性影响的总和，它定量地描述了混合物中相邻两组分实际分离的程度，因而可用它作为色谱柱的总分离效能（Over-all Resolution Efficiency）指标。

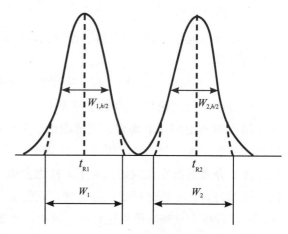

图 6.6　分离度计算示意图

R 越大，表明相邻两组分分离越好。理论上可以证明，对于服从正态分布的等高的相邻两色谱峰，一般来说当 $R<1$ 时，两峰有部分重叠；当 $R=1$ 时，分离程度可达98%，达定量分离；当 $R=1.5$ 时，可认为已达完全分离，也称为基线分离。只有达到基线分离的相邻色谱峰才会不相互干扰，满足方法专属性的要求；对于不能基线分离的色谱峰，如这种相互干扰是可以忽略不计的，也可认为满足方法专属性的要求。

凡是色谱方法，无论是用于定性鉴别还是定量测定，均要求待测物质色谱峰与相邻物质如内标或特定的杂质或非特定杂质等色谱峰之间有较好的分离度。除另有规定外，

待测物质色谱峰与相邻物质色谱峰之间的 R 应不小于 1.5。

如令相邻两色谱峰的峰底宽相等，$W_{b1}=W_{b2}$，则有效塔板数 n_{eff} 和 R 的关系表达如下：

$$n_{eff}=16\left(\frac{t_{R2}'}{W_b}\right)^2 \qquad (6-3)$$

$$R=\frac{2(t_{R2}'-t_{R1}')}{(W_{b1}+W_{b2})}=\frac{t_{R2}'-t_{R1}'}{W_b} \qquad (6-4)$$

则

$$n_{eff}=16\left(\frac{t_{R2}'R}{t_{R2}'-t_{R1}'}\right)^2=16R^2\left(\frac{r_{2,1}}{r_{2,1}-1}\right)^2 \qquad (6-5)$$

式中，$r_{2,1}$ 为两组分的相对保留值，又称为分离因子（Separation Factor），常另记为 α。若已知两组分的相对保留值，并要使它们完全分离，可用式（6-5）近似估计色谱柱的有效塔板数和有效塔板高度，进而计算分离这两组分所需的柱长。

色谱的基本分离方程表达了理论塔板数 n、分离因子 α、分配比 k 这三个色谱参数与分离度之间的关系，可将 n 和 n_{eff} 关系式代入分离度方程中，得到

$$R=\frac{\sqrt{n}}{4}\left(\frac{\alpha_{2,1}-1}{\alpha_{2,1}}\right)\left(\frac{k_2'}{1+k_2'}\right) \qquad (6-6)$$

式中，$\alpha_{2,1}=k_2'/k_1'$；$\sqrt{n}$ 称为动力学因素；

$\left(\dfrac{\alpha_{2,1}-1}{\alpha_{2,1}}\right)$ 称为热力学因素；

$\left(\dfrac{k_2'}{1+k_2'}\right)$ 称为容量因素。

由方程（6-6）式可以推出如下结论：

①分离度与理论塔板数的平方根成正比

增加柱长和减少理论塔板高度均可提高分离效能。但柱长增加，就会使峰宽增大，出峰时间延长，因此使用过长的色谱柱并不可取。要减小理论塔板高度就意味着柱效能要高，故应注意改进柱的性能，如在液相色谱法中采用小粒径填料可显著地减少理论塔板高度，增加理论塔板数（n），提高色谱柱的分离效能。

②分离度与分配比 k' 有关

在固定 α，即固定相已确定的条件下，大的分配比有利于提高分离度。但 k' 过大（如 $k'>10$），对 R 的影响将变得不明显，反而延长了保留时间。当 $k'>20$ 时，$\left(\dfrac{k_2'}{1+k_2'}\right)\approx1$，理论塔板数近似于有效塔板数。

柱温、流动相的性质及固定相的量等因素会影响 k' 值。另外柱的死体积对 k' 的影响很大，死体积大，分离度也就受损失，因此，柱要填充得均匀而紧密。

③分离度与分离因子也有关

分离因子是柱的选择性的量度，α 越大，柱的选择性愈好，就愈能获得良好的分离。$\alpha > 1$，两组分才有可能被分离，这是热力学必要条件。

通常有以下几种办法提高分离度：选择合适的固定相，使各组分的分配系数有较大的差异，或改变柱温，改变流动相的性质和组成等。图 6.7 较直观地说明了 n、k'、α 对气相色谱两组分分离的影响。

为确认所采用方法分离度是否符合要求，取系统适用性溶液如分离度试验溶液注入色谱仪，记录色谱图，根据色谱图中某物质对（常为两相邻成分，也可为两非相邻成分）色谱峰计算实现的。系统适用性溶液（主要是分离度试验溶液）一般为但不限于以下溶液：

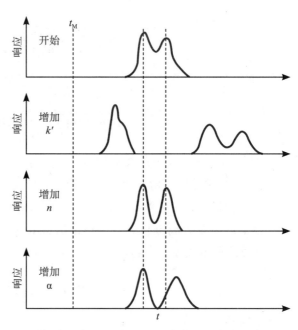

图 6.7　n、k'、α 对分离的影响示意图

①用含待测成分和其共存物制备混合溶液

这是最为常用的方法之一。待测成分可以是主成分、也可以是某一个或某一类杂质，共存物可以是另一待测成分、某一个或某一类杂质、也可以是内标物、其他难分离物质或某个指标性成分。在含量测定中，混合溶液通常是由主成分、有效成分或指标性成分，与其他成分、内标或杂质对照品混合制备而成。在化学药有关物质检测中，有关物质是指已知杂质，通常选择主成分及其有关物质对照品制备混合溶液作为分离度试验溶液。例如，为评价 HPLC 法测定复方制剂依那普利氢氯噻嗪片有关物质的方法系统适用性，分别取马来酸依那普利、氢氯噻嗪、依那普利拉、依那普利双酮、氯噻嗪、苯并噻二嗪杂质 A 对照品制成相应浓度的混合溶液，以此混合溶液作为系统适用性试验溶液用于确定各成分间的分离度，结果见图 6.8。又例如，在测定利伐沙班（Rivaroxaban）的有关物质方法中，取利伐沙班约 25mg，精密称定，精密加入用各有关物质对照品制成的混合对照品溶液适量，用适当溶剂溶解并稀释制成一定浓度的混合溶液，作为分离度溶液，分离度试验结果见图 6.9。

方法耐用性和系统适用性试验

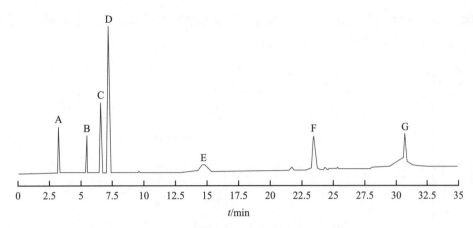

图6.8 依那普利氢氯噻嗪片系统适用性溶液色谱图

A，马来酸（3.21min）；B，苯并噻二嗪杂质 A（5.41min）；C，氯噻嗪（6.51min）；D，氢氯噻嗪（7.23min）；
E，依那普利拉（14.73min）；F，依那普利（23.30min）；G，依那普利双酮（30.72min）

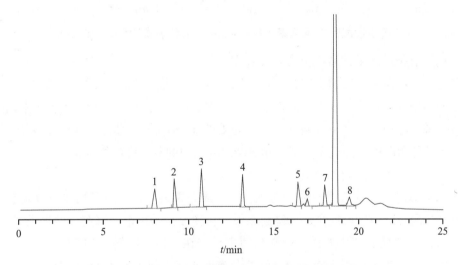

图6.9 利伐沙班有关物质检查法中分离度溶液色谱图

最大峰为主成分利伐沙班峰，标记 1~8 峰为各有关物质

有时，当各成分峰的洗脱时间差异较大且分离度较大时（$R > 5.0$），使用主成分与其有关物质的分离度作为系统适用性参数的价值不大，这时可使用另一种杂质或另一种物质，另一种物质也许是与原物质在化学上相关的，这将提供更有意义的解决办法。例如，在盐酸阿霉素品种项下的有关物质检查中，阿霉素和表柔比星被用来确定分离度，因为在这两个成分附近没有杂质洗脱峰（图6.10）。

研究相近洗脱杂质分离的专属性影响时，利用四个变量的变化，在两个水平上采用全阶乘因子设计，不仅证明了该方法的耐用性，而且可以选择分离度标准，即提供了一个最小分离度，使在这种情况下，所有杂质彼此间且与主成分都能适当地分离。如何制备待测成分与其共存物的混合溶液作为分离度试验溶液有很多的文献可以参考，重要的是通过专属性试验保证分离度以控制所有潜在的杂质。

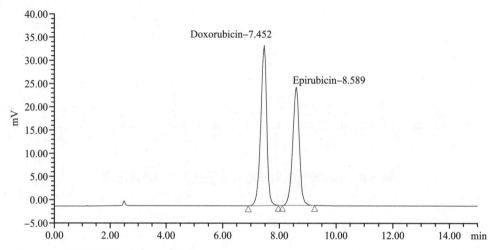

图6.10　系统适用性试验 - 阿霉素（Doxorubicin）和表柔比星（Epirubicin）分离度

②用含有杂质的供试品或粗品制备溶液

有时，可用含有杂质的供试品或粗品制备分离度试验溶液，以所含的某一成分峰与另一成分峰作为评价分离度的物质对也是可用的方法。例如，在2015年版《中国药典》二部中，马来酸曲美布汀及其制剂的有关物质检查和制剂的含量测定项下，要求供试品溶液记录的色谱图中，曲美布汀峰与相邻杂质峰之间的分离度应符合要求。

③用强制降解方法制备溶液

当无法确定表征分离度的关键物质对时，或如果某些杂质不可用或没有足够量时，可能有必要通过降解实验使主成分降解来设计分离度试验溶液。降解试验提供了一个确定色谱系统专属性的替代方法，通常是使主成分在一定的降解条件下在一个可行的时间内产生降解产物，以用于确定成分间的分离度或峰谷比（Peak-to-Valley）值。例如，利福平在弱碱性条件下部分降解，利福平峰（保留时间12.884min）与其峰前的相邻峰（降解产物）间的分离度应不小于2.0，色谱图如图6.11所示。

④降解试验后再添加某些成分制备试验溶液

必要时，在降解试验产物中添加供试品中可能存在干扰的但经降解试验无法产生的杂质来设计分离度试验溶液。例如，头孢尼西为第二代头孢类抗菌药物，有关物质主要有3-TSA，7-ACA，甲酰基头孢尼西等，头孢尼西降解产物较多，其中3-TSA是主要降解产物，但它不易获得，又难以用相对保留时间定位，可采用主成分破坏试验得到降解产物3-TSA，制备系统适用性试验溶液，用于定位并评价分离度。方法验证研究如下：取头孢尼西钠适量，用流动相溶解制成每1ml含头孢尼西5mg的溶液，经酸、碱、

方法耐用性和系统适用性试验

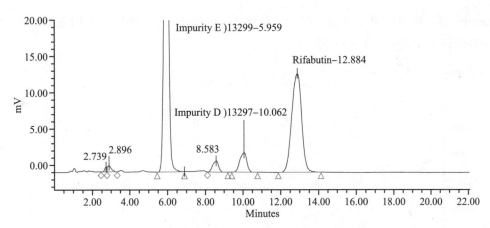

图 6.11　利福平碱降解试验的系统适用性色谱图

降解试验：取本品 10mg，加甲醇 10ml 使溶解，加稀氢氧化钠溶液 1ml，静置，加稀盐酸 1ml，用流动相稀释至 50ml，静置 4min

氧化、高温、光照等破坏试验制备分离度溶液，在规定的色谱条件下，取上述溶液注入液相色谱仪，记录色谱图。结果表明，头孢尼西峰与其酸、碱、氧化、加热和光照破坏产生的主要降解物均能很好分离，各杂质峰之间也能较好分离。在方法学验证研究的基础上，取头孢尼西钠适量，用流动相制成每 1ml 含头孢尼西 5mg 的溶液，量取 1ml，置 70℃水浴加热 10min，放冷，加入 7-ACA 溶液（0.2mg/ml）2ml，用流动相稀释至 10ml，作为系统适用性试验溶液。

（3）峰谷比

当色谱法不能完全分离干扰物质如杂质，即两个色谱峰间不能基线分离，且杂质的有效性受到限制时，难以用分离度表征专属性，这时可以考虑采用峰谷比（p/v）来评价专属性（图 6.12）。p/v 值计算公式为：

$$p/v = \frac{H_p}{H_v} \qquad (6-7)$$

式中，H_p 为小峰平行外推基线的高度；

H_v 为小峰和大峰间曲线最低点平行外推基线的高度。

根据对相邻峰互相干扰程度的评价和测量准确度的要求，确定峰谷比可接受值，并在品种项下规定。

图 6.13 所示为氯唑嘧啶（Clazuril）系统适用性色谱图一个示例，其中要求杂质 G（Impurity G）与相邻的主成分峰谷比最小值为 1.5。另一个例子是盐酸洛哌丁胺（Loperamide）系统适用性色谱图，其中要求杂质 G

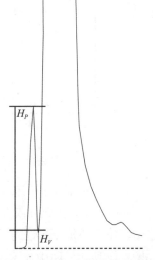

图 6.12　峰谷比值计算示意图

（Impurity G）和杂质 H（Impurity H）、杂质 A（Impurity A）和杂质 E（Impurity E）这两组峰的峰谷比至少为 1.5（图 6.14）。

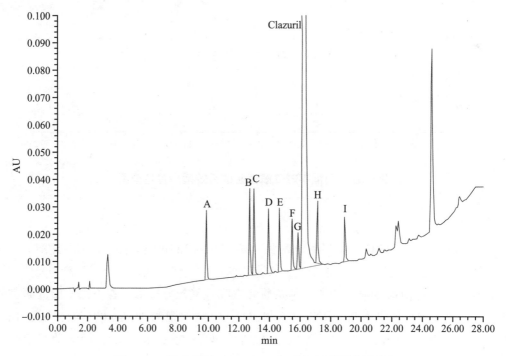

图 6.13　氯唑嘧啶（Clazuril）系统适用性色谱图

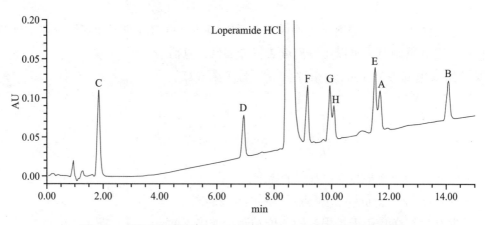

图 6.14　盐酸洛哌丁胺（Loperamide）系统适用性色谱图

　　另一种可能采用的方法是，当难以分离或难以获得足够量的接近主峰杂质洗脱物时，制备一个含主成分或不含主成分的杂质混合对照物。在这种情况下，提供对照物的色谱图，作为评价专属性的一个可替代标准，并且可以识别杂质的峰。该方法的一个实例如图 6.15 所示，图中显示了杂质 G（Impurity G）峰和主成分（氯氰碘柳胺钠，Closantel

Sodium Dihydrate）峰之间的基线分离，但杂质也可以通过它们的相对保留时间来识别。

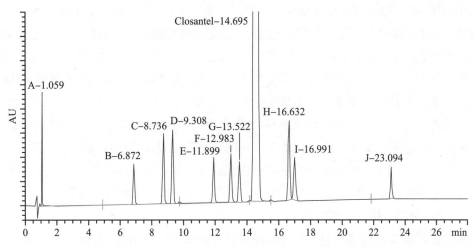

图 6.15　氯氰碘柳胺钠（Closantel Sodium Dihydrate）系统适用性试验标准图谱

（4）对称性（Symmetry）

色谱峰对称性常用对称性因子表示，对称性因子又称为不对称因子或拖尾因子。色谱峰的峰形对方法的专属性有重要影响。因此，有时需要加入色谱峰对称性的系统适用性标准，该标准一般适用于含量测定中的供试品溶液或对照品溶液，或有关物质检查法中的对照品溶液或对照溶液。对称因子不适用于有关物质检查法中供试品溶液的主峰，因为它要么由于超载而不对称，要么由于检测器饱和而无法计算。

《中国药典》采用拖尾因子（T）用于评价色谱峰的对称性。拖尾因子计算公式为：

$$T = \frac{W_{0.05h}}{2d_1} \tag{6-8}$$

式中，$W_{0.05h}$ 为 5% 峰高处的峰宽；d_1 为峰顶在 5% 峰高处横坐标平行线的投影点至峰前沿与此平行线交点的距离（图 6.16）。

$T=1.0$ 表示峰是理想对称的，当 $T > 1.0$，峰拖尾，当 $T < 1.0$，峰前伸。早期的 USP 规定，除品种项下另有规定外，对称性因子应在 0.8~1.6 之间。最新版 USP 规定：除另有规定外，检查或含量项下中，用于定量的峰对称性因子

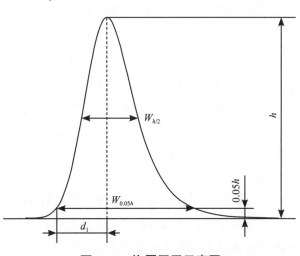

图 6.16　拖尾因子示意图

（拖尾因子）应为 0.8~1.8。

《中国药典》规定，以峰高作定量参数时，除另有规定外，T 值应在 0.95~1.05 之间。以峰面积作定量参数时，一般的峰拖尾或前伸不会影响峰面积积分，但严重的拖尾会影响基线和色谱峰起止的判断和峰面积积分的准确性，此时，应在品种项下对拖尾因子作出规定。

除另有规定外，在检查和含量测定项下，以峰面积作定量参数时，T 值应在 0.8~1.8 之间；以峰高作定量参数时，T 值应在 0.95~1.05 之间。

为评价和保证方法的专属性（选择性），有以上但不限于以上几个有效的参数可供选择作为系统适用性试验，其中，最为常用的评价方法专属性的系统适用性参数是分离度。理想情况下，分离度试验应该在耐用性试验完成后设置。实际检测中，通过测定待测成分与相邻物质色谱峰的分离度，用于色谱系统分离效能的评价与调整。

（5）保留时间/相对保留时间

保留时间或相对保留时间（Retention Time/Relative Retention Time）也是系统适用性重要参数之一。除非特别规定，它们通常不作为系统适用性要求而只作为信息目的在品种项下描述。因为，为理解主成分的大致保留时间以及杂质的相对保留时间，有时有必要在分析方法中注明保留时间/相对保留时间。尽管如此，研究表明，即使达到了专属性要求，主成分的保留时间也会因所用的固定相不同或流动相比例、流速差异等而有很大差异。当保留时间有很大差异时，对方法的专属性产生影响。当使用等度洗脱时，不同色谱柱间保留时间的这种差异表明标准本身是不够的，应补充说明保留时间应在预先规定的限度内（如 ±10%）。

虽然保留时间不具有专属性的意义，但在品种项下提供的用于对待测成分定位的相对保留时间仍通常作为系统适用性参数之一。

（6）灵敏度

信噪比用于定义系统的灵敏度。信噪比（S/N）按下式计算：

$$S/N = \frac{2H}{h} \qquad (6\text{–}9)$$

在使用规定的参比溶液获得的色谱图中，H 为从目标峰最大值到基线信号的峰高，基线外延距离为目标峰半高峰宽的 5 倍；h 为注入空白后得到的色谱图中的噪声幅度，噪声观察距离为用规定的参比溶液获得的色谱图中目标峰半高峰宽的 5 倍（图 6.17）。空白和目标峰的时间窗口保持一致，如可能，应平均分布在目标峰的两侧。

通常，定量限的信噪比应不小于 10，且不得高于报告阈值；检测限的信噪比应不小于 3。系统适用性试验中可以设置灵敏度试验溶液来评价色谱系统检测低含量成分的能力。

建立方法时，可通过测定一系列不同浓度的供试品或对照品溶液来测定信噪比。根据所建立方法的检测灵敏度和供试品中待测成分的含量，在品种项下设置灵敏度试验溶液用于确认方法在实际使用时是否符合检测灵敏度的要求。灵敏度溶液常用待测成分或

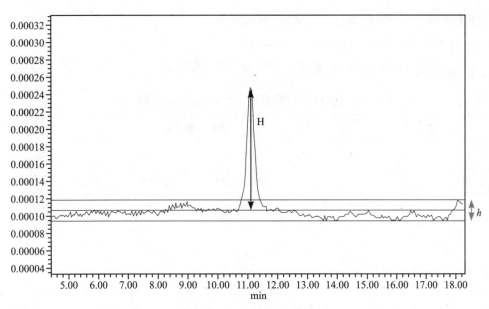

图 6.17　信噪比示意图

主成分对照品制备，其浓度一般应不高于待测成分如杂质限度水平的 1/20，不低于检测限。对于常量测定，灵敏度试验不是系统适用性试验的必要参数之一。对于微量测定法，如方法不够灵敏，应设置灵敏度试验以保证色谱系统检测微量物质的能力。

（7）重复性

系统适用性中的重复性又称为进样精密度，用于评价色谱系统连续进样时响应值的重复性能。在《中国药典》中明确指出：除另有规定外，通常取各品种项下的对照品溶液或其他溶液，重复进样 5 次，其峰响应测量值（或内标比值或其校正因子）的相对标准偏差应不大于 2.0%，如品种项下规定相对标准偏差大于 2.0%，则以重复进样 6 次的数据计算。视进样溶液的浓度和（或）体积、色谱峰响应和分析方法所能达到的精度水平等，以满足检测所需的精密度要求为前提，对相对标准偏差的要求可适当放宽或收紧，并在品种项予以规定。

美国药典规定，在原辅料药物含量测定中，当目标物是 100% 纯物质时，如品种项下未规定系统重复性的要求，取规定限度的对照品溶液重复进样 3~6 次，计算相对标准偏差（$RSD\%$）的最大允许值。

峰响应允许的最大相对标准偏差不得过表 6.6 中给出的适当值。

$$RSD_{\max}\% = \frac{kB\sqrt{n}}{t_{90\%,n-1}} \qquad (6-10)$$

式中，k 为常数（0.349），由式 $k = \frac{0.6}{\sqrt{2}} \times \frac{t_{90\%,n-1}}{\sqrt{6}}$ 求出，其中 $\frac{0.6}{\sqrt{2}}$ 代表为 $B=1.0$ 时 6 次进样所要求的相对标准偏差；

B 为品种项下定义的含量上限减去 100%；

n= 对照品溶液重复进样次数（$3 \leqslant n \leqslant 6$）；

$t_{90\%,n-1}$ 为自由度 *n*–1，90% 概率水平的 *t* 分布（双侧）。

表 6.6　含量测定峰响应最大允许相对标准偏差（%）

B（%）	进样次数（*n*）			
	3	4	5	6
	最大允许相对标准差（%）			
2.0	0.41	0.59	0.73	0.85
2.5	0.52	0.74	0.92	1.06
3.0	0.62	0.89	1.10	1.27

　　系统适用性参数的选择与分析方法的目的和性质有关。对于多组分分析，色谱中最难分离物质对或与其相关的物质对的分离度和待测成分的精密度是系统适用性试验的首选参数；对于含量测定，系统适用性试验的重点是方法的精密度（常用重复性表征）；对于微量分析，一般认为方法的专属性（常用分离度表征）、检测限/定量限和精密度是重要的指标。

　　色谱方法常用的系统适用性参数有以上几个，在品种项下，设与不设系统适用性试验参数，设置其中几个还是全部参数，应根据方法的特性、方法学验证特别是耐用性研究的结果，以及方法的复杂程度和待测样品的复杂程度等来确定。在柱效影响分离效能时，可规定色谱柱应达到的最小理论板数。在多组分离且其分离度受到挑战时，应设置分离度试验。在峰拖尾影响峰的准确定量或可能干扰邻近峰测量时，应对峰的对称性提出要求。在实际检测中，一般不使用灵敏度不满足要求的方法，常量测定或方法足够灵敏时，则无必要设灵敏度试验；经过验证表明方法灵敏度易受色谱条件变化影响时，应设灵敏度试验以确认方法满足实际应用需求。上述系统适用性参数，如一旦在品种项下规定，则必须经方法确认应符合要求；在品种项下一般对重复性即进样精密度可不予规定，但是无论在品种项下规定与否，都必须经确认应符合品种项下的合理规定值或其默认值（2.0%）。如经确认达不到规定的系统适用性参数，则方法不能用于检测供试品，检测的样品结果也是无效的。

6.6.3　系统适用性标准

　　系统适用性标准是由主成分和任何共存成分组成的混合物。系统适用性标准与方法开发和验证过程中经常使用的其他样品或对照品（如质控样品，或用于标准曲线或定量的对照品和供试品）明显不同。例如，在方法开发和优化过程中，仅使用纯待测物质而不使用任何样品成分（如血液、处方、尿液等）是合理的。然而，这种类型的样品不应该被认为适合于系统的适用性，因为它仅含有一个组分（如对照品）。真正的系统适用性标准通常比分析定量标准要稍微复杂一些，因为它们通常含有最终供试品［分析物 +（可能）杂质、代谢物或降解物］中的几个预期的主要成分。

定量和校正标准通常只含有一个主要的成分，因此不一定适合于系统适用性试验。系统适用性溶液必须至少含有主要待测物，理想情况下，还必须含有一个或多个可能在实际未知样品中发现的、处于已知水平的邻近洗脱成分。这些其他成分是制备待分析物时的合成前体，热或光稳定性（分解）产物、代谢物或杂质。因此，制备有用的系统适用性标准应至少使用分析物（原料药）和 HPLC 色谱图中一个或其他主要成分，因为它需要多种成分以出现在系统适用性试验结果中。

系统适用性标准，如定量或校正标准，通常由对照品制备。色谱法在很大程度上依赖对照品提供准确数据。因此，对照品的纯度是非常重要的。对照品分为两类：法定的和非法定的。法定对照品是从中国食品药品检定研究院获得的，不需要进一步表征。非法定对照品是通过合理的努力可以获得的最高纯度的标准，应该对其进行全面彻底的表征，以确保其鉴定、检查和纯度。普遍认为，在确定对照品时往往采用比确定药物本身更为严格的测试方法。还建议在任何方法计算中包括纯度校正因子，以及其他可能适用的校正因子（如湿度）。

6.6.4 系统适用性方案

系统适用性试验必须在方法执行前进行。然而，尽管有这一要求，在实际工作中，系统适用性实验也并不总是常规执行。除非在方法或品种项下另有规定外，在任何要运行未知样本的给定日期，通常都要执行分析未知样本的系统适用性试验。

所有的数据应该是相同的，例如，进样重复性的 RSD 应在规定的范围内，如果不符合要求，那么任何后续的定量结果都是可疑的。如果在样品序列的执行过程中满足了系统适用性指标，则整个样品序列就完成了。但是，如果不满足指标，就会生成不符合指标的结果，则应启动调查，直到调查完成，纠正导致系统适用性指标失败的错误，并成功进行后续的系统适用性测试，才能用于分析未知样本。

6.7 方法调整

分析方法用于实际样品检测前应进行确认，以评估分析方法适用于预期的分析目的。确认参数一般从分析方法验证的性能特征中选择，确认的范围和内容取决于实验人员的培训和经验水平、分析方法种类、相关设备或仪器、具体的操作步骤和分析对象等。分析方法中的系统适用性参数也是确认时必须考察的内容之一。由于分析方法的耐用性不那么理想，分析方法或待测供试品较为复杂，有时，可能需对分析方法中的有关实验条件如色谱参数进行适当调整以满足系统适用性要求。

早在 1998 年，Furman 等人就提出一种对允许调整进行分类的方法。但直到 2005 年，才出现了允许方法调整的指导原则。之后，经过一些审议，此指导原则才被纳入 USP <621> 色谱法中，近几年，USP 对色谱参数允许最大调整的规定还在不断修改或变更中。

从历史上看，《中国药典》很早就允许对高效液相色谱法中的色谱参数进行调整："品种项下规定的条件除固定相和种类、流动相组分、检测器类型不得改变外，其余如流动相各组分的比例、柱温、进样量、检测器的灵敏度等，均可适当改变，以适应具体品种项并达到系统适用性试验的要求"。但一直到 2010 年版时才明确色谱参数调整的范围："调整流动相组分比例时，以组分比较低者（小于或等于 50%）相对于自身的改变不超过 30% 且相对于总量的改变量不超过 ±10% 为限，如 30% 相对改变量的数值超过总量的 10% 时，则改变量以总量的 ±10% 为限"。在 2015 年版中对可以调整的范围作了修改："调整流动相组分比例时，当小比例组分的百分比例 X 小于等于 33% 时，允许改变范围为 $0.7X\sim1.3X$；当 X 大于 33% 时，允许改变范围为 $X-10\%\sim X+10\%$。若需使用小粒径（约 2μm）填充剂，输液泵的性能、进样体积、检测池体积和系统的死体积等必须与之匹配；如有必要，色谱条件也应作适当的调整。当对其测定结果产生争议时，应以品种项下规定的色谱条件的测定结果为准。"

《中国药典》2020 年版通则（0512 高效液相色谱法）对色谱参数允许调整范围进行了较全面阐述：

"（4）色谱参数调整

品种正文项下规定的色谱条件（参数），除填充剂种类、流动相组分、检测器类型不得改变外，其余如色谱柱内径与长度、填充剂粒径、流动相流速、流动相组分比例、柱温、进样量、检测器灵敏度等，均可适当调整。

若需使用小粒径（约 2μm）填充剂和小内径（约 2.1mm）色谱柱或表面多孔填充剂以提高分离度或缩短分析时间，输液泵的性能、进样体积、检测池体积和系统的死体积等必须与之匹配，必要时，色谱条件（参数）可适当调整。

色谱参数允许调整范围见表。

表 色谱参数允许调整的范围

参数变量	参数调整	
	等度洗脱	梯度洗脱
固定相	不得改变填充剂的理化性质，如填充剂材质、表面修饰及键合相均需保持一致；从全多孔填料到表面多孔填料的改变，在满足上述条件的前提下是被允许的	

续表

参数变量	参数调整	
	等度洗脱	梯度洗脱
填充剂粒径（dp），柱长（L）	改变色谱柱填充剂粒径和柱长后，L/dp 值（或 N 值）应在原有数值的 -25%~$+50\%$ 范围内	
流速	如果改变色谱柱内径及填充剂粒径，可按下式计算流速，$F_2=F_1\times[(dc_2^2\times dp_1)/(dc_1^2\times dp_2)]$，在此基础上根据实际使用时系统压力和保留时间调整	
	等度洗脱流速最大可在 $\pm50\%$ 的范围内调整	除按上述公式调整外，不得扩大调整范围
进样体积	调整以满足系统适用性要求，如果色谱柱尺寸有改变，按下式计算进样体积：$V_{inj2}=V_{inj1}\times(L_2\times dc_2^2)/(L_1\times dc_1^2)$，并根据灵敏度的需求进行调整	
梯度洗脱程序（等度洗脱不适用）	$t_{G2}=t_{G1}\times(F_2/F_1)/(L_1\times dc_1^2)\times[(L_2\times dc_2^2)/(L_1\times dc_1^2)]$，保持不同规格色谱柱的洗脱体积倍数相同，从而保证梯度变化相同，并需要考虑不同仪器系统体积的差异	
流动相比例	最小比例的流动相组分可在相对值 $\pm30\%$ 或者绝对值 $\pm2\%$ 的范围内进行调整（两者之间选择最大值）；最小比例流动相组分的比例需小于 $(100/n)\%$，n 为流动相中组分的个数	可适当调整流动相组分比例，以保证系统适用性符合要求，并且最终流动相洗脱强度不得弱于原梯度的洗脱强度
流动相缓冲液盐浓度	可在 $\pm10\%$ 范围内调整	
柱温	除另有规定外，可在 $\pm10℃$ 范围内调整	除另有规定外，可在 $\pm5℃$ 范围内调整
pH 值	除另有规定外，流动相中水相 pH 值可在 ±0.2pH 范围内进行调整	
检测波长	不允许改变	

注：F_1：原方法中的流速；F_2：调整后方法中的流速；dc_1：原方法中色谱柱的内径；dc_2：调整后方法中色谱柱的内径；dp_1：原方法中色谱柱的粒径；dp_2：调整后方法中色谱柱的粒径；V_{inj1}：原方法中进样体积；V_{inj2}：调整后方法中进样体积；L_1：原方法中色谱柱柱长；L_2：调整后方法中色谱柱柱长；t_{G1}：原方法的梯度段洗脱时间；t_{G2}：调整后的梯度段洗脱时间

可通过相关软件计算表中流速、进样体积和梯度洗脱程序的调整范围，并根据色谱峰分离情况进行微调。

调整后，系统适用性应符合要求，且色谱峰出峰顺序不变。若减小进样体积，应保证检测限和峰面积的重复性；若增加进样体积，应使分离度和线性关系仍满足要求。应评价色谱参数调整对分离和检测的影响，必要时对调整色谱参数后的方法进行确认。若调整超出表中规定的范围或品种项下规定的范围，被认为是对方法的修改，需要进行充分的方法学验证。

调整梯度洗脱色谱参数时应比调整等度洗脱色谱参数时更加谨慎，因为此调整可能会使某些峰位置变化，造成峰识别错误，或者与其他峰重叠。

当对调整色谱条件后的测定结果产生异议时，应以品种项下规定的色谱条件的测定结果为准。

在品种项下一般不宜指定或推荐色谱柱的品牌，但可规定色谱柱的填充剂（固定相）种类（如键合相，是否改性、封端等）、粒径、孔径，色谱柱的柱长或柱内径；当耐用性试验证明必须使用特定品牌的色谱柱方能满足分离要求时，可在该品种正文项下注明。"

《中国药典》2020 年版对色谱参数调整的这一修订至少包含如下意义：

①指出色谱参数调整的目的：一是为满足系统适用性的要求，二是当使用小粒径填充剂和小内径色谱柱或表面多孔填充剂时，色谱条件（参数）应适当调整与之相对应；

②明确允许调整的范围，即何者可以调整，何者不可以调整，允许调整的范围并不是必须调整的范围，调整应以满足预期的目的为准；

③应评价色谱参数调整对分离和检测的影响，必要时对调整色谱参数后的方法进行确认；

④任何超出表中或品种项下规定的范围即超出耐用性研究范围的调整，被认为是对方法的更改，需要重新验证；

⑤当对调整色谱条件后的测定结果产生异议时，应以品种项下规定的色谱条件的测定结果为准。

根据 USP 2023 <621>，可进一步修订 0512 高效液相色谱法。公示稿表述如下：

"色谱参数允许调整范围见表。

表　色谱参数允许调整的范围（修订后）

参数变量	参数调整
固定相	不得改变固定相的理化性质，如填充剂材质、表面修饰及键合相均需保持一致
填料粒径（dp），柱长（L）	改变色谱柱填充剂粒径和柱长后，L/dp 值应保持不变或在原规定值的 $-25\%\sim+50\%$ 范围内
从全多孔填料到表面多孔填料	在满足等度或梯度洗脱要求如为等度洗脱，当理论板数（N）在原色谱柱的 $-25\%\sim+50\%$ 范围内；如为梯度洗脱，当所有色谱峰 $(t_R/W_{h/2})^2$ 值在原色谱柱的 $-25\%\sim+50\%$ 范围内）时可以调整，且可使用 L 和 dp 的其他组合。前提是应满足系统适用性要求，且已知成分的选择性和出峰顺序不变
柱内径（dc）	在填料粒径和 / 或柱长没有变化的情况下，可以调整柱内径。为避免柱内径减小可能引起的柱外谱带展宽，应减小仪器连接死体积、进样量或检测池的体积，适当增加采集速率
流速	等度洗脱时，在柱尺寸未改变时，允许流速调整 $\pm50\%$。当柱内径和粒径改变时，按下式计算并调整流速：$F_2=F_1\times[(dc_2^2\times dp_1)/(dc_1^2\times dp_2)]$。由于柱尺寸的变化作上述调整后，允许流速额外变化 $\pm50\%$ 梯度洗脱时，当柱内径和粒径改变时，按下式计算并调整流速：$F_2=F_1\times[(dc_2^2\times dp_1)/(dc_1^2\times dp_2)]$

参数变量	参数调整
进样体积	$V_{inj2}=V_{inj1}\times\left[\,(L_2\times dc_2^2)/(L_1\times dc_2^2)\,\right]$。即便色谱柱尺寸没有调整，也可调整进样体积以满足系统适用性的要求，上述体积调整公式可能不适用于表面多孔（SPP）柱替代全多孔（TPP）柱
等度洗脱流动相比例	占比小的流动相组分比例可在相对值 ±30% 进行调整，但任何组分比例的变化不能超过绝对值 ±10%。占比小的流动相组分是指小于或等于（100/n）% 比例的组分，n 为流动相中含有的组分数
梯度洗脱程序和流动相比例	流动相的比例和梯度洗脱程序调整是可以接受的，条件是：（1）满足系统适用性要求；（2）出峰顺序不变，分离度和灵敏度满足要求；（3）流动相的组成和梯度洗脱程序应使第一个峰被充分保留，最后一个峰被完全洗脱。各梯度段梯度时间的调整详见后文
柱温	等度洗脱：除另有规定外，在原规定温度的 ±10℃范围内调整 梯度洗脱：除另有规定外，在原规定温度的 ±5℃范围内调整
流动相缓冲液盐浓度	在原规定值 ±10% 范围内调整
pH 值	除另有规定外，流动相中水相 pH 值在原规定值 ±0.2pH 范围内进行调整
检测波长	不允许改变

注：F_1：原方法中的流速；F_2：调整后方法中的流速；dc_1：原方法中色谱柱的内径；dc_2：调整后方法中色谱柱的内径；dp_1：原方法中色谱柱的粒径；dp_2：调整后方法中色谱柱的粒径；$Vinj_1$：原方法中进样体积；$Vinj_2$：调整后方法中进样体积；L_1：原方法中色谱柱柱长；L_2：调整后方法中色谱柱柱长；t_R：峰保留时间；$W_{h/2}$：峰半高峰宽。

当填充剂大小和柱尺寸改变时，通常，较小的填充剂粒径需增加线速度，较大的填充剂粒径需降低线速度，在按上表调整流速时，要注意不可使柱背压超过仪器的压力限值。"

等度洗脱流动相组成调整实例

（1）二元混合物

如规定为比例 50∶50，50 的 30% 相对值相当于绝对值的 15%，超出 ±10% 的绝对值的最大允许变化量。因此，流动相比值只能在 40∶60 至 60∶40 范围内进行调整。

如规定的比例为 2∶98；2 的 30% 相对值相当于绝对值的 0.6%。因此，允许的最大调整范围为 1.4∶98.6 至 2.6∶97.4。

（2）三元混合物

如规定的比例为 70∶25∶5，对于第二组分，25 的 30% 相对值相当于绝对值 7.5%，因此，第二组分可在 32.5%~17.5% 的绝对值范围内进行调节；对于第三种成分，5% 的 30% 相对值相当于绝对值 1.5%。在所有情况下，调整第一个组分的体积，以使总体积为 100%。因此，满足要求的三元混合物的调整范围为 62.5∶32.5∶5 至 77.5∶17.5∶5

至 68.5∶25∶6.5 至 71.5∶25∶3.5。

梯度洗脱调整实例

对于梯度洗脱，柱尺寸改变导致柱体积改变，会影响控制选择性的梯度洗脱体积。可通过调整梯度洗脱体积使其与柱体积成比例。由于梯度洗脱体积是梯度时间（t_G）和流速 F 的乘积，因此需要对每个梯度段的梯度时间进行调整，以保持梯度洗脱体积与柱体积的比值恒定（表示为 $L×dc$）。由原来的梯度时间（t_{G1}），流速，柱尺寸，按式（6-11）计算新的梯度时间（t_{G2}）。

$$t_{G2}=t_{G1}×(F_1/F_2)×\left[(L_2×dc_2^2)/(L_1×dc_1^2)\right] \tag{6-11}$$

梯度洗脱条件的调整可分步进行：（1）根据 L/dp 调整柱长和粒度；（2）根据粒度大小和柱内径的变化调整流速；（3）根据柱长、柱内径和流速的变化，调整每个梯度段的梯度时间。下面的例子说明了这个过程，见表6.7，表6.8。

表 6.7　调整前的梯度条件

变量	原条件	调整后条件	备注
柱长（L, mm）	150	100	使用者选择
柱内径（dc, mm）	4.6	2.1	使用者选择
填料粒径（dp, μm）	5	3	使用者选择
L/dp	30.0	33.3	（1）
流速（ml/min）	2.0	0.7	（2）
梯度调整因子（t_{G2}/t_{G1}）	–	0.4	（3）

（1）L/dp 比值从 30 变化为 33.3，增加了 11%，落在 –25%~+50% 范围内。

（2）按流速变换化公式计算调整后的流速 $F_2=0.7$。

（3）计算新的梯度时间（t_{G2}），得到梯度调整因子（t_{G2}/t_{G1}）=0.4。

（4）由梯度调整因子计算调整后的每个梯度段梯度时间。

表 6.8　调整后的梯度条件及对比

变量	原条件	调整后条件	备注
梯度条件	–	–	–
B（%）	时间（min）	时间（min）	
30	0	0	–
30	3	（3×0.4）=1.2	–
70	13	［1.2+（10×0.4）］=5.2	–
30	16	［5.2+（3×0.4）］=6.4	–

滞留体积

如梯度微调后仍不能满足系统适用性要求,通常应考虑滞留体积的缘故或更换色谱柱。

滞留体积(Dwell Volume,用 D 或 V_D 表示),也称为梯度延迟体积,是指从流动相混合点至柱入口之间的体积,可以使用下面的方法来确定。

柱:用合适的毛细管(如 $1m \times 0.12mm$)替代色谱柱。流动相见表 6.9。流动相 A 为水,流动相 B 为 0.1% v/v 乙腈水溶液。

表 6.9　确定滞留体积的流动相梯度

时间 (min)	流动相 A (% v/v)	流动相 B (% v/v)
0~20	100 → 0	0 → 100
20~30	0	100

流速:设为可获得足够背压(如 2ml/min)。

检测:紫外检测器 265nm,测定吸光度增加 50% 时的时间($t_{0.5}$),以 min 为单位(图 6.18)。

$$D=t_D \times F \tag{6-12}$$

式中,$t_D=t_{0.5}-0.5t_G$(min);

t_G 为预设的梯度时间,20min;

F 为流速(ml/min)。

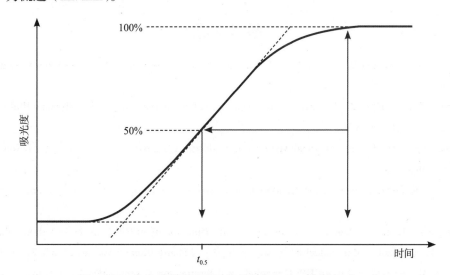

图 6.18　确定滞留体积吸光度增加 **50%** 的时间($t_{0.5}$)

梯度洗脱时，所采用设备的配置可显著影响所述的分离度、保留时间和相对保留。如果发生这种情况，可能是由于滞留体积过大。因此，应考虑方法开发时的系统与实际使用系统之间滞留体积的差异，在开始梯度程序前增加一个等度平衡阶段，通过调整等度阶段时间来调整梯度时间点，以与所使用的分析设备相适应。如在品种项下给出了方法开发时所用的滞留体积，则原梯度表中所述的时间点（t，min）可用按式（6–13）计算的调整后时间点（t_c，min）代替：

$$t_c = t - \frac{(D - D_0)}{F} \tag{6-13}$$

式中，D 为当前分析设备的滞留体积（ml）；

D_0 为方法开发时所用的滞留体积（ml）；

F 为流速（ml/min）。

如验证证明分析方法应用时不需等度平衡，则可省略这一等度阶段。

6.8 小结

正确设计、实施和评估耐用性研究是任何方法验证过程的关键组成部分。在研发实验室中，耐用性研究可以提供关于方法的质量和可靠性的有价值的信息，并指示方法的开发和优化工作做得有多好，指示是否需要进一步的开发或优化。

在方法验证的早期，耐用性研究就可以提供反馈信息，说明如果控制不当，哪些参数会影响方法，并为方法的实现设置系统适用性参数提供帮助。

参考文献

［1］Box G. E. P., Hunter W. G., Hunter J. S. Statistics for Experimenters［M］. John Wiley& Sons, New York, 1978.

［2］Miller J. C., Miller J. N. Statistics for Analytical Chemistry［M］. Ellis HorwoodPublishers, Chichester, UK, 1986.

［3］Meier P. C., Zund R. E. Statistical Methods in Analytical Chemistry［M］. John Wiley &Sons, New York, 1993.

［4］Michael E. Swartz, Ira S. Krull. Handbook of analytical validation［M］. Taylor & Francis Group, 2012.

［5］Nguyet A, Tallieu L, Plaizier–Vercammen J, et al. Validation of an HPLC method on short columns to assay ketoconazole and formaldehyde in shampoo［J］. J Pharm Biomed Analysis, 2003, 21: 1–19.

［6］Sun S–W, Su H–T. Validated HPLC method for determination of sennosides A and B in senna tablets［J］. J Pharm Biomed Analysis, 2002, 29: 881–894.

［7］Heyden Y. V, Nijhuis A，Smeyers−Verbek B，et al. Guidance for robustness／ruggedness tests in method validation［J］. J Pharm Biomed Analysis，2001，24：723−753.

［8］Heyden Y V，Questier F，Massart D L. Ruggedness testing of chromatographicmethods：selection of factors and levels［J］. J Pharm Biomed Analysis，1998，18：43−56.

［9］Questier F，Heyden Y V，Massart D. L. RTS，a computer program for the experimentalset−up and interpretation of ruggedness tests［J］. J Pharm Biomed Analysis，1998，18：287−303.

［10］Lukalay P，Morgado J. Automation of the chromatographic analytical method validationprocess［J］. LCGC，2006，24（2）：150−156.

［11］中国药品检验标准操作规范（2010年版）. 北京：中国医药科技出版社，2010，63.

［12］魏宁漪，周颖，陈翠翠，等. HPLC法测定依那普利氢氯噻嗪片的有关物质［J］. 中国新药杂志，2018，27（17）：1999−2005.

［13］尹秀娥，胡小燕，侯德粉，等. 利伐沙班有关物质的HPLC测定［J］. 中国医药工业杂志，2019，50（12）：1487−1491.

［14］Ermer J，Miller J. H. McB. Method Validation in Pharmaceutical Analysis［M］. WILEY−VCH Verlag GmbH & Co. KGaA，Weinheim，2005：173−176.

［15］史芳，连亚飞，秦甲. HPLC法测定二甲双胍格列本脲片（Ⅱ）中格列本脲的有关物质［J］. 药物分析杂志，2019，39（11）：2051−2058.

［16］李龙，郭伟，于秀丽，等. HPLC法测定地氯雷他定中的有关物质［J］. 中国药科大学学报，2019，50（6）：707−712.

［17］王国兰，王丽荣，王俊秋，等. 梯度洗脱反相高效液相色谱法测定头孢尼西钠有关物质［J］. 药物分析杂志，2007，27（3）：409−411.

［18］Furman W B，Dorsey J G，Snyder L R. System Suitability Tests in Regulatory Liquid and Gas Chromatographic Methods：Adjustments Versus Modifications［J］. Pharm. Technol，1998，22（6）：58−64.

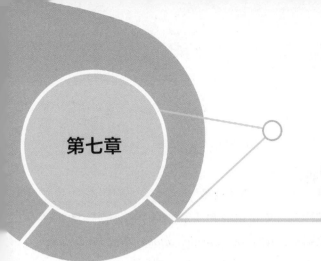

第七章

质量标准制订和 AAR
结果调查

7.1 概述

质量标准规定了药物应符合的预期用途、被认为可接受的标准。质量标准制订需要依据和在不同的环境下不同类型检测的应用支持，每种检测都有与其自身相对应的可接受标准。

关于方法验证主题最常见问题来源涉及质量标准制订。由检测项目（测量的质量属性）、分析方法和可接受标准构成的质量标准在确保药物产品放行和药品全生命周期内质量方面发挥着重要作用。因此，制定科学、合理的质量标准是非常重要的。

在规范的实验室中，发现或确立可接受标准，制订质量标准的项目和可接受标准通常由研究者（申请人）决定，也就是说，只有研究者（申请人或制造商）能确定并证明哪些质量指标和可接受标准适合特定的产品、检测项目或方法，以便最终得到监管机构的批准。

虽然质量标准及其指标定义了药物产品的基本属性，建立了产品放行以及供进一步使用的标准，使用经过验证的分析方法用于常规检测时，结果有时仍然会超出质量标准定义的指标。

当结果不符合质量标准时，应进行调查，以便采取纠正措施；与规范实验室中的许多操作过程一样，虽然有一些推荐的方法可用于质量标准超标调查，但是，相关的一些指导原则还是可用且应遵守的。

在本书第三章中，从质量研究和分析方法建立角度讨论了应控制的药品关键质量属性，原料药（3.2）和制剂（3.3）质量控制的项目及其方法。本章将从质量标准制订的角度进一步但不是包罗万象地阐述所有的原料药和药物制剂应建立的可接受标准，即常规的可接受标准；还将讨论某些特殊的原料药和（或）剂型的可接受标准。这些将不可避免地涉及一些概念，如制订质量标准过程中须遵循的一些特定指导原则和应使用的检测方法，以及如何避免和调查不符合质量标准（超标，OOS）结果的潜在来源和方法。

7.2 质量标准制订的指导原则

我国已经成为 ICH 的成员国，在药品注册、质量研究和质量控制中已全面宣贯 ICH 相关指导原则的理念。在 ICH 诸多指导原则中，ICH Q6A *Specifications：Test Procedures and Acceptance Criteria for New Drug Substances and New Drug Products：Chemical Substances（including decision trees）*［质量标准：新原料药和新制剂的检验方法和可接受标准：化学物质（包括决策树）］涉及为原料药和制剂的检测所选择试验和方法的步骤，包括用于不同类型试验的几个流程图、决策树。该指导原则主要适用于申请上市的原料药和药物制剂（包括复方制剂），不涵盖临床研究阶段的药物，也不涵盖放射性药物、发酵制品、寡聚核苷酸、草药和来源于动植物的粗制品。该指导原则可适用于合成及半合成抗生素和低分子合成肽，但不适用于高分子肽、多肽、生物/生物技术制品。ICH Q6B *Specifications：Test Procedures and Acceptance Criteria for Biotechnological/Biological Products*（质量标准：生物/生物技术制品的检测方法和可接受标准）阐述了生物/生物技术制品的质量标准、检测项目和方法。

质量标准由一系列的检测项目、相应的分析方法和合理的可接受标准所组成，可接受标准以限度值、范围或其他描述来表示。质量标准建立了一套原料药或制剂都必需遵循的、与其用途相适应的可接受标准。质量标准是重要的质量指标，它由药品申请人在注册申报中提出和论证，由监管机构批准并作为批准产品的依据。

质量标准可确保产品的质量和一致性，除了在开发过程中可对产品进行全面的表征，还应遵守良好的生产管理规范，如合适的设施、已验证的生产工艺、已验证的检测方法、原材料的检验、生产过程中的检验、稳定性试验等。除此之外，质量标准还是药品质量总体控制策略的一部分。当给出质量标准时，需要对每个方法和可接受标准进行说明，应包括来自开发的相关数据、药典标准、毒理学和临床研究的测试数据，以及加速和长期稳定性研究的结果。在确定和验证质量标准时，应考虑正常的或可接受的分析过程或生产过程的可变性。最终目标是"符合质量标准"，"符合质量标准"是指原料药和（或）制剂按照给定的分析方法检测，结果符合可接受标准要求。

质量标准是用来进一步确认原料药和制剂的质量，而不是体现产品的所有性质，故在质量标准中应重点设定能反映药物安全性、有效性的检测项目（关键质量属性）。原料药和制剂的质量是由其设计、开发、生产过程控制、良好的生产管理规范控制、工艺验证以及开发和生产中执行的质量标准所决定的。质量标准，包含检验项目、分析方法和可接受标准，对保证原料药及其制剂放行时和货架期期间的质量起到重要作用。质量标准是质量保证体系的重要组成部分，但不是唯一的内容。质量保证体系所涉及的全部内容对确保持续生产出高质量的原料药及制剂都是必不可少的。

7.3 一些有用的术语

ICH Q6A 按英文字母排列顺序列出了在制订质量标准中可能涉及的一些重要术语：

可接受标准（Acceptance Criteria）：对于分析结果可以接受的数值限度、范围或其他合适的测定值。

手性（Chiral）：不与其镜像重叠的一些物体，如分子、构型和宏观物体（如结晶）。本术语已延伸到那些即使宏观上是外消旋的但分子呈现手性的物质。

复方制剂（Combination Product）：含有一种以上原料药的制剂。

降解产物（Degradation Product）：药物分子长时间放置和（或）受光、温度、pH、水的作用或与辅料和（或）直接接触容器/密闭系统反应，发生化学变化而产生的分子或成分称降解产物，也称为分解产物。

延迟释放（Delayed Release）：口服后，药物在一定时间后才释放，而不是立即释放。

对映异构体（Enantiomers）：与原料药有相同的分子式，在分子内部原子的空间排列不同，并且不与其镜像重叠的化合物。

缓慢释放（Extended Release）：某种制剂，由于处方设计，在服用后，能使药物在一段时间内缓慢释放。

高水溶解性药物（Highly Water Soluble Drugs）：在 pH 1.2~6.8 的范围内，"剂量"除以"溶解度"所得的体积少于或等于 250ml 的药物。如化合物 A，在 37℃ ±0.5℃、pH 6.8 时具有最低溶解度为 1.0mg/ml，规格有 100mg、200mg 和 400mg。因为它的"剂量"除以"溶解度"所得的体积大于 250ml（400mg/1.0mg/ml=400ml），该药物被认为是低溶解性药物。

常释释放（Immediate Release）：药物在胃肠道中溶出，而不是延迟或延长其溶出或吸收。

杂质（Impurity）：原料药中非原料药实体的任何成分；制剂中活性成分实体或辅料以外的任何成分。

已鉴定杂质（Identified Impurity）：已确定结构的杂质。

过程检测（In-process Tests）：在原料药或制剂的生产过程中进行的检测，而不是常规放行检测中的一部分。

调释释放（Modified Release）：某种剂型，通过选择释药时间和（或）位置以达到治疗和方便用药的目的，这是常规剂型如溶液剂或普通释放剂型所不能做到的。口服固体调释释放制剂包括延迟和缓慢释放制剂。

新制剂（New Drug Product）：一种药物的制剂形式，如片剂、胶囊剂、溶液剂、乳膏剂，它们以前未在任何地区或 ICH 成员国注册过。通常是一种药物成分与辅料的组合，但不一定都是。

新原料药（New Drug Substance）：以前没有在任何地区或 ICH 成员国注册过的治疗成分（也指新分子实体或新化学体），它可以是曾获得批准药物的复合物、简单的酯或盐。

多晶型（Polymorphism）：同一药物以不同晶型存在。它包括溶剂化物、水合物（也被称为伪多晶型物）和无定型物。

质量（Quality）：原料药或制剂与其预期使用目的的适用性，包括鉴别、含量和纯度等属性。

外消旋体（Racemate）：两种对映异构体等摩尔混合物（固体、液体、气体或溶液），它没有光学活性。

快速溶出制剂（Rapidly Dissolving Products）：在 pH 1.2、4.8、6.8 的介质中，15 分钟内溶出量均不低于标示量 80% 的普通口服固体制剂。

试剂（Reagent）：用于原料药生产的，除起始原料或溶剂以外的物质。

溶剂（Solvent）：在原料药合成或制剂生产中用于制备溶液或混悬液的溶媒，为一种无机或有机液体。

质量标准（Specification）：质量标准由一系列的检测项目、有关分析方法和可接受标准组成，这些可接受标准以限度值、范围或其他描述来表示。它建立了一套新原料药和制剂都必需遵循的、与其用途相适应的可接受标准。"符合标准"是指原料药和（或）制剂按照给定的分析方法检测，其结果符合可接受标准。质量标准是一项重要的质量指征，它由生产商提出和论证，由管理机构批准并作为批准产品的依据。

专属性检测（Specific Test）：又译为特定检测，是根据特定的原料药和制剂的特殊性质或用途而设定的检测。

特定杂质（Specified Impurity）：一种未鉴定或已鉴定的杂质，在原料药或制剂质量标准中单独列出限度要求，以保证原料药或制剂的质量。

未鉴定杂质（Unidentified Impurity）：只能通过定性分析确定的杂质（如色谱保留时间）。

通用检测（Universal Test）：可适用于所有原料药或制剂的一类检测，如外观、鉴别、含量测定、杂质检查。

7.4 制订质量标准的一般概念

为制订好质量标准，理解几种不同类型的检测概念是必要的。这些概念包括：注册申请时所用的有限数据、定期检测或不定期检测（跳检）、放行标准与货架期可接受标准、过程检测、实时放行检测、参数放行检测和按药典方法检测。这些概念并非普遍适用于所有这些检测，但在特定的情况下应逐项考虑。检测设计和开发方面还应考虑到在开发原料药或制剂期间获得的数据和经验。有时，这些经验可能导致排除或替换特定检测方法。

7.4.1 有限数据可用

通常，在提交注册申请时，只有有限的数据可用，制订可接受标准的基础集中在安全性和有效性上。在获得生产原料药或制剂的额外数据和经验之前，可能有必要提出修订的可接受标准。这种情况需要在收集更多数据后，重新审查最初批准的检测项目和可接受标准。

评审后，变更修改包括适当放宽和收紧可接受标准。

7.4.2 定期检测或不定期检测

定期或不定期检测（跳检）是指在预先确定的时间间隔对预先选定的批次而不是所有批次进行特定的分析检测。所有未经检测的批次必须符合该产品的可接受标准。在检测实施前，批次选择和时间间隔必须经过监管部门的批准。由于在提交申请时，通常只有有限的数据可用，所以这个概念通常在审批后实现。

7.4.3 放行标准和货架期标准

对于制剂，有时应制订比适用于货架期标准更严格的放行标准。如对含量和杂质（降解产物）的限度要求，申请人可选用更严格的内控标准作为放行依据，以提供额外的保证，确保产品在整个货架期内仍符合法定的可接受标准。

7.4.4 过程检测

与传统的出厂前放行批检测不同，过程检测是在原料药或制剂生产过程中进行的检测。当过程检测可接受标准与放行标准相同或比放行标准更严时，可以将过程检测包含在放行标准中，但是，必须经过方法验证以表明产品的特性从过程阶段到放行时不会改变。仅用于操作范围内调整工艺参数的过程检测，通常不包括在标准中。

7.4.5 实时放行检测

实时放行检测（Real Time Release Testing，RTRT）是基于工艺数据评价和确保中间产品和（或）成品质量的能力，通常包括已检测的物料属性和工艺控制的有效组合。RTRT 与控制策略的所有要素（如工艺监测或过程控制）相结合，可以确保产品质量。RTRT 适用于药物原辅料、中间体和制剂。

RTRT 可基于一种或多种工艺检测和（或）物料属性的适当组合，提供对一个或多个产品关键质量属性（CQA）的预测，并对 CQA 具有专属性。RTRT 方法与产品 CQA 之间的关系以及可接受标准应有充分合理性。如适用，应根据《中国药典》（9101 分析方法验证指导原则）要求对 RTRT 方法进行验证，并证明工艺检测对目标产品质量属性具有适当的专属性。

在设计任何在线非原位或在线原位检测方法（包括用于 RTRT 的方法）时，采样和样本取样接口都是重要的考虑因素。选择的检测点应能够代表生产中的全部物料，并选择适当的采样时间或采样量（如相对于单位剂量）。此外，样本取样接口应在整个生产过程中保持一致，并应对预期的工艺和环境变化具有稳定性。

根据 ICH Q6A 和 Q6B，采用 RTRT 方式时应把 RTRT 分析方法和相关可接受标准一起纳入产品质量标准中。定量 RTRT 结果的单位应与传统检测的单位相同。产品质量标准通常还包括用于离线检测的分析方法。如果注册申报资料里包括 RTRT 的已注册替代控制策略，例如，当无法进行过程分析时，应进行传统最终产品检测，相关的分析方法以及何时应用也应包含在提交的产品质量标准中。

7.4.6 参数放行检测

参数放行检测是实时放行检测的一种。参数放行包括监测特定批次的参数（如温度、压力、时间），对制剂来说，在某些情况下，经监管机构批准后，参数放行检测可替代常规的放行检验。适当的物理或化学实验室检测也可包括在参数放行中。终端灭菌制剂的无菌检验就是一例，在此情况下，每个批次的放行取决于对特定参数监测结果的满意度，如制剂生产最终灭菌阶段的温度、压力和时间，这些参数通常可以被精确地控制和测定，因此在判断无菌结果时，它们比最终成品的无菌检测结果更可靠。值得注意的是，在提出参数放行前，灭菌工艺应经过充分验证，并定期进行再验证以表明其始终保持在有效的状态。在进行参数放行时，仍应在质量标准中制订未直接控制的项目（如无菌）及与其相关的检测方法。有时，这些参数比质控检测项目，例如，无菌检查，更容易控制和测量。参数放行过程应保持在验证状态，如在确定的时间间隔重新验证所显示的那样，标准中应该包括间接控制的属性以及相关的参数化检测过程。

7.4.7 可替代的方法

可替代的方法是指在检测某个项目时，它与法定的方法相比，在控制原料药或制剂质量的程度上相当或更优越。例如：片剂在生产中不降解，放行时可用光谱法来代替法定的色谱法，但货架期的产品中仍应以色谱法来检测其是否符合可接受标准。

7.4.8 按药典方法检测

ICH 协调的主要目标之一是在全球基础上协调各种分析方法，以使各国药典可被认为是等价的和可互换的。

某些方法在各国药典中都有收载，只要合适，应使用药典方法。但是，不同国家或地区的药典方法和（或）可接受标准存在差异，欧洲药典、日本药局方和美国药典的药典讨论组（PDG）已承诺尽快统一这些分析方法。我国作为 ICH 会员国，也将在一段时间内对质量标准中涉及的一些常规项目的药典分析方法完成协调。只要我国监管部门能接受协调后的方法和可接受标准，就可采用协调后的质量标准。

当然，在制订质量标准中，有必要根据自身产品特点和实际工艺情况，选择合适的药典方法和（或）可接受标准。

ICH Q6A 专家工作组一致同意：按照药典讨论组对已经协调的品种各论和通则的修改程序，"任何药典在批准和出版后均不得擅自修改任何品种各论和通则"。

7.5 通用检测项目及其标准

有一些检测项目被认为是制订原料药和制剂标准的通用检测项目。这些通用检测项目包括性状、鉴别、检查和含量测定项。实施这类检测应该考虑到与在其他药典特别是 ICH 文件中出现的通用检测方法的协调。性状构成了关于原料药的外观和颜色的物性描述。鉴别试验应能够区分可能存在的结构密切相关的化合物，应有专属性。例如，仅以一个色谱保留时间作为鉴别项专属性是不够的；然而，增加先进的检测技术，如光电二极管阵列（PDA）或质谱（MS）检测，通常是可以接受的。

测定原料药含量的方法应具有专属性和稳定性指示功能。杂质（有机和无机杂质、残留溶剂）应按 ICH 的附加指导原则控制；应监测原料药中降解的有机杂质和制剂中与工艺有关的杂质，并控制在可接受限度范围内。

在诸多这些检测中，有许多使用的对照品在大多数情况下比规定的物质具有更严格的表征。对照品应附有国家药品标准物质或（和）其他法定标准物质的相应的标签或来自信誉良好的来源的分析证书，具有与其预期用途相适应的质量，包括杂质的控制，通常采用常规检测中未使用的方法。

7.6 特定检测和标准

7.6.1 原料药

除上述一般检测试验外，还可考虑对原料药进行下列特定检测。

（1）物理化学性质

用于测量诸如 pH 值、熔点/范围和折射率等性质，是否要设这些检测则由原料药的物理性质及其预期用途决定。

（2）粒度

对于许多剂型，颗粒大小对溶解速率、生物利用度和稳定性有显著影响。应使用适当的方法检测，并给出可接受标准。

（3）多晶型

在某些情况下，晶型的差异会影响产品的质量或性能，因为不同的晶型会改变物质的物理特性。在已知存在差异的情况下，应指定适当的晶型状态。而诸如熔点（包括热台显微镜）、固体红外、X 射线粉末衍射、热分析（如差示扫描量热分析和热重分析）、拉曼光谱和固态核磁共振等物理化学技术常被用来确定是否存在多种晶型状态。

（4）手性药物原料

对于被开发为单一对映体的手性原料药，需要和控制其他杂质一样将另一对映体作为杂质进行控制。然而，由于技术上的局限性，可能不能采用相同的鉴定或质控限度。尽管如此，药物中对映体选择性含量测定应该是标准的一部分。经验证，也可以通过对起始物料及中间体进行适当的检测来控制。可通过手性检测方法或结合非手性检测方法辅以适当的控制对映体纯度的方法实现对映体选择测定。对于作为单一对映体开发的药物，当特定检测对批次间控制质量有影响时，限度应列入标准。鉴别试验应该能够区分对映体和外消旋混合物。对于外消旋体的原料药，通常在下列两种情况下，其放行/验收检测中需要进行立体特异性鉴别试验：①外消旋体被对映体取代的可能性极大；②有证据显示所选择的工艺可能产生不需要的非外消旋体混合物。

（5）手性药物制剂

降解产物：有必要控制制剂中的另一对映体，除非已证明在制剂的生产和贮藏过程中外消旋化微乎其微。

含量：如已证明制剂的生产和贮藏中外消旋化微乎其微，可采用非手性方法进行含量测定。否则应采用手性测定方法，或者可以采用非手性含量测定方法并结合经验证的可控制另一对映体含量的方法。

鉴别：在制剂的放行标准中通常不必列入立体特异性鉴别试验。如果制剂在生产和贮藏过程中外消旋化微乎其微，则立体特异性鉴别试验更适合列入原料药的标准中。如果制剂会发生外消旋化，可通过制剂的手性含量测定或对映体的杂质检查来确证其手性。

（6）水分

若已知原料药易吸湿或吸湿后易降解，或原料药含结晶水，则需对其含水量进行检测。可以根据结晶水或吸湿性影响的数据来确定可接受标准。某些情况下，可以采用干燥失重测定水分，但应首选专属性好的测定方法（如费休氏法）。

（7）无机杂质

无机杂质通常是由制造过程中使用的催化剂引入。检测项目和可接受标准的需求通常是在开发过程中基于工艺流程确定的。药典方法和可接受标准有硫酸盐灰分/炽灼残渣项；其他合适的技术，如原子吸收光谱法，也常用于其他无机杂质。推荐使用 ICP-OES 或 ICP-MS 对药品中可能存在的元素如试剂引入的重金属、催化剂等进行全面的研究和评价，根据质量研究结果，在质量标准中设置元素杂质检查项，采用可靠的方法检测，并制订合理的限度。

（8）遗传毒性杂质

基于合成工艺、化合物结构、质量研究、风险评估和风险识别，必要时，建立测定这类杂质的专属、灵敏的方法，并制订合理的限度。

（9）残留溶剂

按 ICH Q3C 或《中国药典》通则（0861 残留溶剂测定法）制订控制策略，检测方法可为 0861 残留溶剂测定法中的通用方法或为基于可能的残留溶剂种类建立的相应方法。

（10）微生物限度

有可能需要规定需氧菌总数、酵母菌和霉菌总数和不得检出的特定致病菌（如金黄色葡萄球菌、大肠埃希菌、沙门菌、铜绿假单胞菌），这些都应采用药典方法测定。应根据原料药性质、生产方式和制剂预期用途确定微生物检测的种类和可接受标准。例如，对于无菌原料药可能需要设定无菌检测，对于用于注射剂的原料药，可能需要设定细菌内毒素检测。

7.6.2 口服固体制剂

对于某些制剂，可能需要根据剂型增加一些额外的检测项目和可接受标准。特定剂型包括固体和液体口服药物制剂和非处方药，需要有特定的检测项目控制特定剂型的质量。对于口服固体制剂，特定额外的检测项目包括溶出度、崩解度、硬度/脆性和剂量单位的均匀性。

（1）溶出度

口服固体制剂的标准中通常包括溶出度检测项，即通过溶出（释放）试验测量从药物制剂中释放出的药物量。对于快速溶出制剂，通常使用单点测定。对于调控释放制剂，必须建立适当的试验条件和取样方法。一般情况下，当检测缓释（Extended-Release）或迟释（Delayed-Release）制剂时，需要给出在多个时间点溶出的溶出曲线。在可以证明释放速率对生物利用度有显著影响的情况下，需要进行能区分可接受和不可接受生物利用度之间的批测试。在这种情况下，体内/体外的相关性可以用来建立可接受标准。在实际操作中，任何给定时间点的平均释放速率的变异性不应超过该药物标示量的 ± 10%（即，总变异性为 20%；如规定 50% ± 10%，则可接受范围为 40%~60%）。

（2）崩解

崩解试验可代替溶出试验，用于快速溶解（在 pH 1.2、4.0 和 6.8 下，15min 时溶出量 > 80%）、高水溶解性的制剂。

（3）硬度/脆度

硬度/脆度通常作为过程控制来执行。通常，只有当硬度/脆度对产品质量（如咀嚼片）有重要影响时，才需要在标准中包含这些属性。

（4）剂量单位的均匀性

剂量单位的均匀性，是指剂量和制剂中活性成分的含量的均匀程度。一般应使用药典方法检测。

7.6.3 口服液体制剂

对于口服液体制剂（包括用于配制口服液体的粉末剂），许多适用于固体制剂的测试仍然是适用的（例如，剂量的均匀性、溶出度、水分），但附加的特定检测应包括 pH 值（可接受标准或给出合理范围）、抗菌防腐剂和抗氧化剂的含量，可提取物、酒精含量、粒度分布、再分散性（Redispersability）、流变性、调剂时间等。关于这些检测的更多细节也可以直接从 ICH Q6A 中获得。

对于使用抗菌剂或抗氧化剂的制剂，应制定防腐剂含量的标准。防腐剂含量标准的建立通常是根据已建立的指南通过货架期稳定性测试来确定的。

可提取物通常在开发和稳定期间进行评估；当检测水平始终低于可接受的安全值时，不作为常规检测是可以接受的。

对标签上声明含有酒精的产品，应规定其含量，并通过测定或计算得到定量结果。

一些液体制剂在贮存中可有沉积，这就需要规定在预定的时间内机械或人工混摇的再分散性。

对于黏性溶液或悬浮液，控制流变特性（如黏度）的指标可能是合适的，应说明测试和接受标准。调剂指标适用于需要重新调剂的粉剂，应选择合理的稀释剂。

7.6.4 非肠道给药制剂

除上述部分检测项目外，针对非肠道给药制剂，还必须考虑以下几种额外检测项目：细菌内毒素和热原测试（通常是鲎试剂裂解试验）、可见异物和溶液澄清度、输送系统功能检测（预充注射器或盒子功能的检测方法和可接受标准）和渗透压。

7.7 可接受标准

建立质量标准，列出检测项目、对应的分析方法和适当可接受标准是药物开发最重要内容之一。作为总控制战略的一部分，符合规定的标准和可接受限度可确认原料药或制剂是否适合其预期用途，且应将确保产品安全性和有效性关键质量属性放在首位。

分析检测的目的是评价待测物（原辅料药物或制剂、中间体等）的质量。然而，分析结果也总是包含有测量过程的可变性。理想情况下，与被检测产品的可变性相比，分析可变性应该是微不足道的，但这通常是不现实的。因此，建立可接受标准时，需要同时考虑分析过程和制造过程的可变性。

如何适当地考虑分析过程中的变异，需要结合对分析偏差或测量不确定度的评估、分析和理解。

7.7.1 原料药含量测定

德国药学会（DPhG）的药物质量控制／药物分析工作组提出经修改的 Daas 概念。在这个概念中，平均值（通常为 3 次测定平均值）作为可报告的结果，并与可接受限度相比较。如有杂质存在但不包括在测定结果中，含量可接受限度可不对称地表示为：

$$\text{LAL}=100\%-\text{TSI}\%-3\text{TSD} \qquad \text{UAL}=100\%+3\text{TSD} \qquad （7-1）$$

LAL 和 UAL：分别为下接受限和上接受限。

TSI %：杂质总量（对于选择性含量测定）。

TSD：协同试验的目标标准差（作为"真实"重复性标准差的估计值）。作为一种近似值，可以使用多个系列的综合重复性。

（100%-TSI%）和（100%）分别对应于药物合成过程的上下基本限度。三倍 TSD 描述了分析方法的可变性范围以及长期可变性。

限度范围也可以使用后述的式（7-2）表示。较低的基本限度 BL 对应 TSI%，分析所需的范围从控制试验的特定预测区间计算，而不是用三倍目标标准差的一般估计。

7.7.2 制剂中有效成分含量测定

通常规定制剂中的活性成分含量应为标示量的 95%~105%。

此可接受限度不需要额外的理由。这一标准做法在大多数情况下是合理和合适的。但是，在有些情况且有适当的理由时，可以有更宽的限度范围，允许较高变异性使含量不在 95%~105% 标准限度范围的可能原因有：

①生产过程中不可避免的高批量变异性；

②非常小的分析浓度；

③复杂的基体效应；

④分析方法不可避免的高度变异性。

对于这种情况，ICH 协调后的共识文件建议采用以下方法，制造变异性由基本限度（BL）表示，分析可变性被描述为平均值的预测区间，这是对 Van de Vaart 提出的使用置信区间的原始概念的改进。

$$AL=100\% \pm BL \pm \frac{t_{df,95\%}RSD_R(\%)}{\sqrt{n}} \qquad (7\text{-}2)$$

AL：活性成分可接受限度（以百分标示量表示）。

BL：基本限度，制造过程的最大变化（以 % 表示）。在货架期限度的情况下，较低的基本限度将另行包括含量最大可接受减少量。

RSD_R（%）：重现性的相对标准差。

n：为常规分析中重复的、独立的测定数（如不同的初始称量、样品制备等），其平均值与可接受值相比较作为应报告的结果。如果每个单独的测定被定义为可报告的结果，则 n=1。

t_{df}：t 因子表示重现性测定过程中的自由度，是标准差可靠性的校正因子。

这样计算的优点是既包括了实验分析变量的可靠性，也包括了控制试验的特定设计。它还清楚地展示了可接受限度、分析变量和测定次数之间的相互依赖关系。更大的分析变量可以通过增加测定次数来平衡，然而，由于不涉及安全风险，对检验数据进行统计分析是不需要的，共识文件建议不要超过三次测定。

重现性可以通过实验室间的试验来估计，但是通常这些数据已经可以从一个企业的长期重复序列（如稳定性试验）中获得。假如，采用 HPLC 法研究的稳定性数据中，重复性的 RSD 上限估计为 2.0%，重现性的 RSD 上限约为 2.6%，重复性和重现性的差异虽有但不是很明显，表明主要的误差贡献已经包含在短期可变性中，如可归属为峰积分和样品预处理。

在提交申请表时，基本限度往往是不能准确知道的。然而，假设一半的可接受范围被制造过程消耗，这对于标准方法来说应该是实际的。因此，标准限度能满足单次测定的相对重现性（目标值，平均值）为 1%，或者满足三次测定的相对重现性为 1.7%。如果制造或分析变异性大得多，式（7-2）允许对合适的单个可接受标准进行估计。例如，众所周知，相对标准差随着浓度的降低而增大（参见本书第 4~5 章有关内容），由此引起的分析可变性的增加，需要更宽的可接受标准。

7.7.3 溶出度试验

溶出度测定法在各国药典中均有描述，虽然统计得出的判定标准到目前为止还没有完全涵盖，但是，可以使用与制剂活性成分含量相同的方程（式 7–2）来评价溶出量。这里的基本限度 BL 既包括剂量的偏差，也包括未溶出的量。RSD_R% 值包括来自测量过程和溶出过程的分散性，其中溶出过程分散性通常占主导地位，至少大约为 10%。因此，一般应以溶出过程的分散性作为主要误差分量的来源。

7.7.4 稳定性试验

稳定性试验含量测定值可接受标准的确定大体上是含量测定的另一个特例。因此，式（7–2）在这里同样也适用，只需要作一点小的修改使之成为下式（7–3）：

$$AL = 100\% \pm BL - D \pm \frac{t_{df,95\%} RSD_R\%}{\sqrt{n}} \qquad （7-3）$$

式（7–3）中增加了可接受的最大分解/降解值（D）项。此外，RSD_R% 在此可能略高于含量测定的估计值。在某些情况下，化学噪声的增加可能归因于降解产物。

根据这个可接受限度范围，可以通过连续进行的稳定性试验结果外推来估计货架期时间。稳定性试验的方法和一般步骤在有关指导原则中已有详细阐述。很明显，分析的可变性越低，数据量越多，置信区间越小，估计的货架期时间越长。

注册申请时，可得到的稳定性数据有限，后续测量的稳定性数据对货架期时间的影响比稳定性试验开始时的数据要大。为了获得更多数据，常建议要综合分析稳定性数据。稳定性试验所用的分析方法均需经过方法学验证，各项考察指标的可接受限度应符合安全、有效及质量可控的要求。安全性指标的可接受限度应有毒理学试验或文献的依据，与剂型相关的关键质量指标的可接受限度应符合临床用药安全、有效的要求。

制剂的含量测定可接受标准的计算方法可推广到溶出度和稳定性试验中，进一步解析上述公式需要考虑测量不确定度。限于篇幅，在此不深入讨论如何评估测量不确定度，有兴趣者请参见相关文献。

7.7.5 杂质含量

确定杂质量可接受限度的推荐方法基于 ICH Q6A 的指导原则。然而，通常用标准差和不确定度因子来描述杂质量的分析结果可变性，而不是使用置信区间，见式（7–4）。

$$AL = \bar{x} + 3s \qquad （7-4）$$

获得的值应按修约规则修约到小数点后一位。应取至少 5 个代表性批次的平均值 $\bar{x}$

和标准差 s，如果可能，还应参照实际生产产品多批次的检测结果。当然，确定杂质限度依据必须基于安全性如毒理学的研究结果。

除非安全性和有效性要求得到满足，在确定原料药或制剂标准中的可接受限度的过程中，应考虑一个合理的预期分析和制造可变性范围。如果所有的不确定度分量的贡献都是已知的，则分析不确定度可以很容易地从方差分量中估计出来。但遗憾的是，通常情况并非如此，尤其是，关键分量常常是未知的。关于（总的）合成不确定度的经验允许对未来可预期的重现性进行粗略估计。因此，它们应该适用于估计最坏情况的中间精密度和重现性。

7.7.6 需要考虑的其他问题

需要注意的是，新的分析技术在不断出现，现有技术在不断改进，当认为新技术能提供更进一步的质量保证或通过方法验证时，就可以采用。

应考虑原料药对其制剂质量标准的影响。通常，原料药中已控制的仅和原料药质量相关的检测项目，在药物制剂中可不必重复检测，如在制剂中就不必检测已在原料药中控制过的非降解产物的工艺杂质。详细信息参见 ICH Q3B（R2）新药制剂杂质。

设计和开发中还应考虑，在新原料药或制剂开发中积累的经验和数据是制订质量标准的基础。在此基础上可考虑删除或替代一些检测。举例如下：

- 原料药和固体制剂的微生物限度检查，在开发研究中表明其不支持微生物的存活或生长（见 ICH Q6A 决策树 #6 和 #8）。
- 药品容器的浸出物，已被反复证明在药物制剂中未发现浸出物或其浸出量在可接受的安全性标准之内。
- 粒度试验也属于这个范畴，根据产品性能可在生产过程中检验或在出厂时检验。
- 对于由高溶解性原料药制成的速释口服固体制剂，如果在开发研究中已证明其有稳定的快速释放特性，其溶出度试验可用崩解时限来代替［见 ICH Q6A 决策树 7#（1）~7#（2）］。

7.8 决策树

在 ICH Q6 指导原则的附件中，包含了几个决策树，以帮助确立可接受标准的适当步骤，这些决策树是很好的方案依据。表 7.1 总结了 ICH Q6A 指导原则中包含的八个决策树。图 7.1 和 7.2 给出了两种决策树的示例：图 7.1 用于建立原料药中特定杂质的可接受标准，图 7.2 用于建立手性原料药和含有手性药物制剂的鉴别、含量和对映体杂质检测方法。

质量标准制订和 AAR 结果调查

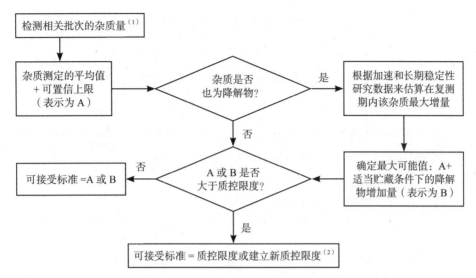

图 7.1　决策树 #1：新原料药中特定杂质可接受标准的制订

注：（1）相关批次是指研发、中试和放大阶段的批次；（2）参照新原料药杂质（ICH Q3）指导原则。定义：置信上限 = 批分析数据的 3 倍标准差

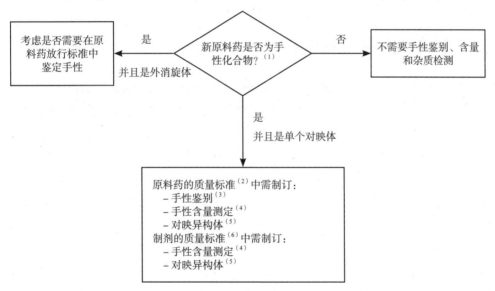

图 7.2　决策树 #5：新手性原料药和含手性原料药的新药制剂的鉴别、含量测定和对映体杂质检查方法的建立

注：（1）本指导原则中不包括天然来源的手性物质。（2）在原料药的合成中可能从原料引入杂质，如开发研究阶段经过论证，手性药物的质量可通过控制相应起始物料或中间体来替代。基本适用于以下情况：①存在多个手性中心（如 3 个或更多）；②在生成终产品的前一步进行控制。（3）手性含量测定或对映体杂质检查，可替代手性鉴别试验。（4）非手性含量测定结合另一对映体的控制的方法，可替代手性含量测定。（5）原料药中另一对映体的量可以从手性含量测定数据或由另一种独立的方法得到。（6）如证明制剂的生产和最终产品的贮藏过程中不会发生消旋化，可不进行制剂的立体特异性检测

表 7.1　ICH Q6A 中的八个决策树列表

决策树 #	标题	注解
1	新原料药中特定杂质可接受标准的制订	相关批次是指研发、中试和放大阶段的批次
2	新药制剂中降解产物可接受标准的制订	参照决策树 #1
3	原料药粒径分布可接受标准的制订	有助于确定是否需要制订粒径可接受标准
4	是否需在原料药和制剂中制订多晶型可接受标准	确定不检测的标准或理由
5	新手性原料药和含手性原料药的新药制剂的鉴别、含量测定和对映体杂质检查方法的建立	许多关于更多细节应参阅的脚注
6	原料药和辅料的微生物限度检查	确定不检测的标准或理由
7	制剂溶出度可接受标准的制订	溶出相对于崩解的合理性；单点相对于多点速率释放谱的可接受标准
8	非无菌制剂的微生物检查	确立不逐批检测（跳检）或不检测的标准或理由

7.9　异常或非典型的结果

分析检测的异常或非典型的结果（Aberrant or Atypical Results，AAR）被定义为一个超出给定过程预期范围的值或度量。分析测量是科学合理的分析方法和步骤的综合结果。这些方法和步骤本身就是动态过程。重要的是要认识到，当以测量制造过程性能为目的进行分析时，其本质是用一个过程（分析过程）评价另一个过程（制造过程）。

以下不仅涉及超出标准的分析测量，还涉及那些不符合预期或不一致的测量。为了讨论分析结果是异常的还是非典型的，首先有必要确定结果是什么，之后再确认什么是典型的行为。一旦确定了这些标准，就有可能评审可用于检测和评价非典型行为的方法。AAR 常包含在报告或计算结果中，从而会歪曲报告的测量值的定位（通常是但不总是平均值）和测量值的误差或分散性（精密度或方差）。

7.9.1　AAR 的分类和定义

AAR 是指分析结果超出预先确定的限度，这个预期限度范围的定义对 AAR 的分类很重要。最常见的 AAR 有 OOE、OOS 和 OOT，这些术语都是处理分析结果偏差中的概念，它们既相互联系却又完全不同。以下分别讨论它们的定义：

（1）OOE（Out of Expectation）

非期望结果，是在一个短时期内得到的一系列结果中的一个非典型、异常结果。通常 OOE 结果是通过一个已建立的标准来定义的，一个 OOE 结果超过历史的，预期的或先前的趋势/限度，是意外的、非预期的或不可信的结果（如超出内控限度），有时候又称为可疑数据，虽然结果超出检验方法所期望的变动范围，但是仍符合质量标准（包括该结果符合质量标准，但不是正常的值）。

如同一份供试品溶液平行测定的结果或平行制备的供试品溶液的测定结果显示不良的精密度。又如，为考察某片剂的溶出曲线，取该片剂 6 片，分置 6 个溶出杯中，照溶出度与释放度测定法（《中国药典》通则 0931）和品种项下的规定（包括溶出介质、溶出方法和溶出度，如 30 分钟时的溶出量不得低于标示量的 80%），依法操作，经 5、10、20、30、60min 时，分别自 6 个溶出杯中量取溶液适量，滤过，取续滤液作为供试品溶液，依法测定。实验结果如表 7.2 所示。

表 7.2　某片剂溶出曲线实验结果

片剂编号	不同时间的溶出量（%）				
	5min	10min	20min	30min	60min
1	30	40	60	85	98
2	34	45	68	88	99
3	35	43	64	*101*	95
4	36	42	64	87	96
5	38	44	65	86	98
6	34	41	68	85	97

表 7.2 的一组数据中，第三号溶出杯中的片 3 在 30min 时的溶出量为标示量的 101%（以斜体标记），而在 60min 和 20min 时却分别为 95% 和 64%，30min 时的溶出量比 60min 时的还要多，且与同一时间的其他片号的溶出量相比，也显示片 3 的溶出量可能为离群值，超出了预期，因此，这个数据就是一个 OOE 结果，是可疑或者非预期的数据，需要进行调查。如果 30min 时的溶出量为标示量 50%，当然也是一个 OOE 值，但同时也是一个 OOS 值（因为超出标准规定的限度，即 30 分钟时的溶出量低于标准规定值），这时应按照 OOS 的流程进行调查。

（2）OOT（Out of Trends）

超趋势结果，OOT 是与时间相关的结果，是指随时间的变化，它超出预期的间隔，或未能符合统计学控制标准，或产生虽在质量标准限度内但超出预期期望或其他规定的可接受限度（如内控标准）的一个结果或一系列结果。趋势是一个随时间而变化的序列。趋势有两种类型：一种是并无期望的趋势，另一种是存在期望的趋势。后者一个典型的例子是在稳定性研究中，原料药的含量会随着贮存时间延长而降低，杂质（降解产物）会随时间延长而增加。又如，稳定性研究中，有两份样品，贮存条件分别是30℃/75%RH 和 40℃/75%RH，湿度相同，由于温度不同，通常情况下，30℃的样品水分较高，40℃的样品水分较低。如果检测出 40℃的样品水分较高，其结果就是一个超趋势结果（OOT）。

（3）OOS（Out of Specification）

超标结果，结果超出药品标准包括药典、注册标准、放行标准和（或）公司文件规定的可接受标准。例如，质量标准规定某制剂的含量应为标示量的 90.0%~110.0%。按照品种项下规定方法，如测定该制剂的含量结果为标示量的 88.0%，则 88.0% 就是一个OOS 结果，超出了可接受标准结果。

OOS、OOT 和 OOE 是三种不同类型的结果，需要注意的是，当出现 AAR 或偏差时，要先确认有没有超出质量标准，再根据结果类型分别调查。从法规的角度来看，主要关心的是超标结果是否会导致与制造过程有关的批次拒绝放行，同时仍需调查以找出确切的或可能的引起不合格的原因。

7.9.2 实验室错误调查

对含某一特定待测成分的样品进行分析的目的是通过样品来预测整批和全部产品的属性值。假设样品既具有代表性又具有均一性，分析方法用于样品分析操作本身就是一个过程，就像制造操作也是一个过程一样，不过是用一个过程（分析过程）来判断另一个过程（制造过程）的性能。所有的分析测量都有误差，理想情况下，希望使用的测量方法无比精密和有很高的准确度。如果是这样，AAR 都将归因于抽样或制造过程的变化，而不是测量方法或测量过程本身，但这是不实际的，分析方法或分析过程引入的误差或不确定度不可避免。因此，确定可归属的原因是实验室错误调查的主要部分。如果未能在实验室中识别或确定可归属的分析原因，将引发全面的错误调查（图 7.3）。

分析人员和主管的作用和职责对实验室内部错误调查的执行至关重要。

分析人员的作用和职责如下：

①实现准确的实验室检测结果的首要责任在于执行检测的分析人员。

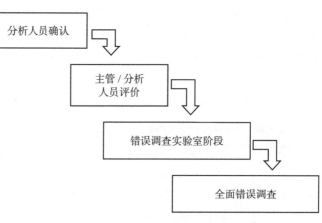

图 7.3　非典型和异常结果的调查步骤

②分析人员应该意识到在检测过程中可能出现的潜在问题，并且应该注意可能产生 AAR 的问题。

③分析人员应确保只使用符合规定标准的仪器，确保所有仪器均经适当校正（参见第 2 章）。

④分析方法应设有系统适用性试验，如果不满足系统适用性要求，分析方法不应被使用或不再继续使用。对已确定引起预期的无效结果的可确定的原因时，不必继续分析试验，例如，已知明显错误时不必为得到什么结果而完成分析。

⑤在丢弃供试品溶液和对照品溶液之前，分析人员应检查数据是否符合标准。

⑥当获得意外结果且没有明显的解释时，分析人员应保留供试品溶液，并上报主管。

分析人员应尽快将 AAR 事件上报直接主管或更高一级主管。然后，主管应参与正式并文件化的评估。

主管的作用和职责如下：

①客观、及时地进行原因调查并记录。

②讨论检测方法并确认分析人员对方法的了解。

③检查分析中获得的原始数据，包括色谱图和光谱图，识别异常或可疑信息。

④确认仪器的性能。

⑤确定使用了适当的对照品、溶剂、试剂和其他溶液，以及是否符合质量控制标准。

⑥评价检测方法的性能，以确保其按照基于方法验证数据的预期标准执行。

⑦记录和保存评价的证据。

⑧审查计算方法。

⑨不仅要确认所获得的每个值的可靠性，还要确定这些 AARs 在整个质量保证方案中的重要性。

⑩当存在明显的实验室错误证据时，实验室检测结果无效。

如不能确认实验室错误时，应进行实验室错误调查，以确定导致意外结果的原因。这一过程可包括以下：

①重新检测原先的溶液。

②调取部分实验室样品重新检测，重新检测的决定应基于合理的科学判断。

③另安排不同的分析人员和原先的分析人员共同检测。

④预先确定的检测方法应确认检测结束和产品评价的关键点。

⑤如果发现明显的实验室错误，重新检测结果将代替原先检测结果。

⑥必须保留原先检测结果，并记录解释。

⑦结果和结论应记录在案。

7.10 超标结果

出现超标（主要是 OOS，包括 OOE）结果，应遵照一个特定的程序进行结果调查研究并决定将要采取的行动，调查的目的是确定 OOS/OOE 结果是否有效，确定可能的原因和影响，防止再次发生。调查的流程和记录如图 7.4 所示。

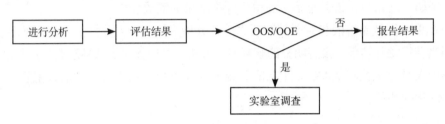

图 7.4　超标结果调查流程示意

7.10.1 OOS 背景

不管分析方法验证工作做得有多好，不管分析方法有多耐用，在每个实验室似乎不可避免地迟早都会发生不符合质量标准或可接受标准的结果。虽然可以采取措施减少 OOS 结果的概率，但很少能完全预防它们。在规范的实验室，一旦发现 OOS 检测结果，就必须进行调查。重要的是，在这些实验室中应制订相关标准操作规程（SOP），以描述确定 OOS 结果的原因所采取的行动，以及必须采取的纠正措施和预防措施。一个完整的 SOP 将确保对批次的接受或拒绝能做出正确的决定。批次的拒绝并不意味着不需要进行调查。对 OOS 结果进行全面和系统的调查，不仅可以做出科学合理的决定，也是确保符合人民用药安全的原则。多国已颁布有相关指导原则可供参照。美国 FDA 的 OOS 指导原则适用于活性药物成分、辅料和其他成分，和按现行 GMP 规范生产的成品检测，该指导原则讨论了如何调查可疑的或 OOS 结果，包括职责、实验室阶段的调查、可能需要的附加测试、何时超出实验室调查和测试结果的最终评估。英国药品和健康产品管理局（Medicines and Healthcare Products Regulatory Agency，MHRA）于 2013 年 8 月首次发布了如何处理 OOS 调查的行业指南，该指南提供了一个逐步的方法，并明确在 OOS 调查的每个阶段应该考虑什么。MHRA 最近又对该指南进行了修订，使其适用性更强。英美的 OOS 指导原则（或指南）是药品生产企业质量研究和质量控制可参照的重要指导原则之一。当然，仍然鼓励查阅参考文献了解更多细节。

7.10.2 阻止 OOS 结果

OOS 结果可能来自实验室、操作人员或工艺/制造错误。但是，使 OOS 结果的发生最小化的最好方法是首先阻止它们的发生，而做到这一点的最好方法是有适当的实验室控制。实验室检测和记录的完整性对药品生产和控制至关重要。适当的实验室控制必须包括：

- 标准操作规程（SOP）
- 经过验证的分析方法
- 经过适当培训和指导的人员
- 适当的合格和经校准仪器

OOS 的 SOP 适用于许多实验室活动，包括取样方法、样品处理、检测方法和仪器的校准和维护。它们的编写是为了确保一致性，并且对于确保遵从法规要求是必要的。覆盖 OOS 结果的 SOP 必须明确调查责任，为实验室人员提供明确的指导。

通过分析方法验证可以获得证明该方法达到或适合其预期目的的书面证据。法定方法不需要验证，但可以确认其在实际使用条件下的适用性。非法定方法必须按之前讨论的验证指导原则对适用的性能特征进行验证，包括准确度、精密度、线性、定量限、检测限、耐用性、专属性和范围。

需要经过适当培训和指导的实验室人员，根据建立的方法有效地开展实验室操作。拥有训练有素的实验室工作人员可以减少重复测试和调查的概率。与方法类似，仪器必须适合于其预期用途。仪器确证，称为之确认合格，是通过执行安装、运行和性能确证，以及记录在案的常规校准来完成的。通过文件确证、校准和维护方法，证明仪器能够满足一组预定的指标，可以在以后的任何调查中排除这个变量（仪器）。此外，所有的分析方法如有必要且可能都应设有系统适用性要求，不满足这些要求的系统或方法不应使用。

7.10.3 识别和评估 OOS 检测结果

根据美国 FDA 指南定义，"OOS 结果包括落在药品申请、药品主文件（DMFs）、官方药典或制造商制定的标准或可接受标准之外的所有检测结果。"采用图 7.5 所示的控制图例子，可以很方便地检查 OOS 结果。

OOS 结果也可以预测到，例如，对于色谱分析，可从系统适用性试验（SST）结果预测 OOS，尽管 SST 不符合要求并不等同于 OOS。一旦预测或出现 OOS 结果，就必须展开调查以确定原因，必须将调查的每一步记录在案。调查的第一阶段应包括对数据准确性的初步评估，这应在丢弃试验溶液之前进行。分析人员有责任检查数据是否符合标准，在获得意外结果、无明确解释的情况下，应保留测试溶液，并上报主管。主管的审核应客观及时，包括以下步骤：

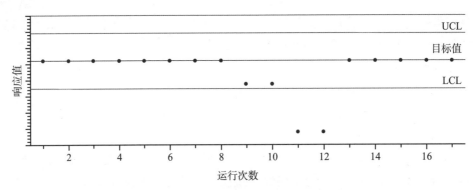

图 7.5　分析 OOS 结果的典型控制图

此图可用于监控 OOS 结果。通过根据质量标准设定围绕平均值（目标值）的上控制限（Upper Control Limit, UCL）和下控制限（Lower Control Limit, LCL），可以很容易地观察到样品、进样、批次等 OOS 结果

①与分析人员讨论检测方法，以确定是否执行了正确的操作。

②检查原始数据，以识别潜在的异常或可疑信息。

③通过评价质控样品和系统适用性试验数据来确认仪器性能。

④确认是否使用了适当的对照品、溶剂、试剂和其他溶液，并符合质量控制规范。

⑤比较测试方法的性能，以确保其性能符合基于方法验证数据的标准预期。

⑥形成评价的书面证据。

及时检查检测后的剩余样品对于确定 OOS 结果的原因很重要。例如，怀疑有瞬态仪器故障的情况下，重新进样可以提供强有力的证据来排除样品或样品制备异常。然而，实验室错误应该相对较少。经常出现的错误提示人员培训不足或工作粗心，仪器设备维护不善或校准不当。一旦发现实验室错误，应采取纠正措施，防止问题再次发生。

7.10.4　调查 OOS 检测结果

没有执行调查和文件记录，不可以假设不合格的检测结果是归因于实验室错误。如果 OOS 结果不能完全归因于实验室错误，则必须启动全面的不合格调查，以确定来源。变化的检测结果可以反映生产过程中的问题，或者抽样存在的问题，对此应该给予特别关注。

（1）一般调查原则

不合格调查应由质量控制部门进行，涉及可能参与的所有其他部门。调查应包括及时、全面和有良好记录的审阅，并遵循以下一般步骤：

①明确调查原因。

②总结可能导致问题的生产工艺流程。

③提供文件审阅的结果，并说明实际或可能的原因。

④确定以前是否发生过此问题。

⑤描述所采取的纠正措施。

⑥包括可能受影响的其他批次和产品的清单，任何必要的纠正措施，以及相关人员的意见和签名。

（2）实验室调查阶段

在 OOS 实验室调查中，有三种可能的结果：

①确定可疑结果实际上是准确的（或正确的），不是可疑结果。

②由于可确认的原因，可疑结果被确定为不准确（或不正确）。

③可疑结果被确定为不准确（或不正确），但无法确定可确认的原因。

在后一种情况下，重新检测可提供充分的理由以确定 OOS 结果。在实验室调查中，这些输出可能会导致三种可能的情况：存在一个可确认的原因；重新检测使 OOS 结果无效；或无法确定可确认的原因但 OOS 结果得到了确认。表 7.3 说明了一个在实验室调查期间可能使用的结果调查总结的示例。总结表包括一份书面报告，以及在调查过程中产生的任何文件（如色谱图、光谱图、计算、观察）。

表 7.3　超标结果实验室调查报告示例表

编号：

详细描述	×年×月×日，实验员×使用编号为×的 HPLC 测定×品种（批号×）×成分含量，供试品溶液平行配制 2 份，其中供试品溶液 2 结果超出标准规定	
调查内容（不限于以下内容）		**是否符合规定**
取样过程	取样人员是否经过培训，是否具备取样资质	□是　□否　□N/A
	取样器具是否符合要求	□是　□否　□N/A
	取样操作是否按照 SOP 执行	□是　□否　□N/A
样品	样品标示是否正确、是否正确交付	□是　□否　□N/A
	包装、贮存条件是否符合要求	□是　□否　□N/A
	样品的外观是否正常	□是　□否　□N/A
测试方法	是否使用正确的测试方法，是否按测试方法执行	□是　□否　□N/A
	是否有系统适用性试验并符合其要求	□是　□否　□N/A
	色谱和光谱图是否适合	□是　□否　□N/A
	计算／原始数据转换是否正确	□是　□否　□N/A
实验室仪器	设备是否在确证状态内	□是　□否　□N/A
	仪器功能是否正常，参数设置是否正确	□是　□否　□N/A
	环境／维护／清洁是否符合要求	□是　□否　□N/A

调查内容（不限于以下内容）		是否符合规定
检验人员	分析员是否有相关的培训	□是　□否　□N/A
	对测试方法实施的理解是否正确	□是　□否　□N/A
其他	标准品是否正确并在有效期内	□是　□否　□N/A
	试剂是否在有效期内，是否符合文件规定	□是　□否　□N/A
	标准溶液和供试液的配制，包括试剂名称、批号、级别，试剂的取用体积、重量，定容体积等是否与规定一致	□是　□否　□N/A
实验室调查总结： 调查人/日期：		
是否有可确认的原因	□是　□否	
实验室负责人/日期		

可确认原因

实验室调查可能会发现一个错误或有设备故障的事实，OOS 检测结果可能由于这个可确认的原因而无效。这时，根据批准的方法重新分析，并报告新的结果。在这种情况下，实验室无必要报告初始失效的结果，但是，应该确定并实施适当的纠正措施，以防止今后再次发生类似结果。

不可确认原因/重新检测

重新检测可以证明怀疑的结果无效；调查可能不会产生一个可确认的原因，但 OOS 结果仍然被认为是一个异常或可疑的结果。在这种情况下，当根据已批准的书面重新分析计划重新分析并取得成功（结果满足重新分析计划中预先确定的可接受标准）时，原始结果无效，对重新检测计划的合理性进行可接受的评审。

不可确认原因/OOS 结果被确认

即使调查没有产生一个可确认的原因，OOS 结果仍然可能是异常的或可疑的。在这种情况下，根据书面的重新检测计划重新进行分析，重新分析的结果确认了原始的 OOS 结果，必须认为是准确的。

7.10.5 OOS 中的纠正措施

在实验室调查阶段，有必要实施一些纠正措施：其中包括对部分原始样品进行重新检测，从同批次新样本集合中重新抽取新样本重新检测，以及使用离群值检验（Outlier Testing）。

（1）重新检测

有时，调查可能涉及对部分原始样品重新检测。在调查仪器或样品处理问题时，例如，可疑的稀释错误，往往需要重新检测。重新检测的样品应取自产生最初 OOS 结果的相同的均匀物料。重新检测的决定应基于检测目标和合理的科学判断，并应总是由另一名分析人员（即不是最初获得 OOS 结果的人）完成。重新检测的数量应在 SOP 中指定，以避免出现"检测是使之符合要求"或重复检测直至获得可通过的结果。如果发现 OOS 结果是实验室错误，则用重新检测结果代替原来的结果。原始结果必须存档，所有解释都要用适当的签名记录下来。提供电子签名、签名和审计跟踪的软件有助于保持这方面的法规遵从性。如果没有实验室或统计（数学）错误可以识别，原始 OOS 结果不能无效，必须与重新检测结果一起报告。

（2）重新取样检测

重新取样检测不同于重新检测，因为它涉及从批次中采集新的样品分析，而不是分析原始样品。当怀疑原始样品没有适当地制备，或者不能代表批次时，可以重新取样。重新取样检测应使用与原始样本相同的经过验证的合格方法。

（3）取平均值（重新取样检测数据）

依据样品及其目的，平均检测数据可能是一种有效的方法。在一些分析技术中，通常用几个离散的测量值的平均值作为检测结果报告值。例如，HPLC 结果可以通过取相同的供试品溶液重复进样的峰响应平均值来确定。在这个例子中，平均结果被认为是一个检测和一个结果。

然而，依赖平均值具有掩盖各检测结果间差异的缺点。因此，除非在 SOP 中规定了取平均值，否则应报告所有单独的检测结果，并对差异进行统计处理。这在含量均匀度检测是很常见的，其中也报告了标准偏差。

（4）异常值检验

异常值检验是 OOS 结果分析中有必要采用的重要方法之一。如果某一结果与用验证方法得到的一系列结果中的其他结果有显著性差异，则该分析结果被称为统计学上的异常（离群）值。使用异常值检验应事先确定，并再次记录在 SOP 中，它应指定获得具有统计意义的评估所需的最小结果数量。由于异常值检验只是一种统计分析，它不能用来使数据失效，但可以用来评价结果对批评价的重要性。需要注意的一点是：如果产品的可变性正是应被测量的（如含量均匀度）指标，则不应使用异常值检验，因为这种异常值的测量被认为实际上可能就是一个准确的结果。如何开展异常值检验，请参阅本书第五章中与异常值检验的相关内容。

7.10.6 总结 OOS 调查

最后是对 OOS 调查的总结。为结束 OOS 调查，应按照 SOP 对结果进行评估，确定批次产品质量，并做出是否放行决定。调查的目的是得出以下两个结论之一：批次产品不合格，应该被拒绝（即确认 OOS 结果）；或 OOS 结果无效，并揭示一个可确认的原因。只有在能够合理确定引起 OOS 结果的检测结果的观察和文件化之后，OOS 结果才能无效。如果承认 OOS 结果，批次产品不合格。

当然，还有另一种可能的结果。尽管有了所有的控制措施，评估、确定和调查结果，但可能仍然没有定论。如果调查没有揭示原因或不能确认 OOS 结果，OOS 结果应保留在记录中，并在批号或批次处理决定中予以考虑。

没有文件化工作不能算是完成。

7.11 超趋势结果

超趋势结果主要是指 OOT，也需要制订一个 SOP 来对 OOT 结果进行审核和调查。以下五个方面是应关注且应在 SOP 中体现的要点。

（1）如何设置警戒限度

SOP 应指定科学合理的方法，用相关的限度来对分析结果的趋势，如含量和降解等指标规定一个 OOT 警戒的鉴定程序。确定限度既要实事求是，又要留有余地，因为对于新产品，在一定时间内可以得到的考察数据有限，对已生产的产品，通常有足够的历史数据。确定 OOT 结果的方法可以根据 OOT 警戒类型的不同而有所不同。理想地认为，应指定每一种 OOT 的确定方法。一旦确定了方法，SOP 应包含数据要求、负责设定限度的人员、用来测定每种 OOT 警戒的方法等潜在内容。

（2）如何使用限度

SOP 可以包含关于如何应用 OOT 警戒限的内容，以及由什么人负责将检测数据和 OOT 警戒标准进行对比和及时审核。

（3）调查研究

调查要求应包括人员职责，指定时间，文件要求以及适当的内部通知要求。每个 OOT 警戒调查的程度取决于对产品质量的潜在风险的了解。SOP 不应是过分说明性的，因为 OOT 调查结果所采取的步骤取决于最初发现和调查发现的性质。SOP 应提供进行调查的基本标准，OOT 结果调查所采取的步骤应科学、有理有据，调查程度的依据应有文件记录。尽管 OOT 结果一旦确定就应该尽快对其展开调查，也可以在年度产品审核时对其进行广泛处理。通知要求和负责执行年度审核的部门也要包括在 SOP 中。

（4）数据约分的界限

SOP 应明确说明数据约分规定。例如，对于降解产物，不恰当的有效数字可能导致无法对降解产物的结果进行趋势分析。数据约分的一个例子就是低于 ICH 报告限而报道的数据。降解产物的结果在不同的时间点可能会高于或低于 ICH 的报告限。另外，可能只有后面时间点的结果是可报告的，因为水平由于约分的位数（ICH 报告限）增加而增加。在这种情况下，不可能设置数据驱动的 OOT 警戒线。为了方便进行数据的定量评估，降解产物和杂质检测结果通常至少保留两位小数。

（5）限度的周期审核

SOP 可以规定 OOT 警戒限一个周期性审核程序。SOP 应指定审核的频率和负责完成审核的人员。这个评估包括识别一个以前的结果，该结果曾经符合趋势，但现在是 OOT，或是发现以前是 OOT 的结果，现在符合趋势。早期的结论根据新的标准被修订是很自然的事情，因为 OOT 警戒标准的开发是一个主动持续的过程。

OOT 警戒可以根据水平不同分为三种类型，用来帮助确定调查的适当程度。

（1）分析警戒

OOT 警戒限度需要用历史数据来确定。当某单一结果异常，但还在质量标准规定的范围内时，属于分析警戒。例如，在常规分析或取样变化以及随时间的正常变化之外。

如果观察到的是分析警戒，应进行实验室调查。如果实验室调查没有结论，主管可不必立即采取进一步措施，但是要密切关注后续时间点的检测结果。有关检测属性的结果审核也有助于调查。根据产品、历史和分析警戒数据的性质，在确定不是实验室错误的情况下，可以决定调查是否存在生产误差。可能需要更多的数据（如下一次稳定性测试点的数据）来说明该结果是长期趋势（工艺控制警戒）的一部分或者仅仅是一个孤立结果。如果该研究以后的结果或其他横向结果都没有超出趋势，那么最初的分析警戒可能就是一个孤立事件，没必要对其做进一步的调查。

（2）流程控制警戒

当一连串的数据点显示可能由实验室或生产工艺变化引起了非典型变化时，表示出现了超流程控制警戒。数据点可能来自同一稳定性研究或来自近期内的多重研究（几周内）。有问题批的趋势变化明显与对照批不同。尽管背离了趋势，没有产生潜在的 OOS。

流程控制警戒可能预示产品或分析性能的意外变化。有着不同寻常趋势的稳定性研究可能显示某一特性的稳定情况发生了改变，而多重分析警戒可能暗示测量过程不再受控。当工艺控制警戒很明显时，调查通常从评价实验室工艺可能存在的变化的影响开始（如仪器的变化、色谱柱的变化、标准的变化等），也可延伸到生产工艺（如人员、设备和工艺变化）。

（3）符合性警戒

符合性警戒是指同一产品的稳定性研究产生的 OOT 结果显示，在其有效期内有产生 OOS 的潜在性或可能性的情况。因为符合性警戒是指某一特定研究（或一些相关研究）在有效期内可能不符合质量标准限度，因此需要进行全面彻底的调查。通常这种调查从实验室流程开始，如果不能最终确定根本原因，调查应进一步扩大到生产工艺。生产调查可能会包括与本次预示性失败有关的其他批次（同一产品或相关产品），以确定这种偏差是孤立的还是系统的。调查也要评估是否需要进行另外的分析检测、生产工艺调查、产品召回和缩短检验间隔。

符合性警戒调查的目的是及早发现潜在的不合格产品和确定可能引起失败的原因。如果确定了根本原因，应采取适当的措施，如确定可能采取的预防措施。

警戒水平从分析警戒到流程控制警戒，再到符合性警戒，逐步增加，调查的程度也应该增加。警戒限度只是启动调查的一个信号。警戒不是要作出什么结论。只有接下来对 OOT 数据进行调查以后才可以作出结论。

调查的程度取决于 OOT 结果对产品质量以及对产品安全性和有效性的潜在影响程度。法规要求对药品质量特别是稳定性作出评估，要求质量管理部门对不明原因的差异进行调查。

7.12　分析过程与 AARs 结果

实验室错误调查的目的是识别和确认 AAR 结果是否归属于分析过程。分析测量本质是用一个过程（分析过程）来评价另一个过程（生产过程）。分析过程必须是科学合理的，不能用一个有误过程来评价另一个过程。然而，分析过程本身就是动态过程，所有的分析测量和响应都有误差。

7.12.1　基本定义和概念

为讨论的方便，先忽略抽样过程，假设用于获得分析信号的样品具有代表性。评价分析测量结果常用统计术语是准确度和精密度。它们的概念通常会被误用和误解，其中一些基本概念和定义如图 7.6 所示。

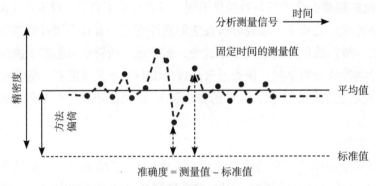

图 7.6　分析测量的基本定义和概念

分析测量误差可能是随机的，也可能是系统的，或两者兼而有之。例如，假设图 7.6 所示的分析测量信号（用变化的黑线表示）是样品溶液紫外－可见分光光度法吸光度测量的模拟电压输出。这个信号被采样或记录为一系列测量值，点表示测量时间。仪器测量过程的自然和固有变异性的振幅允许对与测量相关的随机误差进行估计。随机误差估计是精密度的一种度量。精密度有很多种类型，这里指的是测量过程或仪器响应的精密度，代表了测量功能的性能。

对数据进行分析发现或可假定，在大多数情况下测量值呈正态分布，对于 n 个序列测量值，精密度可以用相对标准偏差表示。精密度是关于一组预定条件下测量数据的分散性表示。在分析测量过程中还有其他的可变性来源。然而，仪器或测量精密度是分析方法能达到的最佳精密度。随着复杂性的增加，额外的方差贡献将增加误差的随机成分。

准确度是根据测量值与已知值或标准值之间的差来定义的。在图 7.6 所示例子中，它是测量的吸光度值与由对照品建立或可追溯的溶液或制备的确定值之间的差值。这一定义意味着测量的准确度在一个测量序列中变化，并包含随机和系统误差的两个元素。

由于这个原因，最好的分析实践是通过取平均值的过程将一些测量值结合起来，以得到一个平均值。一系列测量的平均值和标准值或已知值之间的差称为偏差（或偏倚）。然而，国际标准组织（ISO）定义的术语 – 正确度，指的是从一系列测量中获得的平均值与一个公认的参考值之间的接近程度。换句话说，真实意味着无偏倚。

此外，"准确度"一词不能严格适用于方法或程序，因为这些过程的输出还应考虑测量不确定度的估计。测量不确定度估计包含来自系统和随机误差的贡献，是准确度和精密度分量的合成。

7.12.2 测量、结果和可报告值

之前仅考虑了仪器测量和测量性能的基本情况，现将此扩展到整个分析过程，从实验室样品到最终检测结果或可报告值。任何分析的目的都是报告所提供样品的测定结果。这需要比较与样品有关的可报告值，将其与一组限度值（指标）进行比较，以证明所选择的分析方法或步骤适合于其预期目的。

从法规的角度来看，"适合于目的"指的是所有的方法和步骤都经过验证，验证是使用经过确证和校准的设备和系统进行的。此外，所有产生数据和结果的计算机化系统都经过了充分的确认和验证。

虽然分析测量是分析过程的核心，但并不是影响最终结果的整体真实性的唯一误差来源（系统的或随机的）。显然，分析测量不是构成一个可报告值的唯一路径，还有分析过程中其他步骤的误差贡献，特别是在样品取样、称量和制备过程中。

一般来说，分析测量是从分析信号或响应函数的取样中得到的。分析结果是根据已知的（或假设的）与所需要的性质（如浓度或纯度值）之间的关系而得出的。可报告值是分析结果的预定组合，并且是唯一应与标准（指标）比较的值。

分析方法或分析步骤是描述从实验室样品到可报告值的分析过程的一系列详细指导。可报告值应基于方法验证过程中确定的分析过程能力的知识。

7.12.3 分析方法和程序中可变性的来源

ICH Q2（R2）定义了在方法验证过程中需要评价的分析方法精密度的 3 个水平：重复性、中间精密度和重现性。这些精密度的大小会依次增加。在实验室中，还会遇到第 4 种精密度，即仪器或测量精密度，它是对仪器最佳性能的估计，例如，在很短的时间内，通过一系列取相同溶液重复进样所获得的精密度。这种仪器重复性的测量常常与 ICH Q2（R2）定义的重复性相混淆；对于色谱法，前者指的是进样精密度，用于评价系统（仪器）的稳定性，后者指的是样品完整的平行制备。

影响重复性、中间精密度和重现性的最重要因素是：实验室、时间、分析人员和仪器。重复性是最接近前面讨论过的仪器精密度的。重复性是通过在同一实验系统和由同一个分析人员在短时间内进行一系列重复测量（一个浓度水平至少平行 6 份或 3 个浓度水平各至少平行 3 份）来确定的。中间精密度是开发实验室内可变性的度量，最好使用设计的实验来确定。重现性是对该方法在其他实验室中被转化为常规使用时所发现的精密度的衡量。重现性的确定通常通过合作试验来实现。随着可变性来源的增加，随机误差由重复性到重现性逐步增大。

精密度测量要么是在一个浓度上进行，要么是在一个窄浓度范围内进行。假设的前提是方差不随所研究的浓度范围而变化。对于较大的分析响应，这是一个合理的假设。如果分析响应接近定量限，例如，测定化学药物中的杂质，相对标准偏差将随着分析物浓度的降低而增加，这一关系已被 Horwitz 方程（详见 5.5 节）清晰地阐明。Horwitz 方程所呈现的曲线好似一个喇叭角（Horwitz 角，图 7.7），它清楚地表明，随浓度变化方差恒定的假设只有在较高浓度和较窄的范围内才是合理的。

7.12.4 分析过程能力

上述讨论提示，分析过程能力在定义异常或非典型结果时是至关重要的。分析过程能力是一个统计概念。它需要两个条件：

①分析过程的随机性和真实性的知识；

②一组边界条件，分析过程在此条件下操作实施。

第一个要求之前已讨论。第二个要求通常称为指标和允许限度。对 AARs 的定义将取决于施加在过程上的边界条件的类型。

以下以某一制剂的检测放行为例讨论，该制剂标准规定含 API 应为标示量 95%~105%。先假设使用的分析方法无偏倚，即多个测量结果的平均值是一个"真"值，则结果分布仅用精密度表示，精密度由标准偏差定义，由所有考虑的可变性来源产生。

在这个例子中，定义一个可报告值来自于单个分析结果，且假设分析过程的相对标准差在 1%~3% 之间（注意，2% 是 HPLC 方法经常出现的值）。使用符号 s 作为总体标

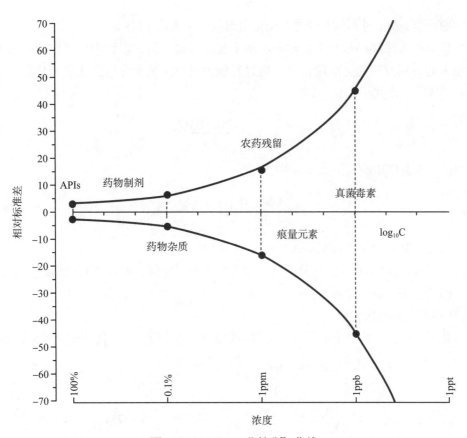

图 7.7　Horwitz "喇叭" 曲线

准差 σ 的估计值。这个估计值通常由中间精密度获得。

　　通过为每个标准差生成正态分布曲线，并标记指标上限和下限，计算单个可报告值的分布。结果如图 7.8 所示。当分析过程的相对标准差 $s=1\%$ 时，如一个值超出指标限度，则有理由相信不太可能是由于方法中固有的可变性引起。相反，当 $s=3\%$ 时，这个判断就不合适了，因为由于测量过程本身的原因，会以很大的百分比（大约 10.6%）将超出限度。很明显，试图用一个不适合的分析过程来监控制造过程是

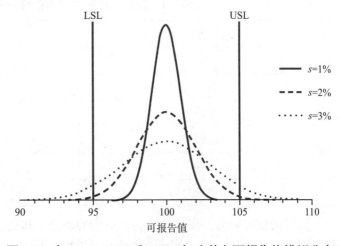

图 7.8　当 $s=1\%$、2% 和 3% 时，（单）可报告值模拟分布

不科学的。当 $s=2\%$ 时，只有少量数据会超出限度（大约 1.5%）。

任何分析方法都必须产生足够小不确定度的可报告值，以识别生产过程中的变化。为此引入对分析过程能力的度量 – 分析过程能力指数（又称分析方法能力指数）。当有上下限范围时，由式（7–5）计算。

$$C_I = \frac{USL-LSL}{6\sigma} \tag{7-5}$$

当仅有单侧限度时，由式（7–6）计算。

$$C_I = \frac{|USL-y|}{3\sigma} \text{ 或 } C_I = \frac{|LSL-y|}{3\sigma} \tag{7-6}$$

USL 和 LSL：分别为样品的（相对）质量上限和下限；

σ：为分析过程总变异，是分析方法准确度（相对偏倚，$Bias$）和精密度（相对标准偏差，s）的合成：$\sigma=\sqrt{Bias^2+s^2}$；

y 为检测结果可报告值。

当分析（方法）过程无偏倚时，可将不同的相对标准差（s）代入式（7–5），有

$$C_I = \frac{105-95}{6} = \frac{10}{6} = 1.67 \qquad\qquad \text{当 } s=1\%$$

$$C_I = \frac{10}{12} = 0.83 \qquad\qquad \text{当 } s=2\%$$

$$C_I = \frac{10}{18} = 0.56 \qquad\qquad \text{当 } s=3\%$$

由统计过程控制理论（SPC）可知，C_I 值可作为质量控制有效性指标（表 7.4）。

表 7.4 分析过程能力的有效性指标（C_I）

C_I 值	质量控制有效性
< 1	不理想
1	差或过程不能严格控制
1.2	边缘值
1.6	过程好
1.8	很好
2.0 或更大	非常理想

如果测量有偏倚，或是已知的，更糟的或是未知的。假设分析过程平均值与 100% 目标值有 1.5% 偏倚，图 7.8 所示的情况已不现实，应变为图 7.9 所示。当回收率有问题

时，这种偏倚并不罕见，当然，偏倚造成的位移也可能是由样品质量本身所引起的。因此，重要的是要建立样品分析过程能力，以确认位移是否由分析过程的影响所引起，并设法使影响最小化或消除。

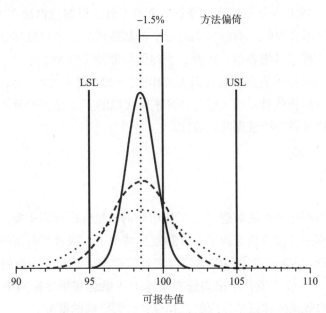

图 7-9　过程平均值为 98.5%（偏倚为 1.5%）时的过程能力

再计算分析过程同时有偏倚 1.5% 和随机误差的情况，由式（7-5）可知：

$$C_I = \frac{105-95}{6\sqrt{(1.5)^2+1^2}} = \frac{10}{10.8} = 0.92 \qquad \text{当 } s=1\%$$

$$C_I = \frac{105-95}{6\sqrt{(1.5)^2+2^2}} = \frac{10}{15} = 0.67 \qquad \text{当 } s=2\%$$

$$C_I = 0.49 \qquad \text{当 } s=3\%$$

因此，即使对于 $s=1\%$，C_I 已差到对过程不能严格控制的情况。显然，在评估分析过程性能时，需要控制分析过程的偏倚和精密度。

讨论一个化学原料药含量放行检测例子，该原料药的标准规定含 ××××（以化学分子式计）不得少于 99.5%。根据《中国药典》凡例，"原料药的含量（%），…如未规定上限时，系指不超过 101.0%。"因此，本例中的该原料药的含量上下限范围为 99.5%~101.0%。采用的检测方法为气相色谱外标法。先假设使用的分析方法无偏倚，相对标准差（s）=1% 是 GC 方法的随机误差较好值。按式（7-5）计算，有

$$C_I = \frac{101.0-99.5}{6} = 0.25 \qquad \text{当 } s=1\%$$

如果考虑分析（方法）过程的偏倚，则 C_I 值将会更小，差到不理想的状态。这时，需要更为严格地控制分析过程的偏倚和精密度，可能的措施如确认对照品的纯度（减少偏倚）和提高方法精密度（减少相对标准差）。

到目前为止，假定一个分析结果等于一个报告值。根据色谱法在 1%~2% 范围内出现的 s 值，有时是不合理的。通常检测时是平行制备样品，平行进样分析，取平行检测结果的相加平均值作为可报告值。因此，平均值标准差（SEM）这个重要概念在决定如何达到科学合理的可报告值方面起着很大的作用。SEM 定义为 $s/\sqrt{n}$，其中 n 为平行份（次）数。用 SEM 的值代替单次 s 值，计算平行次数的 C_I，这样的分析过程生成可报告值将是可靠的，将提高分析过程的有效性。

7.13 小结

本章中的许多概念和检测对建立与 ICH 协调的质量标准非常重要。当然，它们不是普遍适用的，也不一定包含所有内容。在特定的情况下，或者当有新的信息可用时，可能需要上述和 OOS 指导原则中列出的检测之外的检测。不断开发新的分析技术，并鼓励使用这些技术。一般来说，申报人应在实施上述概念和指导原则中更详细的概念之前，证明实施这些概念的建议是合理的，并得到监管机构的批准。

无论是讨论可接受标准设定、超标结果（OOS）、系统确认，还是方法验证，讨论的最终目的都是为满足预期用途的适用性和可接受性。与所有验证内容一样，共同之处都是在于如何做好科学研究。

参考文献

［1］Orr J. D., Krull I. S., Swartz M. E. Validation of impurity methods［J］. Part 1, LC/GC Mag, 2003, 21（7）: 626.

［2］Orr J. D., Krull I. S., Swartz M. E. Validation of impurity methods［J］. Part 2, LC/GC Mag, 2003, 21（12）, 1146.

［3］A. G. J. Daas, J. H. McB. Miller: Relationship between content limits, system suitability for precision and acceptance/rejection criteria for assays using chromatographic methods［J］. Pharmeuropa, 1999, 11（4）: 571–577.

［4］F. J. van de Vaart. Content limits–setting and using［J］. Pharmeuropa, 1997, 9（1）: 139–143.

［5］M. Siewert, L. Weinandy, D. Whiteman, C. Judkins: Typical variability and evaluation of sources of variability in drug dissolution testing［J］. Eur. J. of Pharmaceutics and Biopharmaceutics, 2002, 53: 9–14.

［6］S. Furlanetto, F. Maestrelli, S. Orlandini, et al. Mura: Optimization of dissolution test precision for a ketoprofen oral extended-release product [J]. Journal of Pharmaceutical and Biomedical Analysis, 2003, 32: 159-165.

[7] Kuwahara S. S. Validation of impurity methods [J]. Part1, LC/GC Mag. Biopharm Int., 2007, 11: 31-37.

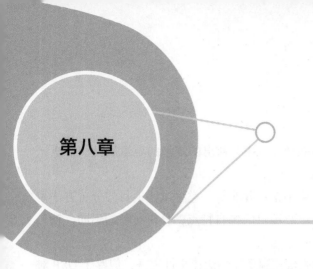

第八章

不同类型测量的质量属性的验证

8.1 概述

在药物开发的不同阶段，质量研究、质量评价和制订质量标准中涉及的测量的质量属性包括但不限于：原料药或制剂中的活性成分、杂质（工艺杂质和降解产物）、辅料和（或）包材的测定，特性参数如溶出度检测，生物检测和稳定性试验，药材及中成药中各指标成分检测，以及用于支持清洗验证的残留物检测等。在药品标准中，测量的质量属性通常被称为试验项目，这一术语也在不断变化之中，因此在后文中对此不加严格区分。由于试验项目的目的不同，需使用不同的分析方法，如光谱法、色谱法、电化学法和热分析法等。分析方法验证是为了证明分析方法与其预期目的相适应。

8.2 试验项目的分类

视分析方法在质量研究和质量控制中的作用不同，ICH 指导原则和各国药典将分析试验分成不同的类型。如《中国药典》将分析试验项目分成三大类：

- 类型 1：鉴别试验
- 类型 2：杂质测定，又分为定量和限度试验两亚类
- 类型 3：含量测定，包括特性参数、含量或效价测定

美国药典（USP）将分析试验项目分成四大类：

- 类型Ⅰ：主要成分或活性成分的含量测定
- 类型Ⅱ：杂质或降解产物测定，又分为定量和限度试验两亚类
- 类型Ⅲ：特性参数的测定
- 类型Ⅳ：鉴别试验

《中国药典》的分析试验项目的分类和 ICH 基本一致。ICH 和各国药典的分析方法验证指导原则对测量的质量属性和需要验证的特性参数均有较明确的建议，表 8.1 和

表 8.2 分别为《中国药典》(ChP)和美国药典（USP）列出的测量的质量属性（分析试验项目）和需要验证的特性参数的对应表。

关于分析方法验证，一个重要的基本原则是：并非每一类型试验项目的分析方法需要一一验证所有的性能特征，应根据分析试验项目的各自特点，分析对象的不同，视具体情况而拟订需要验证的性能特征。

尽管《中国药典》是药品质量研究和质量控制重要的法律文件之一，但鉴于 USP 对分析试验项目的分类更细，本章后续将主要参照 USP 的分类法，结合《中国药典》的分类，讨论分析试验项目与其相对应的应验证的性能特征和水平，以及一些特定的验证标准。同时介绍一些具体的方法，包括杂质（主要是有关物质）或稳定性指示方法（SIM）、溶出度、生物分析方法和用于支持清洗验证的方法。

表 8.1 《中国药典》列出的分析项目和需验证的性能特征

测量的质量属性　　　　　分析方法性能特征（2）	鉴别	杂质（纯度）其他定量测量（1）		含量/效价其他定量测量（1）
		定量测量	限度控制	
专属性（3） 　专属性试验	+	+	+	+
范围 　响应（校正模型） 　范围下限	− −	+ QL†	− DL	+ −
准确度（4） 　准确度试验	−	+	−	+
精密度（4） 　重复性试验 　中间精密度试验	− −	+ +（5）	− −	+ +（5）

－表示该性能特征通常不需被评估；

＋表示该性能特征通常应被评估；

†表示通常不需评估检测限，但在某些特别或复杂的情况下是被推荐的。

QL，DL：分别代表定量限，检测限

（1）其他定量测量的范围限如接近技术的检测限或定量限，可遵循杂质检测方案，否则建议采用含量分析方案。

（2）在某些分析方法用于物理化学性质情况下，某些性能特征可以用技术固有合理性来代替。

（3）某一分析方法不够专属，应用一种或多种其他辅助分析方法予以补充，除非有合理的证明。

（4）准确度和精密度可以分别评估，也可以使用联合验证的方式评估。

（5）精密度包括重复性、中间精密度和重现性。如已有重现性数据，由重现性数据集可得出中间精密度，不需另行中间精密度独立研究

表 8.2　美国药典列出的检验项目需要验证的性能特征

分析性能特征	类型 I	类型 II		类型 III	类型 IV
		定量测定	限度试验		
Accuracy 准确度	Yes	Yes	*	*	No
Precision 精密度	Yes	Yes	No	Yes	No
Specificity 专属性	Yes	Yes	Yes	*	Yes
Detection Limit 检测限	No	No	Yes	*	No
Quantitation Limit 定量限	No	Yes	No	*	No
Linearity 线性	Yes	Yes	No	*	No
Range 范围	Yes	Yes	*	*	No

注：* 表示也许需要，取决于特定实验的性质

8.2.1　类型 I

USP 类型 I 试验基本对应于《中国药典》中测量的质量属性的类型 3，主要针对原料药含量、制剂中的主成分含量，以及中药中有效成分和指标性成分的含量，包括含量均匀度检查、效价分析等。用于含量（Assay）测定的方法可有容量法、色谱法、光谱法和其他适用的方法。

简单而言，含量均匀度是指药物在制剂中分布的均匀程度。含量均匀度检查类似于含量测定，但其具体目标是对一批供试药品中的药物成分分布的测量。含量均匀度检查也是定量分析，通常用于检查小剂量的单剂量固体、半固体和非均相液体制剂中的主成分含量符合标示量的程度。

色谱法测定含量强调的是分析速度而不是分离度，可以简化对含量测定的分离要求，如待测成分只需从所有干扰中分离出来，而色谱图中的任何其他峰则不需要相互分离。对于 USP 类型 I 试验，通常不需要评价方法的检测限（LOD）和定量限（LOQ），因为被测定的主成分或活性成分通常以高浓度形式存在。然而，由于需要定量信息，所有其他的分析指标（性能特征）都是应验证的。

8.2.2　类型 II

USP 类型 II 试验对应于《中国药典》中测量的质量属性的类型 2，这一大类试验的目的是分析药物中的杂质包括工艺杂质和（或）降解产物以及其他应用。杂质检查法的对象通常是原辅料药物或制剂或中药中不应含有的次要成分，这些成分来源于原辅料药

物或药材、制剂生产和储存过程，或为引入的杂质或为降解产物。杂质含量通常比 USP 类型Ⅰ实验的分析物浓度低得多，如表 8.2 所示，USP 类型Ⅱ又可分为两个亚类：定量测定和限度试验。如果需要定量信息，则不需要确定 LOD，但其他性能特征仍需验证。在限度试验中，则需要确定 LOD。

对于 USP 类型Ⅱ的限度试验，由于不需要定量，仅需要证明杂质存在或不存在，也就是说是高于或低于一定浓度，由方法的 LOD 并证明方法专属性和耐用性就足够了，《中国药典》通则（0800 限量检查法）中的大多数检查法几乎都可归属于这一亚类。用于支持稳定性研究的方法应是稳定性指示功能方法（SIM 法，见第 8.4 节），SIM 法是 USP 类型Ⅱ的定量试验亚类的一个例子，常用于定量测定经强制降解主成分而产生的有关物质。除有关物质检查法外，无机杂质和残留溶剂测定法、手性异构体和晶型检查法等，以及支持清洁验证的检测方法常常属于 USP 类型Ⅱ的定量试验这一亚类。如表 8.2 所示，对于任何用于 USP 类型Ⅱ试验的方法，尽管没有必要同时测量 LOD 和 LOQ 两个值，但在方法验证中这两个性能特征通常都会评价（比常规的更多一点），因为一个方法通常需要适用于多个类型试验的需求。

8.2.3 类型Ⅲ

USP 类型Ⅲ试验是指特定试验或对特性参数的检测，需要文件化明确的验证的性能特征取决于试验方法目的和性质。溶出度试验（第 8.5 节）是类型Ⅲ试验的一个典型例子，溶出度测定的是在给药条件下（如在模拟胃液中）药物从制剂中模拟释放进入溶液中的主成分（API）浓度，相当于是一种优化的测定制剂中主成分（API）含量的方法，它应评估的验证的性能特征类似于 USP 类型Ⅰ试验中为速释制剂而设计的含量测定方法，正是基于这种类似性，ICH 和《中国药典》将溶出度测定法以及与其相类似的方法未单独分类而是归在含量测定试验类下（表 8.1）。然而，对于迟释制剂，可能需要直到一定的时间点后确认制剂中没有任何活性成分被释放，因此其要评价的参数又和 USP 类型Ⅱ的定量试验亚类一致。

由于分析目标可能不同，USP 类型Ⅲ试验的评价参数非常依赖于实际方法，如表 8.2 所示。除溶出度测定外，可归属于这一大类的试验还包括一些如物理常数、pH 值和粒度分布等特性参数的测量。这是 USP 独有的试验分类，ICH 和《中国药典》没有此分类，但是归属于 USP 类型Ⅲ试验中的特性参数测定法则包含在《中国药典》的类型 3 项目中。

8.2.4 类型Ⅳ

USP 类型Ⅳ试验对应于《中国药典》中测量的质量属性的类型 1，即鉴别实验，其本质上是定性分析，因此只需要关注方法的专属性。例如，通过与已知的对照品比较供试品的保留时间或光谱，就可以实现鉴别。对所有的鉴别试验而言，不受干扰是必要的。

上述分类是一种原则性的分类，有助于理解如何验证测量的质量属性及其所用的分析方法。分析方法种类很多，应注意不同的分析技术可能适用于多种实验目的，为使分析方法归属为特定试验类型的分类是准确的，应考虑分析方法和分析对象的具体用途和特性。例如，物理方法可分为不同的验证类别。通常，定量光谱分析方法的验证可归属为 USP 类型 I 或 USP 类型 II 对分析性能特征的评价；影响特性表征的物理特性参数，如粒度、表面积、体积和堆实密度等，通常最适合于 USP 类型 III；USP 类型 IV 分析性能表征应用于定性鉴别光谱方法的验证。

验证物理特性方法时，应考虑各分析方法所需的相同性能特征。根据具体情况评价性能特征的使用，以确定方法是否适合其预期用途。每个验证的性能特征的特定可接受标准应与方法的预期用途一致。

采用现行法定方法检测与之相对应的产品，应确认其实际使用条件下的适用性（见《中国药典》9099 分析方法确认指导原则）。采用或参照现行法定方法作为研发产品的检测方法，应按验证指导原则对拟订入标准中的分析方法进行验证。《中国药典》收载的一些通用方法（例如，pH 测量，细菌内毒素和炽灼残渣等）一般不必验证，但应确认方法是否适合其预期用途，选择性的考察参数如专属性、准确度和精密度等。

新的或修订的用于法定分析方法的任何建议都应附有适当的包括验证试验等支持文件。

8.3 杂质检测方法

为了确保杂质测定得到的数据是可靠的，如表 8.2 所示，专属性、准确度、精密度、检测限或定量限、线性、范围和耐用性均应进行验证。除这些性能特征外，还应考察供试品和对照品溶液的稳定性，设置适当的系统适用性试验以确认分析系统的适当性能。例如，分别取经室温和冷藏保存 0、3、7 天后对照品贮备液制备的目标浓度水平的对照品溶液和新鲜制备的系统适用性溶液，重复进样分析，评价对照品贮备液的稳定性。供试品溶液稳定性采用相同的方法评价。

8.3.1 杂质的分类

活性药物成分（API）中可能含有若干种不同的物质。化学合成的原料药，主要成分是 API 本身；然而，如果 API 是一种盐，那么带相反电荷的离子也将是构成每一批次样品的重要部分。其他不同来源的物质（杂质）通常也以不同的水平存在。ICH Q3A 新原料药杂质提供了一个全面的观点，即什么种类杂质可能存在，通常如何检测它们，如何在标准中列出它们，以及如何确认它们的生物安全性。这些杂质可以是有机物、无机物或与溶剂有关的残留物。API 的性质和杂质的存在影响用于杂质水平定量的分析方法选择。

有机杂质可能来自化学过程、制剂生产过程，也可能在储存过程中产生。这些杂质可能包括起始物料、副产物、中间体、降解产物、试剂、配体和催化剂。这些物质可能已被或未被鉴定，可能有或没有挥发性，可能具有或不具有与 API 类似的紫外吸收特性。由于 API 中发现的许多有机杂质都可以用高效液相色谱法进行分析，因此许多杂质检测方法都采用高效液相色谱法结合紫外检测。由于杂质和 API 对紫外光的吸收并不完全相同，因此检测波长的选择非常重要，了解有机杂质和 API 的紫外光吸收特性非常有帮助。

然而，一些有机杂质或 API 没有明显紫外吸收峰。在这种情况下，应采用与高效液相色谱法结合其他检测方法，如蒸发光散射、电雾式、折光示差、质谱和荧光检测器等，以及各种其他元素特异性检测器。每种检测技术都有其优点和局限性。了解 API 及其杂质性质对选择合适的杂质分析技术是非常有帮助的。应用这类知识将更好地保证建立精密、准确的杂质检测方法。

当 API 以盐的形式存在而其反离子是无机物，则产品中的主要无机成分为此反离子；然而，微量无机杂质通常存在于 API 中，必须加以控制。制造过程中产生的无机杂质通常是已知和可确定的，它们包括试剂、配体、催化剂、重金属或其他金属残留、无机盐和其他材料，如助滤剂。无机杂质检测可选择药典或参照其他标准中的方法。

采用非药典方法检测无机杂质，必须系统地验证所建立的替代方法。根据对生产工艺的了解，可以确定 API 中可能存在哪些无机杂质。例如，作为催化剂的已知金属在制造过程中应尽可能加以控制。如果不能证明已知元素杂质在原料药中的量已达到应去除的程度，必须测定原料药中这些无机杂质的水平。无机化合物中阳离子的典型分析技术包括原子吸收光谱法、电感耦合等离子体发射光谱法和电感耦合等离子体质谱法等，阴离子可采用分光光度法和离子色谱法等。通常采用灼烧残渣技术控制未知性质的原料药中其他无机杂质的含量。

API 通常是从溶剂或混合溶剂中提取或分离出来的。原料药合成中使用的溶剂通常具有已知的毒性，残留溶剂作为杂质，根据其毒性程度可分为三类：第一类溶剂应避免使用，它们是已知（或强烈怀疑）的人类致癌物和环境危害，如四氯化碳和苯。第二类溶剂应限制使用，例如，乙腈和二氯甲烷是二类溶剂，它们不是基因毒性致癌物质，但可能引起不可逆毒性，如神经毒性和致畸性。第三类溶剂毒性较低，包括乙醇等物质，其允许日限量较前两类溶剂高。

测定原料药中的残留溶剂水平通常采用毛细管气相色谱法。

8.3.2 杂质检测方法的文件

新建立或修订的方法应按照预先制订的可执行方案进行验证，杂质分析方法也不例外，分析方法验证方案应经相关部门（如分析化学、质量控制和质量保证等）审查和批准。验证方案应尽可能全面地描述检测方法、应验证的性能特征，如何验证性能特征（例如，说明如何制备和分析测试样本）以及验证结果的可接受标准。有关分析方法的通用验证方案实例参见第 12 章。

方法验证后应有一个详细的验证报告。验证报告应与验证方案相对应，应描述所获得的结果和所得出的结论（包括通过或未通过的预定义的可接受标准）。此外，对验证方案的偏差也应加以记录和证明。HPLC 或其他仪器分析技术用于杂质分析的操作规范（也称为杂质分析方法 SOP）应附在验证方案中，它应该准确地描述如何执行检测方法；还应包括一份仪器和有关易耗品如色谱柱等使用清单（必要时，包括可接受的仪器制造商和型号），试剂和溶剂的列表（包括等级和制造商），详细的样品（包括空白、对照品、系统适用性和供试品）信息和制备方法，仪器操作条件的描述［进样体积、流速、梯度参数和色谱柱再平衡时间（如果适用）、检测波长、运行时间等］，进样序列，计算机系统适用性和供试品分析检测结果的说明（附计算示例），系统适用性试验和可接受标准，以及清楚指示如何对供试品和空白色谱图中每个杂质峰积分。

经验表明，在分析方法包括杂质分析方法转移前，经接收方所属部门的分析人员评审和主管批准是非常必要的，尽管 ICH 或各国药典中均没有提出这一具体要求。评审的价值在于方法接收方在方法被转移到他们的部门之前，就有机会对分析方法进行评审并提供建设性的反馈意见。这种评审对方法转移具有重要且积极的影响（见第 9 章分析方法转移）。

一旦杂质检测方法被成功验证，应编写验证报告并经批准，证明该方法适合于实际样品的杂质分析检测。ICH 指导原则涉及原料药批次中杂质含量的报告。有机杂质通常采用 HPLC 法测定。必须避免临床试验受试者暴露于毒性尚未确认（通过生物检测）的明显水平杂质。通常情况下，如果毒理学批和任何临床批（Ⅰ、Ⅱ、Ⅲ期临床试验）分别生产，必须比较临床批杂质谱和毒理学批的杂质谱。有必要确保受试者和之后的患者不暴露于不可接受水平的未知杂质之下。

因此，了解报告原料药中杂质可接受水平的方法是非常重要的。在许多情况下，这些信息用于确定临床使用的原料药是否可接受。按保留时间、相对保留时间［多以主成分（API）的保留时间为参照］和以化学结构（如果已知）在 HPLC 杂质谱中分类定位，定量结果以数据表示。当单个杂质和总杂质水平大于 1% 时，应报告到小数点后一位（例如，1.4%）；当杂质含量低于 1% 时，应报告到小数点后两位（例如，0.23% 和

0.07%）。一般可使用 ICH 指导原则描述的数据修约规则对测量结果修约，但是，当测量结果位于规定限度附近的区域内即为边缘值时，应考虑测量不确定度对结果符合性判断的影响，建议遵循"判定从严"原则，不允许任何一个可能不合格的产品出厂、流通和被使用，以确保药品安全有效。按照 ICH 指导原则，所有超过报告阈值的杂质均应汇总并报告为总杂质，杂质报告阈值的信息如表 8.3 所示。

表 8.3　杂质报告阈值

最大日剂量	报告阈值（限）	鉴定阈值	质控阈值
≤ 2g/d	0.05%	0.10% 或每天摄入 1.0mg（取阈值低者）	0.15% 或每天摄入 1.0mg（取阈值低者）
> 2g/d	0.03%	0.05%	0.05%

注：质控（界定）阈值（Qualification Threshold），Qualification 是指安全和毒理学试验

申报的原料药质量控制标准中应附一份待控制杂质的列表，该列表基于在拟用于制剂的、按规定工艺生产的多批次原料药中观察到的杂质。这些杂质的结构可以是已知的，也可以是未知的。申报的文件中还应提出基于适当安全性（毒理学）或临床研究或权威文献的杂质限度合理依据。

通过对一定限度杂质的生物安全性进行研究和评估，建立杂质的可接受限度并提供包括安全性考虑在内的依据。如杂质在样品实际检测中的观察值较高，需要设置一个高于药典标准或 ICH 界定阈值（Qualification Threshold）的控制限度时，则必须提供一个充分合理的依据说明所设的控制限度是合理的。

有时将杂质水平降低至药典标准或 ICH 界定阈值以下是最为简单的杂质控制方法。

对杂质控制限度的依据如果被审评机构接受，申请人可以提出在标准中修改该杂质限度的申请。

有机杂质的合理控制应基于多种因素，包括患者人群、日剂量、给药途径以及给药周期，最基本的原则就是考虑其安全因素。根据 ICH Q3A（R2）和 Q3B（R2）。当满足下述一个或多个条件时，可以认为该有机杂质的控制限度是合理的：

①当杂质实际观察水平及控制限度未超出已批准上市同一品种制剂的杂质实际观察水平；

②当杂质本身是原料药在动物和（或）人体内重要的代谢产物时；

③当杂质实际观察水平及控制限度有充分合理的科学文献支持时；

④当杂质实际观察水平及控制限度未超过通过体外遗传毒性比较研究得到的正确评估限度时。

8.3.3 杂质检测方法的专属性

专属性评价可能是杂质检测方法验证中最复杂也是最有趣的内容。其目的是设计一种可分离所有杂质和主成分（API）峰的分析方法。杂质检测方法必须有专属性，以确保原料药中所有杂质在一定水平能被准确测量。

要使杂质检测方法成为可接受的方法，杂质峰与主成分（API）峰和杂质峰之间都必须很好地相互分离。由于分离中选择的条件必须满足方法专属性，因此在继续进行其他性能特征的验证之前，首先考察杂质检测方法的专属性是最有意义的。如果选择的色谱条件不能满足方法专属性要求，则分析方法需要进一步优化，只有通过优化以满足方法的专属性后，才能有信心进行其他性能特征的后续验证。

在方法开发期间和提交注册申请前，分析研究人员必须先对毒理学和临床研究用的原料中的杂质进行鉴定。杂质分析难易程度的挑战在一定程度上取决于用于合成原料药的化学工艺。通过与工艺合成部门的同事密切合作，通常可以获得原料药中预期含有杂质的代表性样品。降解物可通过强制降解研究或从实际稳定性样品中获得。

遇到的两个主要挑战是：杂质间的相互分离和杂质与主成分的分离。通过考察色谱图以验证各成分峰的分离度，评价色谱图的对称性（确保色谱峰为高斯分布），用光电二极管阵列（PDA）或质谱检测器分析峰的峰纯度（均匀性），和用替代选择性色谱方法，对杂质与主成分的分离度以及它们的纯度进行确认。在杂质分析中如何使用 PDA 和 MS 检测器的更多信息可参见本书第 8.4.4 节。

8.3.4 杂质检测方法的准确度

ICH 等指导原则建议采用在供试品中添加已知量杂质的方式评价杂质检测方法的准确度。在理想情况下，将越来越多类的已知杂质添加到供试品中，以测量获得的结果与样品中添加的每种杂质已知量之间的接近程度。

每种杂质均应测定。然而，在药物开发过程的早期，杂质包括降解产物的对照品并不总是可获得的。在这种情况下，可以将所建立的方法测定结果与另一种成熟的方法（如标准方法或经过验证的方法）进行比较，经过验证的方法也可能是专属性试验中设计的一种替代杂质测定方法。例如，将由一个方法中得到的每个杂质含量值与由另一个充分表征的方法得到的杂质含量值进行比较。

当没有可靠的杂质对照品时，使用校正因子计算杂质水平是可以接受的。校正因子为参比物质响应因子与待测物质响应因子的比值，用以校正待测物质（通常是杂质）的色谱响应。若无法获得待测杂质的校正因子，或校正因子可以忽略时，也可采用不加校正因子的参比物质对照法。参比物质通常为主成分，也可以是另一杂质或内标物或其他成分。在不用对照品的情况下，杂质测量的准确性依赖于杂质响应因子与参比物质响应因子的接近程度。最后，标准中应规定如何测定单个杂质量或总杂量，例如，用外标法（与可靠的杂质对照品比较），或将主成分稀释到接近预期的单个杂质浓度水平的主成分自身对照法，或用面积归一化（%）法。在大多数的情况下，杂质的水平通常以主成分对应量表示。

8.4 稳定性指示方法

稳定性试验是在药物开发中进行的，是为原料药或制剂的质量如何随时间推移在各种环境因素变化下而变化提供证明。研究考虑温度、湿度和光照等因素，以确定原料药贮存时间和制剂的货架期以及推荐的储存或包装条件。在开始稳定性研究之前，必须建立一个经验证的具有稳定性指示功能的方法来定量测定含量（效价）和杂质水平，以提供最终用于验证杂质 / 降解物的检测方法的信息类型。

稳定性指示方法（Stability-indicating method，SIM）又称稳定性指示功能的方法，是指一种应用于制药工业中用于稳定性样品的检测方法，利用这类方法测定样品能够反映出在稳定性试验条件下产品质量的变化。ICH、FDA、EMEA 和国家药品监督管理局等各类药政部门都对该方法有严格的要求，并且强调检测稳定性考察的样品必须采用具有稳定性指示功能的方法。SIM 是一种定量分析方法，用于检测由于降解而出现的活性药物成分（API）量的减少。根据有关指导原则，SIM 被定义为一个能准确测量原料药和制剂活性成分并区别潜在干扰物，如降解产物、工艺杂质、辅料或其他潜在杂质的经过验证的分析方法。所有用于稳定性研究的测定含量和杂质的方法均应具有稳定性指示功能。在稳定性研究中，HPLC 通常用于分离和测定感兴趣的分析物。实现 SIM 需要具备 3 个要素：样品制备、方法开发和方法验证。

8.4.1 样品制备

评价一个分析方法是否具有稳定性指示功能，即其是否为稳定性指示方法（SIM），通常要采用以比加速稳定性试验条件更为剧烈的强制降解试验来破坏主成分制备的供试品溶液来验证。强制降解试验也称破坏性试验，其试验目的明确，除用于评价 SIM 方法的专属性外，还用于评价药物在不同破坏条件下的稳定性、提供药物在生产和贮存过程中的降解产物和降解途径的信息，有助于预测影响药物的稳定性、有效性和安全性的主要因素，为分析方法的建立、药物生产工艺条件的控制、制造和包装，药品说明书的制定和制剂处方设计的确定等提供有益的参考，同时为加速试验和长期试验的放置条件提供依据。为实现有目的的降解，应制定适宜的降解研究方案。通常的方案如流程图 8.1 所示。

溶液和固体中的主成分被强制降解生成含有在最真实条件下最有可能形成的降解产物的样品，这些样品又被用于开发 SIM 方法。简单地说，SIM 的目标是使所有的成分

（包括主成分、工艺杂质和所有降解产物）能相互达到基线分离（如共流出物）。表 8.4
列出了强制降解研究时使用的一些常见条件。

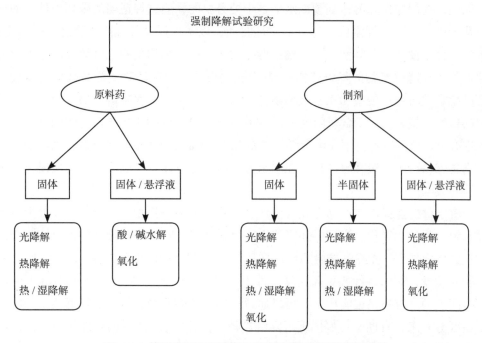

图 8.1　描述用于原料药和制剂各种降解的流程图

引自 Blessy M，Ruchi D. Patel，Prajesh N. Prajapati，Y. K. Agrawal，Development of forced degradation and stability indicating studies of drugs—A review. Journal of Pharmaceutical Analysis，2014，4（3）：159-165

表 8.4　常见的强制降解试验条件

强制降解试验	推荐条件	备注
酸性 pH	0.1mol/L HCl	在室温或加热条件下考察，酸、碱液或缓冲液的浓度、考察温度和时间，可根据具体品种，在前期预试验的基础上灵活确定
中性 pH	pH7.0 的磷酸盐缓冲液	
碱性 pH	0.1mol/L NaOH	
氧化	饱和氧气或不同浓度的过氧化氢溶液	主要在溶液状态下，分别在室温或加热条件下考察
光降解	暴露在总照度不低于 1.2×10^6 Lux·hr，近紫外能量不低于 200w·hr/m²	分别在固体和溶液状态下考察，具体的光强度和时间可根据具体品种，在前期预试验的基础上灵活确定
高温	60℃、80℃考察 30 天或 130℃考察 8 小时	分别在固体和溶液状态下考察，具体温度和时间，可根据具体品种，在前期预试验的基础上灵活确定

注：分析前，酸和碱溶液应中和。初始样品浓度通常为 1~10mg/ml 范围

　　样品应储存在适当的容器中，以保护和保持样品的完整性，如需要的话可以定时取样，通常使用恒温和湿度控制箱。样品破坏的程度取决于药物本身的性质和药物的剂型，因此，控制样品降解达到预期水平是十分必要的，应选择适当的破坏条件，如酸碱和氧化剂的浓度、破坏温度、适宜的破坏时间，以实现样品最佳降解程度。一般来说，降解的目标是使主成分降解 5%~10%；再多的话，可破坏相关的化合物或产生不相关的降解产物（如降解产物的降解产物），甚至错过形成重要的产物。样品破坏过度会产生在药品稳定性研究过程中和正常破坏条件下均不会产生的二次降解产物，这并不是降解试验的目的。例如，对于含量限度为标示量的 90%~110% 的小分子药物的制剂，即使在文献中有更广泛的推荐范围作为参考，通常允许 10% 的降解量。降解试验破坏条件越剧烈，则越容易产生二级降解产物。在制定方案时，还应使用在以前有关物质研究中获得的经验和数据。

　　降解条件的选择应与产品在正常生产、贮藏、使用条件相关。降解条件最少应包括酸碱水解、加热、氧化、光照，还可能有冻融循环等。有关指导原则中没有 pH、温度、氧化剂的特别规定。光降解试验的设计是基于 ICH Q1B 中的推荐光源。

　　研究发现，80℃条件或更高温度条件下，在短时间（2、5、8、24 小时等）内测定多个时间点的降解率是很实用的，可以通过早期时间的检测，将主要降解杂质和次级降解杂质区分开来，有助于更好的理解降解途径。推荐以表 8.4 中的条件作为基础，根据实际情况适当增加或降低条件来获得足够的降解。与剧烈条件和短时间方法相比，这种降解策略较实用。理由是：

　　①当使用剧烈条件时，降解机制可能发生改变；

　　②当使用高浓度反应试剂，如酸、碱等，分析测定前，降解后的样品一般需要中和或稀释。这些原因说明，降解时应尽可能在正常条件下进行。当处方或工艺变更时，应重新进行降解试验，因为这些变更可能导致新的降解杂质出现。

　　目前指导原则中没有规定降解试验中采用何种浓度。文献推荐采用 1mg/ml 作为起始研究浓度，这通常可获得很小的降解杂质，有些降解研究建议在最终处方浓度下进行。

　　图 8.2 是使用类似于表 8.4 所列条件进行强制降解研究得到的一些比较色谱图。

8.4.2　建立色谱方法

　　样品一旦经适当的设计和强制降解制备产生，它就可以用于开发高效液相色谱法。目前，高效液相色谱法的建立是在有自动控制的柱和溶剂切换、温度调控的梯度系统上实现的。自动化过程包括一些内置的决策系统和软件也已有报道。通常，经过探索实验选择条件后进一步优化。在方法开发过程中，分离度、专属性和分析速度是需要考虑的关键色谱方法属性。更多关于 HPLC 方法开发过程的详细信息可以在有关文献中找到。

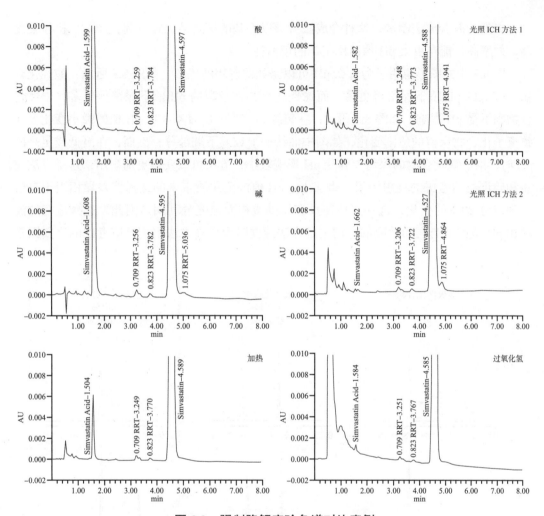

图 8.2　强制降解实验色谱对比实例

　　色谱条件：以醋酸铵（pH4.5）– 乙腈（44∶55）为流动相，流速 0.6ml/min，色谱柱为 C18 柱［3.0mm×75mm，2.7μm（MACMOD Analytic, Chadds Ford, Pennsylvania）］，进样 5μl，紫外检测波长为 238nm。试验化合物为辛伐他汀，按表 8.4 中列出的条件进行强制降解（引自 Michael E. Swartz, Ira S. Krull. Handbook of Analytical Validation. Taylor & Francis Group. 2012, P, 128）

以下将聚焦开发 SIMs 的一些重点和开发策略。

8.4.3　优化方法开发中的色谱选择性

　　方法选择性（又称专属性）可以由任何一个或多个不同因素的组合来优化，这些因素包括流动相溶剂组成、柱固定相的类型、流动相缓冲液和 pH 值。然而，近年来高效液相色谱柱技术的进步使得通过调节流动相的 pH 作为提高离子型化合物分离选择性的工具成为可能。这些化学杂化的色谱柱充分利用了硅胶柱和聚合物柱的优点，采用一种经典的溶胶合成法制造，这种合成法将碳以甲基的形式结合在一起，产生了机械强度高、效率高、能在更大 pH 值范围工作的色谱柱。

图 8.3 中的图形说明了为什么 pH 可以是如此有用的工具。如图 8.3 所示，酸性化合物在较低的 pH 值下保留得更多，而碱性化合物在较高的 pH 值下保留得更多，中性化合物则不受 pH 影响。如图 8.4 所示，在传统 pH 值下（pH 4~8），pH 值的微小变化会导致离子化合物保留的急剧变化，如图中曲线的上坡或下坡部分；然而，在更低或更高的 pH 时，酸、碱化合物的保留差异受 pH 影响较小，方法可以变得更加耐用，这是方法建立和验证时所考虑的理想结果。事实上，pH 值的变化所带来的选择性差异相当于有机溶剂成分 20% 的变化，这一点往往没有受到重视而被充分利用。因此，选择适宜的流动相 pH 范围及与之相适应的色谱柱是方法建立时为提高方法耐用性应考虑的重要因素之一。

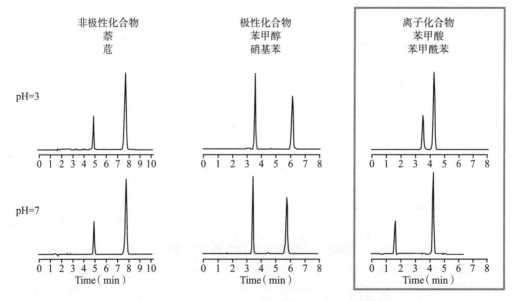

图 8.3　流动相 pH 影响酸碱离子化合物的保留

经典的优化选择性的方法是使用替代或正交选择性的方法。如图 8.5 所示，起先色谱条件（1）：以 Gemini 1504.6mm，5μm 色谱柱，10mmol/L 醋酸铵溶液为流动相 A，乙腈为流动相 B，梯度洗脱（B%）：0~10min，10%~35%，10~15min，35%~37%，15~26min，37%~100%，26~29min，100%，30~35min，10%，流速：1.0ml/min，检测波长 230nm，在色谱条件（1）记录的色谱图中，仅能检测到一种杂质（杂质 1），其保留时间约为 11.75min，主成分（API）保留时间约为 11.15min；没有观察到其他杂质。为了确定是否有杂质与主成分共洗脱，改变方法的选择性，优化为色谱条件（2）：以 Xorbax，SB AQ 1504.6mm，3.5μm 色谱柱，0.5% 甲酸水溶液为流动相 A，0.5% 乙腈

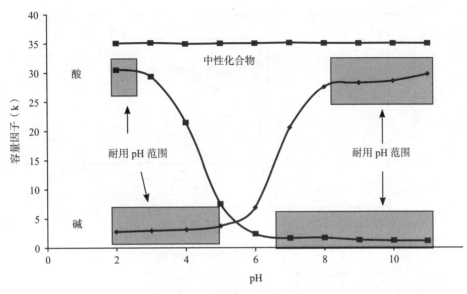

图 8.4　pH 变化反相保留行为

为流动相 B，梯度洗脱（B%）：0~8min，5%~20%，8~15min，20%~50%，15~16min，50%~5%，16~20min，5%，在色谱条件（2）记录的色谱图中，主成分保留时间约为5.70min，之前的杂质 1，保留时间移到约 6.75min，并在约 6.15min 处观察到一个新杂质（杂质 2）。从而表明，在之前色谱洗脱条件下，杂质 2 与主成分峰共洗脱，由于色谱条件（2）使用更细粒径填料（5μm → 3.5μm）色谱柱，且增大了流速，色谱峰的保留时间均提前，缩短了分析时间。如果杂质 2 是和主成分具有相同质谱裂解规律的立体异构体，那么这种传统的方法将是优化方法选择性的有效方法之一。

　　使用较小粒径的填料（固定相颗粒）可以改善液相色谱的选择性，其基本原理可用范氏方程（Van Demeter）解释。范氏方程是一个描述线速度与塔板高度（柱效）关系的经验式。在范氏方程中，填料粒径大小是影响塔板高度变量之一。提高分离效能的有效方法之一是减小填料粒径。较小粒径的填料有利于降低涡流扩散及传质路径，即使在较高的线速度下，理论塔板高度不会增大，使得色谱柱的分离性能得以保持，有效地提高分离效能和检测灵敏度，缩短分析时间和减少溶剂消耗，更加绿色环保。图 8.6 为用不同粒径填料的色谱柱所获得的分离效能，随着填料粒径减小，分离度不断改善。当使用粒径为 1.8μm 柱长为 100mm 的色谱柱时，原先不能分开的两个峰能较好地分离；粒径为 1.8μm 柱长为 50mm 色谱柱有比 3.5μm 柱长为 100mm 色谱柱更好的分离，且分析时间更少。

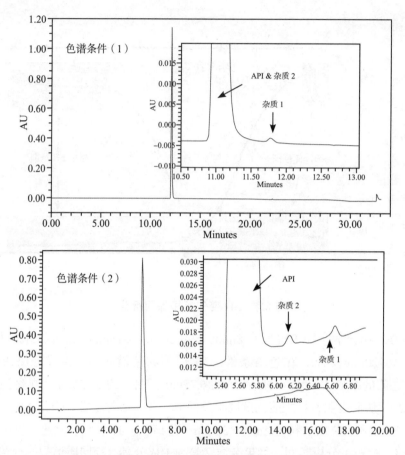

图 8.5　通过改变色谱条件提高选择性改善分离的例子

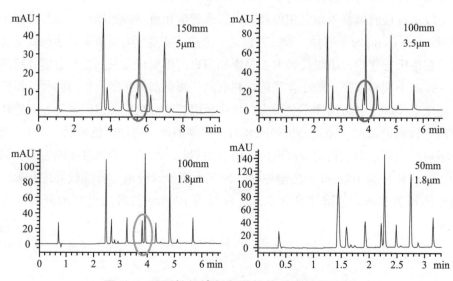

图 8.6　不同粒径填料色谱柱的分离效能比较

如今，以亚 2μm 填料为填充剂的高效液相色谱柱已获得广泛的应用，例如，使用 1.8μm 的 C18 色谱柱分析《中国药典》一部中的复方丹参滴丸指纹图谱，可以获得理想的分离效能，且时间可以控制在 10min 以内。

另一个和使用色谱柱有关的可优化液相色谱选择性的方法是用表面多孔型颗粒填料（Superficially porous particles，SPPs）替代全多孔颗粒填料。表面多孔型颗粒填料又称核－壳型填料（Core shell particles），由于表面多孔型填料具有极窄的粒径分布和扩散路径，同时可以减小涡流扩散，缩短传质路径和较小传质阻力，从而使用较粗的填料颗粒即可获得较高的柱效。目前，多使用亚 3μm 的表面多孔型填料（2.6~2.7μm），它们一般为 1.7μm 的实心核，外部为 0.5μm 厚度的全多孔层，具有亚 2μm 全多孔填料色谱柱相当的柱效（以理论板数 N 计），但柱压仅为亚 2μm 全多孔填料的一半。图 8.7 为完成同一组化合物的快速分离时，在相同柱尺寸条件下，2.7μm 表面多孔填料色谱柱的柱效和柱压（图 8.7A）与 1.8μm 全多孔填料的柱效和柱压（图 8.7B）比较，这使得 2.7μm 的表面多孔型填料可以在普通 HPLC 上实现超高效液相色谱的分析效率。

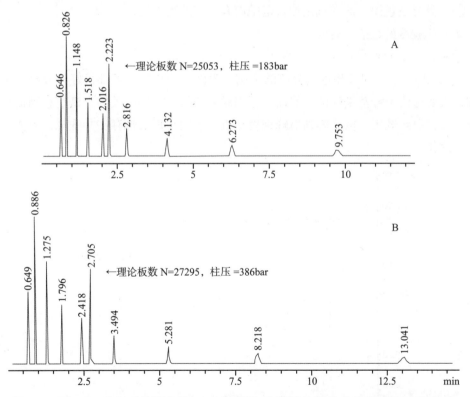

图 8.7　亚 2μm 全多孔填料与亚 3μm 表面多孔填料色谱柱分离结果和参数比较

［ Flow Rate：0.582ml/min, Mobile phase：Acetonitrile/Water（60：40），Injection Volume：4μl, Oven：26℃ ］

其他改变选择性的方法包括使用不同的 HPLC 模式（如亲水性相互作用色谱，或亲水性色谱），或使用与 HPLC 完全不同的正交技术，如超临界流体色谱、气相色谱、薄层色谱和毛细管电泳技术。

8.4.4 评价方法专属性

在 SIM 开发过程中另一个需要评价的关键参数是专属性。ICH 指南将专属性定义为一种方法在潜在干扰物存在的情况下能明确地测定待测分析物的能力。在过去，评价分离度、峰形和拖尾因子来测量和证明专属性是可以接受的。然而，从 USP 25 版开始，作为 ICH 协调过程中的一个直接结果，建议使用基于光电二极管阵列（PDA）检测器或质谱（MS）的峰纯度检测来证明给定的色谱峰纯度——即没有任何东西被共洗脱。

现代 PDA 技术是评价专属性的有力工具。PDA 检测器可以在一个峰值上收集到每个数据点波长范围内的光谱，通过涉及多维向量代数的软件操作，比较每个光谱以确定峰值纯度。通过这种方式，PDA 检测器可以区分细微的光谱和色谱差异，而这些差异不是通过简单的叠加比较就可以观察到的。要取得成功，色谱峰成分需要三个要素：

①有紫外发色团，或在选定波长范围内有一定的吸光度；

②一定程度的色谱分离度；

③一定程度的光谱差异。

图 8.8 是一个反相液相色谱分离的示例，表面上看，这些峰都很好地分离，尖锐且对称，表明这两个峰都是纯的。然而，仔细研究与第一个峰有关的光谱信息则揭示了一种不同的情况。经用二极管阵列器峰纯度检查，表明在峰前部存在共洗脱，需要对方法进一步优化。

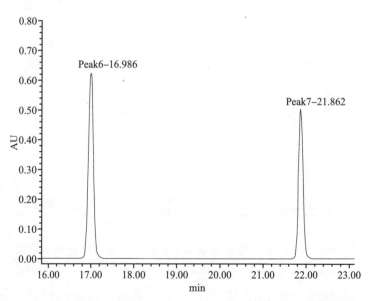

图 8.8　PDA 色谱图用于评价专属性 / 峰纯度的示例

在实际峰纯度检查过程中，软件会选取操作者指定的色谱峰上多个点的光谱图进行比较。在色谱峰的起点和终点，因为末端吸收和噪音影响，光谱图会有一定畸变，要选取一个阈值，扣除噪声对光谱图的影响，计算整个色谱峰流出过程的相似因子，并考虑噪音影响（计算阈值），把这些值用线连接起来就是相似曲线和阈值曲线，可用不同颜色区分纯度因子设定值，如图 8.9 所示，以 980 为界，上方为低于 980 区域，下方为大于 980 区域。如果有相似因子落在红色的上方区域，峰纯度不通过。出现这种情况，或可减小设定值如为 950，或者改变色谱过程。

PDA 检测器在评估峰纯度时受到一定的限制，这取决于前面提到的三个要素，以及系统噪声和不同级别的吸光度响应。如果与另一成分（通常是主成分）共洗脱的成分（通常是杂质）在较低（如 0.1%~0.5%）浓度水平，即使杂质和主成分的发色团或紫外吸收光谱不同，峰纯度软件也难以检测到非常细微的主成分峰光谱变化。这一限制是一个重要的关注点，因为用毒理学试验（如在毒理学批中不存在）不能确定其安全性的大于或等于 0.10% 的杂质通常在标准限度中是不允许的，除非知道它们的结构和毒性。光谱越相似，相对吸光度越低，共洗脱物的鉴别就越困难。相同的吸收比或者整个色谱峰归一化光谱的一致性只应该被当作是峰纯度的一个相对指示，而不是一个绝对的证据。对于可能存在的杂质与主成分结构相似的体系，仅依据色谱峰的吸收光谱相似性来评价峰纯度是不够的。

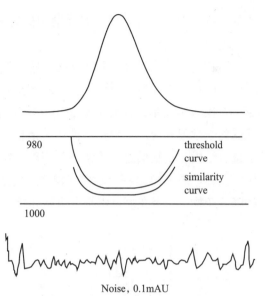

图 8.9　相似因子（Similarity）计算时的阈值（Threshold）设定和噪音（Noise）影响

（引自刘飞等，二极管阵列检测器对色谱峰纯度的分析 "仪器信息网第五届科学仪器网络原创作品大赛"获奖作品专栏）

在用二极管阵列检测器进行峰纯度检查时还需考虑以下因素：

（1）优化参数。斜率和峰宽用来识别峰的起始和结束，通常取选择 5 个点，起始点和结束点是纯度检查中光谱检查的重要点。

（2）一般的软件默认扫描波长起始点为 210nm，有些甚至可到 190nm，由于受流动相截止波长的影响，低波长区的光谱归一化重合度比较差，这时需重新设置扫描波长起始点。

（3）慎重考虑噪音影响。设置适当的噪音水平会得到比较满意的结果。

（4）二极管阵列检测器的检查峰纯度是比较整个色谱峰多个点的紫外－可见光光

谱的过程，对于紫外 – 可见光光谱相似的化合物（如手性异构体），该峰纯度检查法有一定局限性。

液相色谱 / 质谱联用（LC/MS）是用于峰纯度分析的另一种非常强大的工具，质谱（MS）检测器已成为当今许多实验室甚至常规方法开发的首选检测器。现代质谱仪体积更小、操作更简单，而且可以使用与操作色谱系统或其他常用检测器相同的软件操作，从而便于学习和使用。根据所使用质谱仪器的类型，质谱可以提供明确的峰纯度、准确质量、结构和定量信息。质谱还是跟踪方法开发中响应选择性控制的峰值的一个非常有用的工具。图 8.10 是一个示例，说明如何从色谱峰中提取质谱，用于识别主成分中的一些降解产物，甚至在痕量水平上也是如此。

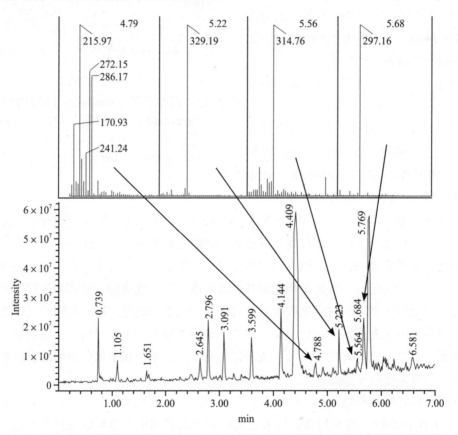

图 8.10　用小粒径填料分离雷尼替丁及其有关物质得到的杂质峰中提取的单四极质谱

条件：2.1mm×100mm，1.7μm C18 柱，柱温 50℃，0.45ml/min。在 230nm 紫外检测，进样 1.0μl，流动相 A：20mmol/L 碳酸氢铵溶液（pH 9.0），流动相 B：甲醇，梯度在 7min 中内从 4% 调到 90%（来源：Figure courtesy of Waters Corporation）

LC/MS 选择性离子监测允许基于质荷比和裂解规律检测洗脱物。该工具使研究人员有更大的能力来检测峰的不均匀性。例如，可以检测到与主成分峰，具有不同质量和

（或）裂解规律模式，共洗脱的极低水平杂质。

然而，LC/MS 分析多数采用软离子化方法，通常很少或没有碎片，谱图中只有准分子离子，得到的质谱过于简单，结构信息少，在一定的色谱条件下，同分异构体的保留时间常相同，子离子谱也相同，很难用于定性分析或纯度检查。

另外，选择离子扫描方式最主要的用途是定量分析，不能得到完整的质谱图，应注意其用于未知物的定性分析或峰纯度检查时的局限性。

原料药和杂质的分析方法一旦建立，就必须检查方法的专属性，以确保降解产物也能获得很好的分离。这一部分验证必须是成功的，以确保方法有稳定性指示功能。通常，在稳定性试验期间，主成分会在更强（强制降解）的条件下部分降解（第 8.3.1.1节）。这项研究的有趣之处在于设计的条件是只需要部分地降解主成分。这就是分析研究人员有机会利用与主成分结构有关的化学知识来实现这些降解的地方。

在主成分部分降解后，必须及时停止进一步的反应，再对不参与反应的样品进行分析，以确保所有杂质和降解产物峰都能被分离，降解产物间和与主成分间都被分离（使用峰纯度分析方法，如前所述）。只有将 PDA 和 MS 结合在一个仪器和软件平台上，才能提供评估专属性和开发 SIM 法所需的有价值的正交信息。

当用 PDA 或质谱难以在线判断色谱峰的纯度时，采用调整色谱条件（色谱参数）、提高分离效能、变换色谱分离机制如等度改为梯度、反相改为正相等方法或采用与液相色谱不同的正交技术来证明是否存在共流出峰。

8.4.5 使用新技术

在 SIM 开发过程中，分离能力、专属性和速度是色谱方法的关键属性。《中国药典》2020 年版在 0512 高效液相色谱法中引入新的液相色谱技术——二维液相色谱法，二维液相色谱能显著提高色谱峰的分离度和灵敏度，对那些用一维色谱难以分离或需要富集成分特别是杂质分析检测方法的开发和验证已产生重大影响。

二维液相色谱（^{2}D-LC）在药物分析中已获得较广泛的应用，如微量、痕量、手性和复杂成分分析等，以及与质谱联用和用于色谱制备等。在化学药品分析中重要关注点是杂质分析，主要应用是分离或富集在一维色谱图中的共流出物峰，如用中心切割分离主成分及与其共流的杂质。

限于篇幅，在此对二维液相色谱的基本原理、分析技术及其应用不作进一步阐述，有兴趣可参考本书（第 11.4 节）或相关文献和专著。

8.4.6 验证的其他考虑

SIM 法常用于 USP 类型 Ⅱ 方法的定量测定（第 8.2.2 节），因此应报告方法的定量限，然而，由于杂质的报告和定量水平可能不同，同时确定定量限和检测限是很常见的，此外，所有其他的分析性能特征都必须验证。如何验证其他分析性能特征的详细信息已总结在之前章节中，这里没有重复讨论。值得注意的是，前面介绍的用于方法开发的联用技术（如 LC/PDA、LC/MS、LC/MS/MS）和新技术（如小粒径色谱柱，二维液相色谱）也可以在方法开发和验证中发挥很大的作用。例如，专属性（选择性）虽然是方法开发的一个目标，但也必须证明对其验证是正确的。因此，前面所有关于方法开发中专属性（选择性）的讨论也适用于验证方法。

8.5 溶出度测定法

口服固体制剂，如片剂和胶囊剂，其体外溶出度试验用于评估批间制剂质量，指导开发新处方和新工艺，确保在生产工艺变化后的产品质量和性能。和其他任何特性参数试验一样，溶出度测定方法也必须得到适当的开发和验证。溶出度试验是 USP 类型 III 试验的一个示例（见表 8.2 和第 8.2.3 节）。

溶出度性能试验是所有口服固体制剂释放性能的必要试验，也常被用作预测药物在体内的性能和体内外相关性。为了满足溶出度要求，各国药典收载了溶出度测定法、崩解试验或药物释放度试验的相关通则，有些还提供了关于溶出度方法的开发和验证的指南，为建立和验证这些试验方法提供了可参考的更多细节。

体外溶出度数据，连同生物利用度数据，以及化学、生产和控制（Chemistry, Manufacturingand Control，CMC）数据是提交任何固体制剂注册申请的重要组成部分。溶出度试验其实是一个简单的概念：片剂或胶囊置于已知体积的某一介质中，于一定条件下溶出，在规定的时间点取样，采用适宜的方法（通常用高效液相色谱法和分光光度法）测定在溶出介质中溶出或释放的主成分浓度水平。然而，溶出度方法的设计、开发和验证比常规含量测定方法要相对复杂得多，因为其涉及两个不同的方面：不仅应考虑如何开发和验证溶出过程的方法，而且还必须考虑用于测定溶出的任何分析技术。

8.5.1 仪器确证和校准

在开发和验证溶出方法之前，有必要预先投入一些时间和精力，以确保溶出系统本身是经过验证或确证的。确证是整个验证过程的一个子集，在仪器被在线放置在规定的环境前，对适当的模块和系统性能进行确认，有关分析仪器确证（AIQ）的附加信息可以在本书第二章中找到。中国食品药品检定研究院提供溶出度校准片和化学对照品用于溶出度方法验证和溶出仪及其附件的确证，常使用泼尼松和水杨酸片对溶出度仪确证和"化学"校准。最近的 FDA 指南建议，也可以使用替代的机械校准，如果正确执行，则满足相关的要求。

8.5.2 建立溶出度方法

溶出度方法有几个不同的组成部分，包括溶出介质、仪器、研究设计和检测方法。所有这些组成部分都必须经过适当的选择和开发，以提供一种可在实验室重现的日常操作方法，并且具有足够的耐用性，能转移到另一个实验室。

8.5.2.1 溶出介质

在可能的情况下，选择最合适的溶出介质条件是基于区分力、耐用性、待分析物在溶出介质中的稳定性以及与体内的相关性。在选择溶出介质时，必须考虑原料药和制剂的物理和化学性质，例如，作为 pH 值函数的药物溶解度和溶液稳定性。其他关键的制剂特性包括释放机制（速释、延迟或调控释放）和崩解速率等，这些又受处方、硬度、易碎性、增溶剂和其他辅料存在的影响。

在选择溶出介质组成时，还必须评估缓冲液、摩尔浓度、pH 和表面活性剂对药物溶解度和稳定性的影响。

最常见的溶出介质是稀盐酸；然而，也可使用其他的溶出介质，包括生理 pH 值在 1.2~7.5 之间的缓冲液、模拟胃液或模拟肠液（有或没有酶）、水和表面活性剂（有或没有酸或缓冲液）如聚山梨酯 80、十二烷基硫酸钠和胆碱盐等。虽然一般不鼓励使用水 – 有机溶剂混合物，但如果合理，也可以使用。酶有时作为溶出介质组成部分用于评价明胶胶囊制剂。

溶出介质体积通常在 500~1000ml 之间，其中 900ml 是最常用的。体积高达 2~4L，低至 100ml 也有使用，小体积常用于低剂量的药物处方。溶出介质通常要脱气，可以通过加热溶出介质，或更常见的过滤溶出介质，或将溶出介质置于真空中一小段时间来实现。如何脱气的更多信息可参见有关参考书。

在方法开发过程中，应比较溶出介质经脱气和不脱气时的溶出量测定结果，以确定是否需要脱气。开发溶出度方法时，一个普遍的目标是满足"漏槽"条件。漏槽条件定义为形成药物饱和溶液所需的至少三倍的介质体积。当满足漏槽条件时，溶出结果将更准确地反映剂型的性质。

8.5.2.2 溶出装置

《中国药典》2020 年版通则（0931 溶出度与释放度测定法）收载的与溶出装置对应的溶出方法分别为：第一法（篮法）、第二法（桨法）、第三法（小杯法）、第四法（桨碟法）、第五法（转筒法）、第六法（流池法）和第七法（往复筒法），其中的小杯法实际上适用于低剂量规格固体制剂的溶出试验，主要使在小体积溶出介质中提高溶出物浓度，以满足某些分析方法，主要是紫外 – 可见分光光度法的检测灵敏度要求，《中国药典》收载的其他方法和 USP 中的对应方法，在装置、操作以及适用性等方面是基本一致的。

USP <711> 列出了七种不同类型的溶出装置。选择何种溶出装置建立和验证溶出度方法，取决于制剂剂型的特性。对于口服固体制剂，最常用的装置是装置 1（篮法）和装置 2（桨法）。其他使用的仪器，如装置 3（往复筒法）特别适用于包衣微球调控释放制剂；装置 4（流池法）对含有有限溶解度活性成分的调控释放剂型具有优势（装置 3 和装置 4 也可用于明胶软胶囊、微球制剂、栓剂或难溶性药物）；装置 5（桨碟法）和装置 6（转筒法）对评价和检测经皮制剂是有用的；装置 7（支架法）已被证明适用于非崩解性口服调节剂剂型，以及经皮剂型。对于新剂型或特殊剂型的仪器装置类型可推荐使用。表 8.5 总结了这些建议。虽然批准的装置可以更改，但必须提供理由。

表 8.5　适用于新剂型和特殊剂型的推荐装置

剂型	释放方法装置
常规口服固体制剂	篮法、桨法、往复式流池法
口服悬浮液	桨法
口腔崩解片	桨法
咀嚼片	篮法、桨法或带玻璃珠往复筒法
透皮贴剂	桨碟法
半固体外用制剂	弗朗茨流池扩散系统
栓剂	桨法、改良式篮法或双室流池法

注：更多内容详见参考文献

对于某些剂型，特别是易漂浮在溶出介质表面的胶囊，可能需要使用"沉降篮"。虽然沉降篮在药典通则中已有介绍，但更多的详细内容可参考《中国药典分析检测指南》。如需要使用沉降篮，必须在方法开发中评估其不同的类型和构造，因为沉降篮会显著影响溶出。

搅拌也是溶出过程的重要组成部分。最常用的转速，装置 1（篮法）为 100r/min，装置 2（桨法）为 50r/min 或 75r/min。其他搅拌速度和装置也是可以接受的，应在方法开发中获得适当的理由。但是，过高或过低的转速通常是不合适的，低于 25r/min 会使流体力学不一致，高于 150r/min 会增加湍流。锥积或堆积问题可通过提高桨叶速度或使用尖形容器解决。如果合理的话，可以使用 100r/min，特别是对于缓释制剂。如果溶出曲线能更好地反映体内性能，或者如果该方法在不影响方法重现性的前提下有更好的区分力，降低或增加仪器转速也可能是合理的。

设备的位置选择也很重要，部件的振动可引起显著的变异性。

8.5.2.3　溶出研究设计

溶出是通过测量一定时间的溶出曲线或溶出量来评估的。根据剂型或所需的数据，可以测量单个或多个时间点的溶出量。

对于速释制剂，时长通常为 30~60min；在大多数情况下，单个时间点的指标就足够了。但是，为了处方设计和优化，需要考察溶出曲线，通常选择足够的时间点来充分表征溶出曲线的上升和稳定，例如，在试验过程中每 2min 或更短时间间隔收集数据。

对于缓释剂型，通常需要选择不少于三个测试时间点来表征体外药物释放曲线。选择一个早期的时间点，通常是 1~2 小时，以表明倾卸（Dose-dumping）的可能性很小，以避免制剂溶出太快；选择中间时间点来定义剂型的体外释放曲线；选择最终时间点来显示药物的基本完全释放。测试时间确定和标准制订通常是建立在药物释放曲线数据评价的基础上。对于含有一种以上活性成分的制剂，应确定每种活性成分的药物释放量。

采样是实验设计中另一个应考虑的重要因素。对于许多测试，特别是使用短时间（少于 1 小时）为一个时间点的速释制剂的测试，可以手工取样。对于具有多个时间点取样的测试，或者为提高通量，自动取样是一个有用的替代方法。当使用自动取样时，重要的是确定没有引入与手工方法相比的偏差。无论采用何种取样方法，取样位置必须符合药典的规定，同时应考虑取样探头对容器的任何流体动力学的干扰，并进行充分的验证，以确保探头不会引起溶出速度的显著变化。

在方法开发或实验设计过程中还应考虑过滤。溶出液过滤通常是必要的，以防止未溶出的药物颗粒在溶出液中进一步溶解，歪曲溶出结果。此外，过滤去除不溶性辅料，否则可能在检测中导致高背景或浊度。

在溶出方法开发期间还必须考虑可接受标准。可接受标准应代表同一标示成分和生产工艺的多个批次，包括关键研究中使用的关键批次，和稳定性研究中代表性制剂性能的批次。以"Q 因子"的形式，即标示量百分比，导出了确定在给定时间溶出一定数量的可接受标准。溶出度试验可以有一个 Q 因子，也可以有多重（个）Q 因子，例如，在缓释制剂中，溶出度通常在 75%~80% 之间。一般不使用大于 80% 的 Q 值，因为必须考虑测定误差和含量均匀度的允许范围。

最后，溶出度试验方法应具有足够的区分力，能够区分可能影响体内性能的成分或制造过程中的显著变化。一般来说，适当设计的溶出度试验应能获得可重复的数据。太多的结果变异性使识别趋势变化、真正的批次差异或处方变更的影响变得困难。如果观察到太多的变化，通常的补救措施包括改变装置类型、搅拌速度或除气，考虑和检查沉降篮类型，和改变溶出介质的组成。在常规检测中，应从分析、处方和工艺的角度研究超出预期范围的变异性。

图 8.11 举例说明 HPLC 法分析测定自制氨氯地平阿托伐他汀钙分散片与参比制剂在不同溶出介质中的溶出曲线。

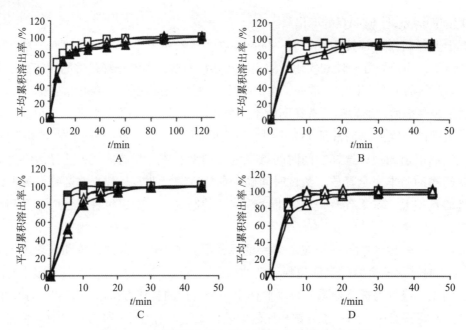

图 8.11　在不同溶出介质中的溶出曲线比较实例

━■━：参比制剂中的氨氯地平；━□━：自制制剂中的氨氯地平；━▲━：参比制剂中的阿托伐他汀钙；━△━：自制制剂中的阿托伐他汀钙

A. 水；B. pH1.0 盐酸溶液；C. pH4.5 醋酸盐缓冲液；D. pH6.8 磷酸盐缓冲液。浆法；溶出介质体积为 900ml；转速：A~C 为 50r/min，D 为 75r/min［引自戈文兰，高盼，苗燕飞，等. 多条溶出曲线评价氨氯地平阿托伐他汀钙分散片的质量. 中国生化药物杂志，2012，33（6）：811–813］

8.5.2.4　测定结果

分析溶出度试样有两种常用方法：紫外–可见分光光度法和高效液相色谱法。紫外–可见分光光度法是最常用的分析方法，因为紫外–可见分光光度法比高效液相色谱法更快、更简单、所需溶剂更少。通常，通过观察药物的紫外光谱来选择最佳波长进行分析。吸收池常用厚度在 0.02~1cm 之间；在满足可接受的线性和标准差后，可使用较小厚度的样品池以避免稀释样品。

然而，液相色谱法具有明显的优势，特别是当辅料或处方中的多种活性成分之间存在显著干扰时，当需要提高灵敏度时，或当需要自动化溶出度检测方法时。当不需要分离时，高效液相色谱仪可以在流动注射模式下使用，且高效液相色谱还具有不同的检测模式（如电导率、荧光和质谱）用于提高灵敏度（缺乏发色团的分子）和选择性目的的优势。在开发溶出方法时，包括高效液相色谱法，必须考虑溶出介质与流动相的兼容性，尤其是大进样体积（超过 100μl）更加必要。在整个运行过程中，每个取样时间点的单次进样都符合标准，构成典型的运行设计。然而，无论采用何种检测方法，都必须对方法进行验证。

8.5.3 溶出方法验证

溶出度试验项目是 USP 中类型Ⅲ试验项目的一个示例（见第 8.2.3 节和表 8.2）。由于溶出度是一种定量试验，除检测限外，所有的分析性能特征都适用。此外，如适用且有必要时，分析检测方法如 HPLC 法总是需要设置系统适用性试验。

然而，在溶出度试验中，除用于执行和测定试验结果的方法外，还必须验证一些单独的"子方法"（如过滤、溶液稳定性）。虽然药典中列出的各种验证性能特征在一般意义上都得到了很好的定义，但是分析性能特征如何应用于溶出度试验的细节应该得到更多的关注。

8.5.3.1 专属性／安慰剂（辅料）干扰

为了评估溶出方法的专属性，有必要考察溶出结果受安慰剂成分、其他活性药物或制剂中杂质包括降解物的影响。一个合适的安慰剂除活性成分外，还应该包括处方中的所有成分、所有辅料、包衣材料（着色剂，适当时包括胶囊壳）和其他活性物质等。在某些情况下，可以通过称取安慰剂混合物的样品，将其溶解或分散到溶出介质中，在常见浓度水平评价安慰剂的干扰，干扰一般不应超过 2%。

对于缓释制剂，使用与实际药物制剂处方相同的安慰剂可能比简单的辅料混合物更合适，因为随着时间的推移，这种安慰剂释放各种辅料的方式将比简单的辅料混合物更能反映产品性质。在这种情况下，评估释放曲线中多个采样点的潜在干扰可能是合适的。

如果安慰剂的干扰超过 2%，为避免干扰，有必要修改方法，如选择另一个检测波长，使用较长的波长减去基线，或改用专属性更强的测定方法，如高效液相色谱法。

在分析波长处，安慰剂色谱图中应没有干扰峰或安慰剂的吸光度很小可忽略不计，表明方法专属性满足要求。有关评价分析方法专属性的更多信息详见本书第 4.5.1 节。

8.5.3.2 线性和范围

线性和范围的建立是通过制备待测成分溶液，溶液浓度覆盖从低于最低释放期望浓度到高于最高浓度。通常，线性试验溶液是取普通贮备液系列稀释制成。应选择一个范围（根据需要适当稀释），以免超过仪器的线性限度。

有时，制备对照品溶液需要使用有机溶剂；但是，最终溶液中有机溶剂的用量不宜过大如低于 5%（v/v）。

线性通常是用最小二乘线性回归分析不少于 5 个浓度水平而生成曲线的计算和报告的。通常，描述浓度和响应值关系的相关系数应符合含量测定的要求。此外，y 轴截距必须不能显著偏离零。ICH 建议溶出度试验的线性范围应为溶出量的 ±20%。例如，对于 1 小时后多重 Q 因子为 20%，24 小时后多重 Q 因子为 80% 的控释药物，线性范围应为标示量的 0~100%。又例如，为评价溶出曲线，溶出量最低预期浓度约为标示量的 5%，最高预期浓度约为标示量的 100%，线性范围可为标示量的 0~120%，低浓度点应小于预期的最低浓度，高浓度水平应大于最高预期浓度。有关确定线性和范围的其他一般信息详见本书第 4.8.1 节。

8.5.3.3 准确度和回收率

通过制备含有待测成分和剂型中的任何其他成分（如辅料、包衣材料、胶囊壳）的样品来评价溶出度测定方法的准确性和回收率，准确度和回收率浓度设计范围应从低于释放过程中的最低预期浓度到高于最高浓度。ICH 建议用至少三个浓度水平不少于九个测定结果来评价准确度和回收率，例如，三个浓度水平，每个浓度水平平行三份。可以取与待测标示量相对应的一定量的贮备液加入到量器中，特别是对于浓度非常低的情况，使用贮备液可能比尝试称量非常小的量更合适。通常，准确度和回收率实验是和线性试验同时进行的，使用来自相同样本的数据。有关确定准确度的更多信息可参阅本书第 4.6 节。

8.5.3.4 精密度

为了验证溶出方法，需要考察两个层次的精密度：重复性和中间精密度。重复性是指一个分析人员在一个实验室内使用一种仪器，在短时间内应用该方法所获得的精密度水平。重复性由对照品溶液或样品溶液的重复测量决定的。它可以通过计算多个 HPLC 进样（峰面积和保留时间）的 RSD 或每个对照品溶液的分光光度值读数来评价。重复性也可以采用与准确度、回收率和线性实验的相同样品评价。

应评价中间精密度，以确定随机事件对分析方法精密度的影响。这种评价通常在药物开发的后期进行。鼓励使用实验基质设计来研究不同日期、分析人员和设备对精密度的影响。

溶出曲线应由不少于两名不同的分析人员分析，每名分析人员分别制备对照品溶液和溶出介质。通常，分析人员使用不同的溶出杯、分光光度计或 HPLC（包括色谱柱）和自动取样器，在不同的日期进行测试。

可接受标准通常根据任意两种条件下溶出结果的平均值之差来计算，通常可规定 RSD 在溶出度小于 85% 的时间点不超过绝对值的 10%，在溶出度大于 85% 的时间点不超过 5%，但有时可适当放宽要求。可接受标准可以是对特定产品的，也可以使用其他统计测试。有关确定精密度的更多信息可参阅本书第 4.7 节。

8.5.3.5 耐用性

分析方法的耐用性是衡量其不受方法内部参数微小而故意变化影响的能力。溶出度试验需要改变的参数包括溶出介质组成（如缓冲液或表面活性剂浓度）、pH 值、溶出介质体积、搅拌速度和温度。除在分析方法验证中的那些典型的评估外，这些参数将要被研究，无论测定法是分光光度法还是高效液相色谱法。

8.5.3.6 其他验证试验

除方法验证中应评价的常见分析性能特征外，还应验证对照品溶液和供试品溶液的稳定性以及过滤器的吸附性能。

考虑到某些溶出试验的条件和时间长短，溶液的稳定性是很重要的。对照品溶液和供试品溶液应储存在确保稳定性的条件下。在一段指定的时间内分析溶液的稳定性，在每个时间间隔使用新配制的溶液进行比较。溶液稳定性的可接受范围通常在 98%~102% 之间。

如果溶液不稳定，可能需要在分析检测前冷藏，或防止光降解，还应该明确分析时间。

过滤验证是通过在适当浓度下制备合适的对照品溶液或完全溶出的供试品溶液来完成的。对于对照品溶液和供试品溶液，可以比较过滤溶液（丢弃适当体积后）和未过滤溶液的结果。

8.6 生物分析方法

生物分析方法是用于分析生物样品中药物及其代谢物的方法，最常见的是血浆、尿液或组织。它们被用于临床药理学、生物利用度、毒理学、生物等效性和其他需要药代动力学评估以支持各种药物应用的研究。必须对生物分析方法进行验证，以证明其可靠性和重现性，适用于预期用途（与任何其他分析方法一样）。

用于原料药、制剂或活性药物成分（API）的分析方法各有其方法建立和验证的挑战。由于样品基质的性质、待测药物和代谢物的浓度是微量甚至为痕量，以及潜在的所需仪器的复杂性，生物分析方法更加复杂。临床前和临床药理学研究依赖于生物分析方法的灵敏性和选择性。因此，生物分析方法验证更为重要、更为复杂、更需要规范。

已有一些关于生物分析方法验证的指导原则，如《中国药典》9011 药物制剂人体生物利用度和生物等效性试验指导原则和 9012 生物样品定量分析方法验证指导原则。这些指导原则一般解释是，如果开发的方法符合指导原则的建议，则不满足监管要求的可能性较小。

常用的生物分析通常涉及高效液相色谱和质谱联用技术（LC–MS 或 LC–MS/MS）。色谱质谱联用技术的灵敏度和选择性与大多数 HPLC 其他检测器相比，有更低的检测浓度水平和可接受的精密度和准确度。短的、更细小填料颗粒的色谱柱（如色谱柱内径小于 2.1mm，填充剂粒径小于 2μm）已广泛用于快速分离临床研究所产生的大量样本中。图 8.12 给出了一个可在运行时间通常小于 5 分钟的情况下完成分离的示例。当然，选择使用短的、更细小填料颗粒的色谱柱建立分析方法时，对样品制备可能有更严格的要求，如去除多余的蛋白质和其他潜在干扰的样品制备工作量可能要略多一些。样品制备和分析的自动化是常见的。

生物分析方法的开发和应用可分为 3 个部分：

（1）对照品制备；

（2）方法开发和验证；

（3）验证的方法在常规药物分析中的应用。

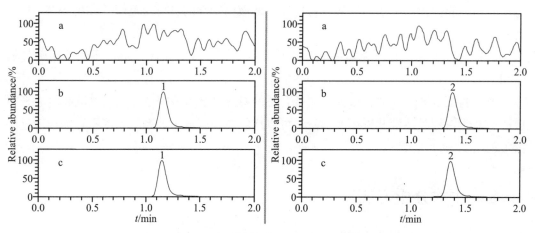

图 8.12　短时间得到的 LC-MS/MS 色谱图

［引自王东，秦峰，陈凌云等. 超高效液相色谱 – 质谱联用法测定人血浆中的辛伐他汀［J］. 色谱，2008，26（3）：327-330］

8.6.1　对照品

生物基质中的待测物定量测定需要对照品，在方法验证中，含有分析物对照品的溶液将被加入到空白生物基质中。对照品用于标准曲线、检查方法性能、质量控制（QC）或样品制备。对照品可以是以下几种来源之一：①经公认组织标定纯度的对照品（如中国食品药品检定研究院提供的对照品）；②国外药典认可的对照品；③从商业公司获得的对照品（如销售常用或特殊化学品的公司）；④企业自行制备的对照品。在可能的情况下，对照品应与分析物相同，或至少与已建立的化学结构相同（如游离酸或碱或盐）。在所有情况下，必须用适当文件证明对照品的纯度，应证明对照品的可溯源性，科学地论证对照品的适用性。通常采用分析证书（CoA）的形式，以及其他支持性文件，如批号、有效期、结构确证和纯度的证据，所有这些文件应一起保存，以备监管部门核查是否符合要求。色谱方法通常使用适当的内标，对于内标，只要能证明其适用性即可，如显示该物质本身或其相关的任何杂质不产生干扰。

当在生物分析方法中使用质谱检测时，推荐尽可能使用有稳定同位素标记的内标物。它们必须具有足够高的同位素纯度，并且不发生同位素交换反应，以避免结果的偏差。

8.6.2 生物分析方法的建立和验证

对基质中各待测成分，必须验证的关键生物分析性能特征包括准确度、精密度、选择性、范围、重现性和稳定性。

8.6.2.1 选择性

《中国药典》（9012 生物样品定量分析方法验证指导原则）指出：分析方法应该能够区分目标分析物和内标与基质的内源性组分或样品中其他组分。应该使用至少 6 个受试者的适宜空白基质来证明选择性（动物空白基质可以不同批次混合），它们被分别分析并评价干扰。当干扰组分的响应低于分析物定量下限（Lower Limit of Quantification，LLOQ）响应的 20%，并低于内标响应的 5% 时，通常即可以接受。

应该考察药物代谢物、经样品预处理生成的分解产物以及可能的同服药物引起干扰的程度。在适当情况下，也应该评价代谢物在分析过程中恢复转化为母体分析物的可能性。

8.6.2.2 准确度、精密度和回收率

生物分析方法的准确度描述该方法测得值与分析物标示浓度的接近程度，表示为：（测得值 / 真实值）×100%。应采用加入已知量分析物的样品来评估准确度，即质控样品。质控样品的配制应该与校正标样分开进行，使用另行配制的储备液。

应该根据标准曲线分析质控样品，将获得的浓度与标示浓度对比。准确度应报告为标示值的百分比。应通过单一分析批（批内准确度）和不同分析批（批间准确度）获得质控样品值来评价准确度。

为评价一个分析批中不同时间的任何趋势，推荐以质控样品分析批来证明准确度，其样品数不少于一个分析批预期的样品数。

批内准确度

为了验证批内准确度，应取一个分析批的定量下限及低、中、高浓度质控样品，每个浓度至少用 5 个样品。浓度水平覆盖标准曲线范围：定量下限，在不高于定量下限浓度 3 倍的低浓度质控样品，标准曲线范围中部附近的中浓度质控样品，以及标准曲线范围上限约 75% 处的高浓度质控样品。准确度均值一般应在质控样品标示值的 ±15% 之内，定量下限准确度应在标示值的 ±20% 范围内。

批间准确度

通过至少 3 个分析批，且至少两天进行，每批用定量下限以及低、中、高浓度质控样品，每个浓度至少 5 个测定值来评价。准确度均值一般应在质控样品标示值的 ±15% 范围内，对于定量下限，应在标示值的 ±20% 范围内。

报告的准确度和精密度的验证数据应该包括所有获得的测定结果，但是已经记录明显失误的情况除外。

精密度

分析方法的精密度描述分析物重复测定的接近程度，定义为测量值的相对标准差（变异系数）。应使用与证明准确度相同分析批样品的结果，获得在同一批内和不同批间定量下限以及低、中、高浓度质控样品的精密度。

对于验证批内精密度，至少需要一个分析批的 4 个浓度，即定量下限以及低、中、高浓度，每个浓度至少 5 个样品。对于质控样品，批内变异系数一般不得超过 15%，定量下限的变异系数不得超过 20%。

对于验证批间精密度，至少需要 3 个分析批（至少 2 天）的定量下限以及低、中、高浓度，每个浓度至少 5 个样品。对于质控样品，批间变异系数一般不得超过 15%，定量下限的变异系数不得超过 20%。

通常，使用相同的数据来确定精密度和准确度。

回收率

测定的回收率与萃取效率有关，通过比较从基质中提取的样品与对照品的响应来确定（适当调整稀释等）。分析物的回收率不一定要达到 100%，但必须是定量的。也就是说，它应该是精密和重现的。回收率实验应在 3 个浓度水平（低、中、高）下进行，并将萃取样品与未萃取样品的结果进行比较（稀释后调整）。有时，分析未提取的样品是不切实际的（例如，进样未提取的血浆会破坏大多数 HPLC 柱），因此可能需要设计创造性的方法来证明回收率。例如，加样基质液–液萃取可与无基质水溶液萃取相比较；固相萃取的回收率可以通过计算体积回收率和将萃取样品的响应与已知的对照品溶液浓度进行比较来确定。

8.6.2.3 校正 / 标准曲线

校正曲线或标准曲线阐明在基于期望值的给定范围内仪器响应与分析物已知浓度的关系，应该使用描述比例关系的最简单模型，例如，线性拟合优于二次曲线函数拟合。

由于在典型的样品制备过程中进行了大量的样品操作，因此大多数生物分析方法都首选内标法。6 个非零标准中至少有 4 个（67%）应在标示浓度的 ±15%（定量下限 LLOQ ±20%）之内。对样品中的每一种分析物都应建立校正曲线，并将已知浓度的分析物添加到空白基质中，在与样品相同的基质中制备校正曲线。校正曲线一般由 6~8 个非零样本组成，涵盖预期范围，包括定量下限。此外，通过对空白样品（无内标的非加标基质样品）和零样品（有内标的非加样基质样品）的分析，以表明没有干扰。测定定量下限必须满足两个条件：①分析物在定量下限处的响应应大于空白响应的 5 倍；②分析物峰应是可识别的、分开的、重现的，不精密度（$RSD\%$）≤ 20%，准确度至少为 80%~120%。

8.6.2.4 生物样品的稳定性

稳定性试验是指分析物（和内标）在典型的实验室条件下不会分解，或者发生的降解是已知的，可以通过适当的样品处理以避免，或者降解程度是可忽略不计的。影响生物分析样品稳定性的因素很多；这些因素包括分析物的化学性质、储存条件和基质。必须设计研究来评估分析物在样品采集和处理过程中，在长期（在预定的存储温度下）和短期（在工作台，受控的室温下）存储条件下，和在任何冻融循环中的稳定性。用于任何样品稳定性研究的条件应反映样品在收集、存储和常规分析（包括工作溶液和贮备液）期间可能经历的实际情况。贮备液应在适当溶剂中制成已知浓度。贮备液的稳定性也应在室温下考察至少 6 小时以上，应评估贮存条件的稳定性（如在冰箱中）。此外，由于样本通常会在台面或在自动进样器放置一段时间，同样重要的是，在被测样品整个预期运行期间建立被测样品（如样品基质中提取的药物和内标）的稳定性。工作对照品应由在样品基质中所含有分析物的新鲜贮备液制备。实验研究和研究后数据统计处理应遵循适当的标准操作规程（SOP）。

推荐一个最简单的方案，该方案包括冷冻和解冻稳定性，以及短期和长期的温度稳定性。为保证冻融稳定性，高、低不同浓度各 3 等份加标基质样品均应经历 3 次冻融循环。样品应在常温下保存 24 小时，室温下解冻（不可加热）。完全解冻后，重新冷冻 12~24 小时，再解冻；重复这个过程 3 次。在完成第 3 个冻融循环后，对样品进行分析。对短期温度稳定性，分别在低浓度和高浓度各 3 等份样品被解冻并在室温下保存一段时间，这段时间等于样品在分析前在室温下保存的最长时间（例如，4~6 小时）。

长期稳定性评价的储存时间应包括从第一次收集样本到最后一次分析样本之间的时间（通常为 12 个月或更长时间）；预留的样品量应足够至少 3 个独立的时间点测定。在每个时间点，至少要测试 3 份平行样（分别在低浓度和高浓度），这些平行样品存储在与研究样品相同的条件下（例如，−20℃或 −70℃）。在长期稳定性研究中，稳定性样品的浓度应采用新制备对照品溶液测定。结果浓度的平均值应相对于第一天研究结果的平均值进行报告。

8.6.3 生物分析方法的应用

一旦生物分析方法经过验证可作为常规方法使用，系统适用性和质量控制样品（QC）用于监测准确度和精密度，并确定是否接受或拒绝样品批次。QC 样品是单独制备的，根据每批样品的未知样品数量，以相对应的间隔数进行分析。通常使用三个浓度水平（低、中、高）的平行 QC 样品（取分析物基质加标制备）。建议 QC 样品的最小数（低、中、高浓度的倍数）至少为未知样品数量的 5% 或 6 个，以较大的为准。例如，若要分析 40 个未知样品，$40 \times 5\% = 2$，那么运行 6 个 QC 样品（2 低，2 中，2 高）；或者对于 200 个样本，$200 \times 5\% = 10$，需运行 12 个 QC 样品（4 低、4 中、4 高）。每 6 个 QC 样品结果中至少有 4 个应在各自标示值的 ±15% 以内。一般来说，对于可接受的方法验证，每个浓度水平的不精密度（RSD%）和不准确度（偏差 %）应 ≤ 15%（定量下

限水平时可 ≤ 20%)。

系统适用性、样品分析、可接受标准和重复分析或数据重新整合等应在标准操作规程（SOP）中加以规定并予以执行。应清晰地记录重复分析、数据重新整合和结果报告的理由。重复分析结果不一致、样品处理错误、设备故障或色谱分离效果差等问题均有可能导致需要重新分析样品。为了确保方法性能（有时称之为"样品重现性"），需要在常规分析的基础上定期重新分析一定数量的样品。

8.6.4 生物分析方法文件化

良好的记录保存和形成文件的 SOP 是任何经过验证的方法的重要组成部分。一旦建立的生物分析方法通过实验室验证研究，相关信息将在验证报告中详细描述。方法开发和质量控制过程中产生的数据将被审核和检查。提交注册文件应包括摘要信息，方法开发和验证报告，方法在常规样品分析中的应用报告，和其他补充信息（如 SOP、缩写和参考文献）。

8.7 清洁方法验证

清洗（洁）验证是确保使用有效方法从制药设备中清除残留物的过程。使用清洁设备主要是为了防止药品污染或掺假。一个适当的清洁验证程序提供了文件证明：可以持续有效地清洁一个系统或设备。本节简要讨论清洗验证，并将其与各种方法验证步骤联系起来。关于这一主题有很多参考文献可供参考。

8.7.1 一般要求

药品生产质量管理规范对实施清洁验证活动有一般的要求。必须编写如何验证清洁过程的书面通用方法，该文件有时被称为清洁验证总体计划或验证方案，应涉及职责、设施、清洁策略、分析策略、残留限量判断和变更控制程序等。清洁验证方案应描述拟清洁的设备、方法、材料和清洁范围、应监测和控制的参数以及分析方法。方案还应说明样品的收集和收集方式（涂抹、冲洗或擦拭），以及样品如何标记、存储和运送到实验室进行分析。

在清洁验证过程中，应对各种清洗剂、残留量测定方法以及与药品有关的残留量测定方法进行评价。与药品有关的对象一般是活性成分，也可以是内毒素。测定清洁溶液中的残留物有时较为困难，因为清洁溶液中可能含有多个成分。多个成分间可能存在干扰，要测定清洁溶液中某一成分的残留，常需要建立一个专属、灵敏的分析检测方法。当然，有时以清洁溶液中的残留物总量作为控制要求，如以总有机碳（TOC）作为清洁验证的指标，TOC 可以检测几乎每一个产品和清洁剂的残留。HPLC 是另一种常用的方法。

8.7.2 设备清洁

设备清洁方法有多种：在线清洁（CIP）、离线清洁（COP）和人工清洁。CIP 是通过设备循环清洁溶液来实现的，清洁溶液可以再循环或立即排出。当实际可行或必要时，应在清洁验证期间拆下 CIP 系统，以便检查表面是否有残留物或污染，并取样用于进一步的检测。对于 COP，无论是手动方式还是自动方式，都要远程拆卸和清洗设备。虽然制药企业通常更喜欢采用自动化方法，但在某些情况下，人工干预即手工清洁的方式仍然是必要的。显然，在实施人工清洁的任何时候，都必须考虑个人卫生和安全。

8.7.3 取样方法

取样方法通常包括擦拭、冲洗和直接表面取样，应基于设备、待检测残留物的性质、残留物限度以及所需的分析方法选择取样方法。虽然相关法规文件中将擦拭法称为"直接"取样方法，冲洗法称为"间接"取样方法，但更具可操作性的描述是称为"擦拭取样"和"冲洗取样"，对于其他取样方法，如目检，则保留"直接取样"的术语。用溶剂润湿的棉签擦拭表面，得到棉签样品。使用棉签，可以评估设备最难清洁但合理接近的区域，并确定每个表面区域的残留或污染水平。此外，干燥或不溶性残留物可以通过物理去除取样。然而，重要的是确定取样介质和用于从介质中提取的溶剂不干扰样品分析。例如，一些棉签中使用的黏合剂被发现会干扰样本分析。

在某些情况下，冲洗可能比擦拭更可取。冲洗可大表面积取样，不接触设备。但是，如果残留物或污染物不能在冲洗液中溶解，就会导致无效的清洗。因此，在验证过程中，仍然必须检查设备，而不仅仅检查用于清洗的冲洗液。流洗是冲洗的一种变化，包括溶剂回流清洗内部表面。然而，对于管道或便携式设备，流洗并不总是可行的。CIP 喷雾器或雾化喷嘴可方便清洗难以触及的区域。

8.7.4 验证分析方法

必须使用经过验证的分析方法来检测残留物和污染物。用于测定残留物和污染物分析方法的验证与含量和杂质测定方法的验证有相同的原则。一般来说，设备清洗方法应提供一致和重现性的结果。每种分析方法的定量限应足够低，足以检测出确定的残留或污染物水平。如果没有检测到残留或污染物的水平，并不意味着它们不存在于样品中。分析方法应与抽样方法相结合，以证明对待测化合物的测定水平。阴性检测结果可能仅是抽样技术不佳造成的。还应确定方法的回收率和专属性。应保存适当的文件，以证明每次清洗都达到了关键参数，如时间、温度、湍流度、清洗剂浓度、冲洗次数等。

多种不同类型的分析方法被用于评估设备的清洁度。通常，分析方法分为残留物非专属性方法和残留物专属性方法。非专属性方法包括 TOC、比色法（用于蛋白质残留）、

紫外 – 可见分光光度法和电导率测试法。如前所述，TOC 分析是常用的，因为大多数污染物含有有机碳。TOC 相对容易执行，可与大多数采样技术兼容；然而，它不是一个专属性很强的方法。TOC 检测的一个潜在缺陷是无法识别或定量单个污染物质。此外，残留物必须至少有一定程度的水溶性才能被检测到。比色法虽然被归为非专属性方法，但比 TOC 法专属性要强。Biuret（双缩脲）法、Bradford 法和 Lowery 法等检测方法可以在其他有机残留物存在的情况下对蛋白质进行定量。紫外 – 可见分光光度法通常用于检测最终冲洗水样中的化合物。电导率测试，有时可在线进行，是有用的测量无机或离子残留物的方法，该技术可方便地检测到许多缓冲液、介质成分和清洗剂。

残留物专属性方法包括纯化水检测、内毒素检测、生物检测、薄层色谱法或高效液相色谱法等。纯化水检测包括氯、硫酸盐、氨、二氧化碳、钙、重金属、可氧化物质、总固体、pH、电导率和 TOC 的检测。水通常用于冲洗样品，在评估清洁方案的有效性时非常有用。纯化水检测的主要缺点是，它只能检测数量有限的必须是水溶性的无机化合物。此外，纯化水检测通常是一个限度检测，因此不提供定量数据。内毒素检测也用于冲洗水样中的细菌细胞壁碎片检测和定量，它可以相当准确和精密到较低的水平，但容易受到干扰。生物测定法可用来评估给定生物分子的特定生物活性，却是评估设备清洁度最不常用的方法，归因于时间长、费用高和较大的实验误差，而且，即使经过粗略的清洁，许多具有生物活性的化合物也不太可能保持这种状态。高效液相色谱法是比较常用的残留专属性分析方法之一，可以从蛋白质、多肽、较小分子和洗涤剂中检测和定量更广泛的化合物。HPLC 法提供了清洁验证检测所需的专属性、准确性和重复性。

8.7.5 设定残留限度

计算一个设备的清洁度是基于所有表面都受到均匀污染的假设。然而，在现实中，情况并非总是如此。残留限度应是实用的、可获得的、可验证的，并且是基于最有害的成分。可以根据活性成分的最小已知药理或生理活性确定限度，并且必须具有科学依据。

计算清洁效果有几种方法（公式），比较常用的包括 10PPM 公式、可接受的每日摄入量公式和 1/1000 的治疗水平公式。10PPM 公式要求连续产品之间的交叉污染不得超过 10PPM。可接受的每日摄入量公式要求交叉污染不得超过可接受的每日摄入量。1/1000 的治疗水平公式要求交叉污染不得超过待清洁产品的每日最低治疗剂量的 1/1000。清洁标准通常是基于导致最低数量的公式。显然，给定化合物的效力越大，清洁标准越低。在清洁验证过程中必须经常测量的低水平对所使用的分析技术的灵敏度提出了很高的要求。因此，需要越来越灵敏的检测技术。

许多企业在尝试采用新技术和新方法，特别是当今更有效和更复杂的生物技术衍生疗法（biotechnology–derived therapeutics）。新的趋势包括更专属的检测方法、特定化合物（而不是整个产品）的清洁方案，以及更高的自动化程度。此外，许多企业已经修订或避免使用清洁剂，更为普遍地使用不含有机溶剂（甚至不含热水）的水性清洁剂。压力冲洗、光学纤维和摄像机的可视化，以及用于残留检测方法的更具体和更灵敏的检测器也正在探索中。

通过了解产品、过程、使用的成分及其特性，几乎可以保证更大的成功几率。

8.8 小结

方法验证的程度、数量或水平取决于方法的类型、其预期用途和处于何种开发阶段。方法或操作的类型及其预期用途规定了必须评估哪些性能特征；处于何种开发阶段规定了用于评估方法的适用性指标的数量，或者在某些情况下规定了对指标评价程度。在当今的全球市场上，验证可能是一个漫长而昂贵的过程，涉及来自世界各地的监管部门、政府和批准机构。定义良好且有文档化的验证过程可为管理机构提供证据，证明系统（仪器、软件、方法和控制）适合其预期用途。所有相关方都应该相信，要使一个分析方法能提供足够准确、精密和可重现的结果，方法验证只是用来完成该任务的工具之一。

参考文献

［1］ G. S. Banker, C. T. Rhodes. Modern Pharmaceutics［M］. fourth ed. Marcel Dekker, Inc., New York, 2002.

［2］ M. Bakshi, S. Singh. Development of validated stability-indicating assay methods—critical review［J］. J Pharm Biomed Anal, 2002, 28（6）: 1011-1040.

［3］ S. Singh, M. Bakshi. Guidance on conduct of stress tests to determine inherent stability of drugs［J］. Pharm Technol, 2000, 24: 1-14.

［4］ Reynolds, D. W. Forced degradation of Pharmaceuticals［J］. Am Pharm. Review, 2004: 56-61.

［5］ Swartz, M. E., Jones, M. D., Andrews, M. A. Automated HPLC method development and transfer［J］. LCGC Application Notebook, 2022: 66-67.

［6］ Welch CJ, Wu N, Biba M. Greening analytical chromatography［J］. Trends in Analytical Chemistry, 2010, 29（7）: 667-680.

［7］ Gorenstein M. V., Li J. B., Van Antwerp J., et al. Detecting coeluted impurities by spectral comparison［J］. LCGC, 1994, 12（10）: 768-772.

［8］ NeueU. D., WalterT. H., AldenB. A., et al. Ethylene bridgedhybrids and their use in liquid chromatography［J］. Part1. Am. Lab., 1999, 31: 36.

［9］ Harder S. W. The validation of cleaning procedures［J］. Pharm Technol, 1987, 8（5）: 29-34.

［10］Smith J. A. A modified swabbing technique for validation of detergent residues in clean-in-place systems［J］. Pharm Technol, 1992, 16(1): 60-66.

［11］Fourman G. L., Mullen M. V. Determining cleaning validation acceptance limits for pharmaceutical manufacturing［J］. Pharm Technol, 1993, 17(4): 54-60.

［12］Zeller A. O. Cleaning validation and residue limits: A contribution to current discussions［J］. Pharm Technol, 1993, 17(10): 70-80.

［13］I. Losoxantrone., Shea J. A., Shamrock, W. F., et al. Validation of cleaning procedures for highly potent drugs［J］. Pharm Dev Technol, 1996, 1(1): 69-75.

［14］Valvis I. I., Champion W. L. Jr. Cleaning and decontamination of potent compoundsin the pharmaceutical Industry［J］. Org Process Res Dev, 1999, 3: 44-52.

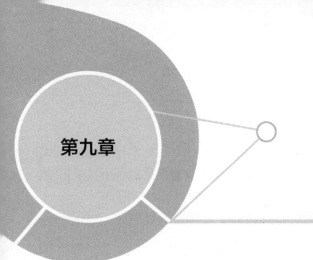

第九章

分析方法转移

9.1 概述

技术转移在 ICH Q10 被定义为：技术转移的目标是在研发和生产之间以及生产厂内部或之间转移产品和工艺知识来获得符合要求的产品。这些知识是构成生产工艺、控制策略、工艺验证方法以及在此过程中持续改进的基础。生产过程和分析方法在设备、场地或实验室间的转移是药物开发和商业化的重要组成部分。技术转移是使生产过程和方法开发活动的成果和（或）已建立的过程和方法的文件化。产品和制造过程的知识是在不同地点（可能是同一地点的不同场地或不同设施）实施过程或分析方法的基础。

分析方法转移是技术转移的一个重要方面，方法转移通常是随产品、生产工艺的转移而转移，是为产品及生产过程转移服务的。分析方法转移的目标是确保接收实验室受过良好的培训，有能力实施所述方法，并在实验误差范围内获得与转出实验室相同的结果。开发和验证耐用性的方法并严格遵守文件化良好的标准操作规程（SOP）是确保方法转移最终成功的最佳途径。

9.2 术语、定义和职责

在受监管的环境中，质量管理部门的检测实验室很少开发、验证用于例行样品检测的方法。相反，一旦经原始或"转出"实验室开发并验证后，方法通常被转移到另一个实验室，即"接收"实验室去执行。然而，接收实验室必须能够在实验误差范围内得到与原始实验室相同的结果。建立有文件证明分析方法在接收实验室和在原始或转出实验室同样有效的证据的过程称为分析方法转移（Analytical Method Transfer，AMT），USP 中的术语为"Transfer of Analytical Procedures（TAP）"。

分析方法转移是一个文件记录和实验确认的过程，目的是证明一个实验室（方法接收实验室）在采用另一实验室（方法建立实验室）建立并经过验证的分析方法来检测样品时，该实验室有能力成功地操作该方法，检验结果与方法建立实验室检验结果一致。分析方法转移是保证不同实验室之间得到一致、可靠和准确检验结果的一个重要环节，同时也是对实验室检验能力的一个重要评估。

与美国 FDA、欧盟药品监管局合作的美国药物科学家协会（American Association of Pharmaceutical Scientists，AAPS）和美国药物研究与制造商协会（Pharmaceutical Research and Manufacturers of America，PhRMA）最先讨论了 AMT 这一主题。PhRMA 的活动产生了可接受的分析实践（AAP）文件，作为 AMT 第一个合适的指导文件。在 AAPS 和 PhRMA 的各种出版物中均详细描述了 AMT 过程。

基于以上的讨论和出版物，2011 年 11 月出版的 USP35/NF30 中增加了 <1224> 分析方法转移，并经各版修订渐趋完善。参照 USP<1224>，《中国药典》在 2020 年版中增订 9100 分析方法转移指导原则，为分析方法转移提供更为明确的指导。

本章将依据上述通则或指导原则，讨论分析方法的转移过程，包括方案、文件和一些在过程中应避免错误的附加思考。然而，为在实际工作中更正确地实施分析方法转移，有兴趣者还应参阅更多的参考文献。从本质上讲，AMT 的目的是使实验室有能力使用分析方法，监管机构希望有文件证明该过程已成功实施；只有这样，接收实验室才能从实验室检测结果中获得符合 GMP 的"可报告数据"。典型的 AMT 过程发生在方法开发、验证的研究小组和负责放行产品的质量控制小组之间，尽管任何时候信息从一个小组转移到另一个小组（如转至合同实验室），都应该观察适当的 AMT。转出实验室和接收实验室都负有一定的责任，必须在 AMT 过程中作出一定的规定；这些列在表 9.1 中。

表 9.1　转出实验室责任和接收实验室准备

原始 / 转出实验室责任	接收实验室准备
拟定转移方案	合格的仪器
实施培训	人员
协助分析	系统
可接受标准	实施方案

注：双方实验室均各提交一个相关报告

在启动 AMT 之前，有必要进行一些预转移活动。如果是第一次使用该方法，接收实验室应该利用这一机会在转移前审查该方法，并实际运行该方法，以发现在最终确定转移方案前可能需要解决的任何潜在问题。转出实验室应向接收实验室提供所有的验证结果，包括耐用性研究结果，以及有文件化的培训。

9.3 AMT 方法选项

分析方法转移成功的前提是使用确证合格的仪器、适当开发和验证的方法或操作步骤，一个好的耐用性研究是方法开发和验证的基石。AMT 过程需要接收实验室从具有代表性的样品中获得比预期结果更多的内容，因为一次检测并不能表明方法将如何随着时间的变化而变化，也不能生成用于适当统计评估所需的数据，补偿误差也可能被掩盖。然而，一个正式的 AMT 并不总是必要的，药典通则中某些通用检测方法如费休氏水分法、炽灼残渣，过程分析，或处于研究阶段的方法通常情况下不需要正式的转移。对于过程分析和研究阶段的方法，系统适用性试验可用作为转移的基础。

分析方法转移可通过多种途径实现。最常用的方法是比对来自同批次均一样品或比对专门制备用于测试的样品的检验结果。其他方法包括：实验室间共同验证、接收方对分析方法进行完全或部分验证和合理的转移豁免。分析方法转移实验、转移范围和执行策略制订要依据接收方经验和知识、样品复杂性和特殊性、分析过程的风险评估。

分析方法转移一般应分步实施，如在实施比对试验前，建议对分析方法、当前的验证状态和接收实验室的准备情况进行全面评估（图9.1）。然而，建议步骤仅是实施方法转移时可遵循的一种参考，并不是必需的或不可改变的，在实际工作中可根据具体情况建立切实可行的

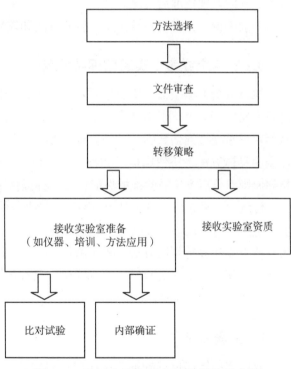

图 9.1　分析方法转移实施前的关键步骤

程序。在将分析方法从研发部门转移到 QC 时，分析方法应经过验证，方法验证不应成为一个问题。有经验认为，在随成熟产品一同转移时，或随现行成熟的过程如生产工艺一同被转移到新地点时，分析方法可用的验证文件和转移文件可能需要一并送交监管部门审阅，这将促进对产品文件的审评，并证明期望的分析方法能满足现行标准。

9.3.1 比对试验

比对试验是分析方法转移时最常用的方法，需要转出方和接收方共同对预先确定数量的同一批次的样品进行分析。也可以采用其他方法，如在样品中加入某个杂质的回收率实验，接收方能够达到预定义的可接受标准。分析时要依据已被批准的转移方案，此方案包括明确列出的过程细节、使用的样品、预定义的可接受标准和允许的偏差。检验结果符合预定义的可接受标准是确保接收方有能力运行该方法的必要条件。

当接收方和转出方或更多的实验室按预先批准的方案完成比对试验，则方法转移成功。方案应详细规定用于确定接收实验室是否有能力使用被转移方法的标准，并将实验结果与另一预先确定的可接受标准进行比较。比对试验还可用于涉及其他生产现场或合同实验室的其他批准后情况。

一般来说，比对试验最常用于后期方法和较复杂方法的转移。

9.3.2 两个或多个实验室间共同验证

执行分析方法验证的实验室要具备运行该分析方法的能力。转移方可与接收方一起进行实验室间的共同验证工作，包括接收方可作为转移方分析方法验证团队的一部分，从而获得重现性评估数据。共同验证要按照预先批准的转移或验证方案来进行，方案中需说明具体方法、所使用样品和预定义的可接受标准。《中国药典》9101分析方法验证指导原则对分析方法需验证的性能特征选择提供了指导意见。

传统上，经过验证的方法是 AMT 的先决条件。然而，AMT 的另一种选择是让接收实验室从一开始就参与要转移方法的实际验证。通过共同验证研究，接收实验室可被认为有能力操作放行测试方法。要实施这个方法转移选项，接收实验室必须对评价的性能特征的中间精密度和实验设计进行确认。只有包括所有参与研究的实验室数据，才有可能将验证报告作为 AMT 的证据。

9.3.3 再验证

分析方法转移可选择的方法还包括再验证或部分验证。再验证时应对《中国药典》9101分析方法验证指导原则中收载的可能在转移中受到影响的需验证的性能特征进行说明。这个方法转移选项涉及接收实验室重复原始实验室的部分或全部验证实验。如前所述，通过完成任何类型的验证研究，接收实验室也被认为有能力执行被转移的方法。

9.3.4 转移豁免

在某些特定的情况下，常规的分析方法转移可豁免。此时接收方使用转移方分析方法，不需要比对实验室间数据。转移豁免的情况如下：

（1）新的待测定样品的组成与已有样品的组成类似和（或）活性组分的浓度与已有样品的浓度类似，并且接收方有使用该分析方法的经验。

（2）被转移的分析方法收载在药典中，并无改变，此时应采用分析方法确认（见《中国药典》9099 分析方法确认指导原则）。

（3）被转移的分析方法与已使用方法相同或相似。

（4）转移方负责方法开发、验证或日常分析的人员调转到接收方。

如果符合转移豁免，接收方应根据豁免理由形成文件。

9.4 AMT 要素

成功实现 AMT 需要许多相互关联的要素。与分析方法验证一样，文件化是无处不在的；无论是过程还是结果，从制订方案开始至转移完成提交报告结束，为了法规遵从性的目的，所有内容都必须被记录下来。

9.4.1 预先批准的实验计划方案

在实施 AMT 之前，必须准备一份经批准的文件，该文件描述通常的转移过程以及可接受标准。文件通常采用标准操作规程（SOP）的形式，描述用于特定产品和方法的 AMT 方案或检测计划的详细信息。文件应明确 AMT 的范围和目标，相关实验室的职责，列出所有将被转移的方法，提出未包括的方法（如转移豁免）的理由，还应包括 AMT 中使用的材料和样品的选择。

两个实验室应使用有代表性的、均匀的同一样品实施 AMT。选择合适的样品是非常重要的，通常选择中试放大批、工艺验证批或生产"控制批"，以避免引发不符合标准（超标，OOS）的调查。方法转移的目的是评估方法性能，而不是改变样品或基质。方案还应包括样品的检测报告和对照物质的分析证书（CoA）。

方案应该描述仪器及其相关参数。所有的实验室最好使用相同型号的仪器；如果情况并非如此（通常很少会这样），应注意可能引入的变异，如不同液相色谱仪的滞留体积的差异。转出实验室应考虑使用接收实验室常有的检测手段，在正式的 AMT 之前识别任何潜在的问题。中间精密度验证研究通常也应考虑到仪器的差异。方案还应包括对方法、要求及其理由的描述，以及随之列出的可接受标准。

9.4.2 方法描述

方法描述不仅包括操作方法的原理，还应包括验证数据和方法中的任何特点。为确保转移成功而必须采取的任何预防措施也应该包括在方法描述中。方法的描述应只有一种可能的解释，如适用，还应清楚地规定公式和计算方法。

9.4.3 实验要求的描述和基本原理

方法描述中应包括关于批号、平行份数和平行进样数的特定信息，以及选择每个参数的基本原理，还应描述为该方法建立的任何系统适用性参数（见第 6 章）。

9.4.4 可接受标准

可接受（验收）标准规定了如何评价结果。由于通常采用统计学评价，因此需要清楚地说明批次、平行份数。常见的简单统计方法如在转出方 / 接收方实验室重复使用该方法得到的平均值和标准差作为可接受标准。必要时，可使用更复杂的统计方法，如 F 检验或 t 检验。适当的统计分析可以为方法转移结果的比较提供一个公正客观的评价，使用的任何统计方法应该是整个转移方案文件的一部分。本书第五章讨论了常用的统计方法，有兴趣者可以参阅。

《中国药典》9101 分析方法验证指导原则对回收率和中间精密度的要求是方法转移中可参考的标准之一。然而，可接受标准或应达到的指标完全与方法、仪器、样品等有关，《中国药典》9100 分析方法转移指导原则和 USP<1224> 中均没有明确的具体规定。表 9.2 中列出的 AAPS 出版物中关于实验设计和可接受标准推荐列表的部分内容也可作为参考指标。

表 9.2 方法转移的实验设计和可接受标准

方法类型	分析人员	批数或单位	可接受标准	备注
含量	3	3 批平行 3 份	95% 置信水平，双侧 t 检验的位点间差异 ≤ 2%	如果可能的话，每个分析人员应使用不同的仪器和色谱柱，分别制备所有的溶液，应符合系统适用性标准
含量均匀度	2	1	包括直接比较平均值和 $RSD\%$，在 95% 置信水平，双侧 t 检验的位点间差异 ≤ 3%	如果含量均匀度方法（例如，相同的对照品和供试品溶液浓度、LC 条件和系统适用性标准）与含量测定方法相同，则不需要单独的 AMT
杂质、降解产物	2	3 批平行 2 份（如果与含量一起做，3 批平行 3 份）	对于高水平，在 95% 置信水平时，双侧 t 检验的位点间差异 ≤ 10%。对于低水平，平均值的绝对差在 ±25%	应符合系统适用性标准。接收实验室应确认 LOQ，比较色谱杂质谱。所有样品在放置时间、均匀性、包装和储存方面都应该相同。如果供试品中杂质量低于报告限，则建议使用加样回收
溶出度	不适用	速释制剂 6 个单位，缓释制剂 12 个单位	两个实验室均符合溶出标准，两溶出曲线应具有可比性，或平均值的绝对差 ±5%	统计比较溶出曲线（如 F2）或 Q 时间点溶出量测定数据

方法类型	分析人员	批数或单位	可接受标准	备注
鉴别		1 个单位	色谱法：保留时间一致，也可以使用光谱鉴别和化学测试，前提是操作人员经过充分的培训，而且仪器能够提供相同的结果	
清洁验证		加样回收，两个水平分别高于和低于限度	加样水平不应该偏离限度方法 3 倍标准差，或者偏离限度 10%（以较大计）	本质上是限度试验。需要低水平和高水平的样品来确认阳性和阴性结果

9.5 方法转移结果文件化：AMT 报告

一旦方法转移完成，结果应汇总在 AMT 报告中。报告证明方法符合可接受（验收）标准，接收实验室已经过充分培训具备实施该方法的能力。除总结所有已进行的实验和获得的结果外，还应列出转移过程中使用的所有仪器。与任何实验室工作类似，AMT 报告的一个重要方面是执行方法时的观察结果也应该包括在内。反馈的观察结果是进一步优化方法或处理研发实验室可能没有预料的特殊问题的重要参考依据。

当然，有时接收实验室结果可能不符合 AMT 方案中的可接受标准。如出现这种情况，应启动如何处理这种情况策略的程序，开展调查并将调查结果记录在总结报告中，采取合理的纠正措施。

报告还包括转移不成功的结论、数据和依据以及进一步改进的建议。

9.6 潜在的 AMT 错误

在 AMT 过程中遇到的许多常见错误可以通过一些前期工作来预防。后期方法开发或早期方法验证过程中的耐用性研究对 AMT 的成功起着至关重要的作用，这一点再怎么强调也不为过。在耐用性研究中，关键的方法参数已经被识别出来，并在方法中作为一种预防性表述加以标注。中间精密度验证研究也可以用来识别潜在的 AMT 问题。通过对可能因实验室而异的诸如仪器、经验和培训以及方法解释的预先介入，可以避免许多常见的错误。

9.6.1 仪器考虑

AMT 中遇到的许多负面影响都可以追溯到仪器上。进样器的设计和循环时间不同，检测器可以有不同的滤光率、时间常数、波长准确度、检测池体积以及分辨率和波长范围等参数（如果合适的话），和高效液相色谱泵可以不同的方式输送溶剂（例如，低压和高压混合系统）。还有一个重要的问题是转移梯度洗脱方法时遇到的，在不同系统之间转移梯度方法时，必须考虑梯度延迟体积，否则会出现如图9.2所示的情况。图9.2中的顶部色谱图是原始方法的展示，注意这里第四个峰在梯度开始时被洗脱，其他峰是在等度阶段被洗脱。在用梯度延迟体积较小的色谱系统转移原始方法时，可以得到左下角的色谱图，由于延迟体积较小，在第三峰等度洗脱前，梯度洗脱进入柱中，第三峰被压缩并入第四个峰中。相反，在用梯度延迟体积较大的色谱系统转移原始方法时，可以得到右下角的色谱图，有效地延长了等度停留时间，前三个峰仍然像原来的色谱系统一样被洗脱，第四个峰被延迟洗脱。因为当今市售的 LC 系统的系统体积差可高达100μl~1ml，在梯度开始时建立一个等度维持以补偿梯度延迟体积通常是有用的（详见《中国药典》通则0512高效液相色谱法）。如果目标系统具有较小的系统体积，在梯度开始时可添加一个附加的等度维持；如果目标系统具有较大的系统体积，精确补偿不可能也无必要。需要注意的是：测量系统梯度延迟体积的方法有很多。由于在低压系统或实际色谱条件下，阶跃梯度不考虑比例阀的体积，所以最好采用线性梯度法。不适当的附件或较长的管路引入额外柱带加宽也可以贡献可变性。

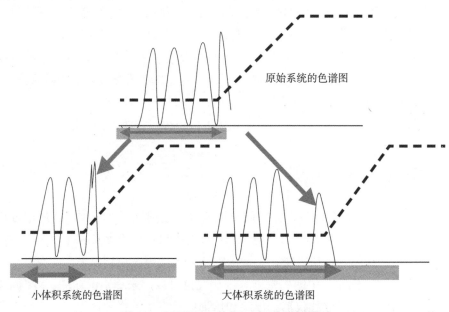

图9.2　不同延迟体积对色谱图的影响

9.6.2　色谱柱考虑

从历史上看，LC 色谱柱一直是液相色谱法变异性的一个重要来源。然而，由于技术的进步，通过对色谱柱填料及生产过程的全面质量控制，大大提高了色谱柱基质和色谱柱批间的重现性。在开发和验证方法时，应投入一点精力和时间考察色谱柱对方法耐用性的影响。USP 认为："法定的品种项下不包括适当色谱柱的名称；这种遗漏可避免出现供应商产品的标签和市场的自然变化"，《中国药典》也不建议推荐或指定色谱柱品牌，但是，当耐用性试验证明必须使用特定牌号的色谱柱方能满足分离要求时，可在该品种正文项下注明。考虑到各厂商色谱柱的差异性，应避免使用无区别的术语"或等效"，即使它们属于同一类型（如 C18 柱）。USP 有一个数据库，按各种参数对色谱柱进行分类，这有助于查找到与规定相等效的色谱柱。

柱温是影响色谱方法的另一个变异性来源。室温或"受控"室温的分离已经成为过去。为获得所用色谱柱的分离重现性，在某些情况下，控制流动相温度很重要，至少可根据需要使用比室温或稍高或稍低的温度，以补偿实验室内和实验室间的温度变化。不同品牌的仪器控温设定温度的准确度和精密度也会有所不同，在方法验证和方法转移时应予以关注。

在开始等度模式前或梯度模式运行间应观察适当的柱平衡。一个常用的经验法则是用 10 倍柱体积流动相或相当于 5 倍柱体积和 3 倍系统体积的总体积流动相来平衡色谱柱。

9.6.3 一般考虑

除以上因素外，还有其他可能导致分析方法转移不成功的可变性来源。培训是非常重要的，有时，尽管已经制订转移方案和 SOP，由于方法表述不清，也会导致理解的错误或过程中的错误。应该使编写的 SOP 对如何执行方法只有一种可能的解释，并提供足够的细节，以便不留下任何失误的机会。

9.7 小结

耐用性方法的开发和验证，和严格遵守良好文件化 SOP 是确保 AMT 最终成功的最佳方法。根据 AMT 方案中规定的预定义的可接受标准对 AMT 测量结果进行适当的统计学评价，对于确保方法在接收实验室成功转移至关重要。

参考文献

［1］Michael E. Swartz, Ira S. Krull. Handbook of Analytical Validation［M］. Taylor & Francis Group, 2012, 166–170.

［2］Scypinski S. Handbook of Modern Pharmaceutical Analysis［M］. Academic Press, San Diego, CA,

2001: 485.

[3] Lister, A.S., Handbook of Pharmaceutical Analysis by HPLC [M]. Elsevier, New York, 2005: 212.

[4] Snyder L. R., Kirkland J. J., Glajch, J. L. Practical HPLC Method Development [M]. John Wiley & Sons, New York, 1997: 685.

[5] Swartz M., Krull I. Method Validation and Robustness [J]. LCGC, 2006, 24(5): 480.

[6] Swartz, M. Analytical Instrument Qualification [J]. Pharmaceutical Technology Special Supplement, 2006: 12.

[7] Snyder, L. R., Kirkland, J. J., Glajch, J. L. Practical HPLC Method Development [M]. John Wiley & Sons, New York, 1997.

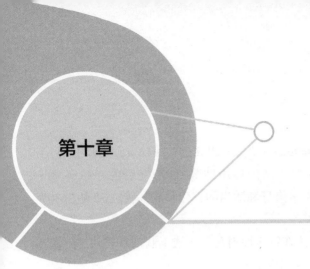

第十章

分析方法确认

10.1 概述

新建的和修订的分析方法应经充分验证，经验证的分析方法在获批前（通常随产品、生产工艺一同转移）应经方法转移，国家标准或经核准标准中的分析方法在质量控制实验室第一次执行时应经确认。尽管本书的重点是分析方法验证，然而，除前一章简单讨论分析方法转移外，本章中还将简述分析方法确认（AMVE）。

10.2 定义

确认是一个较新的术语，指的是在实际使用条件下，确认法定方法的适用性。关于方法确认，ISO 17025：2017 有如下描述："实验室在引入方法前，应确认（Verify）其能够适当地运用该方法，以确保能实现所需的方法性能。应保存确认（Verification）记录……在进行检测或校准之前，实验室应确认能够正确操作这些标准方法。如果标准方法发生了变化，应重新进行确认"。最早引入与药品分析方法确认相关的技术文件的是欧洲药品质量控制实验室联盟（European Official Medicine Control Laboratories Network，OMCL），其在 2005 年发布的质量保证技术文件"分析方法验证"阐述这样一个理念：药典方法是经过验证的方法，药品检验实验室在操作时，没有必要再次对药典方法进行验证。但是药品检验实验室需要证明药典方法用于检验所测品种的适用性，即要进行方法确认。

在药典中第一次正式提出方法确认概念的是 USP 32 版，早于方法转移在 USP 中出现的时间。在 USP 32 版中增订的新通则 <1226> *Verification of Compendial Procedures*（法定方法确认）中详细地阐述了方法确认的概念、方法确认的适用范围，明确："使用者在实验室首次使用药典分析方法时不需要验证这些方法，但应建立药典分析方法在实际使用条件下的适用性的书面证据"，同时指出，这一要求在现行《GMP 良好生产规范》（Good Manufacturing Practice Regulations）的 21 CFR 211.194（a）（2）中规定："应在实际使用条件下确认所有使用的检测方法的适用性"。32 版之后的 USP 各版中 <1226> 未有本质上的变化，仅有少许的文字修订和适当的完善补充，较之 32 版的补充内容如下：

①药典分析方法的确认过程是评价方法在特定原料药和（或）制剂基质的实际使用条件下是否可用于预期目的。

②评价药典分析方法在实际使用条件下的适用性过程可能需要也可能不需要通过实验考察所有分析性能特征。

③确认应评价药典方法是否适用于原料药和（或）制剂基质，考虑药物合成路线、制剂制造方法，或两者兼而有之（如果适用的话）。确认应包括对以下因素的评价，如基质对制剂中的主成分和杂质回收率的影响，色谱条件和色谱柱的适用性，检测器信号响应的适宜性等。

参照 USP <1226>，《中国药典》2020 年版中增订 9099 分析方法确认指导原则。在该指导原则中开宗明义地指出：分析方法确认是指由现有的检验人员，使用可获得的仪器、设备、试剂，首次采用法定方法检测供试品时，对分析方法中关键的验证指标（现称为性能特征）进行有选择性的考察，以证明方法对供试品的适用性，同时证明分析人员有能力使用该法定分析方法。《中国药典》9101 分析方法验证指导原则中提供了建立分析方法需验证的性能特征，分析方法的确认并不是重复验证过程。《中国药典》9099 分析方法确认指导原则不涉及微生物分析方法的确认。

WHO 在 药 品 质 量 控 制 实 验 室 操 作 规 范（Good Practice for Quality Control Laboratories，GPCL）中也明确指出：方法确认是证明一个药典分析方法或者经过验证的法定分析方法适用于本次检验的过程。

10.3 方法确认的过程

法定方法的确认过程，是指应用法定方法对药物及其制剂进行测定时，评估该方法能否达到预期的分析目的。

分析人员应具备适当的经验、知识，经培训后能够理解和执行法定方法。分析方法确认应当由该分析人员实施，以保证法定方法能够按预期合理执行的可信度。

如果法定方法确认失败，或者咨询相关部门或机构的工作人员（或方法起草、复核人员）未能协助解决，也可能是该方法不适用于待测定样品在该实验室的测定。

10.4 确认要求

10.4.1 确认原则

国家标准和经核准标准中收载的分析方法被认为是经过验证的。

分析方法确认无需对法定方法进行完整的再验证，但是需要对《中国药典》9101 分析方法验证指导原则表 1 列出的分析方法验证指标（性能特征）进行选择性的确认。分析方法确认的范围和内容取决于实验人员的培训和经验水平、分析方法种类、相关设备或仪器、具体的操作步骤和分析对象等。方法确认的具体内容和方法的待测量的质量属性有关，不同的待测量的质量属性（鉴别、杂质分析、含量测定等），方法确认的内容不同。

10.4.2 考察性能特征

方法确认应包含对影响方法的必要因素进行评估。对于化学药，方法确认应考虑原料药的合成路线和制剂的生产工艺等因素；对于中药，方法确认应考虑中药材种类来源、饮片制法和制剂的生产工艺等因素，从而评估法定方法是否适用于原料药和制剂基质。

在原料药和制剂含量测定时，方法专属性是确认法定方法是否适用的关键验证性能特征（指标）。如在色谱法中，可以用系统适用性的分离度要求进行专属性确认，但是，不同来源的原料药可能含有不同的杂质谱，不同生产商的制剂辅料的差异很大，可能会直接影响检测方法，也可能生成法定方法中尚未说明的杂质。此外，药物含有不同的辅料、抗氧化剂、缓冲剂或从容器中迁移出的组分，中药可含有更复杂的基质，这可能会影响药物在基质中的回收率，对法定方法具有潜在的干扰。对于这些情况，可能需要更加全面的基质效应评估，以证明该方法对于特定药物及其制剂的适用性。其他可确认的分析方法性能特征，如杂质分析的检测限、定量限、精密度也有助于说明法定方法在实际使用条件下的适用性。

USP 在 <1226>*Verification of Compendial Procedures*（法定方法确认）中也没有详细说明方法确认的具体内容，但给出了以下指导意见，可归纳为：通过系统适用性试验证明实验室的操作能力和证明检验系统符合方法要求；判断方法的复杂程度；确定方法操作的关键步骤和影响检验结果的关键方法学参数；根据方法的复杂程度，选择最为关键的几个方法学参数（性能特征）进行考察。

10.4.3 确认豁免

和方法转移一样，方法确认豁免也是可用的策略。如果没有特别说明，《中国药典》四部中收载的通用检测方法一般无需确认。这些通用检测方法包括但不仅限于干燥失重、炽灼残渣、多种湿化学方法（如酸度值法）和简单的仪器测试（如 pH 值测定法）等。然而，在首次将这些通用方法应用于品种项下时，应充分考虑样品前处理或溶液制备需求。

10.5 实施方法确认

《中国药典》9099 分析方法确认指导原则的目的是为确认法定方法在实际使用条件下的适用性，为实验室的人员第一次使用法定方法，利用设备和试剂产生可接受结果的确认提供指导。为实施法定方法或证明方法在实际条件下的适用性，方法确认是必要的。确认是选择性考察方法已验证的性能特征，是对方法用于特定药物、赋形剂或制剂的适用性进行确认，而不是完成一个全面的验证。方法确认被认为是方法验证的扩展。确认包括选择性地评价《中国药典》9101 分析方法验证指导原则表 1 所列的应验证的分析性能特征，以生成适当的相关数据，而不是重复整个验证过程。

需要确认哪些具体内容，如何选择性能特征、选择哪些性能特征，在 USP 早先的 <1226> 草案中有一个列表，列出方法确认时推荐选择的性能特征。但是，目前的 USP <1226> 只提供一般性建议。《中国药典》及其他相关指导原则也没有明确的具体规定，这意味应根据方法本身的特点（复杂性）和分析人员对方法操作的熟练程度，由方法确认实验室自行确定。

系统适用性试验是一个重要的方法学确认参数，通过系统适用性试验可以证明实验室的操作能力和证明系统符合方法要求，但是方法确认仅仅考察系统适用性有时是不够的，完整的方法确认相当于对方法的适用性进行考察，根据分析人员对方法的理解，除了系统适用性试验外，还要选择几个认为对该方法来说最为关键的方法学参数（性能特征）进行考察。

然而，由于没有方法确认的具体通用方案，也并不清楚法定方法在提交批准或审核前已经验证的具体细节，以致于方法确认实验室难以从确认豁免至部分验证或再验证之中选择合适的策略。虽然，为慎重计，必要时多做一点工作是值得的，但太多的重复实验是人力和物力等资源的一种浪费，不应该成为一种常态。合理的设计基于充分地理解药典中的指导原则和更多地借鉴良好实施方法确认的相关企业的经验做法。

确认原则决定了确认应考察的性能特征。实施方法确认时，根据方法、样品基质、所用仪器设备的复杂程度，和人员的知识和经验，选择性考察方法性能特征或实验参数。方法、样品基质、所用仪器设备越复杂，人员的知识和经验越少，选择考察的性能特征就越多，反之就越少。

确认过程由几个单独的要素组成：实验室人员、批准的方法或方案、数据比较、可接受（验收）标准评估、最终总结文件和必要的纠正措施。

10.5.1 实验室人员

实验室人员需要有适当的经验、知识和培训才能执行方法。实验室人员包括质量管理人员（QA）和分析人员（QC），其中分析人员必须能够在实验室中完成给定的实验操作，例如，保证仪器和分析操作是按要求执行的。重要的是要注意，仅仅能按下按钮使仪表工作和遵循 SOP 是不够的。实验室管理人员和分析人员都应了解实验室中使用的任何分析技术的背景或基础知识。

10.5.2 确认方法的文件化

确认方法需要有批准的确认文件包括 SOP，以描述确认过程，用于确认方法所需样品的批次和数量，用于评价的详细分析操作参数，指定的可接受结果的范围。文件还应建立可接受标准，用于确定法定方法操作适用性。

10.5.3 确认结果评价

一旦样品被分析，数据必须仔细检查，并与批准的确认文件中预定的可接受标准进行比较。最后的总结文件应包括数据的总结，与可接受标准进行比较的结果的评价，和数据是否可以接受的决定。这是特定实验室中实验人员是否有能力执行法定方法的最终指证。可接受结果的最终证明是法定方法已按预期目的执行。

如果不符合可接受标准，可能需要确定问题的根源，采取纠正措施，必要时修改确认文件，并重复实验分析。最初不可接受的结果，可能的原因，和实施的任何纠正措施也应该在最终的总结文件中描述。

当然，还有另一种可能，即在经过多次尝试后，仍无法确认法定方法。如果不能确定问题的根源并纠正，则可以得出该方法可能不适用于正在检测的样品的结论。之后可能需要修改当前的方法，或者重新开发和验证替代方法。在任何情况下，最终的确认文件应总结无法确认法定方法并描述所采取的行动。

10.5.4 确认实例

评价专属性通常是至关重要的，用以确认法定方法是否适用于分析供试样品。是否符合方法中规定的系统适用性分离度试验要求以用于确认色谱法的专属性。然而，不同来源的原料药可能有不同的杂质谱，法定方法建立和验证可能没有涉及其中某些杂质谱。类似地，制剂中的辅料在制造商之间会有很大的差异，可能直接干扰方法或导致杂质的形成，而这些形成的杂质也没有在法定方法中涉及。此外，含有不同辅料、抗氧剂、缓冲液或提取物的药物可能会干扰方法。在这些情况下，可能需要全面彻底地评价专属性，以证明该方法对特定供试样品的适用性，例如，采用包括光电二极管阵列和质谱分析来评价专属性。

以下实例描述对采用高效液相色谱法测定富马酸卢帕他定口崩片的有关物质的稳定性指示方法的确认。色谱条件如下：色谱柱为 Waters XBridge C18（4.6mm×150mm，3.5μm）；以 0.05mol/L 磷酸二氢钠溶液为流动相 A，以乙腈为流动相 B；流速为 1.0ml/min；检测波长为 242nm；柱温为 35℃；按表 10.1 进行梯度洗脱。

表 10.1　测定富马酸卢帕他定口崩片有关物质的色谱梯度洗脱程序

时间（min）	流动相 A（%）	流动相 B（%）
0	77	23
20	77	23
30	50	50
45	50	50
50	77	23
65	77	23

称取富马酸卢帕他定片细粉适量、加入杂质 A、B、C、D、I、J 对照品溶液各适量，用溶剂制成混合溶液，取 50μl 注入色谱柱，平行重复 6 次，记录色谱图，富马酸（峰1）、杂质 A（峰 2）、杂质 J（峰 3）、杂质 B（峰 4）、杂质 D（峰 5）、杂质 I（峰 6）、卢帕他定（峰 7）、杂质 E（峰 8）和杂质 C（峰 9）依次出峰。

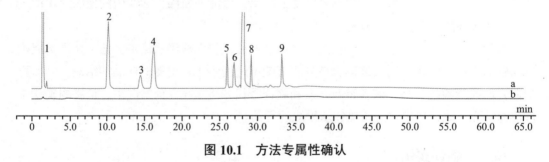

图 10.1　方法专属性确认

图 10.1 是对实际分离和专属性的确认，采用光电二极管阵列检测峰纯度。除专属性外，还对精密度进行了评价，结果表明，各杂质测量值的 RSD 均小于 2%。表 10.2 为定量限评价结果，除杂质 E 外，各杂质定量限均远低于杂质控制限度，从而确认定量限。

表 10.2 杂质定量限评价结果

杂质	定量限 （ng/ml）	定量限相当于供试品 溶液浓度（%）	杂质	定量限 （ng/ml）	定量限相当于供试品 溶液浓度（%）
A	5.198	0.0010	D	2.080	0.0004
B	5.554	0.0011	I	4.931	0.0010
C	24.35	0.0049	J	5.146	0.0010

10.6 方法的实施、调整和变更

药品应当符合国家药品标准。经国务院药品监督管理部门核准的药品质量标准高于国家药品标准的，按照经核准的药品质量标准执行；没有国家药品标准的，应当符合经核准的药品质量标准。国务院药品监督管理部门颁布的《中华人民共和国药典》和药品标准为国家药品标准。更多的标准方法和经过验证的方法也可在其他药品标准如注册标准、进口注册标准或各相关机构的网站上如美国分析化学家协会（AOAC）公布的分析方法中找到。

在药品生命周期内，随持续改进的需要或者环境的变化，生产工艺的改变等，分析方法也常需要随之变更或进一步优化。

在首次使用国家标准或核准标准中的方法，"按此法"检验与之相应的产品时，实验室必须对该方法确认，以证明人员、仪器和方法的性能操作都能满足预期的目的。实践中，难免涉及对标准方法的调整、完善或变更。通常，药品检验实验室可能面临以下几种情况：

①现行标准方法（包括国家药品标准和核准标准中的方法）不需任何调整、优化、变更，可直接实施。

②在允许的范围调整现行标准方法实施。

③对标准方法优化或变更后实施。

Furman 等人提出了一种对允许调整进行分类的方法，但直到 2005 年才出现相应的指导原则。本书第五章已详细地讨论这个问题。由以前的药典中可知，对国家标准中的分析方法参数或条件的调整以满足系统适用性的要求一直是被允许的，系统适用性允许调整的范围有些常标注在各品种项下。然而，调整到什么范围会被认为引起变更呢？从历史上看，只要在耐用性研究的任何范围内进行调整，就没有必要对方法采取进一步的行动。然而，任何超出耐用性研究范围的调整都构成对方法的变更，因此需要重新验证，甚至需要向监管机构提交补充申请。

变更药品标准及其方法应严格遵循药品监管部门颁布的与标准变更相关的法规或指导原则，要制订明确的标准变更程序及其 SOP 并实行之，实施前还有必要先咨询有关批准机构。变更始终应基于科学、合理的所期望的解决方案。

10.6.1 使用经调整的法定方法

使用经调整的法定方法时，要记住的主要是，只要调整在品种项下的系统适用性试验要求或耐用性研究的范围内，就没有必要对方法重新验证。根据《中国药典》通则 0512 高效液相色谱法，优化后的方法不应该对根据方法的性能特征所测量数据的精密度和准确度产生负面影响，否则应进行方法学验证。

10.6.2 使用变更的法定方法

当现行的法定方法被调整或优化的程度足够大，已经构成为对方法的变更时，方法需要重新验证；当现行的方法用于与原始方法的目标物有显著不同的样本基质时，也需要重新验证。变更方法有很多原因，对方法的变更有可能是被动的也有可能是主动的。如果进厂原料或生产批次或处方发生重大变化，可能会出现被动情况。如果为满足系统适用性要求，有必要调整或优化方法使之构成对方法的变更，则可能有必要实施超标（OOS）的调查。

许多实验室出于优化目的主动地变更方法，应用新技术就属于这一范畴。使用新的色谱柱、新的分离机制，如 SFC 技术替代 HPLC 方法，和实施其他方法优化，开展商业案例研究以确定哪些变更可作为削减成本或节省时间的选项。

变更本身可能也具有不同的尺度，会导致实施不同的应对方法。如果变更很大以至于基本上是在建立一个新的或替代的分析方法，这种情况则属于重大变更的范畴。变更放行指标的情况下也是如此。

当采用新技术，如新的高效液相色谱技术时，分析人员通常是在一个假设下操作的，即方法变更使方法变得更为科学、合理；也就是说，不是放宽指标而是提供对被测试材料的鉴别、强度、纯度、含量（或效价）更大的保证。当然，采用新的 LC 技术并不等于采用另一种方法，色谱柱化学及其尺寸的改变不应等同于将 HPLC 方法改为滴定法，或其他什么方法，或反之亦然。

然而，法定方法是法律控制方法。构成法定方法变更的任何变更应按规定的程序实施变更管理。对法定方法的任何重大变更，不仅应实施变更管理，还应对变更的方法重新验证，按国家颁布的 GMP 和注册管理的相关法规要求办理补充申请。

最后建议：在实施变更申请时，应始终进行与原方法相当的研究，以确定潜在的偏倚。在长期稳定性研究中，如果方法在点与点之间发生变化，方法的等效性尤其重要。注册申请时须提供资料，解释为何新方法较原方法更可取，包括证明资料。

关于分析方法变更管理，请详见 ICH Q14 分析方法开发。

10.7 方法验证、转移和确认的区别

在日常工作中，对方法验证、方法确认和方法转移的这 3 个概念的理解参差不齐，尤其容易将方法验证和方法确认相混淆。

根据以上药品监管机构颁布的和中美药典收载的指导原则以及 ISO/IEC 17025 的规范性文件，可以总结如下：方法验证、方法转移和方法确认，三者既相互联系又有区别，既有相同点又有不同点。

相同点是它们都是为了保证分析方法适合于检验、被检样品质量可控，同时确保检验人员有能力操作方法。然而，它们适用的对象、内涵如实施策略和侧重点有所不同。

简而言之，新建、优化、变更的方法或替代方法应经验证，已验证的非法定方法应经转移，法定方法在使用前应经确认。表明它们适用的对象是不同的。

方法验证遵循《中国药典》9101 分析方法验证指导原则，验证的性能特征有专属性、准确度、精密度、检测限、定量限、线性、范围和耐用性试验等，应分别按不同类型试验项目实施；方法转移遵循《中国药典》9100 分析方法转移指导原则，转移方法有比对试验、共同验证、再验证和转移豁免等；方法确认遵循《中国药典》9099 分析方法确认指导原则，可从确认豁免或选择性考察验证的性能特征，直至对方法的性能特征进行部分验证或再验证。实施策略和侧重点的不同构成了它们的内涵有很大的区别。

10.8 小结

方法确认是药品检验实验室必不可少的、重要的工作之一。采用新方法、新技术可能比重新验证方法更容易，通过参考指导原则并遵循国家的相关法规和一些基本原则，可以轻松地在实践中实现方法调整和变更，从而使分析方法更快速、更简便、更灵敏、更耐用，甚至可能揭示大量有用的新信息。

在实际工作中，应区别方法确认和方法验证以及方法转移之间的异同点，并准确地实施它们。

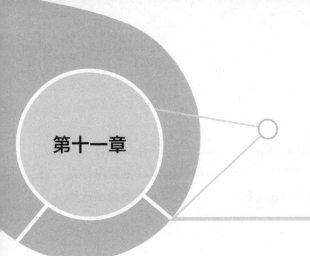

第十一章

新方法的应用

　　药品的生命周期一般多达 15~20 年或更长，在整个药品生命周期中，分析方法将会出现许多重大的技术进步。采用新的分析技术或利用现有技术的进步，可以提高药品质量控制和药品检验水平，对改善和保证产品质量、节省检验费用、缩短分析时间等都会产生一定的影响。以下所述的新方法或分析技术是一个广义范畴，包括那些不是真正意义上新的、可能已在其他领域广泛应用的但在药品分析或药品标准或在某药品规范实验室第一次使用的分析技术或方法。这些新分析技术包括但不限于如拉曼光谱法、激光诱导击穿光谱法、超临界流体色谱法、多维色谱法等。本章简要讨论它们的原理、特点、方法的适用性和应用实践，旨在为研发实验室的方法建立和验证提供一些可选择的方法，也可供药品检验实验室参考。然而，在一个规范的检验实验室，实施新技术可能会面临许多挑战。

11.1 拉曼光谱法

11.1.1 概述

　　拉曼光谱研究化合物分子受光照射所产生的散射，及散射光与入射光能级差和化合物振动频率、转动频率的关系。

　　在各国药典中，最早收载拉曼光谱法并应用于实际药品检测的是美国药典。1980 年 USP 20 第一次在 <851> *Spectrophotometry and Light–Scattering* 中引入拉曼光谱法，1990 年 USP 22 林可霉素胶囊的溶出度测定采用拉曼光谱法，这是拉曼光谱法第一个应用实例，且一直沿用至今。2006 年 USP 29 增订 <1120> *Raman Spectroscopy*，开始全面、系统地介绍拉曼光谱法。

　　英国药典（BP）第一次以附录 Appendix Ⅱ H *Raman Spectroscopy* 收载拉曼光谱法是在 2002 年，之后在晶型等多个附录中均论及拉曼光谱法的应用潜力，但至今未见应用实例。

　　欧洲药典（EP）收载拉曼光谱法的通则是 *Raman Spectrometry*（2.2.48）。

《中国药典》2010 年版第一次以指导原则收载拉曼光谱法，2015 年版修订为分析方法通则 0421；参照欧洲药典和 USP，2020 年版作了进一步修订，修订主要内容是：进一步明确方法的适用性；强调方法在生产过程控制中的应用；反映了最新技术进展及其在研发和质量控制中的应用。

11.1.2 基本原理

11.1.2.1 经典理论

当一束具一定频率（$v=v_0$）的光照射到样品分子上，入射光将被分子散射。大部分散射光子是弹性（瑞利 Rayleigh）散射，即散射光子的频率和入射光相同。极少部分（约低为百万分之一）散射光子是非弹性散射，其散射光频率为（$v=v_0 \pm v_v$），散射频率小于入射光频率称为斯托克斯散射（Stokes Scattering，$v=v_0-v_v$），另一大于入射光频率的称为反斯托克斯散射（anti-Stokes Scattering，$v=v_0+v_v$）。散射光与入射光频率之差（$\Delta v=v_v$）实际上就是分子的振动频率，这个现象被称为拉曼散射。虽然，这个非弹性散射的频率随入射光频率而变化，但非弹性散射光的频率和瑞利散射光频率（也即入射光频率）之差不随入射光频率而变化，而与样品的分子振动、转动能级有关。记录这个位移频率（之差值）得到的光谱就称为拉曼光谱。

11.1.2.2 量子理论

拉曼散射现象也可以用光量子（粒子）与分子的碰撞来解释。按照量子理论，频率为 v_0 的单色光可视为具有能量为 hv_0 的光粒子，h 是普朗克常数。当光子 hv_0 作用于分子时，可发生弹性和非弹性两种碰撞。在弹性碰撞过程中，光子与分子之间不发生能量交接，光子仅仅改变其运动方向，而不改变其频率。这种弹性散射过程对应于瑞利散射。在非弹性碰撞过程中，光子与分子之间发生能量交换，光子不仅改变其运动方向，同时还发生光子的一部分能量传递给分子，转变为分子的振动或转动能，或者光子从分子的振动或转动得到能量。光子得到能量的过程对应于频率增加的反斯托克斯拉曼散射；光子失去能量的过程对应于频率减小的斯托克斯拉曼散射。

拉曼散射的量子理论能级图示见图 11.1。处于基态 $E_{v=0}$ 的分子受入射光子 hv_0 的激发而跃迁到一个受激虚态，因为这个受激虚态是不稳定的能级（实际上是不存在的），所以分子立即跃迁到基态 $E_{v=0}$。此过程对应于弹性碰撞，跃迁辐射的频率等于 hv_0，为瑞利散射。处于虚态的分子也可以跃迁到激发态 $E_{v=1}$，此过程对应于非弹性碰撞，跃迁频率等于 $h(v_0-\Delta v)$，光子的部分能量传递给分子，为拉曼散射的斯托克斯线。类似的过程也可能发生在处于激发态 $E_{v=1}$ 的分子受入射光子 hv_0 的激发而跃迁到受激虚态，同样因为虚态是不稳定的而立即跃迁到激发态 $E_{v=1}$，此过程对应于弹性碰撞，跃迁频率等于 hv_0，为瑞利散射线。处于虚态的分子也可能跃迁到基态 $E_{v=0}$，此过程也对应于非弹性碰撞，光子从分子的振动得到部分能量，跃迁频率等于 $h(v_0+\Delta v)$，为拉曼散射的反斯托克斯线。从图 11.1 可以看出，斯托克斯和反斯托克斯线与瑞利线之间的能量差分别为 $h(v_0-\Delta v)-hv_0=-h\Delta v$ 和 $h(v_0+\Delta v)-hv_0=+h\Delta v$，其数值相等，符号相反。说明拉曼谱线对称地分布在瑞利线的两侧。同时也可以看出 $h\Delta v=E_{v=1}-E_{v=0}$，同红外吸收光谱的能级差相同。

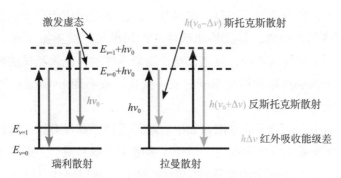

图 11.1　拉曼和瑞利散射的能级图

根据波尔兹曼分布定律，常温下，处于基态的分子数占绝大多数，上述两种非弹性散射中，斯托克斯受激态的强度相对分布要大大超过反斯托克斯受激态。反斯托克斯线由于其强度要弱得多，很少用于分析目的，因此拉曼光谱主要研究的斯托克斯线。

拉曼光谱用其强度，或称为拉曼散射光子数对能量位移作图，横轴为拉曼位移/cm^{-1} 或波数/cm^{-1}。拉曼位移 Δv 等于激发光的波数减去散射辐射的波数。位移位置通常用频率来表达，代表与激光相关的峰频率。拉曼位移取决于分子振动能级的变化，不同的化学键或基态有不同的振动方式，决定了其能级间的能量变化，因此，与之对应的位移频率是有特征性的。这是拉曼光谱进行分子结构定性分析的理论依据。

拉曼光谱反映了物质分子的振动和转动特征，用于化合物结构分析、谱图的解析与红外吸收光谱的谱图解析方式相同。

11.1.2.3 拉曼光谱强度

定量测定时，要求对照品和供试品在同一激光强度和频率下，同一物理状态（如液态、固态），且在同一浓度范围测量。对于固体和悬浮物，拉曼信号强度受基质影响（如荧光和自吸收）。拉曼信号强度还与物质折射率，粒径及其分布（小颗粒拉曼散射比大颗粒强），填充强度，散射截面和吸收截面等有关。

一般来说，散射光的强度与入射光波长的四次方成反比，短波长入射光激发产生的拉曼散射光比长波长入射光的要强得多。当入射光波长等实验条件固定时，朗伯–比尔定律虽不一定适用于拉曼光谱，但是，拉曼散射光的强度通常与拉曼散射物质的浓度成正比。

利用拉曼效应及其拉曼散射光与样品分子的上述关系，可对物质分子的结构和浓度进行分析研究。

311

11.1.2.4 拉曼光谱与红外光谱的比较

（1）光谱选律定则的区别

分子的某一基频振动谱带，是在红外光谱中出现，还是在拉曼光谱中出现，是由光谱选律决定的。要定量地计算分子的某一跃迁在红外光谱和拉曼光谱中的活性，必须用量子力学理论。比较直观的说法是，如果某一简正振动对应于分子的偶极矩变化不为零，则是红外活性的，反之，是红外非活性的；如果某一简正振动对应于分子的极化率变化不为零，则是拉曼活性的，反之，是拉曼非活性的，此为互排法则。如果某一简正振动对应于分子的偶极矩和极化率同时发生变化（或不变），则是红外和拉曼活性的（或非活性的），此为互允法则。

凡是具有对称中心的分子或基团，如果有红外活性，则没有拉曼活性；反之，如果没有红外活性，则拉曼活性比较明显。对于大多数化合物来说，一般分子或基团多数是没有对称中心的，具有不完全的对称性，因而它们常同时具有红外和拉曼活性。当然，具体到某个基团的某个振动，红外活性和拉曼活性强弱可能有所不同。有的基团如乙烯分子的扭曲振动，则既无红外活性又无拉曼活性。

一般来说，极性基团的振动和分子的非对称振动使分子的偶极矩发生变化，因而它是红外活性的；而非极性基团和分子的全对称振动使分子的极化率发生变化，因而它是拉曼活性的。拉曼光谱最适用于研究同原子的非极性键，而红外光谱最适用于研究不同原子的极性键的振动。

在红外光谱中，可以出现因极性基团和分子非对称振动而产生吸收光谱带，如强极性基 OH，$C=O$，C-X（X 为卤素）等在红外光谱中有强烈的吸收带，但在拉曼光谱中却没有反映。而对于非极性但易于极化的键（或基团）如 $C=C$，N=N，$C\equiv C$，$C\equiv N$，C-S 和 S-S 等在红外光谱中根本不能或不能明显反映，在拉曼光谱中却都有明显的反映。因此，研究这些非极性或极性小的价键时，常常选择拉曼光谱。

虽然绝大多数振动包括红外吸收和拉曼散射两种信号，但选择定律常给出非常不同的相对强度和谱线形状。对称振动和非极性基团振动很容易观察到拉曼光谱，不对称振动和极性基团振动常可以观察到强的红外光谱。例如，水的红外吸收光谱很强，而拉曼光谱较弱，使得可用拉曼光谱在水介质中研究化合物。

（2）分子振动信息的互补性

组分特定价键的拉曼位移频率位置与它们在红外光谱中的吸收频率相一致，表明两者具有相同的振动模型，和红外光谱一样，拉曼光谱提供的也是关于分子振动 - 转动结构的信息。不同之处是红外光谱是吸收光谱，测得的是分子振动时偶极矩变化的振动；而拉曼光谱是散射光谱，测得的是分子振动时极化率变化的振动。由于两者机制不同，给出的振转光谱有一定差异，通过二种不同振转光谱的研究，可以获得互补的分子结构信息。

作为一种分子振动光谱，拉曼光谱既可单独使用，用于化合物的定性定量分析，也可作为红外光谱的互补方法。

11.1.2.5 拉曼光谱法的特点

和红外光谱相比，拉曼光谱法的优点可概括为：①快速、简便、可重复和准确。②很少或几乎不需样品制备，适合某些制样困难如难以研磨、高硬度的样品，或挥发性的腐蚀气体、液体样品，或红外光谱测量制样或测量困难的样品。③可非破坏性、无损伤测量各种状态，如气体、液体和固体样品。④一般情况下，玻璃、塑料、石英等可透光材料均不干扰直接测定。⑤可与其他分析技术联用，也可直接用光纤探头测量或在线原位分析。⑥水的拉曼散射很微弱，可用于水溶液中化合物测定。⑦光谱覆盖范围广（50~4000 波数），能满足多种应用需要。⑧光谱分辨率高、准确性高、谱峰清晰尖锐，更适合定量研究、数据库搜索和采用差异分析。⑨激光束聚焦部位通常只有 0.2~2mm，样品用量少，常规拉曼光谱只需少量的样品就可以得到，显微拉曼有更好的共聚焦性能，空间分辨率达到亚微米级甚至更小，适合微区、微量分析，可给出样品的精细化学组分分布图像，是光谱化学成像最为成功的应用之一。⑩可更加直接的与多变量校正、回归分析结合，从而进行定量分析。

采用特殊的技术如共振拉曼或表面增强拉曼，可选择性地提高灵敏度 10^4 倍以上，甚至可以达到单分子检测。

然而，拉曼光谱法也有一些不足之处，例如：①拉曼光谱可能受到荧光的干扰，荧光干扰表现为一个典型的倾斜宽背景，甚至样品中很少量的杂质可能产生较强的荧光，在测量中应特别注意避免荧光的干扰；使用更长的波长，如 785nm 或 1064nm 的激发光或可使荧光显著减弱，然而，通常要以牺牲灵敏度为代价。因此，通过平衡荧光干扰、信号强度和检测器响应可获得最佳信噪比。②激光照射产生样品的热效应，造成如物理状态的改变（熔融），晶型的转变或样品的烧灼等，这是有色的、具强吸收或低热传导的小颗粒物质常出现的问题，表现在一定时间内拉曼光谱或样品的表观变化。除减少激光通量外，还有一些方法可降低热效应，如在测量过程中移动样品或激光，或者通过热接触或液体浸入来改善样品的热传导。③某些技术中还存在实验结果的不确定性，定量测定时应特别注意。④和红外光谱一样，不适合于多组分的直接测量。

11.1.3 拉曼光谱仪

根据获得光谱的方式，拉曼光谱仪可分为色散型和傅立叶变换（FT）型，根据使用需求不同，还可将拉曼光谱仪分为实验用台式（包括配置显微镜）仪器，和适合现场检测的便携式、手持式仪器。但所有的现代拉曼光谱仪均包括激光光源、样品装置、滤光器、单色器（或干涉仪）和检测器等。限于篇幅，对拉曼光谱仪及其校正等不作深入讨论，有兴趣可参阅《中国药典》通则（0421 拉曼光谱法）或拉曼光谱法有关专著。

11.1.4 实验技术

测定拉曼光谱可以采用以下任一物质态：结晶态、无定型态、液体、气体或等离子体。

液体能够在玻璃或石英管（或池）中直接测量。无定型和微晶固体也可充填入玻璃或石英管中直接测定。为了获得较大的拉曼散射光强度，通常使照射在样品上的入射光与所检测的拉曼散射光之间的夹角为 0°、90° 或 180°。样品池的放置可有多种方式。

除另有规定外，一般用作鉴别的样品不必制样，用作晶型、异构体限度检查或含量测定时，供试品的制备和具体测定方法可按品种项下有关规定操作。

某些特殊制样技术可被应用于表面增强拉曼光谱和显微拉曼光谱测量。

为防止样品分解，常采用的办法是旋转技术。利用特殊的装置使激光光束的焦点和样品的表面做相对运动，从而避免了样品的局部过热现象。样品旋转技术除能防止样品分解外，还能提高分析的灵敏度。

常采用内标法进行定量，选择内标应满足的要求参见《中国药典》通则 0421 拉曼光谱法。

鉴别化学结构时，如由于晶型不同可能导致所采集的供试品光谱与对照品或标准光谱不一致，应按品种项下规定的方法进行预处理后再绘制光谱进行比对。

光谱的形状与所用的仪器型号和性能、激发波长、样品测定状态及吸水程度等因素相关，因此，进行光谱比对时，应考虑各种因素可能造成的影响。

11.1.5 方法验证

必须对方法进行验证，至少应考察准确度、精密度等主要指标。这些指标受诸多可变因素的影响，其中荧光可能是影响方法适用性的主要因素。样品中荧光杂质的存在完全随样品而异。因此，方法必须能适应不同的样品体系，必须足以将杂质的影响降到最小。

检测器的线性必须适应可能的信号水平范围。荧光可能使信号基线比验证时高，这时必须设法将荧光减弱或者使验证的方法适应较高的荧光水平。这一要求对方法的精密度，检测限（LOD）和定量限（LOQ）同样适用，因为基线噪声的增加会对这些数值产生影响。由于荧光使基线漂移可能同样会影响定量，所以使用时，同样需要在不同的光漂白作用水平进行可接受的定量验证。

必须确定激光是否对样品造成影响。在不同激光功率和暴露时间的条件下，对样品目视检查和仔细审视测得的拉曼光谱可以确定样品是否改变（而不是光漂白作用）。观察的依据是谱带位置、峰强和谱带宽度是否改变或者背景强度是否有明显变化。

影响方法精密度的因素还包括样品的位置和固体、液体样品的形态，在校正模型中必须严密控制或说明。样品的制备方法或样品室的形状可能影响测量灵敏度，而且，该灵敏度会随着仪器的激发光和采集光学设置的不同而不同。

11.1.6 几种常用的拉曼技术

除经典背散射拉曼光谱外，还有一些较为特殊的拉曼技术，如透射拉曼光谱（TRS）、共振拉曼光谱（RR）、表面增强拉曼光谱（SERS）、针尖增强拉曼光谱（TERS）、空间位移拉曼光谱（SORS）、拉曼光活性（ROA）、相关－反斯托克斯拉曼光谱（CARS）、受激拉曼光谱（SRS）和共聚焦拉曼光谱，以及拉曼成像技术。

11.1.7 应用实例

（1）鉴别

这是拉曼光谱法最为常用、简单、可靠、重要的应用之一。

实例 11.1 原料药鉴别

钙离子拮抗剂中的二氢吡啶类药物又称为地平类药物，是一个成员众多的大家庭，图 11.2 比较了四个地平类药物的拉曼光谱。

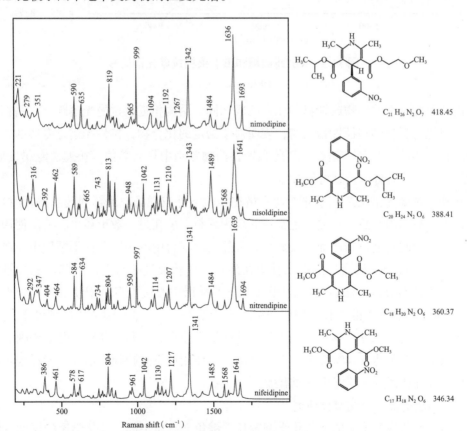

图 11.2 尼莫地平（nimodipine）、尼索地平（nisoldipine）、尼群地平（nitrendipine）、
硝苯地平（nifeidipine）的拉曼光谱比较

实例 11.2 辅料鉴别

葡萄糖（Glucose）和果糖（Fructose）是常用的药用辅料，具有相同化学分子式（$C_6H_{12}O_6$），但是结构不同，是互为同分异构体，葡萄糖是多羟基醛，果糖为多羟基酮，两者的拉曼光谱图明显不同（图 11.3），可用于鉴别。

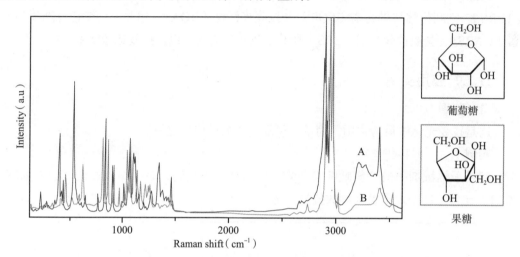

葡萄糖

果糖

图 11.3 A）葡萄糖和 B）果糖拉曼光谱比较

（引自 HORIBA 公司提供的资料）

由此可知，上述药物或辅料的元素组成相同、结构相近，拉曼光谱既有一些相同振动峰，但也有各自的特征性指纹谱，表明对于给定的化合物，拉曼光谱是专属的，可以区别结构类似物。拉曼光谱在原料药和辅料药物鉴别中具有简便、快速、专属、准确、可靠的特性，已有许多文献可供参考。

此外，拉曼光谱法适用于非专业人员在实验室外或现场对原辅料药物的即时检测。例如，丙二醇和丙三醇（甘油）是常用的药用辅料，但在过去数十年中，非法使用廉价有害的二甘醇假冒上述药用辅料或添加到上述药用辅料中的药害事件不断发生，严重地危及了人民的健康和生命。由于二甘醇在外观、性状及气味与丙二醇和丙三醇极其相似，需要用仪器分析方法检测。美国 FDA 圣路易斯中心实验室采用便携式拉曼光谱仪（B&W Tek）对甘油中的二甘醇掺假案例进行了深入研究。通过建立不同浓度水 / 甘油 / 二甘醇的三组分偏最小二乘法（PLS）化学计量学模型，对从 0~100% 整个范围的二甘醇浓度预测误差可达 0.74% 以下。在此基础上，使用便携式拉曼光谱仪可使得现场和在线鉴别二甘醇和预测其浓度更方便有效。

（2）药物的晶型、结晶性研究

不同晶型药物分子中的某些化学键键长、键角会有所不同，其化学键的振动 - 转动跃迁能级不同，使与晶型对应的振转光谱的某些主要特征如谱带频率、峰形、峰位、峰强度等出现差异；此外，不同晶型的晶格振动峰也会不同；因此振动光谱可用于药物多晶型研究。但是，晶型不同导致的振转光谱的差异或不同晶格振动，相对于分子化学键的振动来讲要弱得多，以致在多数振动光谱上很难观察到。据估计，不足 10% 晶型药物有可分辨晶型的红外光谱，拉曼光谱也应有同样的情况。但是，和红外光谱法相比，拉曼光谱在晶型分析方面至少具有两个显著的优点：①拉曼光谱法不需样品前处理，可直接测定固体药物，避免了红外光谱法测量时的压片、制膜等过程中可能造成的转晶现象；②拉曼光谱分辨率高、谱峰清晰尖锐，更容易地观察到微弱的晶格振动和因化学键键长、键角不同所引起的振动差异。因此拉曼光谱法更适合用于晶型鉴别和结晶型研究。

（3）制剂的分析

拉曼光谱法也可用于药物制剂的鉴别或定量分析。然而，除少数药物不加辅料外，药物制剂均由至少一种活性成分（API）添加一种或数种辅料按一定工艺制成，复方制剂又更为复杂。和其他分子光谱法一样，拉曼光谱法本身不具分离能力，不宜直接用于分析混合物，用于制剂分析时受到一定的限制，直接使用拉曼光谱仅适用于没有添加辅料的单方制剂，或混合物中共存成分不干扰，或拉曼散射特别强的待测成分分析。一个成功的应用范例就是美国药典采用拉曼光谱法测定林可霉素胶囊溶出度。

用于制剂分析时，消除共存成分的干扰常采用的方法是：先经提取、分离、净化或重结晶等操作，通常多用溶剂提取法，进行样品前处理，再用拉曼光谱法测定之。另一个可选择的方案是：结合化学计量学来消除干扰。

一些重要的成功应用是某些注射液的鉴别或含量测定。《中国药典》2020 年版二部中用红外光谱作为注射液中主药成分鉴别方法的有氨茶碱、氨甲环酸、尼可刹米等品种。这些注射液以水为溶剂，仅以氯化钠或氢氧化钠为辅料，但仍需要经提取、纯化、干燥，消除水及辅料的干扰，获得纯药物固体晶体或粉末后才能用红外光谱法鉴别。赵瑜等利用水的拉曼散射效应很弱的特点，尝试用拉曼光谱法直接鉴别这类注射液中的主药成分。

实例 11.3 拉曼光谱法鉴别尼可刹米注射液中尼可刹米

测定法：直接取本品作为供试品溶液，另取尼可刹米对照品适量，加水溶解，制成与供试品溶液浓度相当的溶液，作为对照品溶液，必要时，调节对照品溶液 pH 值，使与供试品溶液一致，分别取对照品溶液和供试品溶液各适量，分置样品池（1cm 石英比色皿）中，在同一拉曼测试条件下，分别记录规定波数范围的拉曼光谱图（图 11.4）。供试品溶液拉曼光谱图与对照品溶液拉曼光谱图比较，峰位一致，符合度高，可以认为二者所含 API 一致，实现注射液的鉴别。

与红外光谱相比，用拉曼光谱法鉴别这些注射液具有无需样品前处理、操作简单、专属性强等优点，提示拉曼光谱法或将成为药品标准中此类注射液的重要鉴别方法之一。

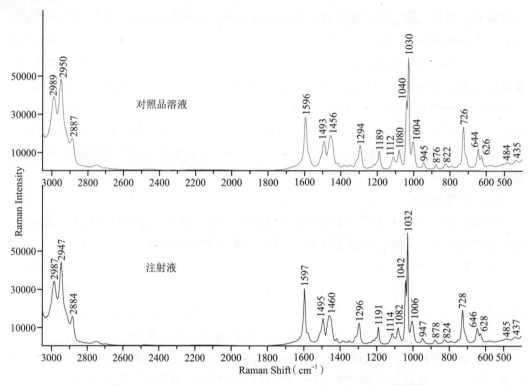

图 11.4 尼可刹米注射液与尼可刹米对照品溶液拉曼光谱图

近年来，随着激光共聚焦技术、三维自动平台等相关仪器技术的发展，显微技术与拉曼光谱仪的结合一方面减少检测所需要的样品量，另一方面减小检测所需要的激光功率，更为重要的是，显微技术使传统的单点分析扩展到对一定空间范围内的样品同时分析，不仅能借助于特征拉曼频率鉴别微量混合物之中的各种化学成分信息，而且可以给出各成分的空间分布信息，其空间分辨率提升到亚微米和微米尺度，已接近光的衍射极限，这就是拉曼成像技术。

有效成分在固体制剂中分布，既是衡量药物质量的重要指标之一，也是药物真伪鉴别的重要判据。拉曼成像技术可以快速、无损伤地测定固体制剂中活性组分、辅料及赋形剂的颗粒大小及分布。

实例 11.4　拉曼成像技术分析药片的成分

将样品置于显微镜下，用"10X"物镜聚焦清晰，设定成像区域（17mm×7mm）和步长（50μm），然后超快速拉曼成像，收集拉曼信号。采集完成后，使用经典最小二乘法（CLS）进行成分分析，获取成像图。图 11.5-B 为成分分布成像图，图中不同的颜色代表片剂不同成分。图 11.5-A 为对应于不同颜色的拉曼光谱。

与其他传统技术相比，显微共聚焦拉曼光谱及成像技术更易于直接获得大量有价值的信息，不仅具有常规拉曼光谱的特点，还有自己的独特优势，辅以高倍光学显微镜，具有微观、原位、多相态、稳定性好、空间分辨率高等特点，可获得高分辨率的三维图像，既可以快速确定宏观区域内微量污染物的存在，又可以对污染物准确定位。这些优点使之在药学研究及药品质量控制中的应用日益增多，例如，显微共聚焦拉曼被成功应用于复杂的药品如中药、保健食品中非法添加物的检测等。

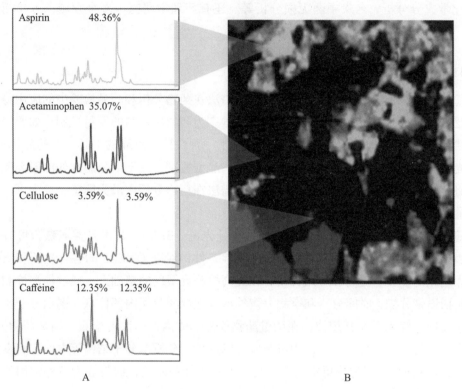

图 11.5　拉曼光谱显微成像分析复方片剂药物成分及其分布

A. 不同成分的拉曼光谱；B. 不同成分分布成像图（图中用箭号标记不同成分对应不同灰度，Caffeine 对应成像图中左下角两个灰色区域。引自 HORIBA 公司提供的资料）

（4）微量药物检测

微量药物成分或微量药物杂质的检测，需要采用特殊的拉曼技术如共振拉曼光谱法（RRS）和表面增强拉曼光谱法（SERS），表面增强 – 共振拉曼光谱（SERRS）可以提高检测灵敏度到单分子检测水平。

（5）药物稳定性、动力学研究

拉曼光谱法还是研究药物稳定性和动力学过程非常有用的方法之一，特别适用于药物构象和互变异构体的分析。在光、热和时间等影响因素下，通过观察分析相应的拉曼特征峰的数量增加或减少，峰的增强或减弱，可以研究药物稳定性的变化如聚合、裂解、水解和结晶等，甚至可以推测产生化学变化的官能团。

（6）其他应用

拉曼光谱的应用已经涉及药学研究各个领域，如研究制剂的配方合理性，研究主药与辅料相容性等；研究生物样品中蛋白质二级结构、主链构象、侧链构象和羧基、巯基、S-S、C-S 的构象变化，DNA 分子结构以及 DNA 与其他分子间的作用等；用于中药化学成分分析、名贵中药无损分析等。还有药理学研究等多个领域，可参阅相关文献。

11.1.8 展望

随着对拉曼光谱法的不断认识，拉曼光谱法在药物分析和药品检验中的应用将越来越广泛。便携式、手持式拉曼光谱仪的普及推广为药物原辅料的质量控制，如原辅料出入厂快检、投料检验以及生产过程监控提供了一种快捷、可靠的工具。在药品标准中，拉曼光谱法在化学原料药、辅料的鉴别试验、晶型鉴别，甚至部分制剂如注射剂鉴别方面都将有一定的应用实例出现，这是拉曼光谱法在药物分析中最为简单、最为可靠，也将是最主要的应用。

随着纳米技术的迅速发展，表面增强拉曼光谱（SERS）技术日益成熟，可方便地寻找稳定、可靠的 SERS 效应基质和最佳实验条件，促进了 SERS 的各种检测和研究方法更为迅速的发展、提高和应用普及。在提高检测灵敏度的基础上，通过提高检测分辨率，包括谱带分辨、时间分辨和空间分辨等深入地探测分子内部信息，揭示分子水平上的化学反应（吸附）及其规律，在微量药物检测、体内血药浓度检测、纳米药物分析，在药理学、活性分子与靶点的作用机制研究以及检测分析单分子结构等方面有着良好的应用前景。SERS 在药物分析中的应用将进入一个新的阶段，或将成为一种常用的安全快速的药品分析方法。

显微拉曼及成像技术是拉曼光谱法的新拓展，且在不断地改进和完善之中，一方面使得测量变得更加高速快捷，另一方面能够给出更加丰富的样品信息，可用于药物剂型开发、药物疗效研究和药物成分分布（如含量均匀度）表征，还可用于药物制剂生产的中间过程监控，有效地提高药品的质量。突破光学衍射极限的、空间分辨值达数十纳米的近场光学拉曼显微技术异军突起，针尖增强拉曼光谱（Tip-Enhanced Raman Spectroscopy，TERS）技术将电镜（Electron Microscope）或扫描探针显微镜（Scanning Probe Microscope，SPM）如原子力显微镜（Atomic Force Microscope，AFM）与表面增强拉曼技术相结合，能够实现对样品表面纳米尺度的形貌表征和纳米局域拉曼光谱检测，有望实现真正的单分子检测，将在纳米药物、生物样品的研究中发挥重要的作用。

近年来出现了一些新型拉曼技术如空间补偿拉曼光谱、壳层隔绝纳米粒子增强拉曼光谱、单分子表面增强拉曼光谱等，新型技术能够有效地减少分析过程中荧光干扰、改善灵敏度以及基底的稳定性差等问题。如非偏振拉曼激光光谱已成为一种表征药物聚合物取向的较有效的方法。新一代的增强型电荷耦合列阵检测器（ICCD）和新一代拉曼谱仪的推出，为时间分辨拉曼光谱的研究提供新手段。

拉曼光谱与其他技术联用的研究方兴未艾，针对性的联用技术可望较全面地研究复杂体系并准确地解释疑难的实验现象。共焦显微拉曼系统和 SERS 技术相结合，产生了表面增强拉曼成像技术，适合于对微量甚至痕量物质研究分析。光导纤维技术在联用耦合方面可发挥关键作用，适用于药物生产过程实时监测。

11.2 激光诱导击穿光谱法

激光诱导击穿光谱法（Laser-Induced Breakdown Spectroscopy，LIBS）是一种基于原子发射光谱和激光等离子体发射光谱的元素分析方法。LIBS 实验方法简单，在微小区域分析可弥补传统元素分析方法的不足，除了用于传统的实验室分析外，LIBS 还是一种为数不多的可手持、便携式的元素分析技术。由于无需复杂的前处理过程，LIBS 技术简便、快速，非常适合大批量样品的快速、现场或在线检测，已经并正在为分析领域带来众多的创新应用。以下从 LIBS 的由来、基本原理、特点、实验装置、实验方法和在药学中的应用以及发展前景等几方面进行讨论。

11.2.1 历史与现状

LIBS 是由美国 Los Alamos 国家实验室的 David Cremers 研究小组于 1962 年提出和实现的。自 1962 年该小组成员 Brech 最先提出用红宝石微波激射器来诱导产生等离子体的光谱化学方法之后，激光诱导击穿光谱技术开始被应用于气体、液体和固体等各个领域。这就是 LIBS 技术的前身。

因各种原因，LIBS 起初主要用于科学研究领域，经过半个世纪的发展，LIBS 技术日趋成熟，特别是近十年，随着激光、光谱探测以及分析软件等技术的进展，LIBS 已经广泛渗透到越来越多的研究和应用领域。值得一提的是，21 世纪分析领域的一大新闻是美国国家航空航天局（NASA）采用 LIBS 技术作为火星车表面矿物分析手段—Chem Cam，并出色地完成了科考任务。LIBS 已真正成为可应用于实验室甚至工业现场的实用分析技术。

11.2.2 基本原理和特点

11.2.2.1 原理和装置

LIBS 技术基于原子光谱和离子光谱的波长与特定的元素呈一一对应的关系，光谱信号强度与对应元素的含量具有一定的量化关系。激光经透镜聚焦在样品表面，当激光脉冲的能量密度大于击穿门槛能量时，就会在局部产生等离子体，称作激光诱导等离子体。等离子体随着向外界环境膨胀过程而逐渐冷却，并发射表征样品组分信息的光谱，利用光电探测器和光谱仪对等离子体发射光谱进行采集。通过解析等离子体光谱，结合定量分析模型，可以得到分析样品组分的类别和含量信息。图 11.6 为激光诱导等离子体发射谱线的形成过程。

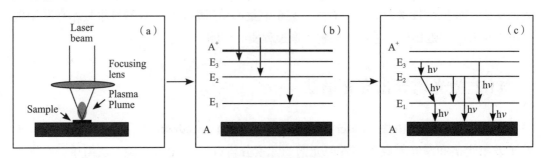

图 11.6　激光诱导等离子体发射谱线的形成过程

（a）多光子电离形成等离子体；（b）韧致辐射及电子自由跃迁形成的宽带发射，主要为等离子体中各元素的电离线形成的连续背景谱线，该过程需几百纳秒；（c）能级跃迁形成的谱线发射，谱线强度与元素浓度成正比，该过程通常持续几微秒，是定量分析的重要环节

LIBS 技术利用高能量密度的脉冲激光诱导击穿样品表面，使样品表面的微量样品发生电离，产生激光诱导等离子体，在等离子体发射光谱中包含携带着丰富的样品元素信息的线状光谱和背景信息的连续光谱，根据反映元素信息的线状光谱便可对样品中所含元素进行定性和定量分析。

LIBS 检测物质成分仅需激光能照射到样品表面，不像化学检测技术所需要的复杂的化学反应过程。

研究激光诱导等离子体的实验装置主要由激光器、真空室、光谱仪和 PC 机组成。激光器通常有 Nd：YAG 激光器、红宝石激光器、CO_2 激光器、准分子激光器等。接收装置则由光谱仪和光电系统组成。真空装置多数是实验者自行设计的真空室，以便于研究不同环境气压条件下的等离子体特性。

基于 LIBS 技术的国外商品化仪器较为成熟，各种台式、便携式和手持式、离线或在线仪器都已经进入市场，可满足不同应用需求。国内 LIBS 技术相对起步较晚，目前虽有一些高校及科研单位从事 LIBS 技术的研究，但大部分仍偏向于理论及方法的探索，研究目的多为对基础理论的探讨与改进，在仪器方面有待深入研发。

11.2.2.2　LIBS 的特点

LIBS 具有以下优点：

（1）对绝大部分无机元素非常敏感，能分析其他技术很难分析的低原子数元素如氢、钠等。

（2）分析简便、快速，无须繁琐的样品前处理过程。

（3）对样品尺寸、形状及物理性质要求不严格，可分析不规则样品或难熔材料；可测定固态、液态、气态样品，适用范围广。

（4）具有高灵敏度与高空间分辨率，可进行原位微区分析，对样品的破坏性小，研究对象受污染的几率小。

（5）可进行样品痕量分析，现场分析以及高温、恶劣环境下的远程分析。

（6）可同时对多种元素进行分析，所需样品量少（0.1μg~1mg）。

LIBS 也有不足之处：

由于强激光的作用，样品表面被激光电离而破坏了物质的分子结构，因此只能对原子进行分析，无法直接得到物质的分子结构和进行分子含量测定。

LIBS 分析技术依赖许多因素，如激光的功率密度、共存元素的干扰、待分析样品的物理和化学性质、环境气体的压力以及样品表面几何和机械特性、样品的基质效应、分析线的选择、背景信号的抑制、信噪比的提高等；这些因素对激光诱导击穿光谱技术的影响以及最佳实验测定条件的确定都有待于进一步研究。

此外，LIBS 检出限很大程度上取决于被测样品的类型、元素种类以及仪器的激光器 / 光谱检测器的选型配置。基于以上原因，LIBS 的检出限可以从几个 ppm 一直到百分级的范围。在常规应用中，对于绝大多数元素，LIBS 检出限可以做到 10ppm 到 100ppm。在定量分析中，通过 LIBS 获得的测量结果的相对标准偏差可以达到 3%~5% 以内，而对于均质材料通常可以到 2% 以内甚至 < 1%。LIBS 灵敏度和准确性尚不能与 ICP–OES 或 ICP–MS 相比，还有待进一步改进。

11.2.3 定性和定量方法

在 LIBS 技术中，高强度激光脉冲经过反射镜和透镜聚焦到样品，样品表面电离产生等离子体，由光谱仪和探测系统收集光谱。光谱呈现出元素波长和辐射谱线信号强度，通过对特征谱线的辨识与测量，实现待测物定性与定量分析。

元素鉴定是激光诱导击穿光谱定性分析的一个主要应用方向。通常，样品中的每一种元素都有许多条不同强度的谱线，不同元素的不同谱线相互交叠，元素种类越丰富光谱图也就越复杂。因此，正确地鉴定这些谱线需要有科学的方法和丰富的经验。正确识别元素谱线时，除了需要对样品本身了解外，还要有原子光谱及其光谱数据库的知识。

如何实现准确的定量分析，一直是 LIBS 研究的重点也是难点，定量分析的实际应用还有待技术的完善和进步。

11.2.4 在药学领域的应用

11.2.4.1 化学药品

LIBS 适用于药品生产质量控制、过程分析和监控，尤其是用于分析粉末状样品和片剂。例如，以特征元素原子发射谱线（如药物中磷和润滑剂中镁）作为半定量指标，实现多组分片剂中相近药物的快速区分。LIBS 测定 0.5% 硬脂酸镁在各片间、批间和批内的相对标准误差分别为 13.8%、5.4% 和 7.4%。

基于质量源于设计（QbD）理念，LIBS 技术与统计学方法相结合可优化片剂包衣过程。有人将 LIBS 用于药片的包衣分析，评估 LIBS 快速表征包衣厚度、均匀性以及对光降解的保护能力，LIBS 很容易测量包衣厚度的批间变异，证明包衣厚度与用 HPLC 测定的光降解量呈良好的线性关系（相关系数 $R^2 > 0.99$）。通过片剂包衣厚度量化研究表明，LIBS 结果与片重增加直接相关，从而验证分析结果。由于样品曲率的原因，LIBS 照射样品表面的准确位置对分析结果有显著的影响。

LIBS 技术能快速辨识药品真伪，有利于药品市场的质量监管。LIBS 可同时检测有机和无机元素，这是其他技术所不能的。在检测假冒药品事件中，LIBS 通过提取元素信息，辨别药品尤其非处方药的真伪。

吴越等以数十种常用的含 Na、K、Mg、Ca、Zn 盐的原料药或药用辅料或制剂为模型，采用 LIBS 采集这些样品的 LIBS 光谱，基于原子光谱理论知识和 NIST 的 LIBS 数据库，对光谱图中 160~800nm 波段范围内 LIBS 谱线进行辨识，简便、快速地鉴别了原料药或药用辅料或制剂中的金属元素种类，研究结果表明 LIBS 光谱法是鉴别药物中元素的快速、准确、可靠的方法，可望作为现行药品标准中一些操作繁琐、感官性强，结果不宜判断的鉴别方法的替代方法。图 11.7 为含钠、钾元素药物的典型 LIBS 光谱图。

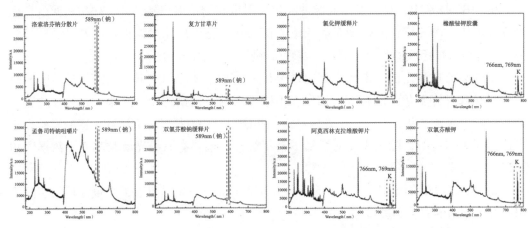

图 11.7 含钠（左边 4 个）、钾（右边 4 个）元素药物的 LIBS 光谱图

11.2.4.2 中药

LIBS 技术在中药定性和元素分析方面已获得一些应用，如中药材天麻定性分析、牡蛎元素分析、藏药 70 味珍珠丸中的成分定性研究、3 种树脂类中药中的各元素快速分析和 4 种珍宝藏药中的元素定性研究等。

用于中药中重金属检测的方法，除经典的比色法外，《中国药典》还收载了原子吸收光谱法（AAS）、原子荧光光谱法（AFS）、电感耦合等离子体原子发射光谱法（ICP-OES），电感耦合等离子体质谱法（ICP-MS）等。LIBS 也可用于快速检测中药中重金属且已获得成功。

11.2.4.3 药用辅料

《中国药典》收载有几百种含钙、钠、钾、镁等无机盐辅料。根据 GMP 规定：制剂中的原辅料在投入生产前应逐桶进行定性鉴别。目前，鉴别无机盐的方法多采用化学分析法，化学法操作复杂，检测时间长，需投入大量的人力，物力和财力，且专属性不强，试验结果较容易受操作员技术水平的影响，建立简便、快速、专属、灵敏的无机盐检测方法很有必要。随机采集 NaCl、$MgCl_2$ 无机盐的 LIBS 光谱（图 11.8），两种无机盐的 LIBS 图谱差异明显，光谱峰的波长与特定的元素相对应，表明 LIBS 可以实现无机盐的快速鉴别，在药厂无机盐原料的现场快速检测中具有巨大潜力。

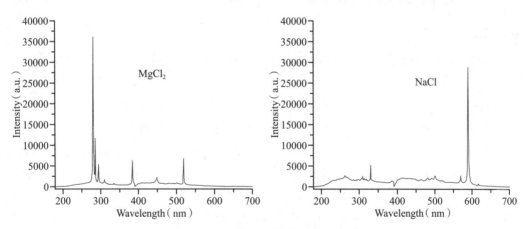

图 11.8　两种无机盐的 LIBS 光谱

11.2.4.4 药包材

2012 年初的"毒胶囊"事件，曾引起全社会广泛关注。控制、检测胶囊中铬含量是保证胶囊质量的重要内容之一。可用于铬元素检测的方法很多，如石墨炉原子吸收法具有较高的灵敏度、精密度和准确性，但由于需要样品前处理，较为费时，不适合大量样品的快速检测。张大成等采用 LIBS 技术检测了 19 种不同品牌、种类胶囊中的铬元素，检测限可达 1mg/kg。何莉莉建立基于 LIBS 技术的快速检测药用胶囊中铬元素的方法，脉冲激光直接照射于胶囊表面产生等离子体，用光纤光谱仪采集并分析等离子体发射光谱，最佳分析谱线为 357.34nm，检测限可至 1mg/kg，实际检测了 19 批胶囊，11 批样品检测到铬元素谱线，其中 1 批采用原子吸收法验证测得含铬量为 7mg/kg，超过了限度规定。以上研究表明，LIBS 技术可快速检测药用胶囊中的铬。

药用玻璃是药包材应用范围最广，使用量最大的品类之一，由于药液与玻璃相容性存在诸多不确定性，容易引发药品质量问题，因此选择合适的玻璃材料至关重要。但目前药典中还没有收载药用玻璃的检测方法。LIBS 用于司法鉴定中不同玻璃分析已经取得成功，提出的方法基于玻璃材料可由其独特光谱指纹性来表征。利用 LIBS 多元素检测能力和样品几乎不需制备的优点，采用线性和秩相关校正方法分析了汽车玻璃的主要成分，鉴定区分率达到 95% 置信水平。李鹏艳等用 LIBS 分析玻璃样品，采用自由定标计算方法定量分析了玻璃样品的成分，定量分析的相对误差在 3.6%~11.2% 之间，相对标准偏差在 1.6%~7.7% 之间，重复试验的稳定性很好。以上研究表明，LIBS 可以用于药用玻璃的鉴别和成分分析。

由此可知，LIBS 在无机原辅料、含无机盐的有机药物鉴别，重金属快速检查和制剂生产过程的质量控制等方面将会有更为广泛的应用。

11.3 超临界流体色谱法

11.3.1 概述

超临界流体色谱法（Supercritical Fluid Chromatography，SFC）是以超临界流体作为流动相的色谱法。

1960 年 Ernst Klesper 等通过实验展示了 SFC。然而，受灵敏度低和重现性差等因素限制，SFC 在分析领域一直难有建树，主要应用于样品的制备方面。

我国最早介绍 SFC 技术的文献始见于黄骏雄在 1974 年 4 月份《化学通报》上发表的题为 "色谱分析的新进展—超临界流体色谱法" 的综述。1988 年 5 月李修禄发表题为 "超临界流体色谱法及其在药物分析中的应用" 的综述，简单介绍 SFC 的基本原理并以实例介绍 SFC 在药物分析中的应用情况。20 世纪 90 年代后期，国内才开始出现 SFC 的研究性论文，但主要应用仍集中在样品的制备方面。

进入 21 世纪，分析型超临界流体色谱仪得以成功应用。在解决不同类型化合物如疏水化合物、手性化合物、脂类、热不稳定化合物以及聚合物等分离难题方面，SFC 弥补了高效液相色谱法（HPLC）和气相色谱法（GC）的某些局限，成为 HPLC、GC 方法不可或缺的互补方法，在药物分析中发挥了重要作用，得到了广泛的应用。

《中国药典》2015 年版开始收载通则 0531 超临界流体色谱法。

11.3.2 基本原理

11.3.2.1 SFC 的流动相

某些纯物质具有三相点和临界点，纯物质的三相图和临界点示意图见图 11.9。在三相点，物质的气、液、固三态处于平衡状态。当处于临界温度以上，则不管施加多大压力，气体也不会液化。在临界温度和临界压力以上，物质是以超临界流体状态存在。

超临界流体是指温度和压力高于其临界值时的一种物质状态，兼具气体和液体的特点，超临界流体具有对于分离极其有利的物理性质。超临界

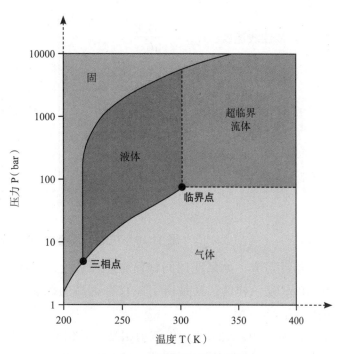

图 11.9　物质的相图示意图

流体的物理性质和化学性质，如扩散、黏度和溶解力等，都是密度的函数。因此，只要改变流体的密度，就可以改变流体的性质，从类似气体到类似液体，无需通过气液平衡曲线。填充柱 SFC 通常通过调节压力来实现对不同物质的分离。

范德米特（Van Deemter）方程（式 11.1）描述了色谱柱的动力学性能。在其最简单的形式中，该方程由 3 项组成，每项描述了不同形式的扩散。

$$H=A^{0.33}+\frac{BD_{1,2}}{u}+\frac{Cd_p^2 u}{D_{1,2}} \qquad （式 11.1）$$

B 项和 C 项分别表示纵向扩散和径向扩散的影响，并且方程中包含流动相中溶质二元扩散系数 $BD_{1,2}$ 与流动相线速度 u 之比。B 项说明扩散系数越高将导致最佳线速度越高。在 C 项中，较高的扩散系数将使较高流速下的柱效损失较小。

由于超临界流体和液体不同，具有高的扩散系数 D_m，导致高的最佳线速度 U_{opt}，意味着可在更短时间内分离同样数目的色谱峰。分子越小，扩散系数越高。

从 Van Deemter 曲线可以发现，HPLC 和 SFC 的最小理论塔板高度是一样的。这一关系可见图 11.10 及所附公式。

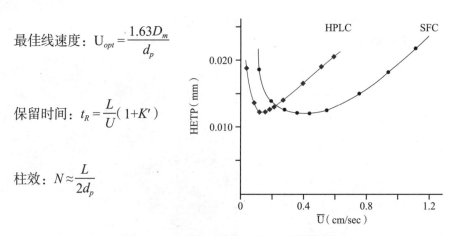

最佳线速度：$U_{opt} = \dfrac{1.63D_m}{d_p}$

保留时间：$t_R = \dfrac{L}{U}(1+K')$

柱效：$N \approx \dfrac{L}{2d_p}$

图 11.10　扩散、线速度和柱效的关系

由此可知，如果使用同样颗粒度和长度的色谱柱，SFC 获得的理论塔板数应该和 HPLC 是一样的；只是由于 SFC 有更高的线速度，所以分析速度可以比 HPLC 快 3~10 倍。

在 SFC 中，最常使用的流动相是二氧化碳（CO_2）流体。CO_2 无色、无味、无毒、易获取且价廉，对各类有机分子溶解性好，是一种极好的溶剂；在紫外区是透明的，无吸收；临界温度 31℃，临界压力 $7.29 \times 10^6 Pa$。在分离过程中，CO_2 流体允许对温度、压力有宽的选择范围。由于多数药物都有极性，有时可在流体中引入极性改性剂，最常用的改性剂是甲醇，如加入 1%~30% 甲醇，以改进分离的选择因子 α 值。对于强极性的化合物仅加入极性改性剂是不够的，可在改性剂中加入了微量的强极性有机物（称之为添加剂），如三氟乙酸、乙酸、三乙胺和异丙醇胺等，起到改善色谱峰形、增强流动相的洗脱/溶解能力等作用，实现对强极性物质的 SFC 分离。除 CO_2 流体外，还有其他一些物质可作为流动相，详见《中国药典》2020 年版通则 0531 超临界流体色谱法。

11.3.2.2　SFC 的固定相

SFC 中的色谱柱可以是填充柱也可以是毛细管柱。随着微粒技术的发展，现在 SFC 多使用小颗粒填料色谱柱，大大缩短了分析时间，提高了分离效率。SFC 对使用何种色谱柱没有明确要求，主要依据待测物选择不同的色谱柱。

11.3.2.3　SFC 仪器

超临界流体色谱仪的整体配置类似于高效液相色谱仪，其详细描述参见《中国药典》通则 0531。高效液相色谱仪中经常采用的检测器，如紫外检测器（UV）、二极管阵列检测器（PDA）、蒸发光散射检测器（ELSD）、质谱检测器（MS）等，气相色谱仪经常使用的检测器，如氢火焰离子化检测器（FID），氮磷检测器（NPD）等，都能在 SFC 仪中很好地应用，通常在低压和常压条件下使用。

目前，SFC 中最常用的检测器是 UV/PDA 检测器和 FID 检测器，它们具有灵敏和高选择性的特点。FID 检测器通常在毛细管 SFC 中使用，对一般有机物分析具有较高的灵敏度，这也就提高了 SFC 对有机物测定的灵敏度。UV/PDA 检测器则通常在填充柱 SFC 中使用，适用于有谱学特征吸收峰的物质。由于超临界流体的特性，使傅里叶变换红外（FTIR）光谱仪可以很好地作为 SFC 的检测器，其优点是获得化合物的分子结构信息。

SFC 还可很好地与质谱（MS）、核磁共振（NMR）等技术联用。元素选择性光学检测器，如微波诱导等离子体检测器、无线电频率等离子体检测器、ICP 检测器，可用于金属和金属有机化合物的检测。此外，电流检测器、电子捕获检测器、激光散射检测器及火焰光度检测器等在 SFC 中也得到了很好的应用。

目前市场上 SFC 仪器的供应商很多，各家商业化的 SFC 仪名称也不同。然而，无论称谓如何，这些仪器都是基于超临界流体色谱的原理。

实际上，"超临界流体"一词是一个技术上不妥的名称，并不能准确表述流体特性。因为超临界流体不可视为一种独立的物质状态，现在的超临界流体色谱技术所采用的流动相已不再是真正超临界态的流体，如 CO_2 通常结合一定比例的有机溶剂如甲醇使用。SFC 实验中所用的条件通常是亚临界状态，是高于临界压力但温度却低于临界温度的状态。由此导致了许多不同名称的出现。

SFC 技术名称随时间不断地变化，其目的都在于试图阐明其中所涉及过程的本质。然而，这些名称在某种程度上人为制造了边界或障碍，都不甚准确。当然，如何称谓已经变得不重要。重要的是，所有这些名称描述的是同样的技术，所用仪器使用同样的硬件，SFC 已经成为描述这一技术普遍认可的名称。

11.3.3 SFC 的特点及其适用性

SFC 具有可以解决 HPLC 或 GC 分析方法难以解决的一些分析问题的特点，SFC 与 HPLC 和 GC 方法特点比较详见表 11.1。

表 11.1 SFC 与 GC、HPLC 的特点比较

GC	HPLC	SFC
分析易挥发、难降解的化合物 通过改变色谱柱、温度来调节分离 样品需气化才能分离，有时需要衍生化	分析多种可溶的、加热易降解的化合物 通过改变色谱柱、流动相和温度来调节分离 有时需要衍生化	分析可溶的多种化合物；CO_2 作为流动相 通过改变色谱柱、压力和温度、添加有机助溶剂来调节分离 无需衍生化

SFC 和 HPLC、GC 有不同的选择性，可以和 HPLC、GC 形成很好的互补，对于复杂体系样品，SFC 结合其他的色谱分离手段可以更加完整的对样品进行分析。SFC 可用于分离、分析一些 GC 和 HPLC 难以分离分析的物质，尤其在分离分析一些热敏性、低挥发性等化合物方面表现出优越性。

SFC 是分离各种结构类似物的最佳选择，例如，各种手性药物异构体（包括手性药物杂质），位置异构体、顺反异构体等。例如，Kalíková 等系统地总结了 2000~2013 年间 SFC 在手性分析和制备方面的应用，指出 SFC 技术在手性分析应用方面因其快速、高效的性能将会得到更为广泛的应用。又例如，Rao 等用 SFC 方法对氟维斯琼（Fulvestrant）非对映体进行定量分析，与美国药典（USP）正相 HPLC 方法相比，可使分析时间缩短 3 倍（如图 11.11 所示）。参照 ICH 的要求，对分析方法进行验证，结果表明 SFC 在系统适应性、线性、准确度、精密度、耐受性等方面完全满足药品质量研究和控制的要求。

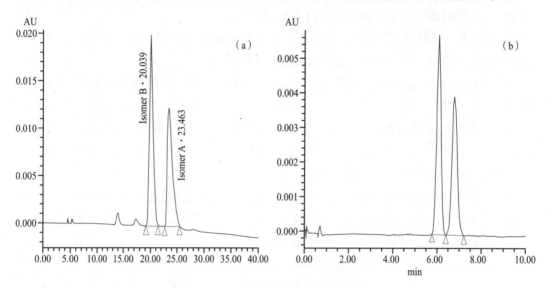

图 11.11　典型的系统适应性色谱图

（a）参照 USP 方法的 HPLC 分析图谱；（b）SFC 分析图谱

SFC 可以分析挥发性化合物，特别是对于热不稳定的挥发性化合物，分析时不需要衍生化，并且可以从分析放大到制备，突破 GC 不能制备的瓶颈。

SFC 还在药物代谢产物研究、中药分析、大分子如蛋白质研究等方面获得广泛应用。

根据经验，任何可溶于甲醇或低极性溶剂中的化合物均可通过 SFC 得到良好的分离。相反，需要使用完全水性的缓冲溶液来溶解的化合物可能很难通过 SFC 进行分离。此现象不应理解为 SFC 无法兼容流动相中的水、水性样品或许多生物样品。关于以水作为 SFC 流动相的组成部分，可参阅相关综述。

尽管认为 SFC 不适用于较大的生物分子（如蛋白质），但实验中已经洗脱出高达 40 聚体的肽，且仅有一个氨基酸位置不同的肽异构体可在很短的时间内得到良好的分离。这是一个活跃的研究领域，如果肽能够被洗脱出来，那么相比于 HPLC 就有可能在所用条件下显著改善色谱分析速度。

SFC 使用低价且绿色环保的超临界 CO_2，既降低了分析成本，又保护了环境。相比于 HPLC，SFC 更适合用于分离极性小的化合物，常以 C18 作为固定相。在脂溶性化合物的分离上基本可以完全代替正相色谱，避免了大量有机溶剂的使用并可获得更佳的分离效果和更快的分离速度。

SFC 的应用领域与各种形式 HPLC 的应用领域对比如图 11.12 所示。由图可以看出，采用各种流动相组合的 SFC 涵盖的应用范围几乎与各种形式的 HPLC 完全相同，唯一未能明显涵盖的领域是离子色谱。

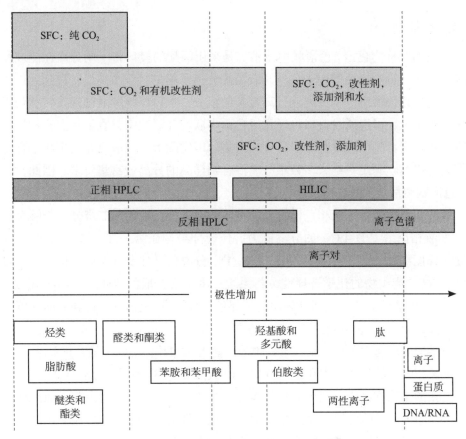

图 11.12　各种形式的 SFC、HPLC 及其应用比对

（引自 Agilent 公司提供的资料）

11.3.4　展望

SFC 在手性药物分析和代替正相方法方面已经获得了广泛应用。随着硬件设备的不断完善，SFC 在药物分析中的应用实例将不断增多，可弥补反相高效液相色谱（RHPLC）技术和气相色谱（GC）技术的某些局限性，为解决不同类型的分析难题如疏水化合物、手性化合物、脂类、热不稳定样品以及聚合物等分离分析提供强有力的、不可或缺的解决方案。

11.4 二维液相色谱法

复杂体系中痕量成分的分离与分析现已成为药物分析研究领域的热点和难点之一。二维色谱分离技术结合了多种分离手段，可提高系统分辨能力、增加峰容量，更适于复杂样品的分析，正逐渐成为液相色谱发展的重要方向之一。

11.4.1 概述

多维色谱又称为色谱 / 色谱联用技术，是采用匹配的接口将不同分离性能或特点的色谱连接起来，第一级色谱中未分离开或需要分离富集的组分由接口转移到第二级色谱中，第二级色谱仍需进一步分离或分离富集的组分，也可以继续通过接口转移到第三级色谱中。理论上，可以通过接口将任意级色谱串联或并联起来，直至将混合物样品中所有的难分离、需富集的组分都加以分离或富集。但实际上，一般只要选用两个合适的色谱联用就可以基本满足对绝大多数难分离混合物样品的分离或富集要求。因此，一般的色谱 / 色谱联用都是二级，即二维色谱。

二维液相色谱是传统液相色谱技术的重要补充。恰当地使用二维分离能够大大提高传统一维液相色谱（^{1}D-LC）的分离能力。传统分离是在第一维（^{1}D）色谱柱上进行，以等度或梯度洗脱分离。实际上，第二维（^{2}D）分离色谱柱及其相应的检测器可被当作是 ^{1}D 色谱柱中流出物的化学选择性分析系统。由于第二根色谱柱的选择性与第一根不同，因此 ^{1}D 色谱柱上完全或部分叠加的相邻色谱峰在 ^{2}D 色谱柱上得到分离的可能性将会大大增加。只要在进样过程中在 ^{1}D 色谱柱分离的化合物不会发生或极少发生再混合，那么第二维的分离能力不仅仅是与第一维分离能力的加和，实际上是乘积关系。

二维液相强大的分离能力在图 11.13 所示的色谱图中得到了充分展现，仅需 30 分钟就可从复杂的生物样品中分离出数百种组分。在如此短的分析时间内获得如此高的分离能力，远远超出了目前任何一种传统 ^{1}D-LC 方法的能力，后者无论使用多小的色谱柱填料粒径，无论仪器采用多高的操作压力，都无法做到这一点。

二维液相色谱可分为差异显著的两种主要类型：中心切割式二维色谱（Heart-cutting Mode Two-dimensional Chromatography）和全二维色谱（Comprehensive Two-dimensional Chromatography）。中心切割式二维色谱是通过接口将前一级色谱中某一（些）组分传递到后一级色谱中继续分离，一般用 LC-LC（也可用 LC+LC）表示；全二维色谱是通过接口将前一级色谱中的全部组分连续地传递到后一级色谱中进行分离，一般用 LC×LC 表示。此外，这两种类型下还有若干子类，包括选择性全二维色谱（sLC×LC）和多中心切割二维色谱（mLC-LC）。

LC-LC 或 LC×LC 两种二维色谱可以是相同的分离模式和类型，也可以是不同的

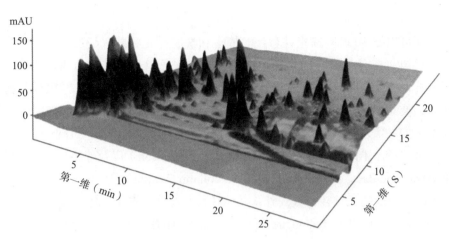

图 11.13　典型的全二维 ^{2}D-LC 色谱图

分离模式和类型。但是，由于溶剂不混溶或其他因素可能引起两个维度使用的流动相不兼容，这些组合中的某些组合将难以实现；而某些组合则简便易行，例如，离子交换与反相分离的组合。将不同的分离机制进行组合，例如，正相色谱与反相色谱组合，其优势在于它们所得到的选择性差异往往会比差异极大的反相色谱柱组合所能得到的选择性差异还要大。

11.4.2　接口技术

接口技术是实现二维色谱分离的关键之一，原则上，只要有匹配的接口，任何模式和类型的色谱都可以联用。和一维色谱一样，二维色谱也可以和质谱、红外和核磁共振等联用。

在 ^{2}D-LC 中，两个 LC 系统需通过适当的接口（切换阀）联接，切换阀通常为 1 个或几个 2 位 /6、8、10 或 12 通阀。6 通阀仅适用于 LC-LC，其他被用于 LC×LC。将第一维（^{1}D）色谱柱洗脱物转移至第二维（^{2}D）色谱柱的方式有直接转移、样品环转移、捕集柱转移和使用其他装置转移等。

直接转移大多数用于 LC-LC，通常使用 2 位 /6 通切换阀。直接转移多用于等度洗脱，梯度洗脱的广泛使用导致直接转移使用逐渐减少。另外，直接转移在多中心切割和全二维分析中的使用也在减少。

和直接转移不同，定量环转移在等度和梯度洗脱中均可使用，在痕量分析和手性分离得到较多的应用。实际上，这种接口能被用于中心切割和多中心切割以及全二维和选择性全二维 ^{2}D-LC。然而，当两个色谱系统使用非混合流动相（通常 NPLC 和 RPLC），或当 ^{1}D 和 ^{2}D 流动相有显著差异（如 HILIC 和 RPLC）时，在第二维可能发生系统峰、图形和（或）峰展宽，以致严重影响 ^{2}D-LC 的分离能力，此时不太适合采用定量环转移。

定量环可以被 10 通阀捕集柱替代。捕集和洗脱是先将感兴趣的分析物富集到捕集柱上，然后再将待分析物从捕集柱上洗脱至第二根色谱柱上进行分离。捕集柱法可实现在线的样品前处理，消除基质干扰，增加灵敏度，增加耐用性，减少样品前处理工作。然而，捕集柱法的建立缺少直观性，难以找到捕获效率和快速解吸间的良好平衡点。根据不同的需求，实现捕集和洗脱的方式有捕集和反向洗脱（Trap and Back-flush Elution）、捕集和正向洗脱（Trap and Forward-flush Elution）以及捕集和带柱头稀释的反向洗脱（Trap and Back-flush Elution with At-column Dilution）等。

除了以上介绍的几种转移方式外，其他转移装置还有在第二维中使用平行柱、补偿流动技术（Make-up Flow Technique）等。有兴趣的作者可参阅有关文献。

11.4.3 ²D–LC 在药物分析中的应用

痕量分析和手性分析是 ²D–LC 技术在药物分析中应用最普通的领域。LC–LC 中心切割方式通常满足于这种应用，比全二维方式更易于建立和开发。LC×LC 技术更适合样品剖析研究，当然，LC×LC 的建立比 LC–LC 更为困难。

随着鉴别和表征杂质水平逐渐降低的需要，对 ²D–LC 技术的新需求开始逐渐出现。这些需求包括：结构分析之前的微量制备和半制备分离，和近来对痕量成分分析检测要求的增长。

11.4.3.1 痕量分析

在化学药物分析中，重要的关注点是杂质和主成分或其他成分的共流出峰。²D–LC 主要应用就是分离在 ¹D–LC 中的共流出物峰，如用中心切割分离主成分及与其共流出的杂质。

在下述的 LC–LC 分离实例中，先在 ¹D（第一根色谱柱为 C18 柱）中将活性药物成分（API）与几个杂质进行分离，确定了 6 种（杂质 A~ 杂质 F）杂质（图 11.14）。需关注的是第一维色谱中是否有另外的杂质与主成分峰共流出。将 20.75 到 21.00 分钟之间共 15 秒 ¹D 洗脱的主峰馏分中心切割捕获到如图 11.15 所示 80μl 定量环中，并立刻转移进样至第二根色谱柱（苯基 – 己基柱）中进一步分离。

经第二维色谱分离检测，发现了两种其他杂质（杂质 G 和杂质 H），如图 11.16 所示。其中杂质 H 可以通过添加该杂质的对照品来确证。

又例如，二维液相用于注射用阿洛西林钠中的聚合物杂质分析。第一维采用凝胶色谱法分离阿洛西林钠中的聚合物杂质，再利用阀切换技术实现二维色谱串联，第二维采用反相液相色谱 – 质谱联用技术分离检测。两个系统的分离机制完全不同，使聚合物杂质获得更有效分离。经质谱分析获得不同种类聚合物杂质可能的结构信息，从而全面分析聚合物杂质。

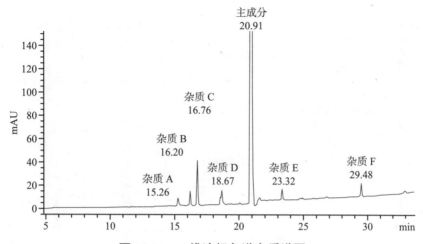

图 11.14 一维液相色谱杂质谱图

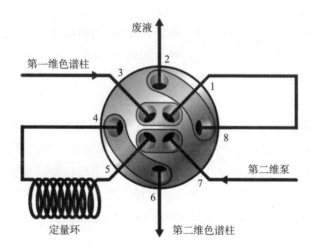

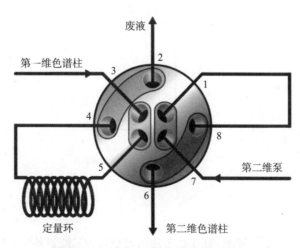

图 11.15 中心切割中的切换示意图

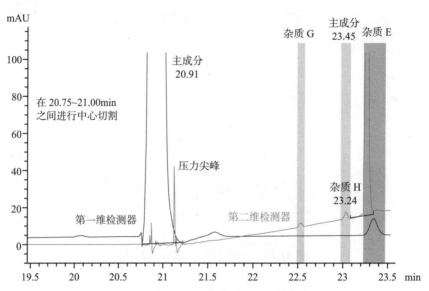

图 11.16　主成分色谱图（第一维检测器记录图）和中心切割色谱图（第二维检测器记录图）

对 20.75~21.00 分钟间的主峰进行中心切割（开始取样和结束取样）时的阀切换生成（本例引自安捷伦应用简报 5991–0834EN）

11.4.3.2　手性分析

对于分离对映异构体，中心切割（或多中心切割）是有用的。图 11.17 给出了一个非手性和手性 ^{2}D–LC 分析的例子。在这个例子中，虽然化合物在手性柱上可以很好分离，但经第一维 C18 分离小样品馏分进入第二维，使手性柱可以显著延长其寿命。第一维通常用于将待测化合物与其他成分分开，目标手性化合物可以在转移前被收集储存在定量环或盒（Cartridge）中，也可以直接转移到能够分离其对映体的第二维手性柱中。

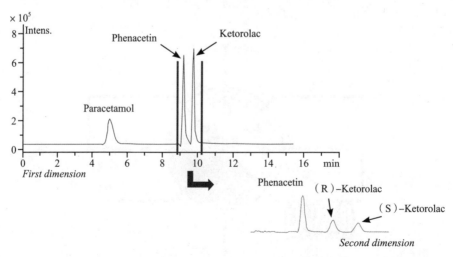

图 1.17　基于非手性 – 手性 ^{2}D–LC 方法同时分析对乙酰氨基酚（Paracetamol）和酮咯酸（Ketorolac）对映异构体

这种方法的主要优点是将干扰物质在进入第二根色谱柱之前被排除，从而增强手性分离效果。例如，采用 ^{2}D-LC 分离体系，可在 30 分钟内直接从粗反应混合物中获得多余的对映体，而无需进行费力的预纯化。又例如一个巧妙的 LC-SFC 方法：在第一维 RPLC 分离非对映异构体，用多中心切割法转移至第二维，再手性拆分对映异构体。这种组合将 RPLC 对非对映异构体选择性的高分离能力与 SFC 对对映异构体的高分离能力结合起来。

11.4.3.3 杂质谱研究

采用全二维模式，^{2}D-LC 能提供化合物分布在整个二维分离空间的有用信息。因而，^{2}D-LC 分离必须考虑药物降解研究中杂质谱以及混合物的分析。例如，Huidobro 等建立了脱机（off-line）RPLC×RPLC 系统用于阿普唑仑（Alprazolam）片强制降解和稳定性研究中的杂质分析。

11.4.3.4 质谱分析

二维液相对液相色谱-质谱联用技术非常有用。一是可解决流动相用于质谱分析不兼容的问题，如除盐；二是增加质谱检测灵敏度。

此外，二维液相色谱在药物分析中的应用已渗透到药物研究的方方面面，如中药复杂组分分析和制备液相研究已有很多的文献。

然而，应当明确的是，^{2}D-LC 的作用尤其是其适合解决的分析问题的范围，主要取决于该技术能将分析速度提高到多快。毋庸置疑，分析时间对分析方法适用的问题范围具有重要影响。因此，大量最新研究工作都集中于提高 ^{2}D-LC 的分析速度。总之，二维液相技术是药品质量研究和质量控制非常有用的工具之一。

可用于药物分析的新方法、新技术还有很多，以上仅讨论了几个最有应用前景的技术，以促进它们在质量研究和质量控制中得到更广泛的应用。

参考文献

［1］Yu Wang, Kc Yu, Sihuan Wang. Vibrational spectra study on quinolones antibiotics［J］. Spectrochimica Acta Part A：Molecular and Biomolecular Spectroscopy, 2006, 65（13-14）：159-163.

［2］赵瑜，尹利辉，曹丽梅，等. 拉曼光谱法用于药品注射液标准中鉴别项的探讨［J］. 中国药品标准，2015, 16（6）：416-420.

［3］Brech F, Cross L. Optical microemission stimulated by a ruby laser［J］. App Spectrosc, 1962, 16：59-64.

［4］Awadhesh K Rai, Hansheng Zhang, Fang Yu Yueh, et al. Parametric study of a fiber optic laser-induced breakdown spectroscopy probe for analysis of aluminum alloys［J］. Spectrochimica Acta Part B, 2001, 56：2371-2383.

［5］Carranza J E, David W Hahn. Assessment of the upper size limit for quantitative analysis o f aero sols using laser induced breakdown spectroscopy [J]. Anal. Chem, 2002, 74: 5450–5454.

[6] Salie B, Lacour J L, Mauchien P, et al. Comparative study of different methodologies for quantitative rock analysis by laser-induced breakdown spectroscopy in a simulated Martian atmosphere [J]. Spectrochim Acta B, 2006, 61(3): 301–313.

[7] David A. Cremers, Rosemarie C. Chinni. Laser-Induced Breakdown Spectroscopy Capabilities and Limitations [J]. Applied Spectroscopy Reviews, 2009, 44(6): 457–506.

[8] L. St-Onge, E. Kwong, M. Sabsabi, et al. Quantitative analysis of pharmaceutical products by laser-induced breakdown spectroscopy [J]. Spectrochim Acta, Part B, 2002, 57(7): 1131–1140.

[9] L. St-Onge, J.-F. Archambault, E. Kwong, et al. Rapid quantitative analysis of magnesium stearate in tablets using laser-induced breakdown spectroscopy [J]. J Pharm Pharm Sci, 2005, 8(2): 272.

[10] M. Cecilia Madamba, Wayne M. Mullett, Smita Debnath, et al. Characterization of tablet film coatings using laser-induced breakdown spectroscopic technique [J]. AAPS Pharm Sci Tech, 2007, 8(4): E1–E7.

[11] Atul Dubey, Golshid Keyvan, Richard Hsia, et al. Analysis of pharmaceutical tablet coating uniformity by LIBS [J]. J Parm Innov, 2011, 6(2): 77.

[12] Ashwin Kumar Myakalwar, S. Sreedhar, Ishan Barman, et al. Laser-induced breakdown spectroscopy-based investigation and classification of pharmaceutical tablets using multivariate chemometric analysis [J]. Talanta, 2011, 87: 53–59.

[13] 吴越, 曹玲, 王玉, 等. LIBS 光谱技术鉴别原料药或辅料中的金属元素 [J]. 药物分析杂志, 2019, 39(3): 562–569.

[14] 温冠宏. 基于激光诱导击穿光谱技术的中药材天麻成分定性分析 [J]. 科海故事博览·科技探索, 2013(5): 352.

[15] Akpovo C A, Martinez Jr Jorge A, Lewis D E, et al. Regional discrimination of oysters using laser-induced breakdown spectroscopy [J]. Anal Methods, 2013, 5(16): 3956–3964.

[16] 吴金泉, 林兆祥, 刘林美, 等. 藏药七十味珍珠丸的激光诱导击穿光谱检测 [J]. 中南民族大学学报（自然科学版）, 2009, 28(2): 53–56.

[17] 刘晓娜, 张乔, 史新元, 等. 基于 LIBS 技术的树脂类药材快速元素分析及判别方法研究 [J]. 中华中医药杂志, 2015, 30(5): 1610.

[18] 刘晓娜, 史新元, 贾帅芸, 等. 基于 LIBS 技术对 4 种珍宝藏药快速多元素分析 [J]. 中国中药杂志, 2015, 40(11): 2239

[19] 李占锋, 王芮雯, 邓琥, 等. 黄连、附片和茯苓内铜元素激光诱导击穿光谱分析 [J]. 发光学报, 2016, 37(1): 100–105.

[20] 李占锋, 王芮雯, 邓琥, 等. 黄连中 Pb 的激光诱导击穿光谱测量分析 [J]. 红外与激光工程, 2016, 45(10): 1006003–1.

[21] 张大成, 马新文, 赵冬梅, 等. 药用胶囊中铬元素的 LIBS 快速检测 [J]. 药物分析杂志, 2013, 33(12): 2070–2073.

[22] 何莉莉. LIBS 快速检测药用胶囊中铬元素的方法 [J]. 黑龙江科技信息, 2014, 02-25: 101.

[23] Rodriguez-Celis E M, Cornushkin I B, Heitmann U M, et al. Laser induced breakdown spectroscopy as a

tool for discrimination of glass for forensic applications [J]. Anal Bioanal Chem, 2008, 391: 1961.

[24] 李鹏艳, 谢承利, 陆继东, 等. 激光诱导击穿光谱法分析玻璃成分的实验研究 [J]. 应用激光, 2009, 29(1): 21.

[25] Klesper E, CorwinA H., TurnerD A. High Pressure Gas Chromatography above Critical Temperatures [J]. Journal of Organic Chemistry, 1962, 21: 700-701.

[26] 黄骏雄. 色谱分析的新进展—超临界流体色谱法 [J]. 化学通报, 1974(3): 50-57.

[27] 李修禄. 超临界流体色谱法及其在药物分析中的应用 [J]. 国外医学药学分册, 1988(5): 257-265.

[28] Kalíková K, Slechtová T, Vozka J, et al. Supercritical fluid chromatography as a tool for enantioselective separation: A review [J]. Analytica Chimica Acta, 2014, 821: 1-33.

[29] Rao G. V. N., Gnanadev G., Ravi B., et al. Supercritical fluid(carbon dioxide)based ultra performance convergence chromatography for the separation and determination of fulvestrant diastereomers [J]. Analytical Methods, 2013, 5(18): 4832-4837.

[30] TaylorL. T. Packed column supercritical fluid chromatography of hydrophilic analytes via water-rich modifiers [J]. Journal of Chromatography A, 2012, 1250(15): 196-204.

[31] PatelM.A., RileyF., Ashraf-KhorassaniM., et al. Supercritical fluid chromatographic resolution of water soluble isomeric carboxyl/amine terminated peptides facilitated via mobile phase water and ion pair formation [J]. Journal of Chromatography A, 2012, 1233(7): 85-90.

[32] Giddings JC. Sample dimensionality: A predictor of order-disorder in component peak distribution in multidimensional separation [J]. J Chromatogr A, 1995, 703: 3-15.

[33] Marion Iguiniz, Sabine Heinisch. Two-dimensional liquid chromatography in pharmaceutical analysis. Instrumental aspects, trends and applications [J]. Journal of Pharmaceutical and Biomedical Analysis, 2017, 145: 482-503.

[34] 阮昊, 王勇跃, 罗英, 等. 二维高效凝胶色谱反相液相色谱-质谱联用技术分析注射用阿洛西林钠中的聚合物杂质 [J]. 中国药学杂志, 2017, 52(14): 1273-1279.

[35] K. R. Ing-Lorenzini, J. A. Desmeules, M. Besson, et al. Two-dimensional liquid chromatography-ion trap mass spectrometry for the simultaneous determination of ketorolac enantiomers and paracetamol in human plasma [J]. J Chromatogr A, 2009, 1216: 3851-3856.

[36] Q. Liu, X. Jiang, H. Zheng, et al. On-line two-dimensionalLC: A rapid and efficient method for the determination of enantiomericexcess in reaction mixtures: liquid chromatography [J]. J Sep Sci, 2013: 3158-3164.

[37] C.J. Venkatramani, M. Al- Sayah, G. Li, et al. Simultaneous achiral-chiral analysis of pharmaceuticalcompounds using two-dimensional reversed phase liquidchromatography-supercritical fluid chromatography [J]. Talanta, 2016, 148: 548-555.

[38] A.L. Huidobro, P. Pruim, P. Schoenmakers, et al. Ultra rapid liquid chromatography as second dimension in a comprehensive two-dimensional method for the screening of pharmaceutical samples in stability and stress studies [J]. J Chromatogr A, 2008, 1190: 182-190.

［39］J. Pól，T. Hyötyläinen. Comprehensive two-dimensional liquidchromatography coupled with mass spectrometry［J］. Anal Bioanal Chem，2008，391：21-31.

［40］沈保家，秦昆明，刘启迪，等. 二维色谱技术及其在中药领域中的应用［J］. 中国科学：化学，2013，43（11）：1480-1489.

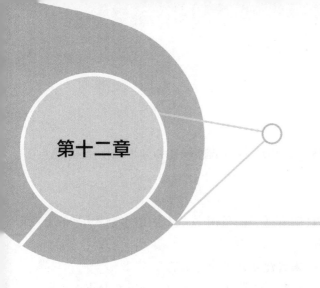

第十二章

分析方法验证
方案实例

前面几章已全面系统地讨论了分析验证、转移和确认的主要内容。方法验证是最难以理解、掌握和运用的，也是本书的重点内容。在结束本书之前，有必要再花一些篇幅，引用一些实例，提供一些验证方案模板，分别从验证的性能特征和测量的质量属性（试验项目）类型及其分析方法几个方面深入讨论验证，这些实例或模板可以用于分析方法的内部验证，也可用于与外包实验室协作的共同验证。

12.1 方法验证前考虑

方法验证是建立分析方法过程中的基石。方法验证的目的是证明方法在标准条件下运行时能够满足使用的要求。为了最大限度地提高验证成功的可能性，在验证之前非常有必要充分理解方法的所有方面。验证过程中的意外发现（无论"好"或"坏"）都应仔细评估，以确定该方法是否已充分建立。此外，预验证工作可以揭示适当的方法以减少验证实验的总规模，而不会增加得出错误结论的风险。样品制备的一般原则和计划、验证基本原则、实验设计、数据收集、实验数据的统计评价和可接受（验收）标准的选择，应在正式验证开始前的验证实验方案中予以文件化。

验证前考虑的问题可能包括：

①影响分析方法性能的操作参数（如温度和时间）的允许范围是什么？

这些范围的耐用性（Robustness）可由实验的统计设计（DOE）来确定。

②影响精密度的重现性因素有哪些？

影响分析方法精密度重现性的分析人员、日期、试剂批次、试剂供应商和仪器等因素称为重现性因素。当重现性因素影响精密度时，同一重现性组（如分析人员）内的可报告值是相关的。根据相关性的程度，可能需要对这种相关性进行适当的统计分析。重现性因素可以在预验证过程中或在风险评估的基础上根据经验来确认。

③关于数据分析的统计假设是否合理？

这些假设可能包括正态性、方差齐性和独立性等因素。在预验证期间，使用统计检验或可视化表示有助于回答这些问题。USP <1010> 分析数据解释和处理提供了关于这一主题的信息。

④方法所需的范围是什么？

分析方法的范围是使用所述的、已被证明有适当的精密度、准确度和线性水平的方法测定分析物的上、下水平的间隔。

⑤是否存在用于验证准确度的参考值或来自建立方法的结果？

如不存在，按照 ICH Q2 所述，是否可在确定了精密度、线性和专属性前提下推断方法的准确度。

⑥多少个平行测定数将组成可报告值，它们将如何合计？

要回答这个问题，有必要了解方法差异的影响因素和方法的最终目的。预验证中对方差分量的估计为确定提供了有用的信息。

⑦什么是适当验证的可接受标准？

当有统计证据表明，对于每个相关的验证性能特征，该分析不低于预先设定的某些水平时，验证即为成功。

⑧依据什么验证结果来定义分析方法适合使用？这与可接受标准有何关系？

如需要多大程度的验证实验？

⑨验证试验应有适当的强度，以确保有足够的数据得出结论，证明其准确度和精密度能够满足预先设定的可接受标准。计算机模拟是进行强度计算的有用工具。

⑩如果能将线性、准确度和精确度的实验评估结合起来，则可以提高效益、减少成本和统计评价。

根据这些和类似问题的答案，可设计一个合适的验证实验方案。

12.2 验证方案概述

12.2.1 文件要求

验证开始前，有必要建立一个文件化的验证方案。方案文档通常包括以下内容；所有检测项目的详细清单，实际使用的方法（作为方案的一部分或附件），供试品和对照品制备的具体说明，浓度、样品数、进样次数和顺序，如何处理数据等；文件还应包括预先确定的指标。方案信息可以有不同的格式；如将可接受（验收）标准与方法属性一起列出，或分别列出，典型方案信息表格式如表 12.1 所示。无论格式如何，方案都应该是有编号和受控的文档。

表 12.1　方案信息表格式

标题	验证方法 ×××× 名称或编号 ××××
研究单位	公司名称和地址
研究主管（组长）	姓名、职务
测试单位	公司名称和地址
研究负责人	姓名、职务
研究数量	
推荐的实验时间	起始和结束时间
方案制订者签名	姓名、职务和所属部门
主管（审核者）签名	姓名、职务和所属部门
研究负责人签名	姓名、职务和所属部门
质量控制 / 或质量保证签名	姓名、职务和所属部门

12.2.2　验证目的

在方案概述中应明确验证研究的目的，例如，方法的类型及其预期用途、所处的开发阶段、所需的法规控制水平，它还应该包括检测方法的数量和描述、将要验证研究的分析操作参数或性能特征以及任何辅助试验（如溶液稳定性、过滤研究）。

12.3　供试品和对照品

验证中使用的每个供试品和对照物质都应详细描述并记录，包括保管信息链，还应包括来源、批号、识别码、储存条件和地点、有效期等内容。

12.4　测试系统的合理解释

要描述检测方法或测试系统（如 HPLC、GC）的合理性，解释其用途和适用性。任何超常的方法或技术（如色谱模式或检测）都应加以说明。

12.5　实验材料和方法

12.5.1　分析方法和样品制备

分析检测方法草案可以作为验证方案的一部分，但通常作为附件提供。需描述其他所用的试验材料，包括试药和试剂等；详述各种试药、试剂、供试品、对照品制备方法。如果分析检测方法作为附件，方案中则一般不必详述制备方法，必要时可以强调。如果无方法草案附件可用，则应在这一部分详细描述所有方法细节。

必要时，还可描述色谱分析的典型进样序列。

12.5.2　系统适用性

如前所述，系统适用性不是方法性能特征，而是方法验证特别是耐用性试验的产物。因此，通常要描述如何评估系统适用性。例如，在执行以下后续各部分描述的验证性能特征时，如何根据检测方法（方法草案附件）评估系统适用性参数。

当多个性能特征在相同的样本序列中进行分析时，可分别评估系统适用性各个参数，对于耐用性研究，可以在各个条件下评估系统适用性。系统适用性标准也应在这一部分以及方法草案附件中列出。

12.5.3　专属性

应描述如何评估专属性。例如，通过比较所有可获得的对照物质和有关物质（列表）每个溶液（在描述的浓度水平）和稀释剂空白的色谱结果来评估专属性。如果与上述不同，应说明供试品和对照品溶液的制备方法。如果使用质谱法和光二极管阵列法评价峰纯度（有无共洗脱物），则应加以说明，特别是在验证稳定性指示方法时。在研究范围内进行的任何强制降解／化学破坏研究，以及特定条件和样品处理也应予以描述。

12.5.4　线性和范围

应描述如何评估线性浓度和范围，以及如何制备线性试验溶液（如根据检测方法）。应明确线性溶液制备的数量（如至少 5 个浓度水平）、进样数量和数据处理，以及是否取平均值等。

12.5.5　准确度

应描述用于确定方法准确度的特定条件（样品数量、水平／浓度）。准确度通常要制备 3 个浓度水平各平行 3 份供试品来评估，并经常与线性实验相结合。根据方法的预期用途，准确度例行评价在含量测定（标示量的 100%）和杂质限度水平（标示量的 0.1%）及其上下一定范围进行。

12.5.6　重复性和中间精密度

重复性由一名分析人员根据方法，平行制备和分析 6 份供试品溶液。第二名分析人员采用同一方法，取与第一名分析人员相同批次样品，另行平行制备分析 6 份供试品溶液，并于不同时间（相对于第一名分析人员）、采用另一根色谱柱，并在另一台仪器上分析供试品，从而证明中间精密度。必要时，应制备不少于 3 个浓度水平各平行 3 份的供试品来评价重复性和中间精密度。是选择一个浓度水平不少于 6 份平行还是不少于 3 个浓度水平各不少于 3 份平行，完全取决于供试品待测成分量的可能变化范围和由质量控制要求决定的质量控制策略。

12.5.7 耐用性

方法的耐用性是通过考察随方法参数（条件），如柱温、流动相流速、流动相组成、pH、缓冲盐浓度等典型或正常变化对分析性能的影响进行评估。这些变化的影响（如果有的话）可以通过评估系统适用性是否符合规定来确定。表 12.2 列出可能要考察的实验参数和条件。如果任何不同的条件导致不能满足要求，必须在方法中记录下来，并实施适当的控制。

任何用于评价不同参数的实验设计都应加以说明。

表 12.2　液相色谱方法典型的耐用性参数和条件示例

参数	标示值	条件 1	条件 2
柱温	30℃	27℃	33℃
流动相中乙腈比例	40%	38%	42%
流动相 pH	3.8	3.6	4.0
流动相流速	1.0ml/min	0.90ml/min	1.10ml/min

12.5.8 估算 LOD

限量检查方法要估算其 LOD，LOD 估算水平通常应为定量限的 1/2~1/3，使用至少一个在此浓度水平制备的样品进行评估。

12.5.9 估算 LOQ

用于微量、痕量定量测量方法要估算 LOQ。有关物质测定法和残留溶剂检查法，LOQ 估算水平一般应不大于（≤）报告阈值，估算的 LOQ 水平越低表明方法越灵敏。通过测量在目标浓度下制备的 6 份平行样品的精密度和准确度来评估。

12.5.10 溶液稳定性

在一定的时间间隔内，分析测定在室温或通常在冷藏条件下放置一定时间的对照品贮备液和供试品溶液，并与新制备对照品溶液测定值作为参照值比较，评价对照品贮备液和供试品溶液的稳定性。

12.6 数据、结果评价和报告

12.6.1 系统适用性

应报告系统适用性试验结果，包括任何用于测量的系统适用性可接受标准，所有方法如有必要，都应设置系统适用性试验及其要求（可接受标准）。如色谱方法的柱效、峰保留时间和峰面积的重复性（*RSD*%）、分离度（指定的峰）、拖尾因子和灵敏度；紫外 – 可见分光光度法的最大吸收波长准确性和吸光度重复性；以及其他方法可以设置的系统适用性试验等。

实例 12.1 头孢哌酮含量测定的系统适用性试验

按《中国药典》2015 年版二部头孢哌酮含量测定项下所述试验：取头孢哌酮对照品、杂质 A 对照品（先以乙腈溶解）和头孢哌酮 S 异构体对照品各适量，加少量磷酸盐缓冲液（取 0.2mol/L 磷酸二氢钠溶液 39.0ml 与 0.2mol/L 磷酸氢二钠溶液 61.0ml，混匀，用磷酸调节 pH 值至 7.0）溶解，再用流动相稀释制成每 1ml 中各含 0.2mg 的混合溶液，取 20μl 注入液相色谱仪，按杂质 A、头孢哌酮和头孢哌酮 S 异构体的顺序出峰，各峰间的分离度均应符合要求。结果表明，系统适用性试验符合要求（图 12.1）。

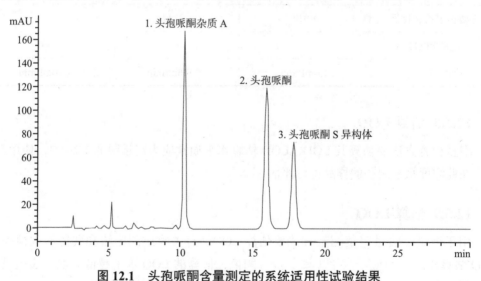

图 12.1 头孢哌酮含量测定的系统适用性试验结果

12.6.2 专属性

无论何种类型的试验项目、无论采用的是何种方法，都应考察方法的专属性，专属性是验证研究应首先考虑的参数。最为常用的液相色谱分析法专属性表现为待测成分峰和任何有关物质彼此分离，在稀释剂空白中没有待测成分峰，或不存在与待测成分共洗脱的任何峰。应提供典型的专属性考察的色谱图或光谱图。专属性验证的目的或者说其实质就是保证方法用于鉴别、定量时，待测成分不受共存成分的干扰。以下是几个方法验证实例。

实例 12.2 高效液相色谱法测定吉非替尼原料药有关物质的专属性

（1）色谱条件

色谱柱：Inertsil ODS-3（3.0mm×100mm，3μm）；流动相 A：0.05mol/L 的醋酸盐缓冲液（取 3.85g 醋酸铵，加水 1000ml 使溶解，用冰醋酸调节 pH 值至 4.5）；流动相 B：乙腈，按表 12.3 梯度洗脱；流速 0.5ml/min；紫外检测波长 248 nm；柱温 50℃；进样量 5μl。

表 12.3　吉非替尼原料药有关物质色谱梯度洗脱表

时间（min）	流动相 A（%）	流动相 B（%）
0	70	30
3	70	30
12	65	35
14	55	45
20	55	45
23	70	30
30	70	30

（2）溶液制备

供试品溶液：称取吉非替尼约 30mg，置 100ml 量瓶中，加稀释液〔乙腈 - 醋酸盐缓冲液（pH4.5）（35∶65）〕适量，超声使溶解，冷却至室温，用稀释液稀释至刻度，摇匀，即得。

对照溶液：精密量取供试品溶液 1ml，置 100ml 量瓶中，用稀释液稀释至刻度，摇匀，即得。

混合对照品溶液：取吉非替尼、杂质 SM1、杂质Ⅰ、杂质ⅩⅤ、杂质 SM2、杂质ⅩⅡ、杂质 D 和杂质 C 对照品各适量，精密称定，加稀释液溶解并定量稀释制成每 1ml 中约含吉非替尼和各杂质均为 0.3μg 的混合溶液，即得。

（3）已知杂质的定位与分离

量取空白溶液（稀释液）、混合对照品溶液和供试品溶液各 5μl，分别注入液相色谱仪，记录色谱图（图 12.2）。色谱图中吉非替尼和相邻杂质、各杂质间均有良好的分离度，各成分保留时间有良好的重现性，可准确定位各杂质。

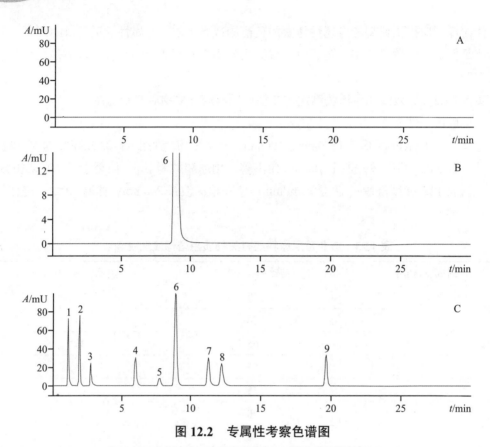

图 12.2　专属性考察色谱图

A. 空白溶液；B. 供试品溶液；C. 混合对照品溶液

1. 杂质 X（未知）；2. 杂质 SM1；3. 杂质 Ⅰ；4. 杂质 ⅩⅤ；5. 杂质 SM2；6. 吉非替尼；7. 杂质 Ⅻ；8. 杂质 D；9. 杂质 C

（4）强制降解试验

取供试品 7 份，每份约 30mg，分别进行强酸（1mol/L 盐酸溶液 2ml，80℃水浴放置 4.5h，取出后冷却至室温，加入 1mol/L 氢氧化钠溶液 2ml 中和）、强碱（1mol/L 氢氧化钠溶液 5ml，80℃水浴放置 4.5h，取出后冷却至室温，加入 1mol/L 盐酸溶液 5ml 中和）、氧化（3% 过氧化氢 3ml，80℃水浴放置 8h）、固体高温（60℃，14d）、溶液高温（60℃，7d）、固体光照［（4500±500）lx，14d］、溶液光照［（4500±500）lx，7d］破坏处理后，用稀释液溶解并稀释制成 0.3mg/ml 的溶液；除不加样品外，同法配制各破坏条件的空白溶液；精密量取上述溶液各 5μl，分别注入液相色谱仪，记录色谱图，同时用二极管阵列检测器（DAD）进行紫外光谱扫描，扫描范围为 200~400nm 波长，色谱图见图 12.3。

分析方法验证方案实例

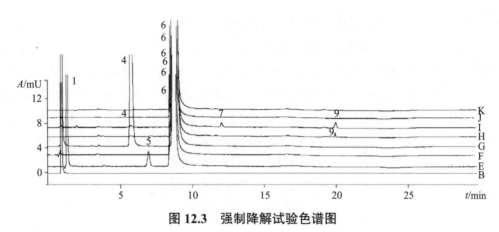

图 12.3　强制降解试验色谱图

B. 氧化破坏空白溶剂；E. 酸破坏；F. 碱破坏；G. 氧化破坏；H. 固体高温破坏；I. 溶液高温破坏；J. 固体光照破坏；K. 溶液光照破坏

　　各降解破坏条件下产生的降解产物与吉非替尼能很好分离，各降解产物间也能较好分离，紫外光谱峰纯度分析显示各破坏溶液的色谱图中吉非替尼峰均为单一峰。吉非替尼在强碱、高温、光照条件下较稳定，未检出其他杂质；在强酸、强氧化条件下不稳定，易降解产生杂质。强酸破坏条件下，杂质 X（图中标记为杂质 1）的含量显著增加，提示为降解杂质，由于未能成功确证其结构，作为未知杂质控制；同样破坏条件下，杂质 SM2（图中标记为杂质 5）的含量略有增加，也提示为降解杂质。氧化破坏条件下，杂质杂质 XV（图中标记为杂质 4）的含量显著增加，经质谱（MS）、核磁共振波谱（NMR）等分析确证结构，表明其既是工艺杂质也是降解杂质。固体高温破坏条件下，杂质 XII（图中标记为杂质 7）的含量不增加，而在液体高温破坏条件下其含量略有增加；在固体和液相高温破坏条件下，杂质 C（图中标记为杂质 9）的含量均略有增加；提示杂质 XII 和杂质 C 均为降解杂质。

　　验证试验表明，建立的色谱方法有良好的专属性，能有效分离强制降解产生的各杂质，主成分吉非替尼与相邻杂质及各杂质间互不干扰；同时也证明是一个具有稳定性指示功能的方法。

　　实例 12.3　溶出度测定方法的专属性

　　替硝唑栓剂溶出度测定方法改进研究中，考察方法的专属性实验如下：

　　（1）空白试验

　　取不含主药的空白基质进行溶出度测定，按规定的步骤操作，6h 后取样测定吸光度几乎为零，表明辅料对测定无干扰。

　　（2）滤膜干扰考察

　　取替硝唑对照品适量，精密称定，用水溶解制成每 1ml 约含 20μg 的对照品溶液，取对照品溶液，经 0.45μm 微孔滤膜，取续滤液，另取不经过滤的对照品溶液，分别测量吸光度，两者吸光度值无显著性差异，表明滤膜对测定无干扰。

用于固体制剂溶出曲线考察和溶出度测定的分析方法，通常为紫外－可见分光光度法和高效液相色谱法。选择紫外－可见分光光度法，应根据药物在溶出介质中的吸收光谱选择检测波长，应注意药物降解、辅料、胶囊和滤材的干扰，要经过方法学验证证明在药物检测波长处没有干扰或干扰可以忽略不计，或可通过波长选择消除干扰。必要时，或选择高效液相色谱法，以保证测定方法的专属性。如需评价多种介质中的溶出行为，每种介质中的溶出测定方法的专属性一般应分别验证。

提交溶出度验证报告时，如可能，应提供可证明检测方法专属性的典型光谱图或色谱图。

12.6.3 线性和范围

线性试验通常用不少于 5 个浓度水平的回归分析确定，采用最小二乘法。相关系数、y 轴截距、回归斜率、残差平方和等均应代表性地报告。通过线性分析可得到方法的适用范围。

范围系指分析方法能达到精密度、准确度和线性要求时的高低限浓度或量的区间。线性实验范围应足够宽，应能覆盖供试品的实际测量浓度、准确度和精密度实验设计的高、低范围。供试品的实际测量浓度一般落在线性范围的中间部分。方法验证时，范围应根据分析方法的具体应用及其线性、准确度、精密度结果和要求确定。

12.6.4 准确度

应计算每个样品的结果（准确度／回收率）。每个样品的回收率将根据实际样品浓度来确定。计算并报告每个浓度水平回收率的平均值、标准差和 *RSD*%。

12.6.5 重复性和中间精密度

重复性由第一名分析人员制备的同一水平平行 6 份样品或高、中、低三个水平各平行 3 份样品的测定结果来评价，报告测定的平均值、标准差和 *RSD*%。对于中间精度，通常由同一个实验室的不同分析人员，在不同时间、采用不同设备，按与第一名分析人员相同的方法得到的测定结果来评价。

为加深对线性试验和范围的理解，以下实例将线性、准确度和精密度合在一起讨论。

实例 12.4 有关物质测定法的线性、准确度和精密度验证

盐酸吉西他滨作为一种抗癌药，在 USP、EP、BP、ChP 等药典中均有收载。在这些药典标准中的有关物质检查项下，除杂质 α- 异构体和胞嘧啶外，对其他可能存在的杂质未按特定杂质进行控制。申红红等基于盐酸吉西他滨的工艺研究，建立了同时分离检测起始物料胞嘧啶、降解杂质 α- 异构体、中间体 M3 和 Z1、Z2、Z3、Z4 等工艺杂

质的高效液相色谱法，验证了包括线性和范围、准确度和精密度等各项参数。

（1）色谱条件

色谱柱：Agilent ZOBAX SB–Aq（4.6mm×250mm，5μm）；以水（用磷酸调节 pH 值至 2.5）为流动相 A，甲醇为流动相 B，按表 12.4 梯度洗脱；流速：1.2ml/min；检测波长 275nm；柱温 30℃。

表 12.4　盐酸吉西他滨有关物质色谱梯度洗脱表

时间（min）	流动相 A（%）	流动相 B（%）
0	100	0
8	100	0
13	40	60
30	40	60
32	100	0
40	100	0

（2）线性与范围

取盐酸吉西他滨、胞嘧啶、α- 异构体、M3、Z2、Z3 和 Z4 等杂质各约 20mg，精密称定，置同一 200ml 量瓶中，用稀释液溶解并定容，摇匀；精密量取 2ml，置 10ml 量瓶中，用稀释液稀释至刻度，作为线性实验贮备液。取线性实验贮备液逐级稀释，制成含盐酸吉西他滨及各杂质约 0.4、1.0、1.6、2.0、2.4、3.0μg/ml 的系列线性试验溶液。按前述的色谱条件，分别取系列线性试验溶液注入液相色谱仪，记录色谱图。分别以盐酸吉西他滨及各杂质的色谱峰面积（A）与对应的质量浓度（C）作线性回归，得盐酸吉西他滨及各杂质的线性方程，由不同的分析人员采用不同的仪器进行另一组线性实验，分别计算各已知杂质的校正因子，结果如表 12.5 所示。

表 12.5　盐酸吉西他滨及杂质线性试验和校正因子

成分	线性范围（μg/ml）	线性方程	相关系数 r	校正因子
盐酸吉西他滨	0.005~3.038	$A1=42.78C+0.46$ $A2=43.043C+0.18$	1.000 1.000	
胞嘧啶	0.005~3.008	$A1=94.46C+1.09$ $A2=95.09C+0.11$	1.000 1.000	0.4
α- 异构体	0.020~2.958	$A1=45.18C+0.14$ $A2=45.391C+0.11$	0.9999 1.000	0.9

续表

成分	线性范围（μg/ml）	线性方程	相关系数 r	校正因子
M3	0.207~3.103	$A1=24.58C+2.15$ $A2=19.36C+4.17$	0.9995 0.9945	1.9
Z2	0.820~3.074	$A1=15.95C-1.02$ $A2=17.31C-0.80$	0.9992 0.9986	2.5
Z3	0.433~2.597	$A1=26.16C+1.03$ $A2=30.59C-2.58$	0.9993 0.9980	1.5
Z4	1.081~4.324	$A1=6.180C+0.625$ $A2=6.753C+4.780$	0.9986 0.9991	6.6

盐酸吉西他滨及各杂质在各自的线性范围内线性关系良好，两组线性试验获得的各杂质校正因子无显著差异。由校正因子值，确定胞嘧啶和杂质 Z4 不宜采用校正因子而采用外标法计算，α- 异构体采用不加校正因子的主成分自身对照法计算，M3、Z2、Z3 等杂质采用加校正因子的主成分自身对照法计算。

（3）重复性

取盐酸吉西他滨适量，精密称定，用水溶解并稀释制成每 1ml 约含 2mg 的溶液，作为供试品溶液；精密量取 1ml，置 20ml 量瓶中，用水稀释至刻度，摇匀，精密量取 1ml，置 50ml 量瓶中，用水稀释至刻度，摇匀，作为对照溶液。供试品溶液和对照溶液分别平行制备 6 份。另取胞嘧啶和杂质 Z4 适量，精密称定，同法制成每 1ml 约含 2μg 的溶液，作为对照品溶液。按前述的色谱条件，分别取对照溶液、对照品溶液和供试品溶液注入液相色谱仪，记录色谱图。胞嘧啶和 Z4 按外标法计算，α- 异构体采用不加校正因子的主成分自身对照法计算，其余杂质按加校正因子的主成分自身对照法计算。6 份供试品溶液中已知杂质均只检出 Z2，杂质个数、含量以及总杂含量无明显差异，表明方法重复性良好。

（4）中间精密度

由不同的分析人员，使用不同的仪器和不同的色谱柱，在不同的日期进行，取相同批次盐酸吉西他滨分析，检测结果与重复性项下检测结果一致，表明方法中间精密度良好。

（5）准确度

取杂质含量已知的供试品 9 份，精密称定，置不同的 100ml 量瓶中，分别精密加入含各杂质 20μg/ml 的对照品溶液 5、5、5、10、10、10、15、15、15ml，用水溶解并稀释至刻度，进样测定其含量，计算回收率。杂质胞嘧啶、α- 异构体、M3、Z2、Z3、Z4 等杂质 3 个水平的回收率平均值分别为 98.9%、84.7%、105.6%、113.4%、98.3%、

105.2%，9 个回收率数据的 *RSD* 分别为 0.51%、3.34%、5.25%、3.15%、0.48%、7.61%。表明方法的准确度和精密度良好。

《中国药典》9101 分析方法验证指导原则中还指出："对于有毒的、具特殊功效或药理作用的成分，其验证范围应大于被限定含量的区间。"以下例解读如下：

实例 12.5 吉非替尼中基因毒性杂质测定的准确度验证

孙春艳等建立了一种同时测定吉非替尼中 4 种基因毒性杂质 3- 氯 -4- 氟苯胺、3,4- 二氟苯胺、3- 氟 -4- 氯苯胺和 3,4- 二氯苯胺的高效液相色谱 - 串联质谱（HPLC-MS/MS）方法。采用 Inertsil ODS-3 柱（100mm×3.0mm，3μm），以 0.1%（*v/v*）甲酸溶液 -0.1% 甲酸乙腈溶液为流动相，在电喷雾正离子模式下进行测定。该方法在专属性、线性、精密度、准确性、稳定性和耐用性方面得到了验证。4 种基因毒性杂质在 0.6~96.0ng/ml 范围内与峰面积呈良好线性关系。检测限和定量限分别为 0.2~2ng/ml 和 0.6~6.0ng/ml。回收率试验高中低浓度范围分别是 20%（低浓度水平），100%（中间浓度水平）和 200%（高浓度水平），每个浓度水平平行 3 份，所有杂质的回收率为 91.0%~98.5%。

在这个例子中，吉非替尼基因毒性杂质测定的准确度验证范围比一般有关物质测定的准确度验证范围要宽得多，特别是在低浓度水平仍有很高的回收率，从而保证了当供试品中存在很少量基因毒杂质时就可以灵敏、准确、可靠地测定，这对提高药品的安全性非常重要。

由此进一步说明，确定验证范围应根据分析方法的具体应用和线性、准确度、精密度结果及要求不同而有所不同。

（1）含量测定

假设用液相色谱法测定某成分，含量应"不得少于 99.0%"。根据药典规定，其测量估计值应落在 99.0%~101.0% 范围。方法验证得到的回收率和重复性精密度（*RSD%*）分别为 98.5% 和 0.8%，符合《中国药典》2020 年版通则 9101 分析方法验证指导原则中的表 2 和表 3 在相应浓度水平（100%）可参照的回收率和重复性精密度（*RSD%*）值要求（分别为 98%~101% 和 1%），方法似乎满足验证要求。但是，即使在不考虑准确度的可能偏倚情况下，当精密度为 0.8%，实际含量为 100% 时，可直观地预测测量估计值将以一定的概率低于 99.2%，如果再考虑准确度可能的偏倚，则检测结果会经常处于限度边缘或出现不合格的情况。采用分析过程能力评价，表明这个方法是不理想的，因此，对其准确度和精密度要求应予以收紧。

（2）杂质测定

在上述的实例 12.4 中，验证数据如下：杂质胞嘧啶、α- 异构体、M3、Z2、Z3、Z4 等杂质的高（150%）、中（100%）、低（50%）3 个浓度水平的平均加样回收率分别为 98.9%、84.7%、105.6%、113.4%、98.3%、105.2%，平行 3 份 9 个回收率数据的 *RSD* 分别为 0.51%、3.34%、5.25%、3.15%、0.48%、7.61%。由以上数据可知，回收率最差值是 84.7%（偏倚 15.3%），相对标准差（*RSD*%）最大值是 7.61%，均超过《中国药典》2020 年版通则 9101 分析方法验证指导原则中表 2 和表 3 在相应浓度水平 0.1%（杂质限度水平）可参照的回收率和重复性的精密度规定值（应分别为 90%~108% 和 3.0%），似乎表明这个方法不能被接受。由于杂质控制限度一般为不得过 0.1%，在这个指标水平上，10%~20% 的相对标准差会导致分析结果 0.01%~0.02% 变化，这是可以接受的放行决定。因此，可以放宽对此限度水平的精密度要求（3.0%），且放宽幅度可大于 2 倍，与此相对应的回收率范围也可大于 80%~116%，从而证明方法可被接受。但是，在检测时应特别关注实际杂质水平接近限度时可能误判的风险，应将杂质的量控制在远低于限度值水平。

以上是用基于 Horwitz 方程导出的《中国药典》2020 年版通则 9101 分析方法验证指导原则中的表 2 和表 3 评价不同方法对回收率和精密度参照要求的两个典型例子，要准确理解和使用《中国药典》2020 年版通则 9101 对准确度和精密度的参照要求，放宽或收紧要求应以方法满足药品质量控制要求为原则。

以下讨论基于置信区间的计算，评价方法准确度或（和）精密度的示例。

（1）制剂含量测量

例如，用高效液相色谱法（HPLC）测量某一制剂中主成分含量，其标示量应为 95%~105%。在设计的可报告范围 80%、100% 和 120% 内，合并 3 个浓度水平、每个浓度平行 3 份测量的回收率和 *RSD* 的平均值分别是 98.50% 和 1.5%。

A. 回收率置信区间按下式计算：

$$\overline{Y} \pm t_{1-\alpha,df} \times \frac{s}{\sqrt{n}}$$

式中，$\overline{Y}$ 是测量的可报告值，$t_{1-\alpha,df}$ 为置信水平 $1-\alpha$，自由度 df，中心 t 分布面积的分位数，s 为标准差点估计量，n 为可报告值的个数。查表，置信水平为 95%，自由度 $n-1=8$ 中心 t 分布面积的分位数为 1.86。则有

$$\overline{Y} \pm t_{095,8} \frac{s}{\sqrt{n}} \pm 95.50\% \pm 1.86 \frac{1.5\%}{\sqrt{9}} = 95.50\% \pm 0.93\%$$

回收率置信区间为（97.57%~99.43%）。

B. 回收率偏倚置信区间按下式计算：

$$(\tau - \overline{Y}) \pm t_{1-\alpha,df} \times \frac{s}{\sqrt{n}}$$

式中，τ 为参考值或真值，如含量为 100%，其他参数定义同前。有

$$（100\%-98.50\%）\pm 1.86\frac{1.5\%}{\sqrt{9}}=1.50\%\pm 0.93\%$$

回收率偏倚置信区间为（0.57%~2.43%）。

C. 对于标准差，通常情况下只关注 100（1−α）% 置信上限，需要证明标准差不可太大。由本书第 5 章公式（5−14），计算 σ 的 100（1−α）% 的置信上限：

$$U=s\sqrt{\frac{n-1}{\chi^2_{a:n-1}}}\,1.5\times\sqrt{\frac{9-1}{2.73}}=2.57$$

式中，s 为实验标准差；n 为可报告值的个数；$\chi^2_{a:n-1}$ 为显著性水平 α，自由度（$n-1$）中心卡方分布面积的分位数。取 $\alpha=0.05$，可得 $\chi^2_{0.05:8}=2.73$。

在此例中，方法回收率置信区间（97.57%~99.43%）完全落在制剂含量标示量范围（95%~105%）内，回收率偏倚置信区间也与方法的准确度要求相匹配；相对标准差的置信上限为 2.57%，从而验证了方法准确度和精密度。

（2）原料药含量测量

通常，原料药含量标准规定为应"不得少于 99.0%"。若仍用色谱法测量原料药的含量。根据药典规定，其测量估计值应落在 99.0%~101.0% 范围。

A. 假设平均回收率为 99.50%，相对标准差仍为 1.5%，

$$\overline{Y}\pm t_{095,8}\frac{s}{\sqrt{n}}\,99.50\%\pm 1.86\frac{1.5\%}{\sqrt{9}}=99.50\%\pm 0.93\%$$

回收率置信区间为（98.57%~100.43%），不能完全落在原料药规定的含量（99.0%~101.0%）范围内。由于相对标准差较大，使方法准确度和精密度不能得到验证。

B. 假设平均回收率为 99.50%，但相对标准差为 0.5% 时，

$$\overline{Y}\pm t_{095,8}\frac{s}{\sqrt{n}}\,99.50\%\pm 1.86\frac{0.5\%}{\sqrt{9}}=99.50\%\pm 0.31\%$$

由于提高了精密度水平，回收率置信区间缩小为（99.19%~99.81%），能完全落在原料药规定的含量（99.0%~101.0%）范围内，回收率置信区间与可接受标准相匹配，方法准确度和精密度均得以证明。

（3）微量成分测量

为控制微量成分，药品标准中通常会规定指标上限或下限，也有规定限度范围即上下限者，如化学药的杂质不得过规定的限度值，某些中药成分不低于规定的限度值。对这些用于微量成分的分析方法，可按以下步骤评价分析方法应达到的精密度和准确度。

①基于 Horwitz 方程，解释和预估分析方法可达到的准确度和精密度与浓度（或含量）的关系，分析方法的回收率和精密度随被测量的浓度（或含量）降低而下降，如基

质干扰严重、样品前处理步骤复杂等，方法的回收率和精密度将变得更差。

②按下式分别计算置信区间，或置信上限或下限

$$\overline{Y} \pm t_{1-\alpha,df} \times \frac{s}{\sqrt{n}}$$

式中，各参数定义如前所述。实际上，$t_{1-\alpha,df} \times \dfrac{s}{\sqrt{n}}$ 即为扩展不确定度。

不确定度也可由基于分析方法的总变异计算得到，总变异合成了方法的偏倚和标准差，可看作是不确定度一种简化形式，其值乘以一个包含因子 k（通常取 $k=2$），即为扩展不确定度。

③由可报告结果和扩展不确定度，确定分析方法置信区间、或单侧置信限。

可报告结果平均值（$\overline{Y}$）加上测量不确定度（U）为置信上限，应小于指标上限（$\overline{Y}+U<$指标上限）；或（$\overline{Y}$）减去测量不确定度（U）为置信下限，应大于指标下限（$\overline{Y}-U>$指标下限）。

如标准规定有上下限，置信区间（$\overline{Y} \pm U$）应小于标准规定的上下限范围。

④基于③的结果，并结合风险控制策略，控制产品质量。步骤③~步骤④是迭代的。

分析方法应达到的准确度和精密度水平以满足质量控制要求为前提。

例如，某杂质 A 限度为 0.1%，在设计的可报告范围 50%、100% 和 150% 内，合并 3 个浓度水平、每个浓度平行 3 份测量的回收率和 RSD 的平均值分别是 75.0% 和 10%，即相对偏倚（$Bias$）=25% 和相对标准差（RSD）=10%。总变异 $\sigma=\sqrt{bias^2+s^2}$，由此可得相对不确定度 u_{rel}

$$u_{rel}=\sqrt{(25\%)^2+(10\%)^2}=26.93\%$$

因不需考虑其他不确定度分量，取置信水平（约 95%）时包含因子 $k=2$，得扩展不确定度 U_{rel}

$$U_{rel}=k \times u_{rel}=2 \times 26.93\%=54\%$$

由杂质限度水平（0.1%），计算置信上限为

$$\overline{Y}+U=0.1\% \times (75\%+54\%)=0.075\%+0.054\%=0.13\%$$

置信上限（0.13%）大于指标上限（0.1%），方法不能通过验证。

杂质实际控制水平应低于限度水平（如为 0.08%），则置信上限为

$$\overline{Y}+U=0.1\% \times (75\%+54\%)=0.060\%+0.043\%=0.11\%$$

置信上限（0.11%）大于指标上限（0.1%），方法仍不能通过验证。

如分析方法经进一步优化，提高了准确度，回收率变为 85.0%（即偏倚为 15%），*RSD* 仍为 10%。得相对不确定度 u_{rel}

$$u_{rel}=\sqrt{(15\%)^2+(10\%)^2}=18.03\%$$

扩展不确定度 U_{rel}

$$U_{rel}=k\times u_{rel}=2\times18.03\%=36.1\%$$

由杂质限度水平（0.1%），计算置信上限为

$$\bar{Y}+U=0.1\%\times(85\%+54\%)=0.085\%+0.036\%=0.12\%$$

置信上限（0.12%）大于指标上限（0.1%），方法不能通过验证。

杂质实际控制水平应低于限度水平（如为 0.08%），则置信上限为

$$\bar{Y}+U=0.08\%\times(85\%+36\%)=0.068\%+0.029\%=0.097\%$$

置信上限（0.097%）小于指标上限（0.1%），方法得以验证。如将杂质含量控制在更低水平（如 0.07%)，将降低质量风险。

12.6.6 耐用性

考察分析方法受条件（参数）变量的影响，如果有的话，应在标准中注明条件变化允许或限制的范围，必要时，在标准中增加系统适用性试验要求。

实例 12.6 有关物质测定中校正因子和相对保留时间的耐用性考察

药物中的有关物质，多采用加校正因子主成分自身对照法的高效液相色谱法，验证的内容包括：专属性、检测限和定量限、线性和范围、精密度、准确度、溶液稳定性和耐用性等。此类方法测定杂质的准确性在很大程度上取决于杂质定位、校正因子赋值的准确性，因此，在耐用性试验中，分别考察相对保留时间和校正因子的重现性。

假设色谱条件如下：以十八烷基硅烷键合硅胶为填充剂；甲醇 – 水（用稀氢氧化钾液和稀磷酸液调节 pH 值至 5.5）（40：60）为流动相；检测波长为 240nm，柱温 35℃，进样量 20μl，流速为 1.0ml/min，运行时间 55min。

混合对照品溶液：每 1ml 中含主成分约 0.25mg 和杂质 1、杂质 2、杂质 3 和杂质 4 均约为 0.25μg 的溶液，作为系统适用性溶液。

精密量取系统适用性溶液 20μl，注入液相色谱仪，按表 12.6 中的设计变化色谱条件（参数），记录色谱图，分别考察以主成分为对照的相对保留时间和校正因子，结果见表 12.7、表 12.8。

表 12.6　耐用性试验色谱条件（参数）变化设计

色谱条件	规定值	变化值
柱温（℃）	35	30~40
流速（ml/min）	1.0	0.9~1.1
流动相 A 的 pH 值	5.5	5.3~5.7
流动相比例	60∶40	58∶42~62∶38
检测波长（nm）	240	238~242
不同品牌的色谱柱	柱 1（4.6mm×150mm，2.7μm）	柱 2（4.6mm×150mm，3.5μm）

表 12.7　相对保留时间耐用性试验结果

参数	色谱条件	杂质 1	杂质 2	主成分	杂质 3	杂质 4
正常条件		0.79	0.94		1.15	1.20
流速	0.9ml/min	0.79	0.94		1.15	1.19
	1.1ml/min	0.79	0.94		1.16	1.20
柱温	30℃	0.78	0.93		1.14	1.18
	40℃	0.80	0.95		1.17	1.21
流动相比例	58∶42	0.80	0.94		1.15	1.19
	62∶38	0.78	0.94		1.16	1.21
流动相 pH 值	5.3	0.79	0.94		1.15	1.19
	5.7	0.80	0.94		1.16	1.24
不同色谱柱	柱 2	0.82	0.95		1.13	1.16

表 12.7 结果提示，除改用不同色谱柱，杂质 4 的相对保留时间重现性略受影响外，随着其他色谱参数改变，相对保留时间基本保持一定值，不会造成对杂质峰的识别错误，表明方法中的保留时间有良好的重现性。保留时间的重现性与检测波长改变无关，可不必考察。

表 12.8　校正因子耐用性试验结果

参数	色谱条件	杂质 1	杂质 2	主成分	杂质 3	杂质 4
正常条件		1.02	0.89		1.03	1.37
流速	0.9ml/min	1.03	0.92		1.05	1.39
	1.1ml/min	1.02	0.88		1.02	1.34
柱温	30℃	1.05	0.92		1.04	1.40
	40℃	0.99	0.91		1.01	1.38
流动相比例	58∶42	1.02	0.93		1.02	1.37
	62∶38	1.06	0.89		1.08	1.35
流动相 pH 值	5.3	*0.95*	*0.82*		*0.91*	*1.24*
	5.7	*1.10*	*1.04*		*1.12*	*1.49*
检测波长（nm）	238	*0.92*	*0.87*		*0.98*	*1.23*
	242	*1.25*	*1.35*		*1.43*	*1.68*
不同色谱柱	柱 2	1.00	0.90		1.03	1.32

表 12.8 结果提示，流动相 pH 值和检测波长的改变，使各杂质的校正因子有一定程度的增加或减小（用斜体表示），而其他色谱参数改变对校正因子重现性影响较小。进一步研究验证表明，如缩小流动相 pH 变化为 ±0.1 单位，各杂质的校正因子变化可在一个可接受的范围。因此，为保证校正因子的重现性和对杂质赋值的准确性，在药品标准中的有关物质检查项下，应限制流动相 pH 值的允许变化范围和不允许改变检测波长。

根据以上实验，考察方法耐用性与相对保留时间、校正因子的关系，通过控制色谱条件，采用系统适用性试验，评价在规定色谱条件下各杂质相对保留时间和校正因子应达到的可接受范围。

12.6.7　估算 LOD

采用直观法观察色谱峰和信噪比法估算 LOD，应提供相应的图谱和（或）数据；采用基于响应值标准偏差和标准曲线斜率法，应提供线性试验数据。

12.6.8　估算 LOQ

在 0.1% 水平下对 6 份样品进行分析，计算平均值、标准差和 *RSD%*，应提供相应的图谱和（或）数据。

如何估算 LOD 或 LOQ 的方法在本书第 4 章和第 8 章均有充分的描述，应选择其中合适的方法。

12.6.9 溶液稳定性

通过比较对照品贮备液（在冷藏和室温条件下）与新制备的工作标准溶液在一定时间间隔内新稀释的平均测定值（平行进样）峰值，来评估对照品贮备液的稳定性。

通过计算每个时间间隔的百分含量，将结果与 0 时刻的测定值进行比较，来评估样品的稳定性，其差异不得超过为保证供试品测量结果准确、稳定、可靠而预先设定的值。

12.7 不同试验项目及其方法验证

在许多情况下，检测项目、限度和方法等在提交的标准中已部分地或全面地描述。作为标准的制订者，应提交提供一份完整的验证资料，可能包括但不限于：

- 通过解析光谱数据确证化学结构；
- 标准或指标；
- 所用方法的理由和可接受标准；
- 合成路线和纯化工艺；
- 生产过程中可能出现的杂质及其化学结构的清单（包括残留溶剂）；
- 用于检测和控制杂质含量的分离技术的细节，包括保留时间、相对保留时间和校正（响应）因子；
- 适用于检测含量的稳定性指示功能方法（除非对标准中列出降解产物有足够的检测）；
- 历史放行数据。

这些数据经监管机构的审评或核准，成为可执行的药品标准方法，其中的检测方法应经过验证。特别注意验证用于杂质和（或）含量测定的任何分离技术，以确定其可转移性和耐用性。

当拟用于检测多来源原料药时，由于生产工艺不同，杂质谱可能不同，有必要证明所采用的方法是否能够分离或充分控制不同来源原料药中的已知杂质，必要时，优化现行方法或提出新方法，以充分控制来自不同厂家的所有杂质，新方法或经过调整的方法应进行完整的验证。作为方法验证的产物，必须包括适当的系统适用性试验和可接受标准的建立。

12.7.1 鉴别试验

标准中鉴别项的是确认供试品的鉴别与所描述的物质相符。鉴别试验必须具有专属性，否则应选择不同选择性的试验，将这些实验组合起来以确保鉴别试验专属性。标准中的鉴别项通常描述的试验可能包括下列一种或多种分析技术：

- 红外分光光度法；
- 拉曼光谱法；
- 紫外－可见分光光度法；
- 熔点（液体为凝固点或沸点）；
- 旋光度（比旋度）；
- 色谱方法；
- 电泳方法；
- 化学反应。

这些方法中有一些需要与对照品比较，以确认对供试品的鉴别，例如，

- 分光光度法，如红外分光光度法，将供试品的光谱与对照品的光谱比较，或与对照光谱比较；
- 分离技术，如比较供试品和对照品的保留时间（或迁移距离或迁移时间）；
- 通过肽图鉴定，这需要同时使用对照品和它的色谱图。

其他技术，如紫外－可见分光光度法、旋光度法和熔点法，要求供试品应符合标准中的规定限值。

对照品必须具有适当的化学属性，如结构式、分子式和分子量。通过使用如核磁共振谱（NMR）、质谱、红外光谱、拉曼光谱、紫外光谱、元素分析等技术实现对照品的结构确证，这是验证方案中不可或缺的内容之一。

有必要证明采用一个鉴别试验如红外光谱或拉曼光谱就可以区分密切相关物质的化合物。红外光谱法或拉曼光谱法通常被认为是鉴别化合物的一种专属手段（与对照品比较），它的专属性由其固有的合理性证明。但是，对于盐，特别是钠盐的有机酸，或卤盐的有机碱，有必要增加另外试验来鉴别离子。当认为待测物的光谱与结构相似的化合物光谱没有足够的差异时，则有必要增加另一种试验以确保专属性，通常是一种辅助测试，如熔点或薄层色谱法。鉴别试验仅以一个色谱保留时间作为鉴别项专属性是不够的；通常也应辅以其他的鉴别试验。

对于依赖于符合限度值的鉴别试验，例如，熔点、比旋度和吸收系数，必须使用经充分表征的高纯度物质来确定可接受范围值。这些其他试验方法一般不能单独确保对供试品明确鉴别，因此必须使用几项试验的组合，组合鉴别试验的结果有助于提高方法的专属性。

标准中还包括鉴别离子和基团的试验，这些试验的专属性、安全性、环保性，经过ICH 协调正不断地提高和完善。

在研究同系物鉴别试验中，如存在其他类似物，无论这些类似物是否收载在药品标

准中，建立的鉴别试验或特定的组合鉴别试验应能成功地区分它们。

因此，鉴别药物的所用试验必须能准确操作以确保对鉴别结果的准确无误。

12.7.2 纯度检查

标准中的检查项包括杂质控制方法，其选择性（或专属性）取决于所描述的方法及其目的。检查项可以简单地通过溶液外观试验来明确一般质量，也可以针对已知有毒杂质。常用的试验方法包括：

- 溶液外观；
- pH 值或酸 / 碱度；
- 旋光度；
- 紫外 – 可见分光光度法；
- 分离技术（用于有机杂质）；
- 干燥失重 / 水分测定；
- 外来离子；
- 重金属；
- 原子吸收 / 发射光谱法；
- 硫酸化灰分；
- 残留溶剂 / 有机挥发性杂质。

对标准中检查项下描述的方法，必须证明方法的选择性和灵敏度能有效控制杂质在基于毒理学研究的安全性水平，并可在控制生产条件下实现。当描述的是所谓的限度试验，对照溶液和供试品溶液可直接比较，供试品溶液的测量响应应小于对照品溶液的测量响应。在这种情况下，需要用检测限来确定方法的灵敏度。当描述的是定量试验，必须证明定量限不高于报告限，且杂质浓度水平与杂质在可接受限度附近的响应之间存在线性关系。精密度（重复性、中间精密度和重现性）应符合要求。

12.7.2.1 溶液外观

检查项下的溶液外观试验与性状项下的外观描述的应用目的明显不同，性状项下的外观是供试品的表征，检查项下的溶液外观是用于控制供试品杂质水平。检查项下的这些试验是将供试品溶液的澄清度和（或）颜色与系列对照溶液进行比较的感官试验，试验的目的是对供试品的纯度进行一般评价，是检查供试品中的杂质限度是否符合规定。当引起浊度或颜色的杂质是已知的，应通过与定量分析技术的比较来验证感官试验。然而，通常情况下，引起浊度或颜色的杂质是未知的，验证是基于对满足标准要求的多批次实验数据的考察。

12.7.2.2 pH 值或酸 / 碱度

有一些用于控制水解杂质的非专属性试验。这种试验用于控制由制备或纯化方法或由物质的降解（如由于不适当的储存）引起的酸性或碱性杂质。这种试验也可用于确认某些盐的化学计量组成。

药典中有两种对水解杂质的试验：一种是用指示剂或电位法来确定杂质限度的滴定实验，即酸碱度试验；另一种是 pH 值的测量。

如果该物质具有缓冲性能，则最好测量 pH 值，否则建议采用滴定法。

在标准中是规定酸碱度试验还是 pH 值测量，应根据对供试品缓冲性能的估计来决定。

12.7.2.3 比旋度

比旋度可用于确认对映体的光学纯度。该方法的灵敏度可能低于手性色谱法。当用旋光度测量控制对映体限度时，需要证明在试验条件下，该对映体具有足够的旋光度被检测到。应尽可能报告潜在杂质的影响。比旋度限度应根据允许的杂质量来选择。在缺乏有关物质旋光信息和有关物质的数量不足的情况下，通常将限度值规定为供试品平均值的 ±5% 左右。应尽可能研究不同来源的样品。

旋光度的测量可以用来确证供试品外消旋性。在这种情况下，通常规定 +0.10°~ –0.10° 限度，但须证明在试验条件下，该对映体具有足够的光学活性可被检测到。

12.7.2.4 紫外 – 可见分光光度法

当用紫外 – 可见分光光度法检查杂质限度时，应证明在适当的波长处，受控的有关物质对吸光度有足够的贡献。必须确定与有关物质的限度浓度相对应的吸光度。

12.7.2.5 阴离子 / 阳离子的限度试验

有一些简单而快速的试验，可通过回收实验和（或）与其他更复杂的方法的比较来表明方法是合适的。

（1）硫酸化灰分

硫酸化灰分试验即炽灼残渣检查，用于阳离子物质的测定。正常情况下，限度为不得过 0.1%。该项重量试验可控制外来阳离子的量，以保证产品质量。该方法是通用检测方法，已有良好的应用证明，不需要进一步验证。

（2）重金属检查法

必须对有毒元素设定适当限度，其中许多元素（如铅、铜、银、汞、钴、镉和钯）是采用重金属检查法控制的。这项试验是基于这些重金属作为硫化物的沉淀与用铅溶液制备的标准的目视比较。美国药典已用 ICP–OES 和 ICP–MS 替代该法，但《中国药典》2020 年版仍保留了这一方法，当研究证明能满足质量控制要求时，在中国药品标准中使用该法仍是合理可行的。

重金属限度通常设为不得过供试品的百万分之比（ppm）水平。然而，重要的是要选择适合供试品的制备方法，并保证在提出的限度范围内有足够的响应。

必须指出，对于一些需要炽灼的供试品，在氯存在时，有可能会损失一些重金属如汞和铅的风险。这时，检测这些金属元素可以采用一种封闭技术加以控制，或改用其他仪器分析技术，如原子吸收分光光度法。

早期，仅允许对产生的硫化物悬浮液目视检查，现在，如很难分辨出沉淀的程度，通常建议采用过滤技术并检查滤液。从而提高了方法的灵敏度，便于比较。

（3）颜色或沉淀反应

也可以使用单个阳离子和阴离子的限度试验，这些试验基于对颜色或浊度的目视比较。必须证明：

- 在目标浓度（限度）可见颜色或混浊；
- 供试品溶液和对照溶液中添加的离子回收率相同（通过肉眼观察，如果可能，通过吸光度测量）；
- 在可见光区域适当波长处测量不同浓度的目标值（目标值的 50%、100% 和 150%）的吸光度具有充分区分力。
- 在目标值处进行 6 次回收实验，计算重复性标准差。回收率应大于 80%，重复性 *RSD* 应小于 ±20%。

在适当的情况下，最好将回收率实验获得的结果与使用不同方法定量测定结果进行比较，例如，用原子吸收分光光度法测定阳离子，或用离子色谱法测定阴离子。两种方法得到的结果应该相似。

12.7.2.6 原子吸收 / 发射光谱法

原子光谱法用于测定作为杂质存在于供试品中的特定元素的含量。下列验证要求与原子光谱测定法有关。原则上，该法具有专属性，可使用适当的光源和波长来确定元素种类，因为原子以离散的谱线发射或吸收辐射。然而，由于光学和（或）化学效应可能会遇到干扰。在开始验证之前，重要的是识别干扰，并在可能的情况下，使用适当的方法减少干扰的影响。

如果采用直接校准方法，这种干扰可能导致系统误差或降低方法的灵敏度。原子光谱中最重要的误差来源与校准过程和基体干扰引起的误差有关。

原子吸收测量中会遇到化学、物理、电离和光谱干扰，应尽可能消除或减少这些干扰。如何消除或减少干扰，可参阅原子吸收分光光度法相关专著。

火焰 / 炉中的散射和背景增加了测量的吸光度值。背景吸收的波长范围很广，而原子吸收的波长范围很窄，仅 0.002nm。原则上，背景吸收可通过使用与供试品溶液组成完全相同但不含特定的待测元素的空白溶液来校正，尽管这种方法通常难以实现。

为避免干扰，一旦仪器参数被优化，获得了足够的灵敏度（以最小浓度对照品溶液获得的吸光度信号必须符合仪器的灵敏度指标），就可在限度浓度附近确定吸光度响应与浓度的线性关系。应在限度浓度处及其附近制备不少于 5 个浓度水平的待测元素溶液，并由每一浓度水平的 6 次重复测定结果中确定其精密度。

校正曲线是根据对照品溶液读数平均值，将平均值绘制成浓度的函数，以及描述校准函数及其置信水平的曲线来构建的。

所有测定的残差，即测量的吸光度和估计的吸光度之差，被绘制成浓度的函数。当采用合适的校准方法时，残差沿 X 轴随机分布。当信号方差随浓度增加时，由残差曲线或单侧 t 检验可以看出，加权校正模型可得到最准确的估计。可对数据采用线性或二次加权函数进行处理，以找到最合适的加权函数。

当测量对照品水溶液估计校准函数时，必须确保供试品溶液和对照品水溶液的灵敏度相似。当采用直线校正模型时，可通过比较标准加入法曲线和对照品水溶液校正曲线的斜率来确定灵敏度的差异。这两条回归线的斜率估计的精密度取决于测量点的数量和分布。因此，建议在两条回归线中都包含足够的测量点，并将这些测量点主要集中在校准范围的两端点上。

通过 t 检验，比较标准加入法曲线和对照品水溶液校正曲线的斜率，以检验两条回归线的斜率是否存在显著性差异。如果有差异，那么就应采用标准加入法，如果无差异，则可以采用直接校准法。

在许多应用中，需要对供试品进行预处理（例如，萃取或消化），因此，从类似的基质中进行回收实验是必要的。

《中国药典》通则 0406 对原子吸收 / 发射光谱法已有详细描述，一般不必在品种项下具体地描述操作步骤。但是方法必须经过验证，根据耐用性考察结果，必要时，可在 SOP 中明确关键参数和信息，以满足仪器设备的要求。

12.7.2.7 分离技术

这些技术用于控制的杂质，主要是指有关物质和有机挥发性 / 残留溶剂。液相色谱法是分离检测有关物质最常用的一种方法，气相色谱法常用于残留溶剂检查法，它们对所有已知和潜在杂质的专属性（选择性）必须得到证实。而无机杂质可用 ICP-OES、ICP-MS、原子吸收光谱法和重金属检查法等加以控制。

无论是人工合成的还是从活性成分中分离提纯的，特定杂质的对照品必须：

1）用适当的化学试验（如鉴别试验）表征对照品（分子结构确证）；

2）纯度测定

● 用适当的分离技术（如气相色谱、液相色谱或毛细管电泳）测定有机杂质的含量；

● 微量或半微量水分测定；

● 残留溶剂测定；

● 某些情况下，干燥失重可代替水分和残留溶剂的测定；

● 用绝对法测定纯度（如适当，用差示扫描量热法或相溶解度分析。这些测定结果可支持和确认分离技术所得的结果）；

● 无机杂质的测定（重金属、硫酸盐灰分、原子吸收分光光度法、ICP、X 射线荧光法），通常要求所获得的值对对照品纯度赋值没有影响。

这些杂质对照品用于验证色谱方法：

- 证明方法选择性（专属性，无干扰）；
- 通过对每种特定杂质定量限的测定来证明方法灵敏度，应测定各杂质相对于主成分或其他参照物的响应因子（校正因子）；
- 在报告阈值至 120% 的范围内，当使用外标法时，响应值的线性应是明显的；
- 评价重复性和中间精密度；
- 评价包括选择性、灵敏度、准确度和精密度的系统适用性要求。

（1）液相色谱法

在标准中一般不宜指定所用固定相的品牌，而是描述为通用名词，例如，反相色谱采用的十八烷基硅烷键合硅胶，然而，重要的是一些反相固定相具有各自不同的特点。如果方法耐用性好，那么使用不同固定相的色谱法将是相似的，主成分及其杂质的保留时间和相对保留时间将基本上与洗脱的顺序相同。

目前大约有几百种不同商品化的 C18 固定相，表现出不同的特征。理想情况下，标准中杂质控制的反相液相色谱法应足够可靠，以便在任何反相固定相上都能达到必要的选择性。然而，由于不同类型色谱柱之间的性能差异，这是不可能实现的。尽管如此，任何建立的和验证的方法，都应该基于它们的物理特性，在一些近似相同类型的固定相上进行试验。

由于需要更高的选择性来分离越来越多的杂质，特别是从不同的制造过程中产生的杂质，因此越来越倾向于采用梯度洗脱的液相色谱法。当描述梯度洗脱以控制杂质时，不建议改变色谱柱填料的种类，这时，色谱柱应在有关物质的检测方法中充分描述。

如杂质对照品无法获得，或者只有在建立标准时才能获得少量对照品，在这种情况下，杂质将不得不使用供试品溶液稀释的自身对照法来控制，用相对保留时间定位，以便使用加校正因子的自身对照法，这使得确定相对响应因子（校正因子）变得至关重要。

有时需对供试品溶液色谱图中的杂质进行鉴别，特别是当各杂质可接受标准不同时。在这种情况下，可能需要混合杂质对照品，它们可以是法定对照品，也可以自行制备，用于证明系统适当的选择性。另有一些情况，当用一个色谱方法不能分离和控制所有的杂质，则可以用不同色谱条件分别检测。

一般来说，杂质是通过使用外标法来估计的，稀释对照溶液法是避免使用特定的杂质对照品。应考察方法的灵敏度、线性和精密度，必须确定定量限。外标可以用主成分稀释，也可以采用已知杂质的对照品制备。当某杂质峰靠近主成分峰时，特别是当杂质峰在主成分峰后被洗脱时，要确定该杂质的定量限，定量限一般应低于报告阈值水平，并在对照溶液中显示足够的灵敏度。

另外，还应确认稳定性数据，以证明对照品和供试品溶液的使用时间。

当采用提取方法时，应在最佳条件下利用已知可用的杂质进行回收实验，并报告结果。应证明方法的回收率是一致的，具有可接受的精密度。

其他分离技术也在药品标准中使用，但远没有液相色谱法广泛。

（2）气相色谱法

气相色谱法的描述与液相色谱法相同。当采用峰面积归一化法检测杂质限度时，检测器的线性响应浓度范围是从忽略限至120%的供试品溶液浓度。

另一种方法是采用内标法，在这种情况下，将对照品峰面积与内标峰面积之比与供试品峰面积与内标峰面积之比进行比较。

（3）毛细管电泳法

通常采用内标法来提高方法的精密度，对其有和色谱法一样的验证要求。要有证据表明该方法具有足够的选择性和灵敏度（定量限）。

（4）薄层色谱法

虽然薄层色谱法（TLC）在过去曾被广泛使用，但其在杂质控制方面的应用正在减少，逐渐被高效液相色谱法所取代。尽管如此，在用其他方法无法检测时，TLC仍可用于特定的杂质检测。

应证明方法的选择性，例如，证明采用相同类型但来源不同的薄层板分离特定杂质的能力。喷雾试剂的使用应该是通用的，除非检测的目的是控制特定杂质，在这种情况下，可以使用对照品进行比较。应确认方法的灵敏度，目视法观察时，应证明与给定限度相对应的量是可检测到的。当使用薄层仪器方法时，还需要用数据来证明在适当范围内浓度与斑点响应的线性关系，包括重复性和定量限及检测限。通常，杂质是通过比较在供试品溶液色谱图中观察到的次级斑点和在对照（品）溶液色谱图中得到的主斑点来控制的。杂质斑点面积不应大于用对照（品）溶液得到的主斑点面积（或其倍数）。与面积归一化法相比，使用外标法更可取，因为即使主斑点的响应超出检测器的线性范围，也可以通过在供试品溶液中使用高浓度的主成分来增加灵敏度。外标溶液通常是取供试品溶液稀释至有关物质限度浓度，或使用特定杂质的对照品溶液。然而，当需要定量杂质水平时，则需要验证线性范围和精密度。

12.7.2.8 干燥失重

在进行干燥失重试验时，所规定的条件必须与药物热稳定性相适应。所采用的干燥条件不应因挥发性或分解而导致药物损失。

采用热重法测定药物失重时，将发现样品中水的丢失和样品分解。在干燥失重试验中，通常采用在规定温度下干燥一定时间称量；或不规定干燥时间，但连续干燥、称量的差值应满足恒定的要求。

12.7.2.9 水分测定

如药典所述，水的半微量测定是费休氏滴定法，它是基于水与二氧化硫和碘在无水介质中的定量反应，需要有足够缓冲能力的碱化剂存在。滴定剂是含碘的试剂，终点用安培法测定。传统上，吡啶是滴定剂中使用的碱，但由于其毒性，已被无毒的碱所取代，这些无毒的碱包括在市售的费休氏试剂中。

因此，有必要通过适当的方法验证以确保其使用的适用性。

该法准确度受许多参数的影响。例如，终点的敏锐受试剂的组成和供试品中水的绝对量的影响。为了避免副反应的干扰，应尽量缩短滴定结束时的稳定时间。众所周知，在醇或酮存在时，特别是在缓冲容量不够或强碱性试剂时，可能会发生副反应。

目前，已发表了一些验证半微量水测定的方法，给出了使用不同物质和试剂的例子。供试品中的含水量（m）是用建议的条件确定的，然后在同一个滴定容器中加入适量的标化水并滴定之。至少重复添加和测定 5 个点，建立添加水量对测得水量的回归曲线，计算外推直线的斜率（b）、截距（a）和在横坐标上的交点（d）。

当为如下结果时，该法的验证被认为是可接受的

①$b < 0.975$ 和 $b > 102.5$；

②当按下式计算时，误差的百分比不大于 2.5%；

$$e_1 = \frac{a-m}{m}100\% \qquad\qquad e_2 = \frac{d-m}{m}100\%$$

③平均回收率为 97.5%~102.5%。

此外，用该法得到的结果与用气相色谱法、TGA 等其他方法得到的结果应无显著性差异。同样，使用特定的无吡啶试剂必须经过验证。

微量水库仑测定法适用于测定 10μg~10mg 范围内的少量水。这时碘是由碘酸盐电化学生成的。半微量水测定的验证方法同样适用微量水库仑测定法。

12.7.2.10 溶剂残留或有机挥发性杂质

《中国药典》已收载有残留溶剂的通用检测方法，但是，由于工艺不同，应控制的残留溶剂种类不同，具体品种项下收载的残留溶剂测定法和药典通则收载的通用检测方法并不一定相同，因此，方法应经过验证。需验证的性能特征包括选择性（专属性）、灵敏度、精密度和回收率，ICH 指南和《中国药典》中的分析方法验证指导原则均适用，但应特别针对以下几个方面：

- 专属性，可采用双柱法确认鉴定，也可采用质谱法证明；
- 定量限，采用静态顶空进样以避免基质影响；
- 如果定量测定溶剂，则应在使用的条件下对回收实验进行验证；
- 重复性应在线性范围内确定。

12.7.3 含量测定

原料药、制剂中或中药中的活性成分或指标性成分，包括其他生物物质和赋形剂，可采用各种分析方法测定。对于纯化学物质，通常采用的方法是容量滴定法，它虽然不是专属性方法，但却是一种绝对的方法。越来越多地使用基于定量分离技术以提高方法的专属性，特别是液相色谱法。紫外-可见分光光度法虽然仍在一些品种项下使用，但数量正在逐渐减少。

12.7.3.1 容量滴定法

容量滴定法的优点是，由于它是一种绝对方法，所以不需要对照品，而且通常具有较高的精密度和准确度。

容量滴定法只有在被证明满足以下情况时才适用：

- 杂质含量低；
- 杂质也是可滴定的（如果不能，限度应是不对称的，以含有不可滴定杂质的允许量）；
- 品种项下包括有基于定量分离技术的有关物质（有机杂质）检测项目。

12.7.3.2 分光光度法

分光光度法虽然简单、快速，但由于缺乏专属性，其在含量测定中的应用越来越少。尽管如此，在使用时，它们仍然必须符合药典和 ICH 所描述验证的全部要求。应特别注意评估药物中共存杂质吸光度的贡献。对于定量红外法和比色法，通常采用对照品法，而对于紫外测定法，可采用吸光系数法或对照品法。

（1）紫外光谱法

当测定方法是基于对物质在最大吸收特征波长处的吸光度的测量时，必须证明操作条件的适用性，包括所使用的溶剂及其质量和溶液 pH 值等。要验证测定的吸光度与浓度之间的线性关系，当用于制剂中的活性成分或中药中某些指标成分测定时，还需要证明不存在干扰。

当使用对照品进行测定时，对照品必须具有可达到的最高纯度，可采用各种技术对纯度进行估计，包括分离和绝对测量技术。如验证吸光系数，应使用高纯度对照品进行实验室间比对试验。

（2）比色分析法

方法验证同紫外-可见分光光度法。

12.7.3.3 分离技术

测定药物含量，特别是测定制剂中活性成分或中药中活性成分或指标性成分的含量，液相色谱法已成为常用的方法之一。对于化学药品，许多标准中倾向使用相同的方法来控制杂质和检测含量。分析方法应该是稳定性指示方法，除非有一个适当的杂质检测方法包括在品种项下。因此，必须证明测定方法能将降解产物与主成分分离。应提供稳定性数据，并可以证明降解产物的特性。在某些情况下，用于杂质控制的液相色谱法和用于含量测定的液相色谱法并不相同。其原因通常是为了缩短色谱运行时间。在这种情况下，含量测定方法对有关物质的选择性不如有关物质检测法的选择性，但是，仍应该具有足够的选择性，以便将潜在的降解产物与活性成分分离。应注意这种选择性上的差异对标准限度造成的影响。

12.8 表述预期结果

预期在验证过程中获得的结果将证明试验方法是否适合实现预期的目的。

12.9 数据记录

所有样品数据将按照标准操作规程（SOP）和质量体系进行记录。有时习惯上是指记录本、数据表格或其他记录手段（如电子实验室记录）。如果使用数据表，则应该将示例作为附录附加到方案中，或者作为方法的一部分包含在方案中。

12.10 方案修订

在报告中应描述是否需要修订方案以及如何修订方案和处理偏差，如何批准等。

12.11 法规遵从性

在报告中应描述验证过程中所遵从的法规，如 GMP 指南和《中国药典》（9101 分析方法验证指导原则）等。

12.12 参考文献

在报告中可适当地包括所有法规、SOP、文献和内部参考文献。

12.13 附件

如在验证方案中没有详细说明，可行方法草案应作为附件，附件可能还包括记录数据的数据表格、分析人员说明和执行方案工作指示所需的任何其他有关资料。

参考文献

［1］齐敬敬，孙春艳，褚岩凤，等. 高效液相色谱法测定吉非替尼原料药有关物质［J］. 药物分析杂志，2016，36（4）：704-710.

［2］李正刚，赵先辉，陈大为. 替硝唑栓剂溶出度测定方法改进研究［J］. 中南药学，2015，13（3）：277-279.

［3］申红红，闻付勇，王瑞，等. 高效液相色谱法测定盐酸吉西他滨有关物质及其稳定性研究［J］. 中国药学杂志，2016，51（1）：56-60.

［4］孙春艳，纪颖鹤，秦昆明，等. 液相色谱—串联质谱法测定吉非替尼中4种基因毒性杂质［J］. 色谱，2019，37（12）：1297-1304.

［5］J. Ermer, J. H. McB. Miller. Method Validation in Pharmaceutical Analysis［J］. WILEY-VCH Verlag GmbH & Co. KGaA, Weinheim, 2005, 310.

［6］K.B. Blake. Harmonisation of the USP, EP and JP Heavy Metals Testing Procedure［J］. Pharm Forum, 1995, 21: 1632-1637.

［7］S. Ebel, C. Engel, J.H.Mc.B. Miller, et al. A Validation Procedure for the Semi-micro Determination of Water［J］. Pharmeuropa, 1996, 11: 578-585.

术　语

（按拼音排序）

F 检验（F Test）	一种方差齐性检验，描述两个独立的方差估计值是否可以被合理地接受为单个正态分布样本的方差估计值
安装确证（Installation Qualification，IQ）	确保所有的仪器（新安装的、再安装的或已安装的）在用户场所被正确安装，与其相关的活动被记录
百分回收率（Percent Recovery）	观察值或测定值除以真实值或理论值再乘以 100
报告限度（Reporting Threshold）	为一限度，高于此限度的杂质，包括降解产物，需报告其含量，即"报告水平"（Reporting Level）
变更控制（Change Control）	管理和实现可能影响已验证过程状态的变更的监视系统。变更控制是确定纠正或重新设计系统（例如，在维持验证状态时升级软件）所需的纠正操作的一种方法
变异系数（Coefficient of Variation，CV）	样本标准差除以样本均值再乘以 100。有时称为相对精密度或相对标准差
标称浓度（Nominal Concentration）	理论浓度或期望浓度
标准（Specification）	所述测试的测试项目列表、涉及的分析方法和适当的可接受标准
标准曲线（Standard Curve）	分析物浓度与实验响应值之间的关系（也称为校正曲线）
标准添加（Standard Additions）	主要用于原子吸收或发射光谱中的痕量金属分析，也用于有机物分析，在复杂的样本基质中对低水平分析物定量的一种方法。该方法首先将样品溶液分割成近似相等的分数或体积，分析第一个未加样的样品，再分别分析在每个另外分数上添加不同水平已知量的真实待测物
不对称（Asymmetry）	描述色谱峰形状的因子，理论描述了高斯对称峰的形状。《中国药典》用拖尾因子（T）评价色谱峰的对称性。拖尾因子计算公式为：$$T=\frac{W_{0.05h}}{2d_1}$$ 式中 $W_{0.05h}$ 为 5% 峰高处的峰宽；d_1 为峰顶在 5% 峰高处横坐标平行线的投影点至峰前沿与此平行线交点的距离。当 $T < 0.95$ 时，为前延峰，当 $T > 1.05$ 时，为拖尾峰
部分验证（Partial Validation）	对由于方法变更或测试物质变化而导致方法或步骤受影响实验参数的验证
判定系数（Coefficient of Determination）	相关系数的平方

常规检测（Universal Test）	可适用于所有原料药或制剂的一类检测，如：外观、鉴别、含量测定、杂质检查
超标结果 （Out of Specification，OOS）	所有超出指标或已建立的可接受标准的可疑结果
超期望结果 （Out of Expectation，OOE）	实验结果超过历史的、预期的或先前的趋势／限度。其涵盖 OOS/OOT
超趋势结果 （Out of Trend，OOT）	是与时间相关的结果，是指随时间的变化，超出预期的间隔，或未能符合统计学控制标准，或产生虽在质量标准限度内但超出预期期望或其他规定的可接受限度（如内控标准）的一个结果或一系列结果
持续分析方法确认（Ongoing Analytical Procedure Verification）	收集和评价分析方法的性能数据，以确保整个分析方法生命周期内测量结果的质量
纯度测试（Purity Test）	精确测量被测物中杂质含量的分析方法，例如有关物质检查、重金属和残留溶剂检查
萃取回收率（Extraction Recovery）	萃取效率通常报告为已知的分析物含量的百分比
等度（Isocratic）	在色谱法中使用恒定组分的流动相
定量限（Quantitation Limit，QL，or Limit of Quantitation，LOQ）	在方法规定的操作条件下，样品中被测成分以可接受的精密度和准确度能被测定（定量）的最低浓度
对映异构体（Enantiomers）	与药物具有相同的分子式，但其分子中原子的空间排列不同并且为不能重合的镜像的化合物
多晶型（Polymorphism）	同一药物以不同晶型存在。它包括溶剂化物、水合物（也被称为伪多晶型物）和无定型物
多元回归分析 （Multiple Regression Analysis）	一种线性回归，其中有两个或多个自变量适合一个因变量的线性模型
范围（Range）	分析方法的范围是该分析方法具有合适水平的精密度、准确度和响应（以前称为线性）的最低和最高可报告结果之间的一个区间
方差分析 （Analysis of Variance，ANOVA）	一种用于测量数据组间均值的差异统计检验。方差分析有时又被称为 F 检验，与 t 检验密切相关。主要的区别在于 t 检验是测量两组均值的差异，方差分析是测量两组或两组以上均值的差异
方法步骤（Procedure）	按批准的文件步骤执行操作的指定步骤，该批准文件的目的是产生由指标定义的结果
方法操作设计区域（Method Operable Design Region，MODR）	分析方法参数范围的组合，在此范围内，分析方法性能标准能得到满足，测量结果的质量可得到保证
方法空白（Procedural Blank）	已知成分（如安慰剂）但不含待测成分，以与未知样品或对照品相同的方式（步骤）操作、制备或处理的样品

续表

方法确认 （Procedure Verification）	首次使用法定方法检测供试品时，对分析方法中关键的性能特征（指标）有选择性的考察，以证明方法对供试品的适用性，同时证明分析人员有能力使用该方法
方法验证（Procedure Validation）	通过实验室研究，证明方法的性能特征符合预期目的的要求的过程
方法转移（Procedure Transfer）	两个测试实验室间对关键验证的性能特征的比较
放行标准（Specification–Release）	包括物理、化学、生物学、微生物学试验和认可的限度要求。在放行时，用于判断药物是否合格
非特定杂质 （Unspecified Impurity）	在质量标准中，其限度采用一般可接受标准而不单独控制的杂质（包括降解产物）
分离度 （Resolution，RS）	考虑两个相邻色谱峰的保留时间和峰宽的分离。按分离度公式计算，当两个相邻的色谱呈正态分布且等高时，分离度为 1.5 时，理论上被认为达到了基线分离，在此前提条件下，不小于 1.5 有利于定量，大于 1.5 或更高的值适用于耐用性或不同分离水平，如杂质谱中发现的水平
分析性能特征（Analytical Performance Characteristics）	方法验证过程中评估的参数，包括准确度、精密度、线性（范围）、定量限或检测限和耐用性。实际评估的参数取决于方法的类型及其预期用途
分析方法 （Analytical Procedure）	是指进行分析试验的方式。在分析方法中应详细描述进行每个分析试验所必需的步骤，包括但不限于：供试品溶液、对照品溶液、试剂的配制，仪器的使用，标准曲线的绘制，计算公式的运用和其他步骤
分析方法参数（Analytical Procedure Parameter）	任何因素（包括试剂质量）或分析方法操作步骤，它们可以连续变化（如流速）或限定在可控的、独特的水平
分析方法控制策略（Analytical Procedure Control Strategy）	由对现有分析方法理解中得到的一套控制计划，以确保分析方法的性能和测量结果的质量
分析方法属性（Analytical Procedure Attribute）	一种技术特有的特性，它应在适当的限度、范围或分布内，以确保测量结果的期望质量。例如，色谱测量的属性可能包括峰对称因子和分离度
分析目标概况（Analytical Target Profile，ATP）	描述分析测量的预期目的和期望性能标准的性能特征的前瞻性总结
分析仪器确证（Analytical Instrument Qualification，AIQ）	确保仪器适合其预期应用的过程。AIQ 只是数据质量的一个组成部分，数据质量还包括软件和分析方法验证、系统适用性试验和质量控制试验
符合标准规定（Conformance to Specifications）	当按文件化的分析方法进行测试时，样品符合所列的可接受标准
辅料（Excipient）	在制剂（型）处方中除原料药以外的其他成分
复方制剂（Combination Product）	含有一种以上原料药的制剂

续表

复检期 （Re–Test Period）	在这段时间内，只要原料药保存于规定的条件下就被认为其质量符合标准要求，可用于生产相应的制剂。在此期限以后，这批药物必须再检测以考察其是否符合标准要求，如符合就立刻使用。一批原料药可进行多次再测试，每次再测试后，只要符合标准要求，该批原料药即可用来投料。对已知不稳定的生物技术/生物制品，建立货架期比建立复检期更合适，对某些抗生素也一样
复验日期（Re–Test Date）	在这一日期以后必须对原料药进行再测试，以保证其仍符合标准并适合用于生产规定的制剂
高溶解性药物（Highly Water Soluble Drugs）	在 pH 1.2~6.8 的范围内，"剂量"除以"溶解度"所得的体积少于或等于 250ml 的药物
工作范围（Working Range）	分析方法的工作范围是该分析方法提供有意义结果的最低浓度和最高浓度。样品制备前的工作范围（样品工作范围）和当引入分析仪器时的工作范围（仪器工作范围）可能不同
工作溶液（Working Solution）	用于制备校准（标准）曲线和质控样品（也称第二级贮备液）贮备溶液的稀释液
关键质量属性（Critical Quality Attribute，CQA）	物理、化学、生物或微生物的性质或特性，应在适当的限度、范围或分布范围内确保所需的产品质量
观察（Observation）	实验获得数据
过程检测（In–Process Tests）	在原料药或制剂的生产过程中进行的检测，而不是常规放行检测中的一部分
含量测定（Assay）	一种准确的结果，可对原料药或制剂中被分析物的含量（Content）或效价（Potency）作出准确的评价
活性药物成分（Active Pharmaceutical Ingredient，API）	用于制造药物制剂的任何物质或及其混合物，当用于生产制剂时，成为该制剂的活性成分。化学药物制剂中的活性药物成分，相对于辅料通常是指原料药（Drug Substance）
货架期（Shelf Life）	货架期也指有效期在这段时间内，只要制剂在容器标签指定的条件下贮藏，就能符合经批准的货架期标准
货架期标准 （Specification–Shelf Life）	包括物理、化学、生物学、微生物学试验和认可的限度要求。在整个复检期限内，用于判断原料药是否合格。或在整个货架期内制剂必须符合其标准的要求
剂型（Dosage Form）	通常由含有药物活性成分和各种辅料（但不一定必须有辅料）制成的药物制剂形式（如片剂、胶囊剂、溶液剂、乳膏剂）
既定条件 （Established Conditions，ECs）	ECs 是具有法律约束力的信息，被认为是确保产品质量所必需的。因此，任何对 ECs 的更改都必须提交给监管机构

加速试验 （Accelerated Testing）	加速试验是通过使用超常的贮藏条件来加速原料药或制剂的化学降解或物理变化。它是正式的稳定性研究的一部分 除长期稳定性研究外，从这些研究中得到的数据也可以评估在非加速条件下更长时间内的化学变化以及评价在短期偏离标签上所注明的贮藏条件，如运输过程中可能遇到的情况时的影响，加速试验研究的结果有时不能预示物理变化
检测限（Detection Limit, DL, or Limit of Detection, LOD）	检测限是限度测试的表征，定义为样品中可检测到的分析物的最低浓度，但不必定量。它是一个限度测试，确定分析物是否高于或低于某个值
鉴别（Identification）	辨别分析物的真伪
鉴定限度（Identified Threshold）	为一限度，高于此限度的杂质需鉴定其结构
降解产物（Degradation Product）	是指药物及其制剂在生产和贮藏过程中，因如光照、温度、pH、水或与赋形剂和（或）包装系统互相反应而导致药物发生化学变化而产生的杂质，也称为分解产物
降解产物谱（Degradation Profile）	对原料药或制剂中被检测到的降解产物的描述
界定（Qualification）	是获得和评价某些数据的过程，这些数据可用于确保单个杂质或在特定的含量下的一系列杂质的生物安全性
界定限度（Qualified Threshold）	为一限度，高于此限度的杂质包括降解产物需界定
精密度（Precision）	分析方法的精密度是指规定条件下对均质样品多次取样平行检测结果的接近程度（离散程度） 精密度可以从三个层次考虑：重复性，中间精密度，重现性 精密度考察应使用均质的、可信的样品。如果得不到，可用人为配制的样品或样品溶液进行研究 分析方法的精密度通常以多次测量结果的变异性、标准偏差或变异系数来表达
纠正措施（Corrective Action）	为消除潜在的不符合的原因，防止再次发生不符合的措施
开发研究（Development Studies）	对生产工艺的放大、优化、验证研究
可报告范围（Reportable Range）	分析方法的可报告范围包括最低到最高可报告结果的所有值，这些值具有适当的精密度和准确度。通常，可报告范围以与指标相同的单位给出
可报告结果（Reportable Result）	用于分析所述平行样品后，经计算或处理后，分析方法产生的结果
可接受标准（Acceptance Criteria）	对于分析结果可以接受的数值限度、范围或其他合适的测定值，又称为验收标准
可确认的原因（Assignable Cause）	对出现超标（OOS）结果进行实验室调查，确定可疑的结果是由已知的原因如操作人员或仪器错误所造成

续表

空白（Blank）	不含待测分析物的样品，用于评估方法的专属性。例如流动相、稀释剂和方法空白
控制策略 （Control Strategy）	根据对当前产品和过程理解，确保过程性能和产品质量的一套控制计划。控制可能包括与原料药、制剂材料和组分有关的参数和属性，设施和设备操作条件，过程控制，终产品指标，以及与监测和控制的相关方法和频率
离群值（Outlier）	不符合可接受统计检验的数据
理论塔板高度（Height Equivalent to a Theoretical Plate，HETP）	理论塔板高度，是色谱柱效（N）的量度。HETP $= L/N$，其中 L 为柱长，N 为理论板数
良好的实验室规范（Good Laboratory Practices，GLP）	是为实验室研究从计划、执行、监督、记录和实验室报告等一系列管理（组织过程和条件）而制订的法规性文件
每日允许暴露量（Permitted Daily Exposure，PDE）	是指药物中残留溶剂每日可接受的最大摄入量
目标测量不确定度（Target Measurement Uncertainty，TMU）	是在保证适合预期目的的情况下，可报告结果的最大不确定度
目标产品质量概况（Quality Target Product Profile，QTPP）	指理论上可以达到的、并将药品的安全性和有效性考虑在内的关于药品质量特性的前瞻性概述
耐用性（Robustness）	方法不受方法试验参数微小、刻意变化的影响，保持预期性能的能力的一种度量，在正常使用中提供其可靠性的指示
内标 （Internal Standard）	分析测定某一待测成分含量时，在执行如提取、分离等任何操作前，在供试品中加入一种参照物质或选择供试品中另一成分作为参照物质，校准和消除由于操作条件波动而对分析结果产生的影响，以提高和保证分析结果的准确度和精密度。该参照物质被称为内标物，具有已知的化学纯度，和样品基质中待测成分有相同提取效率，相同的色谱 / 紫外 /MS 操作特性，和与待测成分洗脱相近，但有不同紫外 /MS 谱。一个有用的内标将与样品基质中待测成分本身具有相同的回收率
配体（Ligand）	对金属离子具有很强亲和力的试剂
批次（Batch）	在一个生产周期内使用相同指标（标准）生产的材料量
批次（Lot）	在相同条件下生产的单一类型或组成的单位的集合，其质量和在指标内的均匀性是相同的
平均或标准值分布（Mean or Standard Distribution）	各测量值与样本组平均值之间的偏差平均
平均值（Mean）	一系列测量值的平均
平台分析方法 （Platform Analytical Procedure）	平台分析方法可定义为一种多产品方法，适用于测试不同产品的质量属性，而不需要对其操作条件、系统适用性和报告结构进行重大更改。这种类型的方法将适用于采用平台方法测量、在属性方面有足够相似的分子

起始物料（Starting Material）	在原料药的合成中，作为一种成分结合到中间体或原料药中的物质。起始物料通常市场上有供应，并具有确定的化学、物理性质和结构
签字（Signature or Signed）	执行某一特定行动或审查的个人记录。此记录可以是手写的全称签名，或盖章或经过身份验证的安全电子签名
潜在杂质（Potential Impurity）	按照理论推测在生产或储存过程中可能产生的杂质。其在药物中可能存在，也可能不存在
强疑似人体致癌物（Strongly Suspected Human Carcinogen）	一种没有明确致癌作用的流行病学证据，但遗传毒性数据呈阳性，在啮齿动物中有明确致癌性证据的物质
强制降解试验（Stressing Test）	强制降解试验是指将原料药或制剂置于比较剧烈的试验条件下，考察其稳定性的一系列试验
确认（Verification）	选择性地考察方法验证的分析操作参数，以生成适当的相关数据，而不是重复整个验证过程。确认表明，利用实验室人员、设备和试剂可以获得可接受的结果
确证（Qualification）	验证过程的一个子集，在仪器被在线放置在规定的环境中前，对适当的模块和系统性能进行确认
认证（Certification）	由有资格的人证明某一仪器、计算机、测试或系统符合规定要求的文件阐述和书面保证
容量因子（Capacity Factor）	是测量保留水平的色谱参数（k'）。由方程计算：$k'=(t_R-t_0)$，t_R 是峰保留时间，t_0 是不保留峰的保留时间
溶剂（Solvent）	在原料药合成或药物制剂生产中用到的用于制备溶液或混悬液的溶媒，为一种无机或有机液体
设计确证（Design Qualification, DQ）	确保仪器是在经过验证的环境中，按照良好的实验室规范（GLPs）、当前的良好生产制造规范（cGMPs）和（或）ISO 9000 标准进行设计和生产的
审核（Audit）	为确认质量体系的符合性，定期进行的有文件记录的独立评审
生产批次（Production Batch）	使用在申报时规定的生产设备和场所，以生产规模生产的原料药或制剂批次
生物基质（Biological Matrix）	指生物样品中除分析物以外一切组成，通常是血液、血清、血浆、尿液、粪便、唾液、痰和组织
生物技术（Biotechnology）	对生物或生物的成分进行改造和利用的技术，利用生物有机体或其他生物系统制造药物或其他产品，或用于环境管理，例如废物回收
生物药（Biologic）	用于人类治疗或疾病预防的病毒、治疗血清、毒素、抗毒素或相关物质

续表

失效日期（Expiration Date）	这是制剂容器标签上的一个日期，在此日期前，某一批制剂只要贮藏于规定的条件下，将保持符合其批准的货架期标准的要求，在此日期以后该药不能使用
实验设计（Design of Experiments，DOE）	是一系列试验和分析集，通过有目的地改变一个系统的输入来观察输出的改变情况
试剂（Reagent）	一种与起始物、中间体或溶剂不同的物质，在原料药的生产中使用
手性（Chiral）	不与其镜像重叠的一些物体，如分子、构型和宏观物体（如结晶）。该术语已延伸到那些即使宏观上是外消旋的但分子呈现手性的物质
死体积（Dead Volume）	色谱系统的体积（V_d），不包括柱填料，但包括柱间间隙体积和由进样器、检测器、管线及连接产生其他柱体积。可通过注入惰性化合物（如丙酮）来测定
特定的降解产物（Specified Degradation Product）	已被列入药制剂质量标准中并规定了认可标准的降解产物。一个特定的降解产物可以是结构已经鉴定或未鉴定的
特定杂质（Specified Impurity）	一种未鉴定或已鉴定的杂质，在原料药或药物制剂质量标准中单独列出限度要求，以保证原料药或药物制剂的质量
梯度洗脱（Gradient Elution）	在色谱运行中流动相的强度随时间增加而变化。梯度可以是连续的，也可以是分步的
拖尾（Tailing）	正态高斯色谱峰具有不对称 > 1 的情况
外标（External Standard）	分析物本身，具有很高化学纯度，不添加到实际样品中，而是用于生成一个外标校正曲线（绘图），然后用于测定样品基质中的待测成分。为了成功地使用外标法，以重现性方式阐明在实际样品基质中分析物的回收率。回收率评价是通过在样本基质中加入外标对照，并测定回收率是多少。因此，可以假设在实际样品中的同一待测特的回收率将具有相同的回收效率
外消旋体（Racemate）	两种对映异构体等摩尔混合物（固体、液体、气体或溶液），它没有光学活性
外源污染物（Extraneous Contaminant）	来源于生产工艺以外的杂质
未鉴定的降解产物（Unidentified Degradation Product）	未确证其结构，仅通过定性分析手段（如色谱保留时间等）来定义的降解产物
未鉴定杂质（Unidentified Impurity）	仅通过定性手段（例如，液相色谱相对保留时间）来定义的杂质。其结构尚未确证
文件化（Documentation）	是用于描述系统、仪器或测试的结构、用途、操作、维护和数据需求的书面或电子记录的组织化集合，包括手册、方法、指标、操作记录、最终报告、数据等

续表

稳定性 （Stability）	在给定的时间间隔内，在特定条件下，药物在给定基质中的降解程度或降解速率
稳定性指示性方法 （Stability Indicating Method，SIM）	经过验证的，能准确、精密和选择性地检测潜在干扰（如降解产物、工艺杂质、辅料或其他潜在杂质）导致的活性药物成分（API）量减少的定量分析方法
误差（Error）	观测值与真实值之间的任何偏差
系统适用性 （System Suitability）	系统适用性是对系统进行检查，以确保系统在分析未知物之前或期间的性能。系统适用性试验基于这样一个概念，即设备、电子设备、分析操作和样品构成一个整体系统，可以作为一个整体进行评估。所有的方法如有必要且可能，应设置系统适用性试验指标或参数
系统适用性试验 （System Suitability Test，SST）	这些试验被开发和用于确认测量系统和与分析方法相关的分析操作适用于预期的分析，且增加对错误检测能力
线速度 （Linear Velocity）	是流动相流过色谱柱的速度（cm/s），与通过色谱柱横截面积的流速有关
线性 （Linearity）	在给定范围内，线性实验结果与分析物浓度呈比例关系的程度。根据这种关系，分析方法能直接或通过定义良好的数学变换得到测试结果的能力
线性回归 （Linear Regression）	通过表示自变量和因变量的成对数据的数据点集合来确定最佳拟合线的方法
相关系数 （Correlation Coefficient，r）	r 表示两个变量之间的关联度，范围在 $-1\sim+1$ 之间。$+1$ 表示这两个变量呈完全显著正相关增加；-1 也表示这两个值完全相关，但一个值增加，另一个值减少。零 r 值表示没有相关性
响应（Response）	分析方法的响应是（在给定范围内）其通过一些已知的数学函数获得与样品中被分析物的浓度（量）有效相关信号的能力
校准（Calibration）	确保仪器响应与标准或参照物的响应相关联。校准应采用文字文件和批准的文件方法进行，使用可追溯的认证标准
新分子实体 （New Molecular Entity）	在有关国家或地区的药品管理机构注册过的任何药品中从未出现过的一种活性药物成分。通常，一种已批准原料药的新的盐、酯或非共价结合的衍生物也被认为是一种需进行稳定性试验的新分子实体
新药制剂（New Drug Product）	一种药物的制剂形式，如片剂、胶囊剂、溶液剂、乳膏剂，它们以前未在任何地区或成员国注册过。通常是一种药物成分与辅料的组合，但不一定都是
新原料药（New Drug Substance）	先前尚无在某一地区或成员国注册的具有治疗作用的活性部分（也称为新分子或新化学实体）。可以是某种已获批准的药物的一种复合物、简单的酯或盐

性能标准（Performance Criterion）	一种描述数值范围、限度或期望状态的接受标准，以确保测量结果的质量
性能确证 （Performance Qualification，PQ）	PQ 测试是在预期工作范围内的实际运行条件下进行的。在实践中，使用已知的方法和预先确定的已知指标来确认仪器所有模块能整体运行达到预期的目的。实际工作，OQ 和 PQ 经常以一种整体的方法混合在一起。对于 HPLC，PQ 测试应该使用具有良好特征的分析物混合物、色谱柱和流动相的方法
性能特征 （Performance Characteristic）	一种技术独立的参数（特性）描述，以保证测量结果的质量。一般来说，准确度、精密度、专属性 / 选择性和范围可能会被考虑。这个术语以前被称为验证参数（指标）
验证（Validation）	一个文件化的过程，它提供了高水平的保证，以确保特定的过程、方法或系统将一致地产生实现其预期目的的结果，满足预定的可接受标准
验证策略（Validation Strategy）	分析方法验证策略描述了如何选择分析方法性能特征进行验证。在该策略中，在开发研究（例如，使用 MODR 或 PAR）和系统适用性试验（SSTs）期间收集的数据可用于验证，并可预先确定 MODR/PAR 中未来参数移动的实验方案
验证方案（Validation Protocol）	表明如何验证和以符合定义验收标准的书面计划
验证研究（Validation Study）	用先验知识、数据或精心设计的实验确定分析方法对其预期目的适用性的评价
样品适用性评价（Sample Suitability Assessment）	如果样品的测量响应满足为验证的分析方法制定的分析方法属性的预先定义的接受标准，则认为样品或样品制备是合适的。样品的适用性是结果有效性及满意的系统适用性试验结果的先决条件。样品适用性通常包括对标准样品和供试样品响应的相似性评估，并可能包括对样品基质不产生干扰信号的要求
遗传毒性致癌物 （Genotoxic Carcinogens）	指通过影响基因或染色体而致癌的物质
已鉴定的降解产物 （Identified Degradation Product）	化学结构已明确的降解产物
已鉴定杂质（Identified Impurity）	已确证了其结构特征的杂质
原料药（Drug Substance）	可与辅料一起生产制剂的未经配方的药物
运行确证（Operational Qualification，OQ）	进行 OQ 测试是为了确认仪器和（或）仪器模块是否能按预期运行
杂质（Impurity）	原料药中非原料药实体的任何成分 制剂中活性成分实体或辅料以外的任何成分
杂质谱（Impurity Profile）	对存在于原料药或制剂中的已鉴定或未鉴定杂质的数量及含量的描述

再分析（Reanalyze）	重复分析或对原样品制备、对照品或试剂进行不同的分析
长期试验（Long-Term Testing）	为确立标签上建议（或批准）的复检期和货架期、在推荐的贮藏条件下进行的稳定性研究
正式稳定性研究（Formal stability Studies）	按照申报的稳定性方案对申报和（或）承诺的批次的样品进行的长期和加速（和中间）试验，以建立或确定原料药的复检期或制剂的货架期
正态或高斯分布（Normal or Gaussian Distribution）	以钟形或高斯曲线频率定义的平均值和标准差的数据样本
证明的分析方法可接受范围（Proven Acceptable Range for Analytical Procedure，PAR）	分析方法参数的表征范围，在此范围内操作，同时保持其他参数不变，将导致分析测量满足相关性能标准
知识管理（Knowledge Management）	获取、分析、储存和传播与产品、制造工艺和组分相关的信息的系统方法
制剂（Drug Product）	置于拟上市内包装中的药物制剂
质控样品（Quality Control Samples）	为确保仪器已正确校准或标准化而运行的样品，质控样品也常被用来评价分析方法在使用过程中保证测试结果的性能
质量（Quality）	原料药或制剂与其预期使用目的的适用性，包括鉴别、规格和纯度等属性。产品、系统和工艺的一组内在特性满足要求的程度
质量保证（Quality Assurance，QA）	为确保所有药物（原料药和制剂）具备预期用途所需的质量，以及维持质量系统而作出的有组织安排的总和
质量标准（Specification）	质量标准由一系列的检测项目、有关分析方法和可接受标准组成，这些可接受标准以限度值、范围或其他描述来表示。"符合标准"是指原料药和（或）制剂按照给定的分析方法检测，其结果符合可接受标准。质量标准是一项重要的质量指征，它由生产商提出和论证，由管理机构批准并作为批准产品的依据
质量风险管理（Quality Risk Management，QRM）	在整个药品生命周期内对药品质量风险进行评价、控制、沟通和审查的系统过程
质量控制（Quality Control，QC）	通过检查或测试药物质量符合标准要求的活动
质量平衡（Mass Balance）	在充分考虑了分析方法误差的情况下，将含量和降解产物测定值相加，以考察其是否接近初始值的100%
置信区间/限（Confidence Interval/Limits）	通常以百分比（如95%）表示所涉及的将包含期望值的在观测值附近值的范围
置信水平（Confidence Level）	通常以百分比（如95%）表示所涉及的精密测量的概率。95%置信水平表示预测精密度落在指定范围内时正确的概率为95/100，错误的概率为5/100

续表

中间精密度（Intermediate Precision）	中间精密度是指实验室内部条件改变，如不同日，不同试验分析者，不同仪器等情况下的精密度
中间试验（Intermediate Testing）	为拟在 25℃下长期贮藏的原料药和制剂所设计的在 30℃ /65%RH 条件下的试验，以适当加速其化学降解或物理变化
中间体（Intermediate）	在原料药生产过程中产生的，是成为原料药（API）前需经进一步的反应或纯化的一种物质
中位数（Median）	按大小排列观测值，中位数是指在其上和其下有相同数量观测值的观测值
重复性（Repeatability）	重复性是指在同样的操作条件下，在较短时间间隔的精密度；也称为间隙测量精密度（Intra-Assay Precision）
重现性（Reproducibility）	重现性是指不同试验室之间的精密度（合作研究，通常用于方法学的标准化）
重新检测（Retest）	重新取相同分数样品重现分析方法。见重新取样
重新取样（Resample）	从与原测试物质相同来源中获得一个新的样品，这个用于再测试的样品应取自产生超标（OOS）结果的同一均匀物料
贮备液（Stock Solutions）	由用于制备工作溶液（也称为初级贮备溶液）的对照物质制备的溶液
柱效（Efficiency）	色谱分离中理论板数（N）。计算 N 有几种方法；一种常用的方法是 $N=16(t_R-T_0)$，t_R 是峰保留时间，t_0 是不保留峰的保留时间。也可参见 HETP（理论塔板高度）
专属性 / 选择性（Specificity/Selectivity）	专属性和选择性都是描述按确定的分析方法测定物质时受其他物质干扰程度的术语 这些其他物质可能包括杂质、降解产物、有关物质、基质或存在于操作环境中的其他组分。专属性通常用于描述极端状态，明确地测量期望待测物。选择性是一个相对术语，用于描述混合物或基质中的特定分析物在何种程度上可以被测量，而不受其他类似行为组分的干扰
专属性检测（Specific Test）	根据特定的原料药和制剂的特殊性质或用途而设定的检测
准确度（Accuracy）	分析方法的准确度是指真实值或认可的参考值与测量值之间的相近程度。准确度有时也称真实度
总分析误差（Total Analytical Error，TAE）	表示在测试结果中由不精密和不准确引起的总误差；TAE 是方法系统误差和随机测量误差的合成

多变量词汇

（Multivariate Glossary）

多变量分析方法（Multivariate Analytical Procedure）：通过使用多个输入变量的多变量校正模型来确定结果的一种分析方法。

潜在的变量（Latent Variables）：与测量变量直接相关并被用于进一步处理，数学上导出的变量。

校正模型（Calibration Model）：基于已知样品分析测量的模型，将输入数据与感兴趣的属性值（即模型输出）联系起来。

校准数据集（Calibration Data Set）：一组具有匹配的已知特性和测量分析结果的数据，其涵盖预期的操作范围。

数据转换（Data Transformation）：对模型输入数据进行数学运算，假设输入数据与输出数据有更好的相关性，并简化模型结构。

模型验证（Model Validation）：用独立的试验数据对模型进行挑战，将结果与预先规定的标准进行比较，从而确定模型的适用性的过程。对于定量模型，验证包括使用独立数据集确认校正模型的性能。对于鉴别数据库，验证包括分析库中不存在的样本（即挑战样本），以证明库模型的鉴别能力。

验证集（Validation Set）：一组用于对校正模型的性能进行独立评估的数据，理想情况下是在相似的操作范围内。

内部测试集（Internal Testing Set）：从样品中获取的一组数据，这些样品的物理和化学特性与用于构建校准集的样品的变化范围相似。

模型维护（Model Maintenance）：对多变量模型生命周期的保护，以确保持续的模型性能，通常包括异常值诊断和模型再开发或维持计划中更改的结果操作。

异常值诊断（Outlier Diagnostic）：在多变量分析方法中识别异常或非典型数据的试验。

实时放行检测（Real Time Release Testing，RTRT）：基于过程数据，评价和确保过程之中和（或）最终产品质量的能力，过程数据通常包括测量的物料属性和过程控制的有效组合。

参考方法（Reference Procedure）：一种单独的分析方法，用于获得多变量分析方法的校准和验证样品的参考值。

参比样品（Reference Sample）：测试样品的一种样品代表，具有感兴趣特性的已知值，用于校准。

预测的标准误差（Standard Error of Prediction，SEP）：验证集的预测值和参考值之

间的差值的度量。SEP 如下式所示：

$$SEP = \sqrt{\frac{\sum_{i=1}^{n} (y_{V,i} - Y_{V,i})^2}{n}}$$

　　式中 Y_V＝利用所建立的校正模型得到的验证集样本的预测值；y_V＝同一验证集样本的参考值；n＝样本数。